侧方入路
微创脊柱外科学

Lateral Access
Minimally Invasive Spine Surgery

主　编　Michael Y. Wang
Andrew A. Sama
Juan S. Uribe

主　译　李　明　白玉树　张秋林
魏显招　周潇逸

上海科学技术出版社

图书在版编目（CIP）数据

侧方入路微创脊柱外科学 / （美）迈克尔·Y. 王（Michael Y.Wang）等主编 ; 李明等主译. -- 上海 : 上海科学技术出版社, 2021.8

书名原文: Lateral Access Minimally Invasive Spine Surgery

ISBN 978-7-5478-5388-7

Ⅰ. ①侧… Ⅱ. ①迈… ②李… Ⅲ. ①脊柱－显微外科学 Ⅳ. ①R681.5

中国版本图书馆CIP数据核字(2021)第114761号

封面图片由译者提供

侧方入路微创脊柱外科学

主编　Michael Y. Wang　Andrew A. Sama　Juan S. Uribe
主译　李　明　白玉树　张秋林　魏显招　周潇逸

上海世纪出版(集团)有限公司
上 海 科 学 技 术 出 版 社 出版、发行
(上海钦州南路71号　邮政编码200235　www.sstp.cn)
浙江新华印刷技术有限公司印刷
开本 889×1194　1/16　印张 18.75
字数 500千字
2021年8月第1版　2021年8月第1次印刷
ISBN 978-7-5478-5388-7 / R·2322
定价: 198.00元

内容提要

近年来，脊柱外科手术不断革新，其中的微创手术得到了飞速发展。本书原著由多位国际脊柱外科领域的专家学者撰写，聚焦侧方入路微创脊柱外科手术这一热点技术，系统、全面地介绍了其发展历程、解剖学基础、手术适应证、各种脊柱疾病的侧方入路技术特点及并发症预防和管理等内容，为脊柱外科医生提供了脊柱侧方入路微创手术权威和规范的技术指导。

本书内容紧跟脊柱外科领域前沿，对手术的优势和风险评估客观可靠，病例资料翔实，适合脊柱外科、神经外科医生及相关临床工作者阅读。

译者名单

主　　译　李　明　白玉树　张秋林　魏显招　周潇逸

副 主 译　易红蕾　罗贝尔　翟　骁　杨明园　李　博

主译助理　程亚军　李小龙　邵　杰　张子程　陈　锴

审稿和翻译人员（按姓氏拼音排序）

白锦毅　白玉树　陈红梅　陈　虎　陈　凯
陈　锴　陈绍丰　陈兴捷　陈秀丽　陈自强
程亚军　段煜东　凡　君　高德华　宫　峰
谷晓川　何大为　侯藏龙　胡　文　黎树佳
李　博　李　欢　李　明　李小龙　李晓晔
李雄飞　李志鲲　栗景峰　廖家炜　林秋水
刘祥胜　刘彦斌　鲁扬虎　罗贝尔　罗旭耀
吕建华　毛宁方　牛升波　祁　敏　邵　杰
施水潮　石志才　宋元进　王　超　王　飞
王　季　王文涛　王昕辉　魏显招　吴　冰
吴浩然　吴建新　吴良丰　熊晓洲　徐海栋
徐　帅　严力生　杨长伟　杨　桓　杨明磊
杨明园　杨　轩　杨依林　杨宗德　易红蕾
翟　骁　张敦良　张国友　张秋林　张　伟
张　毅　张子程　赵　检　赵颖川　钟南哲
周潇逸

中文版前言

随着脊柱外科手术理念和技术的飞速发展，脊柱外科手术逐渐走向微创化，微创技术是目前脊柱外科领域的热点。随着社会人口老龄化加剧，退行性脊柱疾病的发病率逐年升高，脊柱微创技术的理念是以最小的创伤给患者带来最大的益处，而如何通过微创技术解决患者病痛是当前脊柱外科诊疗中备受关注的前沿和焦点问题。原著编写团队汇聚了国际脊柱外科领域的著名专家，聚焦脊柱侧方入路微创手术这一热点问题，书中病例资料翔实可靠，内容紧跟脊柱外科前沿，系统、全面地阐述了侧方入路微创脊柱外科手术的发展历程、基本原理、解剖学基础、注意事项及可能存在的并发症等重要理论知识和技术。

本书的译者团队聚集了国内临床一线的微创脊柱外科专家，他们对脊柱微创技术具有扎实的理论基础和丰富的临床经验。希望本书的出版能够为国内致力于脊柱外科的同道提供最新的理念和观点，从而推动我国微创脊柱外科健康发展。

医学专著的翻译、审校是一项细致且艰巨的工作，尽管译者已字斟句酌、精益求精，但百密一疏，不当之处在所难免，敬请各位读者批评指正。

译　者

英文版序

非常荣幸能够由我撰写本书的序言。本书是对脊柱外科领域的杰出贡献。Wang、Sama和Uribe召集了世界各国的专家，共同阐述了当前对脊柱微创侧方入路的认识。在过去10年，这项新技术吸引了脊柱外科医生的眼球，并已成为多种脊柱疾病常用治疗手段之一。侧方入路技术经过反复证明，经受住了时间的考验，对于具有适应证的患者，可明显改善其预后。本技术已经在脊柱退变、畸形、创伤和肿瘤等疾病治疗中得到了广泛应用。伴随经验的逐步积累，外科医生正在学习如何掌握这一技术，了解如何及何时应用它，以及如何将其与后路开放性手术、微创手术或混合手术相结合来实施。

作者选择了一种有说服力、全面的方式来呈现这些概念。先提出基本概念，之后在其他章节中逐步就入路方式、导航和监测等展开描述。每个技术的细节描述都非常具体，包括软组织部分的处理也有非常详尽的描述。书中通过很多病例进一步讨论技术上的细微差别、并发症及其管理。作者明确指出，这项技术不仅需要严格遵守计划，还需要严谨地操作，才能获得令人满意的手术结果。脊柱侧方入路技术可以非常好地恢复脊柱序列，这一点对手术远期效果至关重要。

我的同事们认真通读了这本著作，对当前争议的热点进行了热烈的讨论。脊柱侧方入路技术的时代虽然已经到来，但是仍然需要医生花较长的时间来学习，从而保证手术的安全。然而，目前也有相对“先进”的技术，如前纵韧带切除手术等，存在较为严重的潜在并发症，因而该手术也要由经验丰富的专家来执刀。就像其他外科手术一样，当我们对技术的细枝末节越来越熟悉时，就会熟能生巧，那么面对曾经的艰难险峰，也会如履平地。

在过去几十年里，我们已经看到脊柱外科的重大变化——椎弓根螺钉、颈椎侧块螺钉、脊柱前路钢板、导航等不断出现，而脊柱侧方入路技术是革命性的技术成果。这种简单而又复杂的手术方法，在脊柱外科领域有了长足的发展，即所谓“知识就是力量”！

本书对脊柱侧方入路技术的现状在深度和广度上进行了较为全面的叙述。有了这些知识储备后，外科医生在对患者进行诊断和手术时将会具有更大的主动权。感谢本书为脊柱外科领域做出的杰出贡献。

Regis W. Haid Jr., MD
Atlanta, GA, USA

英文版前言

医者纷纷对传统的后路脊柱手术痛下针砭，因为后路手术为了提供进入脊柱的通道，对正常组织的破坏程度很大。随着科学技术的发展，我们已经发展出侵入性较小的脊柱外科技术，能够在不影响外科手术最终目标的情况下，使脊柱附属结构的损伤最小化。大量研究表明，微创技术的价值不仅在于降低患者并发症发生率，加快康复，还能够获得更好的成本效益。

在过去的10年中，侧方入路腰椎椎间融合术（lateral lumbar interbody fusion, LLIF）作为一种对组织侵入性较小的微创入路，在各种脊柱疾病的治疗中得到了普及。该技术最初主要应用于退行性腰椎病变，现已发展成为治疗脊柱创伤、肿瘤和复杂脊柱畸形的有效方法。该技术经证明是通用、可靠、可重复实施且安全性强的外科手术技术。Wang召集了该领域的许多专家和学科带头人，编写了一本医者期待已久的著作。本书主要对患者选择、手术适应证、手术技术以及并发症预防进行了详尽的讨论。此外，本书还对手术的风险和并发症进行了客观的评估。作者尽可能地基于循证医学的证据来讨论手术的优缺点。

LLIF的时代显然已经到来，这要归功于相关领域的专家和支持者们为那些愿意学习的人提供了教学和指导。本书成功地实现了这一目标，也为有LLIF经验的外科医生提供了宝贵的学习资源。讨论任何一项外科技术的核心是：患者相信外科医生会根据他们的具体情况给出最佳治疗方案。这一点对于Wang来说是不可忽视的，在本书中，他始终将患者置于首位，这一点值得褒扬。

我认为本书不仅仅是脊柱微创外科医生学习和研究的材料，它更应该得到所有脊柱外科医生的关注。在我们提高患者疗效的过程中，LLIF已经成为脊柱外科必不可缺的技术。

Frank M. Phillips, MD

Chicago, IL, USA

May 3, 2016

目　录

第 1 篇

概 述

第1章 脊柱微创侧方入路的发展历史和基本原理

Luiz Pimenta, Luis Marchi, Leonardo Oliveira,
Fernanda Fortti, Etevaldo Coutinho,
Rubens Jensen, and Rodrigo Amaral

1.1 前 言

自从脊柱微创侧方入路首次被报道之后[1]，它成为进入胸腰椎前柱微创入路的选择。这一入路可直视脊柱结构，但减少了开放前路相关的邻近血管、交感神经和内脏损伤。此外，侧方入路出血量更少，术后疼痛更轻，住院时间更短，可以更早回归日常活动[2-5]。越来越多的手术已经应用侧方入路。侧方入路最早被用来治疗L5节段以上与退变性椎间盘疾病相关的下腰痛患者，除外严重椎管狭窄的患者[6]。过去几年，侧方入路的适应证得到延伸，通过恢复椎间高度可以实现神经结构的间接减压[7]，通过韧带整复术可以实现椎体去旋转，改善冠状面序列[8-12]。其他已报道的适应证，无论有无后路附加内固定，还包括邻近节段疾病、假关节形成、创伤、感染、矢状面失平衡、腰椎滑脱翻修手术和全椎间盘置换[13-25]。侧方入路的科学证据逐渐增加，得到了高影响力杂志的关注，并表现出其优势、高效和安全性。正是由于以上特点，脊柱外科医生有责任学习并应用这些新技术，从而为患者提供更好的临床疗效并减少并发症的发生。

1.2 腰椎手术入路的发展历史

Smith在1829年首次描述腰椎椎板切除术，用于治疗腰椎骨折后进行性瘫痪的患者[26]。自此之后，新的手术入路和手术适应证在文献中不断出现，腰椎融合术最早报道于20世纪30年代[27]，用于治疗腰椎滑脱症，该技术后来被称为前路腰椎椎间融合术（anterior lumbar interbody fusion, ALIF）[28]。相比于后柱融合，前柱融合可以拥有更大的植骨表面积，有更好的血供和应力载荷分布[29]。显而易见的是，前路手术存在其内在的劣势，例如分离腹部肌肉、牵拉大血管和腹腔脏器、分离骶前神经丛、逆行射精以及尿潴留等。脊柱外科医生通常需要与入路显露医生合作进行手术入路。如今，前路手术技术不断发展，腹腔镜技术的出现使医生可以通过更小的切口进行手术，即现在所谓的小切口技术[30]。这一技术包括钝性分离腹部肌肉组织，手指分离腹膜后间隙，同时自动撑开器使术者能够直视脊柱前柱结构，并置入较大的融合器用于椎间融合。

另外，后方入路至椎间盘突出和腰椎滑脱的微创化使得损伤更小的技术得以发展，以期望减少组织损伤和增强临床疗效。Jaslow[31]和Cloward[32]在20世纪40年代最早描述了后路腰椎椎间融合术（posterior lumbar interbody fusion, PLIF）。这一术式的优点在于在置入椎间融合器的同时可以对神经结构进行直接减压。然而，这一技术需要牵拉马尾，容易导致神经根损伤[33]。Harms[34]在1982年对这一技术进行了改良，通过单侧入路理论上可以减少组织损伤、骨质破坏和硬膜牵拉，这一技术被称为经椎间孔腰椎椎间融合术（transforaminal lumbar interbody fusion, TLIF）。PLIF和TLIF都无法置入大的融合器，导致终板和融合器间接触较少，可能影响融合（图1.1）。

为了减少组织创伤并提高生物力学支持，前侧腹膜后入路术式开始出现，这一术式从后方分离并撑开腰大肌[35-37]。但是这种方式可能会出现医源性神经损伤和牵拉腰大肌压迫腰丛导致的肌张力减退[38]。直穿腰大肌入路可减少神经压迫，但会带来直接损伤神经的风险。解决这一问题的早期方法包括诱发肌电图监测，但需要60°入路且患者处于俯卧位[39]。此方向通常会使腰丛神经嵌顿，阻碍安全进入椎间盘及置入椎间融合器（图1.2）。虽然这一术式实用性、安全性和有效性均不高，但却促进了脊柱手术电生理监测的应用。

1.3 侧方入路手术的发展

由于脊柱前路内镜手术的并发症和技术挑战，显露到达椎间盘的新入路得以发展（图1.3）。侧方内镜下经腰大肌腹膜后入路（lateral endoscopic transpsoas retroperitoneal approach, LETRA） 于2001

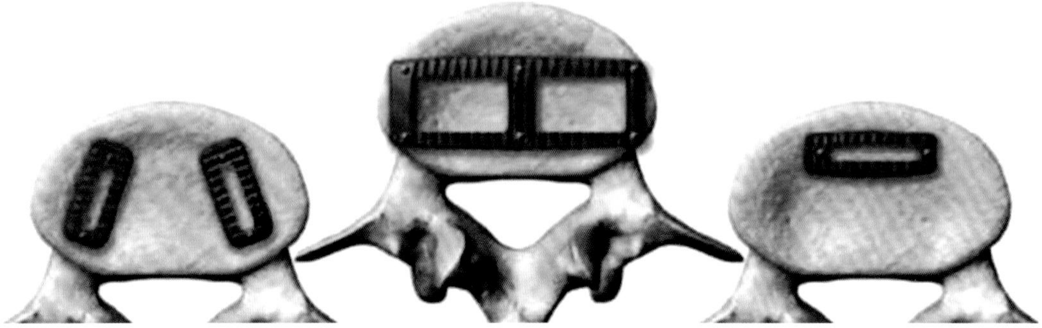

图1.1 PLIF、LLIF和TLIF技术（从左到右）置入融合器的接触面积比较

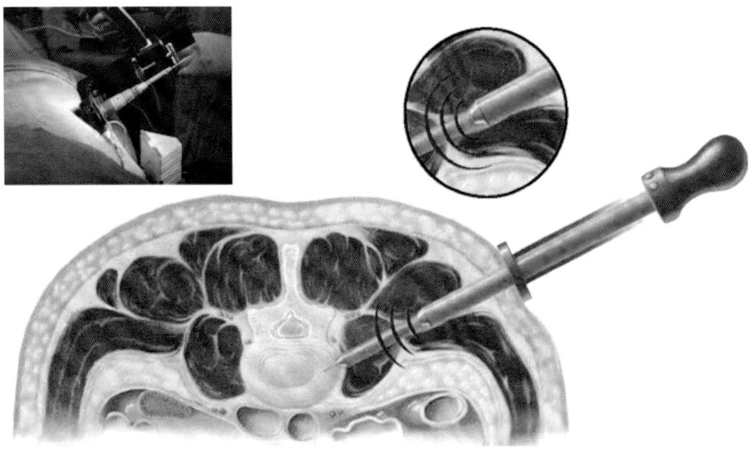

图1.2 60°入路，患者俯卧位，通常会在入路过程中嵌顿腰丛神经

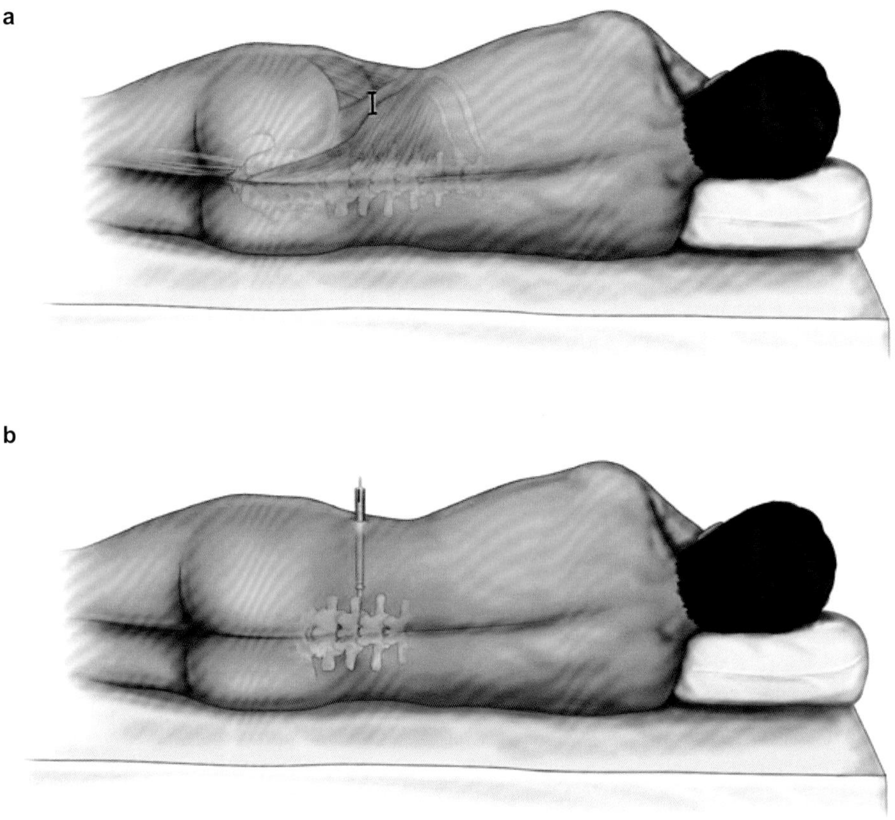

图1.3 a、b. 腰椎手术90°入路早期理念的最初示意图，成为后来的LLIF

年首次被提出[40]。这一技术使用手指钝性分离腹膜后间隙后置入管状内镜可视化通道，但没有电生理监测。连续85例患者使用此技术的首个临床报道显示，14%患者出现术后腰大肌无力，3.5%出现轻度大腿萎缩[1]。

因此，临床上需要发明能从侧方安全抵达腰椎的通道工具，以克服各种不足和避免医源性神经损伤。可扩张撑开器（NuVasive®, Inc., San Diego, CA）可以直视周围结构，通过内镜视角改善了可视度。为了安全穿过腰大肌，神经电生理监测可以保护盲穿腰大肌时神经结构的完整性。因此，侧方入路腰椎椎间融合术（lateral lumbar interbody fusion, LLIF）的定义为：从侧方90°的腹膜后经腰大肌入路抵达脊柱前柱，通过手指钝性分离腹膜后间隙，以使组织损伤程度最低，并通过触觉引导一级扩张器到达腰大肌表面。图1.4显示了腰椎侧方入路手术的相关解剖。通过分离片撑开器产生了一个定制的工作通道，使术者能够直视，并且能够置入一个比其他前路手术更宽大的椎间融合器。双侧环形松解使融合器能够抵达双侧椎体外缘，产生更稳定的结构和最大的生物力学优势。该技术同样可以恢复正常椎间盘和椎间孔高度，通过前方椎间融合实现神经间接减压、矫正矢状面和冠状面失衡、稳定目标节段以及促进骨再生，避免了开放手术的不足。

1.4 侧方入路微创技术的检验

早期侧方入路手术的适应证并不复杂，如退变性腰椎的1～2个节段椎间融合[5,41]。由于该术式保留了完整的韧带结构，因此对于韧带整复、滑脱的椎体复位[16,23]和退变性侧凸的椎体去旋转[10-12,42]具有一定作用，此外该技术对肌肉和骨质破坏最少，可减少风险和并发症，相比于传统开放手术，侧方入路微创手术在多个方面显示出了其优越性[43]。

现代工艺和技术的发展使不同工具和器械

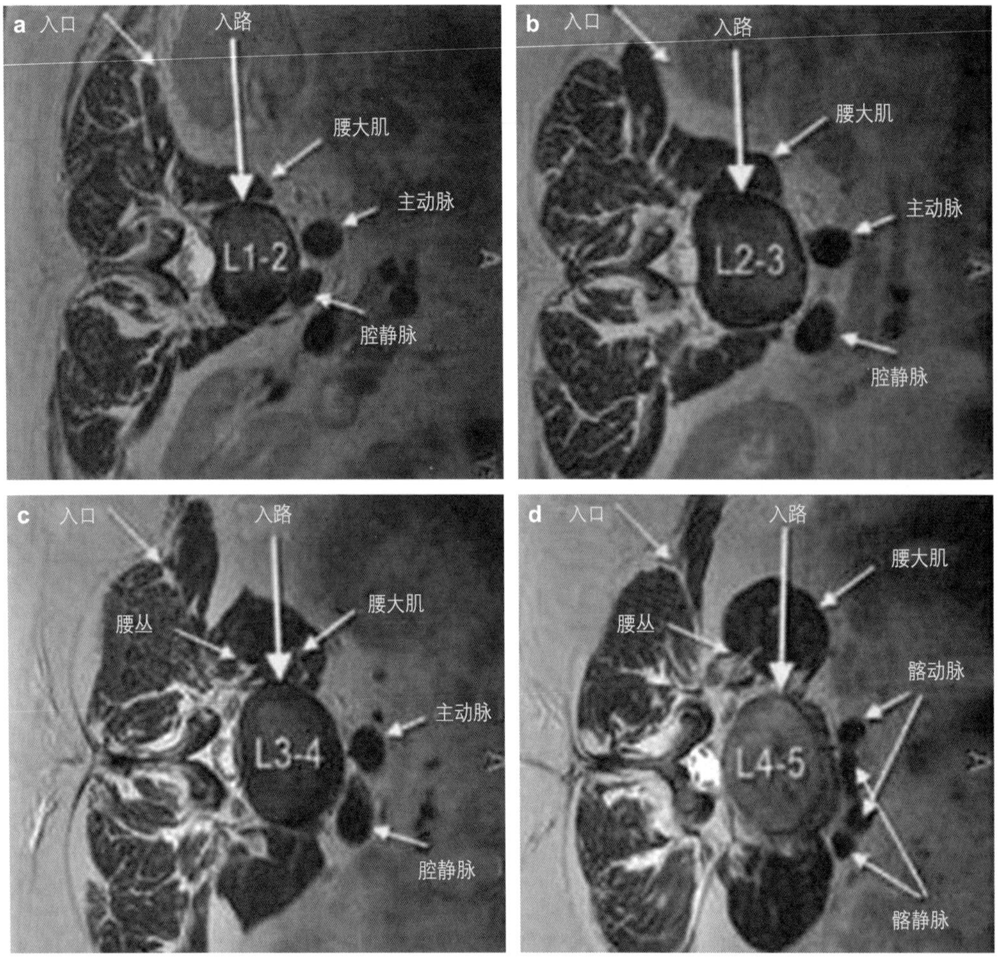

图1.4 a～d. 腰椎侧方入路手术的相关解剖结构

得以改进，扩大了该手术的适应证。聚醚醚酮（polyetheretherketone, PEEK）融合器根据患者需求做了调整，包括不同宽度、长度、矢状面角度、冠状面角度、整合内固定，例如侧板能够通过同样的侧方入路附加固定，并改进了工作通道，使得直视目标结构更清晰，对邻近组织损伤更小，新器械整合更好，因此具有更高的安全性和有效性。这些进步使手术效率提升，患者的风险和并发症更少。

自从侧方入路手术首次被描述以来，发表的相关文献报道了其应用和疗效的大量信息，其中包括了大量经过同行评议的论著，以及数以百计的在全世界重要学术会议上的文献摘要和展板。这些科学证据扩大了该手术的适用范围。目前，侧方入路手术的应用范围主要包括假关节形成、盘源性下腰痛、退变性腰腿痛、脊柱创伤、脊柱感染、脊柱肿瘤、冠状面和矢状面失平衡、翻修、腰椎滑脱、运动保留、邻近节段疾病以及其他需要抵达胸腰椎前柱的疾病[15, 18, 20, 25, 44–52]。这些情况的治疗结果将贯穿本书予以讨论，在此不做赘述。

1.5 侧方入路手术的未来

我们需要长期的医学教育，致力于医学发展和研究，改善患者的个体化康复。多中心研究和数据收集对新技术应用的进一步验证十分重要。腰椎侧方入路手术的出现改变了我们对许多脊柱疾病的看法，并且该技术更安全有效，临床疗效更好且并发症显著减少。外科医生和相关医学会势必会不断评估和改进这一技术，以为患者提供最好的康复。我们生活在新环境中，必须不断更新新技术，并通过循证医学探索对其进行验证。腰椎侧方入路手术改革了椎间融合的方式，而脊柱外科医生的参与将会对这一技术的进一步发展起到至关重要的作用。

参·考·文·献

1. Pimenta L, Figueiredo F, DaSilva M, McAfee P. The Lateral Endoscopic Transpsoatic Retroperitoneal Approach (LETRA): a new technique for accessing the lumbar spine. AANS/CNS Joint Section on Disorders of the Spine and Peripheral Nerves. 2004; San Diego.
2. Youssef JA, McAfee PC, Patty CA, Raley E, DeBauche S, Shucosky E, et al. Minimally invasive surgery: lateral approach interbody fusion. Spine. 2010; 35(Supplement): S302–11.
3. Uribe JS, Deukmedjian AR. Visceral, vascular, and wound complications following over 13,000 lateral interbody fusions: a survey study and literature review. Eur Spine J. 2015; 24 Suppl 3: 386–96.
4. Rodgers WB, Gerber EJ, Patterson J. Intraoperative and early postoperative complications in extreme lateral interbody fusion: an analysis of 600 cases. Spine. 2011; 36(1): 26–32.
5. Oliveira L, Marchi L, Coutinho E, Abdala N, Pimenta L. The use of rh-BMP2 in standalone eXtreme Lateral Interbody Fusion (XLIF®): clinical and radiological results after 24 months follow-up. WSCJ. 2010; 1(1): 19–25.
6. Ozgur BM, Aryan HE, Pimenta L, Taylor WR. Extreme Lateral Interbody Fusion (XLIF): a novel surgical technique for anterior lumbar interbody fusion. Spine J Off J North Am Spine Soc. 2006; 6(4): 435–43.
7. Oliveira L, Marchi L, Coutinho E, Pimenta L. A radiographic assessment of the ability of the extreme lateral interbody fusion procedure to indirectly decompress the neural elements. Spine Phila Pa 1976. 2010; 35(26 suppl): S331–7.
8. Phillips FM, Isaacs RE, Rodgers WB, et al. Adult degenerative scoliosis treated with XLIF: clinical and radiographical results of a prospective multicenter study with 24-month follow-up. Spine. 2013; 38(21): 1853–61.
9. Isaacs RE, Hyde J, Goodrich JA, Rodgers WB, Phillips FM. A prospective, nonrandomized, multicenter evaluation of extreme lateral interbody fusion for the treatment of adult degenerative scoliosis: perioperative outcomes and complications. Spine Phila Pa 1976. 2010; 35(26 Suppl): S322–30.
10. Castro C, Oliveira L, Amaral R, Marchi L, Pimenta L. Is the Lateral Transpsoas Approach Feasible for the Treatment of Adult Degenerative Scoliosis? Clin Orthop Relat Res. 2013; 472(6): 1776–83.
11. Berjano P, Lamartina C. Far lateral approaches (XLIF) in adult scoliosis. Eur Spine J. 2013; 22: S242–53.
12. Acosta FL, Liu J, Slimack N, Moller D, Fessler R, Koski T. Changes in coronal and sagittal plane alignment following minimally invasive direct lateral interbody fusion for the treatment of degenerative lumbar disease in adults: a radiographic study. J Neurosurg Spine. 2011; 15(1): 92–6.
13. Wang MY, Mummaneni PV. Minimally invasive surgery for thoracolumbar spinal deformity: initial clinical experience with clinical and radiographic outcomes. Neurosurg Focus. 2010; 28(3): 1–8.
14. Uribe JS, Smith DA, Dakwar E, Baaj AA, Mundis GM, Turner AWL, et al. Lordosis restoration after anterior longitudinal ligament release and placement of lateral hyperlordotic interbody cages during the minimally invasive lateral transpsoas approach: a radiographic study in cadavers. J Neurosurg Spine. 2012.
15. Uribe J, Smith W, Pimenta L, Härtl R, Dakwar E, Modhia U, et al. Minimally invasive lateral approach for symptomatic thoracic disc herniation: initial multicenter clinical experience. Clinical article. Neurosurg Spine. 2012; 16(3): 264–79.
16. Rodgers WB, Lehmen JA, Gerber EJ, Rodgers JA. Grade 2 spondylolisthesis at L4-5 treated by XLIF: safety and midterm results in the "Worst Case Scenario" . Sci World J. 2012; 2012: 1–7.
17. Rodgers W, Cox C, Gerber E. Minimally Invasive Treatment (XLIF) of adjacent segment disease after prior lumbar fusions. Internet J Minim Invasive Spinal Technol [Internet]. 2008; 3(4). Recuperado de: http: // ispub.com/IJMIST/3/4/7005.
18. Pimenta L. Removal of a keeled TDR prosthesis via a lateral transpsoas retroperitoneal approach. Proceedings of the twenty second annual meeting of the North American Spine Society. Austin. 2007.
19. Pimenta L, Oliveira L, Schaffa T, Coutinho E, Marchi L. Lumbar total disc replacement from an extreme lateral approach: clinical experience with a minimum of 2 years' follow-up. J Neurosurg Spine. 2011; 14(1): 38–45.
20. Pimenta L, Díaz RC, Guerrero LG. Charité lumbar artificial disc retrieval: use of a lateral minimally invasive technique. Technical note. J Neurosurg Spine. 2006; 5(6): 556–61.
21. Marchi L, Oliveira L, Amaral R, Castro C, Coutinho T, Coutinho E, et al. Lateral interbody fusion for treatment of discogenic low back pain: minimally invasive surgical techniques. Adv Orthop. 2012; 2012: 1–7.
22. Marchi L, Oliveira L, Amaral R, Castro C, Coutinho T, Coutinho E, et al. Anterior elongation as a minimally invasive alternative for sagittal imbalance — a case series. HSS J. 2012; 8(2): 122–7.
23. Marchi L, Abdala N, Oliveira L, Amaral R, Coutinho E, Pimenta L. Stand-alone lateral interbody fusion for the treatment of low-grade degenerative spondylolisthesis. Sci World J. 2012; 2012: 456346.
24. Koreckij T, Park DK, Fischgrund J. Minimally invasive spine surgery in the treatment of thoracolumbar and lumbar spine trauma. Neurosurg Focus. 2014; 37(1): E11.
25. Dakwar E, Smith WD, Malone KT, Uribe JS. Minimally invasive lateral extracavitary resection of foraminal neurofibromas. J Clin Neurosci Off J Neurosurg Soc Australas. 2011; 18(11): 1510–2.
26. Keller T, Holland MC. Some notable American spine surgeons of the 19th century. Spine. 1997; 22(12): 1413–7.
27. Burns BH. An operation for spondylolisthesis. Lancet. 1933; 221: 1233.
28. Sacks S. Anterior interbody fusion of the lumbar spine. J Bone Joint Surg Br. 1965; 47: 211–23.
29. Finkemeier CG. Bone-grafting and bone-graft substitutes. J Bone Joint Surg Ser A. 2002; 84(3): 454–64.
30. Brau SA. Mini-open approach to the spine for anterior lumbar interbody fusion: description of the procedure, results and complications. Spine J Off J N Am Spine Soc. 2002; 2(3): 216–23.
31. Jaslow IA. Intercorporal bone graft in spinal fusion after disc

removal. Surg Gynecol Obstet. 1946; 82: 215–8.
32. Cloward RB. The treatment of ruptured lumbar intervertebral discs; criteria for spinal fusion. Am J Surg. 1953; 86(2): 145–51.
33. Chrastil J, Patel AA. Complications associated with posterior and transforaminal lumbar interbody fusion. J Am Acad Orthop Surg. 2012; 20(5): 283–91.
34. Harms J, Rolinger H. A one-stager procedure in operative treatment of spondylolistheses: dorsal tractionreposition and anterior fusion (author's transl)]. Z Für Orthop Ihre Grenzgeb. 1982; 120(3): 343–7.
35. Dezawa A, Yamane T, Mikami H, Miki H. Retroperitoneal laparoscopic lateral approach to the lumbar spine: a new approach, technique, and clinical trial. J Spinal Disord. 2000; 13(2): 138–43.
36. Mayer HM. A new microsurgical technique for minimally invasive anterior lumbar interbody fusion. Spine. 1997; 22(6): 691–9; discussion 700.
37. Thalgott JS, Chin AK, Ameriks JA, Jordan FT, Giuffre JM, Fritts K, et al. Minimally invasive 360 degrees instrumented lumbar fusion. Eur Spine J Off Publ Eur Spine Soc Eur Spinal Deform Soc Eur Sect Cerv Spine Res Soc. 2000; 9 Suppl 1: S51–6.
38. Moro T, Kikuchi S, Konno S, Yaginuma H. An anatomic study of the lumbar plexus with respect to retroperitoneal endoscopic surgery. Spine. 2003; 28(5): 423–8; discussion 427–8.
39. Malberg M. eXtreme lateral interbody fusion (XLIF). In: Regan J, Lieberman I, editors. Atlas of minimal access surgery. 2nd ed. St. Louis: Quality Medical Publishing; 2002.
40. Pimenta L. Lateral endoscopic transpsoas retroperitoneal approach for lumbar spine surgery. VIII Brazilian Spine Society Meeting. Belo Horizonte, Minas Gerais; 2001.
41. Pimenta L, Pesántez CFA, Oliveira L. Silicon matrix calcium phosphate as a bone substitute: early clinical and radiological results in a prospective study with 12-month follow-up. SAS J. 2008; 2(2): 62–8.
42. Dakwar E, Cardona RF, Smith DA, Uribe JS. Early outcomes and safety of the minimally invasive, lateral retroperitoneal transpsoas approach for adult degenerative scoliosis. Neurosurg Focus. 2010; 28(3): E8.
43. Bach K, Ahmadian A, Deukmedjian A, Uribe JS. Minimally invasive surgical techniques in adult degenerative spinal deformity: a systematic review. Clin Orthop Relat Res. 2014; 472(6): 1749–61.
44. Adkins DE, Sandhu FA, Voyadzis J-M. Minimally invasive lateral approach to the thoracolumbar junction for corpectomy. J Clin Neurosci Off J Neurosurg Soc Australas. 2013; 20(9): 1289–94.
45. Ahmadian A, Verma S, Mundis GM, Oskouian RJ, Smith DA, Uribe JS. Minimally invasive lateral retroperitoneal transpsoas interbody fusion for L4–5 spondylolisthesis: clinical outcomes. J Neurosurg Spine. 2013; 19(3): 314–20.
46. Akbarnia BA, Mundis Jr GM, Moazzaz P, Kabirian N, Bagheri R, Eastlack RK, et al. Anterior column realignment (ACR) for focal kyphotic spinal deformity using a lateral transpsoas approach and ALL release. J Spinal Disord Tech. 2014; 27(1): 29–39.
47. Amaral R, Marchi L, Oliveira L, Coutinho T, Pimenta L. Acute lumbar burst fracture treated by minimally invasive lateral corpectomy. Case Rep Orthop. 2013; 2013: 953897.
48. Arnold PM, Anderson KK, McGuire Jr RA. The lateral transpsoas approach to the lumbar and thoracic spine: a review. Surg Neurol Int. 2012; 3 Suppl 3: S198–215.
49. Baghdadi YMK, Larson AN, Dekutoski MB, Cui Q, Sebastian AS, Armitage BM, et al. Sagittal balance and spinopelvic parameters after lateral lumbar interbody fusion for degenerative scoliosis: a case-control study. Spine. 2014; 39(3): E166–73.
50. Bederman SS, Le VH, Pahlavan S, Kiester DP, Bhatia NN, Deviren V. Use of lateral access in the treatment of the revision spine patient. Sci World J. 2012; 2012: 1–6.
51. Marchi L, Oliveira L, Coutinho E, Pimenta L. The importance of the anterior longitudinal ligament in lumbar disc arthroplasty: 36-month follow-up experience in extreme lateral total disc replacement. Int J Spine Surg. 2012; 6(1): 18–23.
52. Rodgers WB, Cox C, Gerber E. Experience and early results with a minimally invasive technique for anterior column support through eXtreme Lateral Interbody Fusion (XLIF®). US Musculoskelet Rev. 2007; 2: 28–32.

（周潇逸 / 译　魏显招 / 校）

第2章 脊柱侧方重建的生物力学机制

Paul Porensky, E. Emily Bennett,
and Edward Benzel

2.1 前　言

腰椎有独特的解剖结构和手术环境，其生物力学及承重特点明显异于颈胸椎。通过相对容易的侧方入路进入椎体是一种新的强化与固定的方法。尽管目前对生理及病理条件下腰椎生物力学已有充分认识，也有大量关于腰椎手术的研究评估了前后路术式，但腰椎侧方入路手术的逐渐普及无疑会推动更多腰椎生物力学机制的进一步研究。若干重要问题均与侧方入路手术相关：明确保留后柱的益处，分离承重关节突关节的影响，椎间隙高度及腰椎序列强化的影响。本章旨在回顾正常腰椎解剖及生物力学机制，同时回顾并推断腰椎病理状态和侧方入路手术下已知的力学机制改变。

2.2 腰椎解剖

熟悉腰椎解剖对于理解相关生理病理条件下的生物力学机制及侧方入路手术效果是必不可少的。腰椎局部多因素相互作用错综复杂，包括骨性结构如椎体和终板，强韧且可活动的关节突关节，以及主动和被动的软组织成分——包括肌肉、韧带和椎间盘。部分结构还包括机械感受器、本体感受器和痛觉感受器，它们与中枢神经系统联络以保持稳定和避免损伤。这些结构有4个主要功能，包括支撑内脏及四肢骨骼、保护神经根和硬膜囊、控制肢体和活动。各个部分必须保持稳定，同时能够活动和自由控制。双足直立的进化过程促使我们身体结构改变，不仅能承受压力，还必须保证高效和流畅的行动。腰椎本身是一个连接下肢的移动桥梁[1]，这些结构在缺乏胸廓的稳定作用下，不仅要承受比颈椎和胸椎更大的负荷，还必须支撑保持直立姿势所需的超大杠杆臂[2]。

2.2.1 椎体

椎体是脊柱的基本功能单元。由于逐渐增加的负重，5个腰椎椎体比胸椎和上一位椎体相对更大。从头侧到尾侧，椎体本身逐渐增大，每一个节段都吸收了大部分的轴向负荷。蜂窝状的骨松质结构，类似于机翼的内部支撑，实现了高强度重量比——

大约是骨皮质的4倍。从一个终板到另一个终板的垂直支撑吸收轴向负荷，正交方向的支撑由横突向外延展，从而将力从垂直转换为水平[3]。横向结构也吸收剪切力。斜方支撑在椎弓根处一起对抗局部高张力，在垂直于关节突的方向将力偏转，最终传导到椎板和棘突以进一步抵抗拉伸和屈曲[1]。

骨皮质与骨松质的比例与负重状态直接相关，在椎体和关节突有更为复杂的骨松质排列，而在椎弓根骨皮质密度更高[2]。这种排列有更大的椎弓根螺钉拔出阻力，值得注意的是骶骨除外。整体上讲椎弓根从头侧到尾侧逐渐增大，横径逐渐增加而椎弓根高度逐渐减小。越靠近尾侧椎弓根，横向夹角越大，而这一规律在矢状面相反[4,5]。

2.2.2 椎间盘

椎间盘是一种特殊的结构，既具有韧带的抗张力特性，又具有类似于关节软骨的承载特性[3]。健康的椎间盘可保证脊柱活动性，同时还可吸收巨大的轴向和剪切负荷。每个椎间盘由两个不同部分组成，即髓核和纤维环。前者是原始脊索的残余物，由水（占90%）、胶原蛋白和高亲水性蛋白多糖组成。环状物是周向的层压胶原片，每片以不同的方向覆盖前一片并与相邻的融合[1,6]。纤维环在腹侧最为健壮，在后外侧边缘最弱。椎间盘通过椎体终板界定为头侧或尾侧，终板由一层薄的骨皮质（约1 mm，邻近髓核中心最薄）和透明软骨组成。骨骼成熟后不再有血管穿过健康终板并供给营养，但在椎间盘退变的情况下可以重建血流。因此，椎间盘是体内最大的依赖于营养扩散和代谢交换的结构[7]。

轴向负荷导致椎间盘内压力增加，这些静水压力转移为高抗拉强度的纤维环以及嵴状和非弹性终板的径向压力[1,2,7]。过屈和扭转负荷达到后外侧环边缘处的最大负荷，可导致渐进的环形撕裂和随之而来的背痛。纤维环完全破裂可导致髓核突出和神经根压迫[1,6]。椎间盘复合体的衰老包括渐进的核干燥和周缘环状纤维硬化。这些因素终将导致传递到关节突关节和椎间盘-终板周边的负荷分配和力的改变。随着骨密度降低和松质骨小梁结构变薄，退变的椎体在应力下会受损并导致压缩性骨折[2,8]。

2.2.3 关节突关节

关节突关节是从椎板分联成关节并向双侧延伸于相应节段上下关节面形成联结的活动关节。这些骨性支撑具有相对的软骨表面和滑膜结缔组织衬里，通过润滑而降低摩擦[9]。一个坚固的韧带关节囊包裹着关节，可抵抗形变、旋转和平移，丰富的受体神经支配能够实现快速的中枢神经系统反馈，以防止关节过载或受伤。关节突关节从L1至L5总体上不仅增大，而且方向在越靠近尾侧越接近矢状面（尽管L5～S1关节突关节呈现冠状面的方向）。它们共同承载椎间盘的轴向负荷，25%的负荷通过脊柱的关节突关节传递，这一比例在病变的椎间盘或扩展的腰椎中更大[1]。倾斜的腰椎关节几何形态意味着可快速终止旋转、平移和侧向弯曲运动，然而在屈曲时效率较低[9]。关节突关节最终引导和约束相邻节段的运动，以防止椎间盘和神经结构受损[10]。

2.2.4 肌肉和韧带

腰椎肌肉与脊柱的精细生理运动协调密切相关，限制运动的质量和数量以保护解剖结构不受损伤。屈肌包括腰大肌，也间接包括了腹直肌，后者平衡了长伸肌，通过增加腹内压力和拉紧腰背筋膜在脊柱四周形成一个坚强圆柱体[3]。腰椎伸肌由竖脊肌上段（最长肌和髂腰肌）和竖脊肌腰段（多裂肌及最长肌和髂腰肌的腰段）组成。竖脊肌上段起于胸椎，横跨整个腰椎区域，止于骶骨和髂后上棘。腰最长肌和髂腰肌斜行向上产生较大的后方平移力，以抵消腹侧剪切力。多裂肌由多束纤维重叠组成，每束起于肌腱上行至棘突并止于尾椎乳突、骶骨和髂嵴。多裂肌走行和附着点可承受强大的伸展和旋转[11]。

一些垂直走向的韧带跨越背侧和腹侧椎体节段。后纵韧带、棘上韧带、棘间韧带和黄韧带抵抗过屈。后方韧带有着高比例的弹性纤维，在伸展过程中抵抗屈曲。前纵韧带较少附着纤维环，通过附着椎体腹侧抵抗过伸[4]。

2.3　腰椎几何与稳定性

腰椎的各个解剖结构之间须密切协作以确保动作流畅、有效，同时使邻近结构避开损伤的应力和动作。脊柱稳定才能进行这种生理运动；相反，脊柱不稳则无法在生理负荷下保护神经及其他解剖结构，导致神经损伤、失能性疼痛或畸形[12, 13]。稳定的腰椎才能有效保持脊柱前凸的姿势，在运动过程中能量消耗更为高效，通过传递力量以控制运动，中和损伤性的力量。三大部分系统运作以维持稳定：被动拉伸力如骨性成分、韧带、关节突关节和椎间盘；主动力如肌肉和肌腱，用于保持运动始终处在安全范围内；最后一部分是外周到中枢的受体和神经相互协调使动作安全并代偿应力[3]。

2.3.1　中性区

在负荷增加时考虑腰椎结构的位移可以更好地理解脊柱稳定性。中立位、小量增长的承载负荷的特征在于腰椎区域内松弛性高（柔韧性好）且不僵硬。当动作具有高效能，韧带、肌腱和肌肉处于非常小的张力，中性区（neutral zone, NZ）就会显现出来[4, 14]。当负荷达到NZ的极限时，脊柱开始变得僵硬，各个解剖结构处于张力之中。因此，负荷–形变曲线上的线性增加区域被称为弹性区（elastic zone, EZ），在稳定的脊柱上，EZ标志着疼痛终止和无损运动范围。由NZ和随后的EZ组成的腰椎双相负荷–形变曲线，实现了运动和保护的双重目的（图2.1）。这两个区域允许能量守恒运动并在极限附近让脊柱变得僵硬；超出这些区域的额外应力会导致永久形变并最终导致完全失能。在这一范围内，主动脊柱力和中枢神经系统的控制交流维持人体姿势[3]。

因此，脊柱不稳可进一步定义为：脊柱稳定系统在生理范围内维持中性区的能力下降，即维持在不引起神经功能障碍，疼痛或畸形的定量和定性

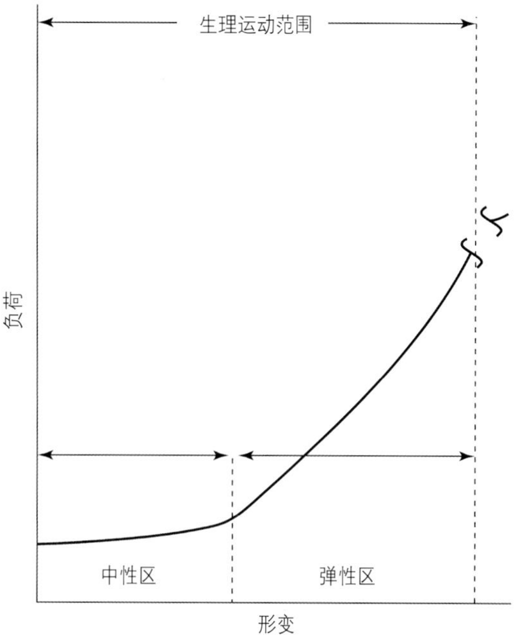

图2.1　负荷–形变曲线表明中性区和弹性区（*x*轴为形变或应变，*y*轴为负荷或应力）[经允许引自Thieme Publishing, New York, NY; in Biomechanics of the Spine (editor/author: Edward C. Benzel), 2001]

运动范围内的能力出现下降。中性区是可塑的，需要通过肌肉主动收缩维持直立姿势。中性区也是动态的，生理和病理行为都会增加其大小。拉伸或韧带、椎间盘及其他被动系统的损伤，包括破坏稳定性因素的手术，均会扩大该区域。腰椎肌肉组织使脊柱变强壮以防止受伤，核心区域强化（包括增强腰部肌肉）使中性区收缩，手术固定也是如此[12, 14]。

2.3.2　侧屈力矩和载荷

脊柱为了保持稳定性需要抵抗形变。这些可以分为在空间中具有明确定义方向的分力矢量。为了确定矢量对单个椎体功能单元的影响，椎体在任何给定时间［瞬时旋转轴（instantaneous axis of rotation, IAR）］旋转的点和从IAR到力矢量（力矩臂）的正交距离是确定的。当脊柱节段移动时，IAR通常穿过椎体或靠近椎体。IAR是动态的，矢状面上屈曲时向背侧移动，在伸展时则更多向腹侧移动（图2.2），其位置可通过屈曲–伸展摄片预测。每个IAR周围有12个潜在的运动方向，包括相对于*x*/*y*/*z*轴的平移和旋转[3, 12]。为了确定某一脊

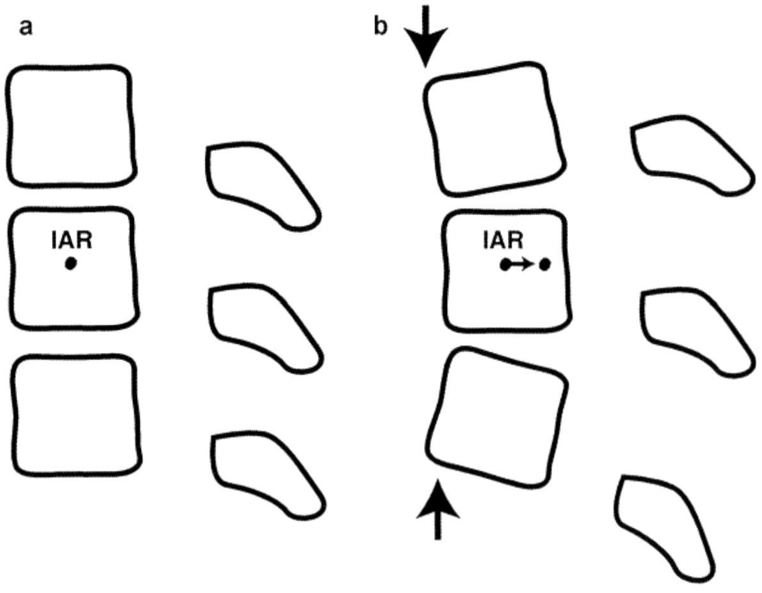

图2.2 a、b. IAR从载荷前（a）到背屈位（b）的位移变化［经允许引自Thieme Publishing, New York, NY; in Biomechanics of the Spine (editor/author: Edward C. Benzel), 2001］

柱节段力的数量，必须通过力矩臂“假想杠杆”上的扭矩计算矢量在IAR上产生的力。力矩臂长度（D）和施加在力矩臂上的矢量力（F）的乘积是弯矩（M）（图2.3）。

$$D \times F = M$$ [12]

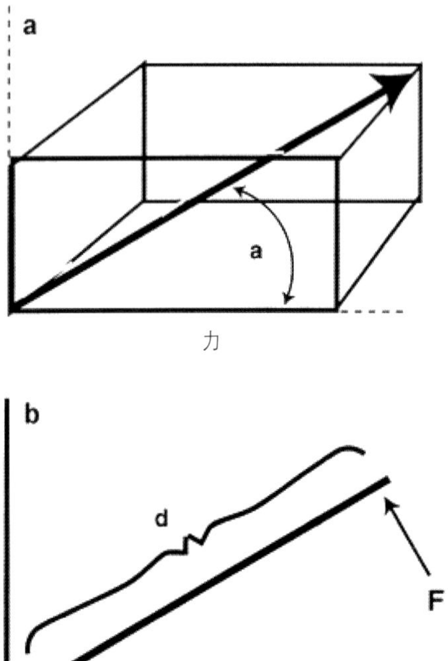

图2.3 a. 在三维空间中定义的力矢量。b. 当力（F）作用于离支点（IAR）一定距离（d）而产生弯力矩（M）［经允许引自Thieme Publishing, New York, NY; in Biomechanics of the Spine (editor/author: Edward C. Benzel), 2001］

屈曲力矩可引起IAR旋转。根据牛顿第三运动定律，反作用力定位产生大小相等的屈曲力矩，但方向相反，引起零净运动。胸椎向前屈曲产生的弯曲力矩通过腰椎伸展的弯曲力矩抵消。

2.3.3 腰椎前凸

腰椎前凸曲线是一种进化过程中的适应变化，以维持直立和双足步态的稳定性。人类出生时脊柱广泛后凸，在行走时出现颈椎和腰椎前凸。曲线联合使躯干在股骨头上方居中，并通过由主动和被动脊柱解剖结构维持的有序方向形变来增加对垂直方向负荷的抵抗力[3]。下腰椎的过度前凸使IAR与主力矢量一致，仅产生小的屈曲力矩，这种保护因素使椎体在面对较大暴力时骨折发生率较低，此处骨折将产生更大的纯轴向负荷，易导致爆裂性骨折。相反，胸腰椎交界处变直和轻度脊柱后凸使IAR向背侧移位并随后增加屈曲力矩，从而对椎间盘和椎体前柱产生显著的应力。在创伤或反复屈曲时发生的超大矢量易导致压缩性骨折和椎间盘退变[12]（图2.4）。上升期间腰椎过度屈曲也会使IAR背侧移位，从而大幅增加屈曲力矩。将关节突关节卸载到已经受压的椎间盘和椎体上，这种姿势会显著增加腹侧剪切力，并可能在较低的压缩负荷下损伤脊柱结构[11]。

保持腰椎前凸，或在平背上增加前凸，减少

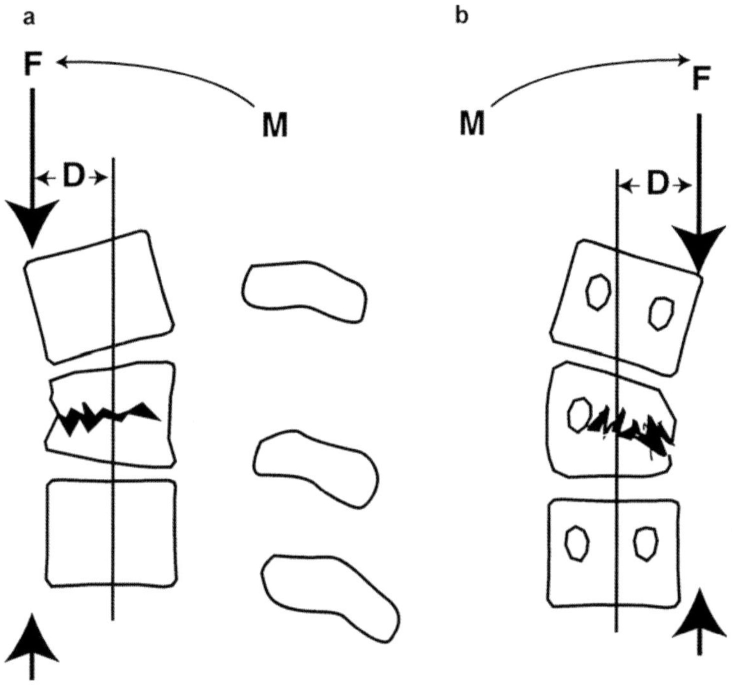

图2.4　最大屈曲力矩［M，力（F）和力矩臂长度（D）的乘积］位于由圆弧半径产生的圆的中心。a. 过度弯曲力矩导致的椎体塌陷的侧面图。b. 前后视图［经允许引自Thieme Publishing, New York, NY; in Biomechanics of the Spine (editor/author: Edward C. Benzel), 2001］

力矩臂和腹侧压力。通过术中置入融合器或后路截骨术可以获得腰椎前凸[15]。此外，必须通过腰椎伸展的主动和被动成分来对抗更加强大的屈曲力矩，以维持生理中性区内的矢状平衡。后方韧带根据其内在强度和IAR的力臂长度而具有不同的抵抗屈曲的能力。与后纵韧带（posterior longitudinal ligament，PLL）相比，棘上和棘间韧带具有更好的机械优势和成比例的高屈曲力矩，因此它们的破坏可导致进行性脊柱后凸。囊状韧带具有更好的强度和中等长度的力臂[12,16]（图2.5）。

在脊柱前凸中，腰椎伸肌最为重要。腰椎屈曲减少了竖脊肌的杠杆臂长度，在抵抗躯干前屈时，肌肉必须在机械上处于弱势。持续和有力的收缩会导致低能耗、背痛、疲劳和不良姿势。多裂肌在腰椎屈曲时会失去最佳束向，从而削弱其抵抗屈曲、平移和剪切力的能力[11]。

2.4　腰椎病理生物力学

常见的腰椎病变，包括狭窄、椎间盘退行性疾病和腰椎滑脱，因为解剖学改变引起正常生物

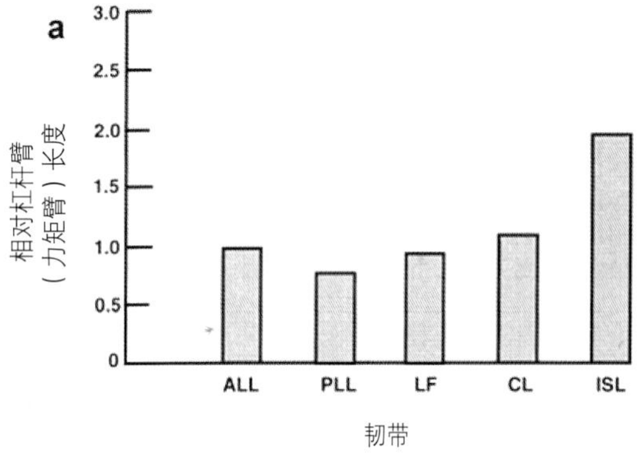

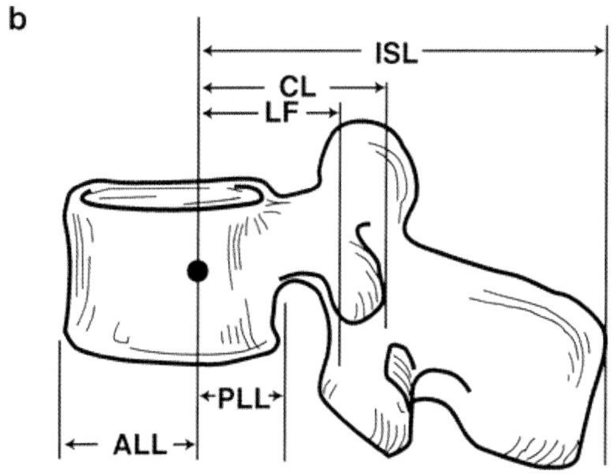

图2.5　腰椎韧带的相对杠杆臂长度。a. 腰椎韧带的力矩（屈曲或伸展）。b. 与IAR的韧带距离（点，IAR；ALL，前纵韧带；PLL，后纵韧带；LF，黄韧带；CL，囊状韧带；ISL，棘突间韧带）［经允许引自Thieme Publishing, New York, NY; in Biomechanics of the Spine (editor/author: Edward C. Benzel), 2001］

力学变化。此外，治疗这些疾病的传统外科手术本身可以破坏保护机制并导致进行性腰椎不稳定。腰椎管狭窄是一种渐进性退行性病变，包括椎管、侧隐窝和椎间孔狭窄。它通常是由于退行性腰椎功能单元内的病理运动引起的韧带和骨性肥大[17]。受影响神经元的直接减压是可选的治疗，包括椎板切除术、椎板切开术和椎间孔切开术。

退行性椎间盘疾病（degenerative disc disease, DDD）是腰痛最常见的原因之一。若干相关的退行性改变可导致正常的生物力学紊乱，包括纤维环破裂、终板开裂和骨化，以及因为水含量降低和蛋白多糖降解而导致椎间盘高度丢失，这些退行性变化增加了髓核受压的可能性，髓核能够承受的负荷减少，并将力转移到邻近关节面和关节突关节[7]。因此，关节突关节退变几乎总是与椎间盘退变相关或先于椎间盘退变[9]。此外，流体静压降低会减弱沿纵向韧带和内环的张力，从而损害椎间盘抵抗剪切力和向前位移的能力[18]。腰椎间盘和椎体楔形变，椎间盘高度降低，压缩的骨松质导致脊柱前凸进行性丢失。综上所述，腰椎伸肌的主动和被动活动功能在维持脊柱生理前凸中起最有效的作用。DDD不仅会导致过载小关节疼痛和终板发生紊乱，还会导致进行性腰椎后凸和腰椎伸肌过载的生物力学缺陷。手术恢复椎间盘高度和腰椎前凸曲线的重建解决了疼痛根源。

脊柱滑脱即一个椎体在另一个椎体上产生平移。分类包括先天性发育不良、创伤性、病理性、峡部源性和退行性。病理性和创伤性病因意味着局部创伤或导致向前滑动的广泛性骨质状况。峡部源性滑脱由椎弓根功能不全（椎弓根峡部裂）引起，而退行性病因与关节突关节病变及DDD有关[19]。后者在女性中患病率有所增加，最常见于L4～L5[6]。从生物力学的角度来看，前屈增加腹侧椎间盘的剪切应力，同时受到伸肌和韧带的抵抗。这些力矢量沿着椎弓根、峡部、腹侧椎间盘和关节突关节施加最大应力，这些结构中的一个或全部的破坏导致一个椎体功能单元相对于另一个移位。椎体滑脱的进展与椎间盘退变有关，也与椎间盘高度丧失相关[18]。脊柱滑脱在临床上最常见于机械性背痛，椎弓根的移位同时可导致神经根和硬膜囊的压迫。手术干预的目标是减压和固定/融合以阻止和尽可能纠正滑脱。

2.4.1 腰椎手术

在进行腰椎减压与后外侧固定和融合时，应该充分考虑生物力学因素[20]。广泛的软组织暴露可能会导致肌肉去神经支配和稳定性的破坏。棘间韧带的切除削弱了被动伸肌稳定性并减少抵抗屈曲向量的弯曲力矩。关节突关节囊与具有中等力矩臂的强韧的韧带复合体相关，抵抗屈曲并且在暴露和减压期间容易受伤。关节突关节本身对于引导和约束运动以及轴向承载较为重要。过度关节突关节切除会增加相邻关节和椎间盘的负荷而加速退变。椎弓根峡部的过度切除造成功能单元的分离并增加腹侧结构的剪切应力，从而引起医源性椎体滑脱（图2.6）。

前柱退变是腰椎滑脱的主要原因，因此手术干预旨在恢复前柱支撑。植入椎间融合器以重建拉伸张力，恢复椎间盘高度以矫正前柱并减少半脱位[21]。神经根孔的间接减压也可如此[22]。如果后方结构也受到影响，与椎弓根峡部裂一样，前路椎体器械操作仍必须遵循后路器械操作原则。

腰椎椎间融合的传统治疗方案包括ALIF、TLIF和PLIF。PLIF和TLIF均通过后方入路，因此必须考虑后路手术的生物力学因素。关节突关节切除要求后外侧固定和融合以确保稳定性。ALIF可以保留后方结构，但在建立腹侧环状结构时会牺牲前纵韧带（anterior longitudinal ligament, ALL）。ALL是一个强健的张力带[4]。破坏该韧带之后，尽管前方内固定的放置恢复了伸展的稳定性，但PLL和后方结构必须单独重建这种张力带效应[23]。椎体内融合器有使关节突关节分开的风险，导致腹侧负荷分配移位和前屈的阻力受损。

2.5 腰椎侧方入路固定

腰椎侧方入路避免前路或后路手术对组织的破坏[24]，并且可能通过椎间植骨和融合提供进一步

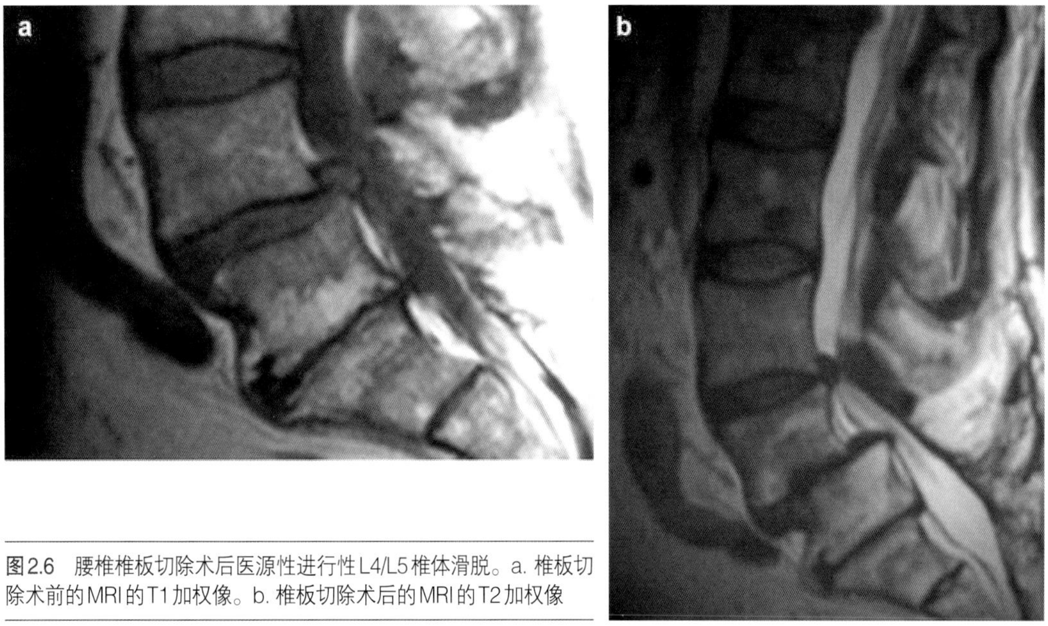

图2.6　腰椎椎板切除术后医源性进行性L4/L5椎体滑脱。a. 椎板切除术前的MRI的T1加权像。b. 椎板切除术后的MRI的T2加权像

的生物力学优势。3种主要的张力韧带，包括ALL、PLL和棘间韧带复合体，在手术暴露和椎间盘切除中保持完整及固有的稳定性。经腰大肌间隙技术对腰椎主要屈肌，即腰大肌进行临时牵引，也避开了竖脊肌的去神经化。关节突关节和关节囊不受影响，从而避免后方结构切除引起的医源性腰椎不稳。

侧方入路可通过多种方式增强腰椎的生物力学，放置大的椎间移植物使椎间隙撑开，允许通过韧带导向解开PLL和黄韧带以间接减压椎间孔和椎管。恢复前柱高度和韧带张力可减少腰椎滑脱和恢复生理性脊柱前凸[18, 21]。矢状面后凸畸形的矫正将椎体功能单元的每一部分置于最有效的方向，以维持中性区域内的稳定性；还可以降低邻近节段椎间盘退变的发生率[11, 15, 25, 26]。与其他术式相比，其使用更大的椎间融合器覆盖终板的整个横向区域，并创建更大的融合区域[27]。覆盖较大终板面积的内植物也可以降低融合器下沉率和腹侧高度丢失的风险[28]。

椎间隙高度的恢复和椎间植入物的融合足以矫正退行性椎体滑脱[21]。相反，后方韧带或骨性复合体（即椎弓根峡部裂）破坏后必须行后路固定，以避免进行性不稳定[18, 20]。融合器形状、骨密度及同时使用后路器械确定椎间融合中使用的融合器的抗压强度[20]。与矩形内植物相比，圆柱形融合器提供的植入物-终板接触面积更小，因此能将运动限制在更小范围[27, 29]。由于较大的移植物融合面积更大，稳定性更好，因此矩形内植物是优选。

如前所述，椎间隙过度撑开和椎间植入物过大会导致关节突关节分离，抵抗屈曲的能力下降。必须注意避开这种可导致不稳定的操作，间接椎间孔减压和椎间高度重建的目的必须与关节突关节的完整性相平衡。应考虑增加后路固定以确保高融合率[30, 31]。

结　论

腰椎依赖于韧带、骨骼和肌肉结构相互之间的复杂作用，以协调生理运动，同时保持稳定性。虽然许多退行性疾病会改变正常的解剖结构并破坏脊柱生物力学，但外科手术干预本身可以在暴露和积极减压过程中加速不稳定性。腰椎侧方入路暴露绕过许多稳定结构，从而避免了后路和前路的医源性生物力学改变发生率。此外，侧方重建以坚固的椎间盘高度恢复，延长腹侧重建脊柱前凸以及更大表面积终板融合来体现进一步的优势。

参·考·文·献

1. Pope MH. Biomechanics of the lumbar spine. Ann Med. 1989; 21(5): 347–51.
2. Ferguson SJ, Steffen T. Biomechanics of the aging spine. Eur Spine J: Off Publ Eur Spine Soc, Eur Spinal Deformity Soc Eur Sect Cervical Spine Res Soc. 2003; 12 Suppl 2: S97–103.
3. Izzo R, Guarnieri G, Guglielmi G, Muto M. Biomechanics of the spine. Part I: spinal stability. Eur J Radiol. 2013; 82(1): 118–26.
4. Benzel E. Biomechanically relevant anatomy and material properties of the spine and associated elements. Biomechanics of Spine Stabilization. New York: Thieme Publishers; 2001. p. 1–17.
5. Senaran H, Yazici M, Karcaaltincaba M, Alanay A, Acaroglu RE, Aksoy MC, et al. Lumbar pedicle morphology in the immature spine: a three-dimensional study using spiral computed tomography. Spine (Phila Pa 1976). 2002; 27(22): 2472–6.
6. Porensky P, et al. Spine Surgery: techniques, complication avoidance, and management. third edition, volume two. Benzel EC, editor: Elsevier Health Sciences; Philadelphia, PA, USA. 2012.
7. Moore RJ. The vertebral endplate: disc degeneration, disc regeneration. Eur Spine J: Off Publ Eur Spine Soc Eur Spinal Deformity Soc Eur Section Cervical Spine Res Soc. 2006; 15 Suppl 3: S333–7.
8. Keller TS, Ziv I, Moeljanto E, Spengler DM. Interdependence of lumbar disc and subdiscal bone properties: a report of the normal and degenerated spine. J Spinal Disord. 1993; 6(2): 106–13.
9. Jaumard NV, Welch WC, Winkelstein BA. Spinal facet joint biomechanics and mechanotransduction in normal, injury and degenerative conditions. J Biomech Eng. 2011; 133(7): 071010.
10. Ahmed AM, Duncan NA, Burke DL. The effect of facet geometry on the axial torque-rotation response of lumbar motion segments. Spine (Phila Pa 1976). 1990; 15(5): 391–401.
11. Mawston GA, Boocock MG. The effect of lumbar posture on spinal loading and the function of the erector spinae: implications for exercise and vocational rehabilitation. N Z J Physiother. 2012; 40(3): 135.
12. Benzel EC. Physical principles and kinematics. Biomechanics of spine stabilization. New York: Thieme Publishers; 2001. p. 19–28.
13. White AA, 3rd, Johnson RM, Panjabi MM, Southwick WO. Biomechanical analysis of clinical stability in the cervical spine. Clin Orthop Relat Res. 1975(109): 85–96.
14. Panjabi MM. The stabilizing system of the spine. Part II. Neutral zone and instability hypothesis. J Spinal Disord. 1992; 5(4): 390–6; discussion 7.
15. Gödde S, Fritsch E, Dienst M, Kohn D. Influence of cage geometry on sagittal alignment in instrumented posterior lumbar interbody fusion. Spine. 2003; 28(15): 1693–9.
16. Cusick JF, Yoganandan N, Pintar FA, Reinartz JM. Biomechanics of sequential posterior lumbar surgical alterations. J Neurosurg. 1992; 76(5): 805–11.
17. Schonstrom NS, Bolender N-F, Spengler DM. The pathomorphology of spinal stenosis as seen on CT scans of the lumbar spine. Spine. 1985; 10(9): 806–11.
18. Luk KD, Chow DH, Holmes A. Vertical instability in spondylolisthesis: a traction radiographic assessment technique and the principle of management. Spine. 2003; 28(8): 819–27.
19. Wiltse LL, Newman P, Macnab I. Classification of spondyloisis and spondylolisthesis. Clin Orthop Relat Res. 1976; 117: 23–9.
20. Benzel EC. The destabilizing effects of spine surgery. Biomechanics of Spine Stabilization. New York: Thieme Publishers; 2001. p. 111–9.
21. Marchi L, Abdala N, Oliveira L, Amaral R, Coutinho E, Pimenta L. Stand-alone lateral interbody fusion for the treatment of low-grade degenerative spondylolisthesis. Scientific World Journal. 2012; 2012: 456346.
22. Elowitz E, Yanni D, Chwajol M, Starke R, Perin N. Evaluation of indirect decompression of the lumbar spinal canal following minimally invasive lateral transpsoas interbody fusion: radiographic and outcome analysis. Minim Invasive Neurosurg. 2011; 54(5): 201.
23. Laws CJ, Coughlin DG, Lotz JC, Serhan HA, Hu SS. Direct lateral approach to lumbar fusion is a biomechanically equivalent alternative to the anterior approach: an in vitro study. Spine. 2012; 37(10): 819–25.
24. Ozgur BM, Aryan HE, Pimenta L, Taylor WR. Extreme Lateral Interbody Fusion (XLIF): a novel surgical technique for anterior lumbar interbody fusion. Spine J: Off J N Am Spine Soc. 2006; 6(4): 435–43.
25. Kawakami M, Tamaki T, Ando M, Yamada H, Hashizume H, Yoshida M. Lumbar sagittal balance influences the clinical outcome after decompression and posterolateral spinal fusion for degenerative lumbar spondylolisthesis. Spine. 2002; 27(1): 59–64.
26. Akamaru T, Kawahara N, Yoon ST, Minamide A, Kim KS, Tomita K, et al. Adjacent segment motion after a simulated lumbar fusion in different sagittal alignments: a biomechanical analysis. Spine. 2003; 28(14): 1560–6.
27. Pimenta L, Turner AW, Dooley ZA, Parikh RD, Peterson MD. Biomechanics of lateral interbody spacers: going wider for going stiffer. Scientific World Journal. 2012; 2012: 381814.
28. Marchi L, Abdala N, Oliveira L, Amaral R, Coutinho E, Pimenta L. Radiographic and clinical evaluation of cage subsidence after stand-alone lateral interbody fusion. J Neurosurg Spine. 2013; 19(1): 110–8.
29. Le Huec JC, Liu M, Skalli W, Josse L. Lumbar lateral interbody cage with plate augmentation: in vitro biomechanical analysis. Eur Spine J: Off Publ Eur Spine Soc Eur Spinal Deformity Soc Eur Section Cervical Spine Res Soc. 2002; 11(2): 130–6.
30. Rodgers W, Gerber EJ, Patterson JR. Fusion after minimally disruptive anterior lumbar interbody fusion: analysis of extreme lateral interbody fusion by computed tomography. SAS J. 2010; 4(2): 63–6.
31. Ozgur BM, Agarwal V, Nail E, Pimenta L. Two-year clinical and radiographic success of minimally invasive lateral transpsoas approach for the treatment of degenerative lumbar conditions. SAS J. 2010; 4(2): 41–6.

（李　博 / 译　周潇逸 / 校）

第3章 脊柱微创手术的生理效益和影响

Gisela Murray, Chun-Po Yen, and Juan S. Uribe

3.1 脊柱微创手术的目标

微创脊柱外科手术（minimally invasive spine surgeries, MIS）是通过经皮或者小切口技术，和开放手术一样对脊柱进行减压、融合、内固定或者序列矫正，以减少术中出血、术后疼痛、感染及并发症。MIS通过减少对椎旁肌的剥离和挤压损伤，保留后方张力带，达到上述手术目标。通道、可张开的扩张器以及长、锐的改良器械使得外科医生不仅可以完成常规的后路减压操作，还可以完成PLIF或TLIF[1,2]。

过去10年最大的创新突破是利用腹膜后自然间隙和胸膜后通道的胸椎和腰椎微创侧方入路手术[3,4]。侧方入路最早应用于退变性脊柱疾病，适应证目前已经扩展到累及脊柱前柱和中柱的疾病，如创伤、肿瘤和畸形。微创手术替代了许多令患者恐惧的手术方案，如胸廓切开术、剖腹手术，或脊柱后方软组织广泛剥离[5-8]。经皮椎弓根螺钉和连接棒是微创脊柱外科医生固定脊柱和重塑序列的强有力工具[9]。

3.2 生理效益

微创手术的生理效益已经总体上被阐述了，最重要的是出血量的减少、感染率的降低和软组织的保留。

3.2.1 出血量减少

减少出血量是MIS最大的益处。一项61例患者行MIS或开放单节段PLIF的前瞻性研究中，作者在不少于1年的随访中发现，两组患者在临床效果和影像学表现上无差异，但是MIS组出血量和输血比例显著少于开放组[10]。根据作者的经验，单节段侧方融合术的平均出血量大约为50 mL[11]。MIS减少出血量的益处在治疗复杂脊柱疾病中更为突出。例如胸椎间盘切除的患者，已发表的数据显示，MIS的平均出血量为543～1 857 mL，而相比之下开放手术的出血量为2 100～3 136 mL[6]。对于侧凸手术，出血量的差异更显著。最近发表的成人脊柱畸形矫形手术研究显示，MIS平均出血量为669 mL，而开放手术平均出血量为2 322 mL[12]。

出血量的减少可减少异体输血，降低输血相关并发症风险和住院费用。

3.2.2 感染率降低

脊柱术后的整体感染率是2%～4%。微创手术相比于开放手术感染率更低[13]。在一项荟萃分析中，MIS TLIF和开放TLIF的累积感染发生率分别是0.6%和4%[14]。根据报道，MIS TLIF的感染发生率接近0%。最近样本量最大的一项研究，600例接受LIF的患者无一发生感染[15]。作者近期报道的MIS矫形脊柱侧凸患者中，侧方入路无感染发生[16]。

3.2.3 软组织损伤减少

椎旁肌剥离和牵拉的危害已经得到公认。研究表明，代表肌肉损伤的血清标志在MIS融合患者中显著降低[17, 18]。影像学研究表明MIS融合术相对于开放手术肌肉水肿明显更少[19]。这些影像学发现与MIS融合术患者疼痛更少、功能恢复更快是临床相关的。此外，更少的椎旁肌损伤与后方韧带张力带的保留是相关的。后方韧带张力带的保留是否可以减少近端交界性后凸畸形仍然需要进一步研究。

3.2.4 疼痛控制和恢复

有限的软组织剥离通常和更少的术后疼痛相关。术后疼痛的减少可以潜在地获得其他益处，比如减少术后麻醉药物的使用、早期活动、减少住院时间和更快地回归工作。例如，小切口侧方入路胸椎椎间盘切除的患者术后恢复活动的时间要比开放手术早。中位出院时间是术后4天[6]。相比之下，同样的疾病接受开放手术的住院时间据报道为10.75～35.53天。一项对MIS TLIF和开放后路融合比较的前瞻性非随机研究表明，MIS TLIF患者的疼痛、心理压力、情绪障碍和生存质量评价指标较开放融合患者在术后6周显著改善[20]。免疫分析表明TLIF组的CD8细胞术后更快恢复，并且白细胞介素-6水平大大增加，可能表明神经元的显著再生和恢复[20]。

小　结

就像在其他手术中一样，微创入路在脊柱外科手术得到了普及。过去10年见证了MIS适应证的快速扩大与手术技术和技巧的进步。MIS的目标是减少手术创伤，从而达到或超越开放手术的目标。然而微创技术有其特定的限制和并发症，其收益经常以手术时间延长和术者、患者射线暴露增加为代价。患者的仔细评估、手术方案的认真选择和细致的手术技巧是获得满意疗效的关键。

参·考·文·献

1. Foley KT, Holly LT, Schwender JD. Minimally invasive lumbar fusion. Spine (Phila Pa 1976). 2003; 28(15 Suppl): S26–35.
2. Mummaneni PV, Rodts Jr GE. The mini-open transforaminal lumbar interbody fusion. Neurosurgery. 2005; 57(4 Suppl): 256–61.
3. Ozgur BM, Aryan HE, Pimenta L, Taylor WR. Extreme Lateral Interbody Fusion (XLIF): a novel surgical technique for anterior lumbar interbody fusion. Spine J. 2006; 6(4): 435–43.
4. Uribe JS, Arredondo N, Dakwar E, Vale FL. Defining the safe working zones using the minimally invasive lateral retroperitoneal transpsoas approach: an anatomical study. Neurosurg Spine. 2010; 13(2): 260–6.
5. Uribe JS, Dakwar E, Cardona RF, Vale FL. Minimally invasive lateral retropleural thoracolumbar approach: cadaveric feasibility study and report of 4 clinical cases. Neurosurgery. 2011; 68(1 Suppl Operative): 32–9.
6. Smith WD, Dakwar E, Le TV, Christian G, Serrano S, Uribe JS. Minimally invasive surgery for traumatic spinal pathologies: a mini-open, lateral approach in the thoracic and lumbar spine. Spine. 2010; 35(26 Suppl): S338–46.
7. Uribe JS, Dakwar E, Le TV, Christian G, Serrano S, Smith WD. Minimally invasive surgery treatment for thoracic spine tumor removal: a mini-open, lateral approach. Spine (Phila Pa 1976). 2010; 35(26 Suppl): S347–54.
8. Deukmedjian AR, Ahmadian A, Bach K, Zouzias A, Uribe JS. Minimally invasive lateral approach for adult degenerative scoliosis: lessons learned. Neurosurg Focus. 2013; 35(2): E4.
9. Beckman JM, Murray G, Bach K, Deukmedjian A, Uribe JS. Percutaneous minimally invasive (MIS) guide wire-less self-tapping pedicle screw placement in the thoracic and lumbar spine: safety and initial clinical experience: technical note. Neurosurgery. 2015; 19 [Epub ahead of print].
10. Park Y, Ha JW. Comparison of one-level posterior lumbar

interbody fusion performed with a minimally invasive approach or a traditional open approach. Spine (Phila Pa 1976). 2007; 32(5): 537–43.
11. Dakwar E, Cardona RF, Smith DA, Uribe JS. Early outcomes and safety of the minimally invasive, lateral retroperitoneal transpsoas approach for adult degenerative scoliosis. Neurosurg Focus. 2010; 28(3): E8.
12. Uribe JS, Deukmedjian AR, Mummaneni PV, et al. Complications in adult spinal deformity surgery: an analysis of minimally invasive, hybrid, and open surgical techniques. Neurosurg Focus. 2014; 36(5): E15.
13. Smith JS, Shaffrey CI, Sansur CA, et al. Rates of infection after spine surgery based on 108,419 procedures: a report from the Scoliosis Research Society Morbidity and Mortality Committee. Spine. 2011; 36(7): 556–63.
14. Parker SL, Adogwa O, Witham TF, Aaronson OS, Cheng J, McGirt MJ. Post-operative infection after minimally invasive versus open transforaminal lumbar interbody fusion (TLIF): literature review and cost analysis. Minim Invasive Neurosurg. 2011; 54(1): 33–7.
15. Rodgers WB, Gerber EJ, Patterson J. Intraoperative and early postoperative complications in extreme lateral interbody fusion: an analysis of 600 cases. Spine. 2011; 36(1): 26–32.
16. Murray G, Beckman J, Bach K, Smith DA, Dakwar E, Uribe JS. Complications and neurological deficits following minimally invasive anterior column release for adult spinal deformity: a retrospective study. Eur Spine J. 2015; 24 Suppl 3: 397–404.
17. Kim CW. Scientific basis of minimally invasive spine surgery: prevention of multifidus muscle injury during posterior lumbar surgery. Spine. 2010; 35(26 Suppl): S281–6.
18. Kawaguchi Y, Matsui H, Tsuji H. Back muscle injury after posterior lumbar spine surgery. A histologic and enzymatic analysis. Spine. 1996; 21: 941–4.
19. Fan S, Hu Z, Zhao F, Zhao X, Huang Y, Fang X. Multifidus muscle changes and clinical effects of one-level posterior lumbar interbody fusion: minimally invasive procedure versus conventional open approach. Eur Spine J. 2010; 19(2): 316–24.
20. Starkweather AR, Witek-Janusek L, Nockels RP, Peterson J, Mathews HL. The multiple benefits of minimally invasive spinal surgery: results comparing transforaminal lumbar interbody fusion and posterior lumbar fusion. J Neurosci Nurs. 2008; 40(1): 32–9.

（魏显招 / 译　张秋林 / 校）

第4章 成本和经济效益

Matthew D. Alvin, Daniel Lubelski,
Thomas E. Mroz, and Michael P. Steinmetz

4.1 前　言

随着脊柱手术技术的革新，越来越多的人开始关注新技术的成本和有效性。2012年，美国在卫生保健领域的总投入高达2.8万亿美元，约8 915美元/住院患者。相较于12年前的1.6万亿美元，其总投入增长了175%之多[1-4]。卫生保健费用的持续增长使得医疗服务从业人员和患者对待药物和手术的态度越发谨慎。微创手术能够减轻软组织损伤以及缩短术后恢复期[1,2]，这意味着住院时间、医源性并发症和止痛药物使用的减少，进而大大降低了医疗服务提供者和患者的成本。另外，恢复期的缩短使得患者能够更早回到工作岗位，间接降低了患者的医疗成本。虽然理论上微创手术能够带来诸多好处，但在实践中却缺少相关证据。一些高质量的报道甚至指出虽然微创手术的确消除了开放手术带来的并发症，但也导致了新的并发症[5,6]。本章主要回顾了有关脊柱微创侧方入路手术［包括极外侧椎间融合术（extreme lateral interbody fusion, XLIF; Nuvasive, San Diego, CA）、直接外侧椎间融合术（direct lumbar interbody fusion, DLIF）以及LLIF］成本和经济效益的文献资料。

4.2 脊柱手术的成本

在这个以价值为导向的时代，对成本的综合分析是临床决策和患者护理的总指导。但不同的成本分析方法所得出的结果却大相径庭：即使对同一诊断采取相同的治疗措施，其成本效益也可能是彼此冲突的[7]。导致不同结果的原因包括计算直接和间接成本与否以及出发者的角度不同（医院、付款人、社会）。从医院的角度而言，其成本包括直接成本、员工成本、设备成本、房租和其他费用（通常不包括外科医生和麻醉医生的薪水，这一部分由保险公司承担）。从支付者的角度出发（如保险公司），其成本包括向医院和医生支付的费用，即直接成本。从社会的角度出发，其成本包括间接成本以及支付者所承担的直接成本[7]。此外，成本计算的时间窗也影响了成本效益。手术高昂的前期成本导致手术在2～3个月甚至12个月的时间窗内都并不具有良好的成本效益。当调查时间延长到2年及以上时，其结论则会有所不同[7]。微创侧方入路椎间融合的手术费用较为昂贵，与其他术式相当[8]。鉴于该术式近期大为流行，十分有必要将其与其他术式的成本效益进行比较。

4.3　微创侧方入路手术的比较效益分析

Barbagallo等[8]系统性回顾了比较微创侧方入路手术（XLIF、DLIF、LLIF）、PLIF和TLIF治疗脊柱退行性患者的成本效益的5个研究。采用LLIF进行治疗的患者出血量更少（2个研究），住院时间更短（3个研究），死亡风险也比采用PLIF和TLIF的患者更低（1个研究）。LLIF每增加一个节段，并发症的风险增加59%。深入分析未发现LLIF不良预后的预测因素。文章最终得出结论：现有的证据不足以证明不同术式间存在差异。即使是支持LLIF较PLIF和TLIF术后并发症和二次手术发生率更少的证据，其质量也不高。鉴于证据不足，无法对微创侧方入路手术（XLIF、DLIF、LLIF）进行效益分析比较。

4.4　微创侧方入路手术的成本效益分析

此前仅有两个研究评估了微创侧方入路手术（XLIF、DLIF、LLIF）的成本和疗效[5,6]。Deluzio等[5]进行了单中心的成本对照比较，研究对象为进行了双节段传统PLIF（n=102）和双节段微创XLIF（n=109)的脊柱退行性病变患者。成本包括手术室服务费和患者直接成本，两者皆计入医院实际的成本。直接成本包括输血、二次手术、再次入院、物理治疗和附加诊断的费用。研究显示在围手术期（手术全程及术后的第一个45天），微创手术成本较传统手术降低了9.6%，约2 563美元/患者。这主要是由于微创手术患者住院时间更短（XLIF组1.2天；PLIF组3.2天）和进行物理治疗的时间更短。2年后，Deluzio等发表了一个更完整的研究，证明微创手术患者的总费用较传统手术减少了2 800美元。该研究的缺点在于缺乏手术疗效的比较，因而不能算作成本效益分析。

Smith等[6]进行的回顾性分析（n=202，1或2个节段）比较了ALIF（n=87）和XLIF（n=115）两种术式，并进行了为期两年的随访，采用了双侧后路椎弓根螺钉固定术，生活质量（quality of life, QOL）分析由视觉模拟评分法（visual analogue scale, VAS）（评估下背痛）和Oswestry功能障碍指数（Oswestry disability index, ODI）组成，分别在术前、术后12个月和术后24个月进行评估。总成本包括住院、手术、各类检查、药品以及物理治疗等所产生的费用。研究显示单节段XLIF队列（2年随访期平均91 995美元）比单节段ALIF队列（2年随访期平均102 146美元）的总成本降低了约10%（平均10 152美元，$P < 0.05$）；双节段XLIF队列（2年随访期平均124 540美元）比双节段ALIF队列（2年随访期平均144 183美元）的总成本显著减少，平均19 644美元（$P < 0.01$）。其中开支减少最多的部分为手术室服务费，在单节段手术中减少了约5 000美元，双节段手术中减少了约10 000美元。采用XLIF使得手术时间减少了38%，失血量减少了67%，住院时间减少了50%，其并发症的发生率也远远小于ALIF组（XLIF 8.2% *vs.* ALIF 16.7%）。两组队列在生活质量上无显著差异，水平都较术前有所提高。XLIF组患者年龄较低（平均差异12.3岁，$P < 0.01$）且有更多人此前进行过腰椎手术（38.2%；$P < 0.01$），两组队列所患有的基础疾病相似。但该研究仍存在以下几个方面的不足：① 研究根据医院的账单计算成本，这与医院的实际开销不符；② 未计算间接成本；③ 缺少成本效益分析。虽然有以上不足，但考虑到XLIF与ALIF队列间成本上的巨大差异，进一步数据分析所得出的结论很可能仍然是支持XLIF具有更好的成本效

益的证据。

学者们已经比较了许多不同入路的微创手术和传统手术的成本效益。2014年，Lubelski等[9]系统性回顾了比较颈腰椎微创手术和传统手术成本效益的研究。一共6个研究符合纳入和排除标准，主要比较了腰椎微创手术和传统手术的成本效益[10-15]，排除了缺少生活质量分析的研究。且没有颈椎微创的研究符合纳入标准。总体而言，大多数研究显示微创手术和传统手术的成本无显著差异，所有研究均显示微创手术与传统手术的术后生活质量无差异。由于各个研究随访期和成本计算方式的不同，导致各研究间缺乏可比性。各研究的研究内容分别为：椎间盘切除术与显微手术的比较，微创与传统半椎板切除术的比较，微创与传统PLIF/TLIF的比较以及微创TLIF与传统后外侧融合术的比较。其中，微创PLIF/TLIF的成本大大低于传统手术。但是长远来看，传统与微创手术的成本效益无显著差异。尽管微创手术术后住院时间较短、术后疼痛较轻，但各研究均未提及成本计算方法。另外，大部分的研究都是单中心研究，其结果并不普遍适用。

与Lubelski等的结果不同，Deluzio等和Smith等的研究显示微创手术的成本远远低于传统手术。两者的区别源于手术方法、作者观点、随访期长短，以及成本计算方法（影响最大，不同国家、不同计费内容都会导致差异）的不同。由于各个研究均未详述其成本计算方法，导致进一步比较不同术式间的成本效益困难重重。

4.5 未来的方向

目前，有关微创侧方入路手术成本和成本效益的研究较少，不足以确定微创侧方入路手术（XLIF、DLIF、LLIF）的价值。只有通过进一步研究微创侧方入路手术的成本效益（仅仅比较成本是不够的）才能够证明其价值，成为传统手术之外的又一选择。后期的成本效益研究应当详述总成本的计算方式，并保证研究与其他中心的可比性。根据健康与医学专家组的意见，未来的成本效益研究中应当包括社会成本（包括间接成本）和对于直接成本的详细描述。另外，鉴于长期护理对脊柱疾病患者康复的重要性，研究应包含整个随访期内的开支。成本效益研究的结果将会对整个医疗健康体系产生重大影响，因此只有在建立标准化的研究方法之后，才能将研究结果用于指导政策的制定和患者的选择。

结　论

目前，有关微创侧方入路手术成本效益的研究数据相对匮乏。已发表的研究显示，微创侧方入路手术能够在围手术期减少2 500美元的成本，在术后两年减少10 000 ～ 20 000美元的成本（均比传统手术降低10%）。而微创侧方入路手术的成本效益是否更优尚无定论。未来的研究应当更加深入地探索与评估脊柱微创侧方入路手术的成本效益。

参・考・文・献

1. Lucio JC, VanConia RB, DeLuzio KJ, Lehmen JA, Rodgers JA, Rodgers WB. Economics of less invasive spinal surgery: an analysis of hospital cost differences between open and minimally invasive instrumented spinal fusion procedures during the perioperative period. Risk Manag Healthc Policy. 2012; 5: 65–74.
2. Wang MY, Cummock MD, Yu Y, et al. An analysis of the differences in the acute hospitalization charges following minimally invasive versus open posterior lumbar interbody fusion. J Neurosurg Spine. 2010; 12: 694–9.
3. Gray R, Fehlings M, Massicotte E, et al. Direct economic impact of posterior minimally invasive compared to conventional open fusion procedures for lumbar spondylolisthesis. Spine J. 2009; 9: 48S.
4. Deyo RA, Mirza SK, Martin BI, et al. Trends, major medical complications, and charges associated with surgery for lumbar spinal stenosis in older adults. JAMA. 2010; 303: 1259–65.
5. Deluzio KJ, Lucio JC, Rodgers WB. Editorial: value and cost in less invasive spinal fusion surgery: lessons from a community hospital. SAS J. 2010; 4: 37–40.
6. Smith WD, Christian G, Serrano S, Malone KT. A comparison of perioperative charges and outcome between open and mini-open approaches for anterior lumbar discectomy and fusion. J Clin Neurosci. 2012; 19: 673–80.

7. Alvin MD, Miller JA, Lubelski D, et al. Variations in cost calculations in spine surgery cost effectiveness research. Neurosurg Focus. 2014; 36: E1.
8. Barbagallo GM, Albanese V, Raich AL, Dettori JR, Sherry N, Balsano M. Lumbar lateral interbody fusion (LLIF): comparative effectiveness and safety versus PLIF/TLIF and predictive factors affecting LLIF outcome. Evid Based Spine Care J. 2014; 5: 28–37.
9. Lubelski D, Mihalovich KE, Skelly AC, et al. Is minimal access spine surgery more cost-effective than conventional spine surgery? Spine. 2014; 39: S65–74.
10. Parker SL, Adogwa O, Witham TF, et al. Postoperative infection after minimally invasive versus open transforaminal lumbar interbody fusion (TLIF): literature review and cost analysis. Minim Invasive Neurosurg. 2011; 54: 33–7.
11. Parker SL, Adogwa O, Bydon A, et al. Cost-effectiveness of minimally invasive versus open transforaminal lumbar interbody fusion for degenerative spondylolisthesis associated low-back and leg pain over two years. World Neurosurg. 2012; 78: 178–84.
12. Parker SL, Adogwa O, Davis BJ, et al. Cost-utility analysis of minimally invasive versus open multilevel hemilaminectomy for lumbar stenosis. J Spinal Disord Tech. 2013; 26: 42–7.
13. McGirt MJ, Parker SL, Lerner J, et al. Comparative analysis of perioperative surgical site infection after minimally invasive versus open posterior/transforaminal lumbar interbody fusion: analysis of hospital billing and discharge data from 5170 patients. J Neurosurg Spine. 2011; 14: 771–8.
14. Van den Akker ME, Arts MP, van den Hout WB, et al. Tubular discectomy vs conventional microdiskectomy for the treatment of lumbar disk-related sciatica: cost utility analysis alongside a double-blind randomized controlled trial. Neurosurgery. 2011; 69: 829–35.
15. Rampersaud YR, Gray R, Lewis SJ, et al. Cost-utility analysis of posterior minimally invasive fusion compared with conventional open fusion for lumbar spondylolisthesis. SAS J. 2011; 5: 29–35.

（李晓晔 / 译　周潇逸　李　明 / 校）

第5章 病情评估和诊断方法

William D. Long III, Federico P. Girardi,
and Andrew A. Sama

5.1 前 言

由于越来越多脊柱外科医生逐渐熟悉微创侧方入路手术，其手术适应证也越来越广泛。横穿腰大肌的腹膜后侧方入路的手术适应证早期较为局限。只有患者存在与退行性椎间盘疾病相关的腰痛，且没有严重椎管狭窄的患者才被认为适用于这一术式[1]。当时认为只要患者有中央管狭窄、中度腰椎滑脱或明显椎体侧凸旋转，就不适合使用这一技术。随着手术器械的进步和对脊柱侧方入路解剖认识的不断加深，应用侧方入路手术的适应证逐渐扩大。除退变性椎间盘疾病外，还有许多其他情况也已被纳为手术适应证，包括中度椎管狭窄，尤其是椎间孔狭窄、退变性侧凸、骨不连、创伤、感染以及轻度的腰椎滑脱[2]。施行胸腰椎侧方入路手术的禁忌证包括严重椎管狭窄、血管解剖异常、重度滑脱、既往腹膜后手术史、严重的椎间隙塌陷以及目标节段关节面强直等。对患者进行初步评估判断其是否适合进行侧方入路微创手术的第一步是彻底理解这一术式，这也是本书中第2篇详细讨论的部分。患者侧卧位、神经监测、透视检查以及患者软组织管理对应用该技术获得成功手术效果至关重要。

5.2 患者病史

就像其他考虑脊柱手术的患者，最初的病情检查从详细了解患者病史开始，以明确保守治疗无效果，适合进行手术治疗。正确的问诊对于明确脊柱的病理变化具有巨大的诊断价值[3]。病史询问时除了问清患者疼痛及神经症状外，还需要特别注意患者是否有不适合行微创侧方入路手术的特征。比如侧卧位时，手术床需要折刀样打开，病理性肥胖以及有过髋关节和骨盆手术的患者就无法耐受这一体位。部分脱髓鞘疾病、神经病变或肌肉病变可能会影响神经电生理监测准确性，因此会导致扩张腰大肌时损伤腰丛神经的风险更大。由于髂骨及胸廓的干扰，因此对L5 ～ S1节段或头端靠近胸腰交界段的脊柱疾病进行侧方入路手术更具挑战。既往因肾脏或腹部疾病有过腹膜后手术史的患者可能会有大量瘢痕组织，对安全分离暴露至椎间隙过程造成困难。

此外，在采集病史过程中还要注意易导致患者骨不连或并发症的高危因素等细节[4]，例如吸烟、过度肥胖以及骨量减少。了解患者的药物过敏史能够降低患者全身过敏的概率，特别是在围手术期的抗生素使用方面。此外必须要注意患者使用的药物，特别是抗凝剂、降压药、降糖药以及其他可能导致骨质疏松的药物。

5.3　体格检查

对患者体格检查应当全面，要检查各器官功能以确保患者可耐受手术。需要主管医生或内科医生/心内科医生的多次体检，以保证患者在全麻和手术前得到最优化的医疗处置[5]。体格检查的一大重点是判断患者是否适合进行脊柱侧方入路手术。术前对腰丛神经所有节段进行标准的神经学体格检查以判断是否在存在神经损伤（感觉减退、肌肉无力、脊髓病变）对建立术前神经功能基线至关重要。由于在脊柱侧方入路手术术后常会出现髋关节屈曲和膝关节伸展无力，因此在术前和术后分别根据美国脊髓损伤协会（American Spinal Injury Association，ASIA）量表进行肌力分级十分重要。术前通过查看反射以及上运动神经元体征检查可以明确整体的神经功能状态。发现任何术前下肢肌肉萎缩非常重要。对腹部和背部进行视诊和触诊以检查有无切口和疝气。通过检查患者腰椎屈曲、后伸和旋转的范围来判断患者胸–腰–骨盆的柔韧性。

5.4　辅助检查

术前的血清学检查也非常重要。通常会检查全血细胞计数（complete blood count, CBC）和凝血相关检查（PT/PTT）以确保红细胞体积正常并排除凝血障碍。常规生化检查可以发现电解质紊乱、肾功能障碍以及先前可能不被重视的2型糖尿病。心电图（electrocardiogram，ECG）常被用来检查是否存在心律不齐。

5.5　术前疼痛来源评估

一旦决定患者需要进行手术，临床医生能够通过患者病史的细节以及体格检查结果来定位疼痛可能来源于某一个特定的节段。因此有时会需要应用更有针对性的手术入路以达到缓解患者疼痛的目的。

5.6　影像学研究

影像学评估应当包含X线片以查明胸腰椎和骨盆的骨性解剖结构用来定位，以及查看有无矢状面和冠状面脊柱畸形。如果考虑通过多节段手术矫正冠状面或矢状面畸形，则术前应当拍摄站立正侧位、左右侧屈位和腰椎动力位X线片并进行测量，以评估手术成功矫形的可行性。侧方入路手术在任一节段以及手术侧的可行性也可根据站立正侧位和侧凸X线片上的髂嵴水平来判断。有时髂嵴或肋骨的位置也可通过左右侧屈位片进行观察，以评估折弯手术床是否能够使手术入路更简单。

由于侧方入路技术需要决定从脊柱的哪一侧入路，冠状面畸形可能会影响位置选择；在凹侧进行操作可以通过调节撑开器位置在同一切口的条件下处理多个节段。如果从腰椎退变性侧凸凹侧入路，也可以处理L4～L5节段。腰椎动力位片可以发现腰椎动态滑脱或不稳的存在，以及在过伸位时的椎间隙真空现象，提示通过椎间融合可恢复椎间高度。

脊柱CT可用来检查患者骨性三维解剖结构以及和邻近软组织如主要内脏和大血管的关系。通过增强CT可发现不正常的腹内或腹膜后结构如马蹄肾或多重输尿管。CT也能够用来评估脊柱不同节段的骨性结构如小关节僵硬，提示患者存在骨质疏松的椎体内骨小梁缺乏等，这可能会使术者犹豫是否用椎间融合的方式矫正椎间隙塌陷和矢状面/冠状面失平衡。相反，如果CT发现终板存在软骨下硬化会给术者进行椎间隙撑开以信心，因为其终板骨折的风险小。CT扫描的冠状面重建提供了另一种工具以决定入路侧，同时可更好地评估有无侧方骨赘及其位置，这对放置侧方撑开器或制订矫形的骨性松解计划有重要作用。

磁共振成像（magnetic resonance imaging, MRI）可以清晰地显示脊柱内的神经结构，查明神经根及其在椎间孔的位置和下行轨迹。MRI可很好地显示腰大肌的大小和位置，也可用来检查腹膜后间隙内异常的内脏结构。磁共振神经成像已被用于术前侧方入路手术入路中的腰丛神经定位分布[6,7]。腰椎MRI的横截面也可以用来评估主动脉和下腔静脉以及髂血管的位置，如果存在任何位置异常，则通过前路或侧方入路处理脊柱任一节段都会增加手术风险。

5.7 总 结

侧方经腰大肌腰椎手术正越来越普及。细致的患者选择可以避免这一术式可能遇到的技术困难。详细的病史、全面的体格检查以及完整的影像学评估可以给脊柱外科医生提供所需信息，以成功应用这一技术。

参・考・文・献

1. Ozgur BM, Aryan HE, Pimenta L, Taylor WR. Extreme Lateral Interbody Fusion (XLIF): a novel surgical technique for anterior lumbar interbody fusion. Spine J. 2006; 6: 435–43.
2. Patel VC, Park DK, Herkowitz HN. Lateral transpsoas fusion: indications and outcomes. Sci World J. 2012. doi: 10.1100/2012/893608.
3. Verwoerd AJ, Peul WC, Willemsen SP, et al. Diagnostic accuracy of history taking to assess lumbosacral nerve root compression. Spine J. 2014; 14(9): 2028–37.
4. Lehman JA, Gerber EJ. MIS lateral spine surgery: a systematic literature review of complications, outcomes, and economics. Eur Spine J. 2015; 24 Suppl 3: 287–313.
5. Fleisher LA, Fleischmann KE, Auerbach AD, et al. 2014 ACC/AHA guideline on perioperative cardiovascular evaluation and management of patients undergoing noncardiac surgery: a report of the American College of Cardiology/American Heart Association Task Force on practice guidelines. J Am Coll Cardiol. 2014; 64(22): e77–137.
6. Quinn JC, Fruauff K, Lebl DR, et al. Magnetic resonance neurography of the lumbar plexus at the L4-L5 disc: development of a preoperative surgical planning tool for lateral lumbar transpsoas interbody fusion (LLIF). Spine. 2015; 40(12): 942–7.
7. Menezes CM, de Andrade LM, Herrero CF, et al. Diffusion-weighted magnetic resonance (DW-MR) neurography of the lumbar plexus in the preoperative planning of lateral access lumbar surgery. Eur Spine J. 2015; 24(4): 817–26.

（周潇逸/译　魏显招/校）

第6章 微创侧方入路手术的文献证据

Jim Youssef, Douglas Orndorff,
and Sue Lynn Myhre

微创手术能有效减少患者软组织的损伤并缩短术后恢复期，因此受到越来越多脊柱外科医生的青睐[1]。以XLIF（XLIF®, NuVasive, Inc., San Diego, CA, USA）为代表的侧方入路技术是损伤最小的术式之一。Pimenta[2]在2001年首次使用XLIF治疗脊柱疾病，该术式在之后的实践中逐渐获得了学界的认可。

文献资料显示，较之传统开放式融合技术，XLIF具有安全、创伤小的特点[3, 4]。一些长期随访的大样本系列研究显示XLIF比传统手术复发率更低，并发症更少[5–10]。然而，XLIF最大的风险之一是其在术中可能损伤到腰丛而引起相关神经并发症[11–16]。

本章节汇总了探讨微创侧方入路手术的文献证据，包括治疗特点、临床和影像学转归以及并发症在内的证据等级为Ⅰ、Ⅱ、Ⅲ级的文献。本章节主要分为两大块：① 成人脊柱畸形；② 退行性疾病（腰椎滑脱、椎管狭窄、椎间盘疾病、邻近节段疾病）。对于每一部分，从四个方面进行了探讨：① 治疗特点；② 临床转归；③ 融合率；④ 并发症。

6.1 成人脊柱畸形

目前临床上常规应用单纯后路或前后路联合手术治疗胸腰椎畸形的成人脊柱畸形患者。一般而言，成人脊柱侧凸的患者需要置入椎间融合器以实现前柱重建、植骨、后方减压以及选择性的截骨术和后方内固定术[17–19]。尽管传统手术具有良好的有效性和认可度，但常伴有多种并发症及复发可能（包括失血、手术时间长、矢状面/冠状面平衡矫形不佳），因而学界始终致力于探索损伤更小的脊柱畸形术式[17, 20–22]。近期，XLIF应运而生，并以其损伤小的特点成为脊柱融合及前柱重建手术的另一选择[6, 23–29]。

6.1.1 相关研究

此部分共有三篇符合纳入标准的文献，包括2篇证据等级为Ⅱ级的文献和1篇证据等级为Ⅲ级的文献（表6.1）。相应研究和治疗特点分别见表6.1和表6.2。并发症、副作用以及临床转归见表6.3和表6.4。

表 6.1 脊柱畸形患者的临床特征

作者	术式	证据等级	对照
Tormenti等[36]	XLIF/TLIF	Ⅲ	PLF
	PLF	Ⅲ	XLIF/TLIF
Isaacs等[32]	XLIF，L5S1	Ⅱ	—
Phillips等[37]	XLIF，L5S1	Ⅱ	—

注：TLIF，经椎间孔入路腰椎椎间融合术；PLF，后外侧融合术；XLIF，极外侧椎间融合术。

表 6.2 脊柱畸形患者的治疗特点

作者	适应证	前路手术节段	节段	内固定	后路手术节段	样本量	平均随访期	ORT（分钟）	EBL（mL）	LOS（天）
Tormenti等[36]	脊柱侧凸	2～5	L1～L5	BP	6～12	8	10.5个月	—	—	—
	脊柱侧凸	1～3	L2～S1	BP	4～11	4	11.5个月	—	—	—
Isaacs等[32]	脊柱侧凸	1～6	T8～S1	混合	0～9	107	6周	178	50～100	3.8
Phillips等[37]	脊柱侧凸	1～6	T8～S1	混合	0～9	82	24个月	—	—	—

注：ORT，手术时间；EBL，估计失血量；LOS，住院时间。

表 6.3 脊柱畸形手术的并发症和副作用

作者	轻度并发症（%）	重度并发症（%）	一过性大腿感觉障碍（%）	髋屈肌无力（%）	运动神经损伤（%）	二次手术（%）	总计（%）
Tormenti等[36]	—	—	75	—	—	—	150
	—	—	—	—	—	—	—
Isaacs等[32]	15.9	12.1	—	36	—	—	24.3
Phillips等[37]	—	—	—	—	—	—	—

表 6.4 脊柱畸形手术的临床转归

作者	融合率（%）	VAS降低率（%）	ODI降低率（%）	疗效满意度（%）	二次手术（%）
Tormenti等[36]	—	60.2	—	—	—
	—	57.9	—	—	—
Isaacs等[32]	—	—	—	—	—
Phillips等[37]	—	—	—	85	85

注：VAS，视觉模拟评分；ODI，Oswestry功能障碍指数。

6.1.2　治疗特点

采用XLIF可以有效避免许多传统前路或后路手术所带来的并发症[25, 30–32]。文献资料显示侧方入路手术具有出血少、恢复期短和花费少的优点[10, 32, 33]。Isaacs等[32]报道手术时间为177.9分钟或57.9分钟/节段。分期手术的平均住院时间为8.1天，未分期手术为2.9天。该研究中，绝大部分患者（62.5%）的出血量少于100 mL，仅有9例患者的失血量达到300 mL。相比之下，采用传统手术的患者失血量则更高[34, 35]。Daubs等[34]报道传统手术的患者平均失血量为2 056 mL（300 ～ 5 500 mL），但是其手术节段也是Isaacs等[32]的两倍（4.4个节段 *vs.* 9个节段）。

6.1.3　临床转归

Tormenti等[36]的研究显示，进行XLIF联合后路手术以及单纯后路手术的患者在术后VAS评分都有所提高，其评分分别从8.8改善到3.5以及从9.5改善到4.0，两组间的评分没有显著差异。两组的平均随访时间分别为10.5个月和11.5个月。然而，本研究样本量非常小（联合手术组8例，单纯后路手术组4例），且联合手术组中8例患者的VAS评分也仅有6例可用。

Phillips等[37]研究显示，术后两年随访时，患者在ODI、腰背部和腿部VAS评分、心理健康状况调查简表（36-Item Short Form Health Survey Mental Component Summary, SF-36 MCS）和身体健康状况调查简表（36-Item Short Form Health Survey Physical Component Summary, SF-36 PCS）等调查中评分均优于术前（$P < 0.001$）。此外，大部分患者（85%）对治疗效果非常满意，86%的患者表示他们愿意再次接受同样的手术。虽然本研究样本量很大，但仅有77%的患者完成了24个月的随访。

6.1.4　融合

先前的研究显示，采用前后路联合手术或单纯后路手术的传统手术方法治疗脊柱畸形患者存在0% ～ 19%的概率形成假关节，需进行翻修手术[38–42]。Phillips等[37]研究显示，采用XLIF治疗的患者因假关节行二次手术的概率仅为2%，这与此前报道的XLIF的高融合率相一致[25, 28, 43, 44]。作者认为XLIF的高融合率表明通过这种术式，术者能够完整地切除椎间盘，在终板的骨突环处放置由骨移植物充分包裹的椎间融合器，并且其效果优于TLIF和PLIF。然而，由于影像技术的限制，仍有10%患者的融合情况难以评估。在术后为期12个月的随访中（随访期为12 ～ 36个月），约58%的患者融合稳固，39%的患者部分融合，3%的患者融合不稳固。此外，约8%的患者未融合的节段≥1个，但该研究未比较融合与未融合患者随访期的长短。同时，吸烟也会影响手术的预后和融合[45, 46]，该研究中10.6%的患者为吸烟者。文章还表明固定方法也会影响融合程度，因此采用双侧椎弓根螺钉固定比单纯采用XLIF、侧方固定或单侧椎弓根螺钉固定效果更好。

6.1.5　并发症

Isaacs等[32]的研究纳入107例患者，其中13例（12.1%）出现了14种重度并发症，2种为内科并发症，12种为手术并发症。总计16例患者共出现了21种手术并发症，其中9种为轻度并发症；11例患者出现了16种内科并发症，其中14种为轻度并发症。XLIF及微创后路手术术后均未发生感染，但有3例患者由于深部伤口感染（与后路开放手术有关）进行了二次手术。此前有关微创手术的研究也显示微创手术较传统手术感染率更低[47–49]。此外，采用传统后路固定的患者发生并发症（P=0.02）和重度并发症（P=0.04）的发生率都显著高于经皮后路固定。随后的研究中，Philips等[37]报道了13例患者由于假关节形成、邻近节段退变以及单纯后路手术等原因进行了二次手术治疗。

Tormenti等[36]研究显示术后并发症发生率异常高，包括肠穿孔、硬脊膜意外损伤、胸腔积液、肺栓塞、肠梗阻、交界性后凸以及伤口感染等，但在术后11.5个月的随访期中无感染和内固定失败发生。此外，脊柱侧凸增加了腹膜内和腹膜后并发症的风险。但是本研究的样本量非常小，因此对待本研究的结果应谨慎处之。尽管如此[36]，绝大多数研究都表明微创手术比传统手术的并发症更少。比如，Pateder等[50]的研究显示采取传统手术治疗脊柱畸形的并发症发生率高达45%，Fujita等[35]的研究显示并发症发生率高达66%。

相较于传统手术方法，侧方入路技术是侧路手术并发症发生率降低的可能原因之一。由于侧方入路技术不涉及腹部血管、输尿管以及腹膜腔的操作，因此能够回避前路开放手术带来的一些并发症[37]，进而减少围手术期由于行走和活动带来的并发症[51]。因此，采用侧方入路技术能够切实缩短患者住院时间，提高患者术后的恢复速度[37]。

6.1.6 神经损伤

侧方入路技术或XLIF在解剖上有其独特的优缺点[12]。其中一个缺点是该术式经腰大肌暴露椎体的过程中可能损伤腰丛神经[12]。这也可以解释部分患者术后出现感觉和运动功能异常[32]。神经监测能够帮助保护神经[12]。然而，与运动神经元不同，肌电图（electromyogram, EMG）无法识别股外侧皮神经（lateral femoral cutaneous nerve, LFCN）和感觉神经的信号，因而无法发挥保护作用[12]。

Isaacs等[32]研究显示33.6%（36例）的患者存在一定程度的下肢无力，其中大部分患者（29例）仅存在髋关节无力，这很可能是由于使用撑开器在肌肉上开口以形成通道所导致，并且与手术时间长短显著相关（P=0.03），手术越长越容易出现髋关节无力。然而这种症状对86.2%的患者都是暂时的，仅有7例患者的髋关节无力被界定为严重的手术并发症，即在6个月内未彻底缓解或降低两个等级。

Tormenti等[36]报道了2例运动神经根病以及6例大腿感觉异常/感觉迟钝。1例患者在为期3个月的随访期内持续存在运动神经根病，其余则在术后2个月内自行缓解。在最近的随访中，6例患者中5例的感觉异常症状已经缓解。

6.1.7 结论

XLIF有望取代传统手术治疗成人脊柱畸形患者。一般来说，当患者年龄较大且患有多种合并症，不适合接受传统开放手术时才会采取微创手术。迄今为止，多数文献资料证明了微创XLIF手术相较于传统手术在治疗特点、临床和影像学评估以及并发症上具有的优势[32, 33]。然而，目前仍缺乏更高级别的临床证据来进一步证明侧方入路技术应用于治疗成人脊柱畸形的有效性。

6.2 退行性疾病

应用微创侧方入路技术进行前柱融合、间接椎间孔减压以及治疗脊椎退行性疾病如腰椎滑脱等日益盛行[28, 52, 53]。鉴于XLIF的使用量逐年增加，有必要进一步了解其可能的并发症和并发症主要原因，以及患者自身情况和术中可能出现的失误等。虽然微创侧方入路具有传统手术无法比拟的优势，但目前对于其总体风险的认识仍然不足[54]。

6.2.1 研究简介

本节回顾了一系列使用XLIF治疗腰椎退行性疾病的文章（表6.5），包括1篇证据等级Ⅰ级的文献，1篇证据等级Ⅱ级的文献以及13篇证据等级Ⅲ级的文献。具体研究和治疗特点详见表6.5和表6.6。并发症和副作用以及临床疗效详见表6.7和表6.8。

6.2.2 治疗要点：估计失血量

微创的特点使得XLIF优于传统开放手术。失血量小、并发症少、住院时间短、恢复速度快以及更早回归正常生活是其众所周知的优点[5, 7, 9, 28]。总体而言，XLIF每个节段的平均出血量为50～100 mL[12, 55–58]。

2010年，Rodgers等[8]研究显示采用开放PLIF

表 6.5　退行性疾病治疗特点

作　者	手术方式	证据等级	对　照
Pumburger（2012）	XLIF/cougar/SD	Ⅲ	—
Cummock（2012）	XLIF, DLIF, axiaLIF	Ⅲ	—
Knight等[12]	XLIF, DLIF	Ⅲ	—
Moller等[90]	DLIF	Ⅲ	—
Kepler等[66]	XLIF	Ⅲ	—
Lee等[91]	XLIF	Ⅲ	—
Lucio等[1]	XLIF, TLIF	Ⅲ	PLIF
	Open PLIF	Ⅲ	XLIF
Malham等[55]	XLIF	Ⅲ	—
Marchi等[56]	XLIF	Ⅲ	—
Pimenta（2013）	XLIF + BMP	Ⅰ	SiCaP
	XLIF + SiCaP	Ⅰ	BMP
Rodgers等[7,8]	XLIF	Ⅲ	BMI > 30
	XLIF	Ⅲ	BMI < 30
Rodgers等[7,8]	XLIF	Ⅲ	PLIF
	PLIF	Ⅲ	XLIF
Smith等[33,85]	XLIF	Ⅲ	ALIF
	ALIF	Ⅲ	XLIF
Tohmeh等[92]	XLIF	Ⅱ	—
Youssef等[10]	XLIF	Ⅲ	—

注：XLIF，极外侧椎间融合术；SD，可能在脊柱侧凸和退行性脊柱侧凸中应用了浅对接技术；LIF，侧方椎间融合术；DLIF，直接侧方椎间融合术；PLIF，传统后路椎间融合术；BMI，体重指数。

治疗的患者出血量显著多于采用微创手术治疗的患者（$P < 0.000\ 1$）。此外，开放手术组中14例患者接受了输血，而在微创治疗组则无人接受输血。与Rodgers等[8]的研究结果相似，其他研究也显示微创手术较开放手术患者失血量更少[1, 59]。术中大量出血以及输血已经证明是围手术期并发症和术后感染的重要危险因素[8, 60–63]。

Youssef等[10]的研究显示采用单纯XLIF比XLIF联合后路脊柱融合（posterior spinal fusion, PSF）失血量更少，增加的失血量显然是由于额外的后路手术导致的（其平均出血量也较少，为155 mL）。就某些特殊人群而言，Rodgers和其同事[7]的研究显示肥胖者与正常人群之间的失血量无显著差异（P=0.16）。

6.2.3　手术时间

XLIF每节段的手术时间为60～100分钟[12, 55–57]。相比而言，开放手术的手术时间比微创手术长

表 6.6　退行性疾病治疗特点

作　者	适　应　证	前路手术节段	节　段	内固定	后路手术节段	总例数	平均随访期	手术时间（分钟）	估计失血量（mL）	住院时间（天）
Pumburger等（2012）	退变性脊柱侧凸	1.9/例	T12～L5	未报道	—	235	围手术期	—	—	—
Cummock等（2012）	退变性脊柱侧凸	1～3	L1～L5	椎弓根螺钉	—	59	10个月	255	138	4.0
Knight等[12]	退行性疾病	1～3	L2～L5	未报道	—	58	15个月	161	136	5
Moller等[90]	未报道	1.9/例	L	未报道	—	53	21.2个月	—	—	—
Kepler等[66]	退变性脊柱侧凸	2.3/例	L1～L5	混合	—	29	6个月	—	—	—
Lee等[91]	退变性脊柱侧凸	1～3	L	未报道	—	33	6个月	—	—	1.2
Lucio等[1]	退行性疾病	2	L1～S1	BP	2	109	45天	163.2	—	3.2
	退行性疾病	2	L1～S1	BP	2	101	45天	156.5	—	—
Malham等[55]	退变性脊柱侧凸	1～3	L1～L5（T6～T7）	混合	—	30	11.5个月	—	—	—
Marchi等[56]	退变性脊柱侧凸	1～2	L	无	—	46	12个月	72.8	50	—
Pimenta (2013)	退行性疾病	1	L4～L5	无	—	15	36个月	67	< 50	—
	退行性疾病	1	L4～L5	无	—	15	36个月	71	< 50	1.24
Rodgers等[7,8]	退行性疾病	1～4	L	混合	—	156	3个月	—	—	1.24
	退行性疾病	1～4	L	混合	—	157	3个月	—	—	1.3
Rodgers等[7,8]	退行性疾病	1～3	TL	混合	—	40	围手术期	—	—	5.3
	退行性疾病	1～8	TL	椎弓根螺钉	—	20	围手术期	—	—	1.5
Smith等[33,85]	退行性疾病	1～2	L	椎弓根螺钉	—	115	24个月	93.4	79.1	3.0
	退行性疾病	1～2	L	椎弓根螺钉	—	87	24个月	150	241.7	—
Tohmeh等[92]	退变性脊柱侧凸	1～2	L3～L4和（或）L4～L5	未报道	—	102	围手术期	—	—	—
Youssef等[10]	退变性脊柱侧凸	1～3	L	混合	—	82	15.7个月	199	155	2.6

表 6.7　退行性疾病的并发症和副作用

作　　者	轻微并发症（%）	严重并发症（%）	一过性大腿感觉异常（%）	髋屈肌无力（%）	运动神经损伤（%）	翻修率（%）	并发症总发生率（%）
Pumburger等（2012）	—	—	28.7	13.1	4.9	—	—
Cummock等（2012）	—	—	42.4	23.7	6.8	—	—
Knight等[12]	13.8	8.6	8.6	—	—	1.7	22.4
Moller等[90]	—	—	25	36	0	—	—
Kepler等[66]	—	—	—	—	—	—	—
Lee等[91]	—	—	—	—	—	—	—
Lucio等[1]	—	—	—	—	—	—	6
	—	—	—	—	—	—	14
Malham等[55]	—	—	—	—	—	7	13
Marchi等[56]	38	0	15.2	23.9	—	21.7	—
Pimenta（2013）	—	—	—	13	—	47	27
	—	—	—	13	—	20	27
Rodgers等[7,8]	—	—	—	—	—	0.6	6.4
	—	—	—	—	—	1.9	10.8
Rodgers等[7,8]	—	—	—	—	—	—	7.5
	—	—	—	—	—	—	60
Smith等[33,85]	—	—	—	—	—	—	8.2
	—	—	—	—	—	—	16.7
Tohmeh等[92]	2	—	17.6	27.5	2.9	—	—
Youssef等[10]	—	—	1.2	1.2	—	2.4	9.8

表 6.8　退行性疾病的疗效

作　　者	融合率（%）	VAS 评分降低（%）	ODI 降低（%）	治疗满意度（%）	翻修率（%）
Pumburger等（2012）	—	—	—	—	—
Cummock等（2012）	—	—	—	—	—
Knight等[12]	—	—	—	—	—
Moller等[12]	—	—	—	—	—
Kepler等[66]	—	—	39.6	—	—
Lee等[91]	—	—	—	—	—

（续表）

作　　者	融合率（%）	VAS评分降低（%）	ODI降低（%）	治疗满意度（%）	翻修率（%）
Lucio等[1]	—	—	—	—	—
	—	—	—	—	—
Malham等[55]	85	63	41	—	—
Marchi等[56]	91	59.2	—	—	—
Pimenta（2013）	100	46	31	—	—
	100	46	31	—	—
Rodgers等[7,8]	—	—	—	—	—
	—	—	—	—	—
Rodgers等[7,8]	—	—	—	—	—
	—	—	—	—	—
Smith等[33,85]	—	68	60	—	—
	—	65	59	—	—
Tohmeh等[92]	—	—	—	—	—
Youssef等[10]	100	77	56	—	—

35%[1,59]，且可以推断多节段的手术时间会随节段数增加而变长[10,58]。

6.2.4　住院时间

与估计失血量和手术时间相同，微创手术组的术后住院时间显著小于传统手术组[1,8,59]。XLIF组（包括XLIF联合后路手术）的术后住院时间为1～3.5天[1,7,8,10,58]。但Knight等[12]报道了1例住院5天的病例。需要注意的是，Knight等研究的数据来自4个年资不同的外科医生，且是本章所包含的研究中最早进行的。

与手术时间相似，联合后路的微创手术组的住院时间较单纯XLIF组显著增加[10]，多节段的手术也会导致住院时间的增加[58]。但肥胖对住院时间没有影响，Rodgers等[7]的研究显示肥胖患者与正常患者的住院时间相当，但当患者出现并发症时住院时间会显著延长[7]。

6.2.5　临床疗效

已发表的有关XLIF的研究显示其临床疗效与传统外科技术相当或更好[64,65]。XLIF手术能够有效缓解背痛（37%～80%）和降低残障指数（39%～82%）[10]。例如Marchi等[56]研究了在XLIF中应用两种不同大小的植入物（18 mm和22 mm）的影响。虽然相关研究主要聚焦于侧方入路的生物力学和植骨块沉降，但也提供了临床疗效的数据。两组病例在所有测试中（术后、6周和12个月时）的视觉模拟量表评分均优于术前。同样，Malham等[55]的研究显示，在术后11.5个月随访时，患者的VAS背痛评分（63%）、VAS腿痛评分（56%）、Oswestry功能障碍指数（41%）、SF-36以及PCS（51%）评分得到了显著改善。MCS评分提高了8%，但结果无显著性。Kepler等[66]以及Youssef等[10]研究显示术后Oswestry功能障碍指数、SF-12 MCS和SF-12 PCS以及VAS均优于术前。Pimenta等[57]最新研究显示术后患者的VAS背/腿痛评分以及Oswestry功能障碍指数在每次测试中（术前、2周和6周以及3、6、12、14和36个月）均有显著且稳定的提高。在术后3年随访时，其VAS评分较基线提高了46%。

Smith和同事[59]比较了行XLIF与ALIF患者的临床疗效。在术后24个月随访时，XLIF组与ALIF组在腿痛、下背痛和Oswestry功能障碍指数上均有显著提升。其中背痛分为0～10级，10级最严重。在术后24个月时，XLIF组和ALIF组的下背痛和腿痛分别缓解了68%和65%以及72%和63%。两组的ODI均改善了35%。有趣的是，两组的临床疗效在术前、术后以及每次随访中均处于相当水平。

采用XLIF的老年患者同样改善明显[8]。VAS评分在术前为8.6/10，而在第12个月时改善至1.4/10。遗憾的是，研究缺少传统手术的数据，因此无法比较两种手术方法。此外，Rodgers等[7]研究显示XLIF的手术疗效在肥胖与正常人群间无显著差异，并发症对临床疗效也未产生显著影响[7]，但该研究的随访期仅为3个月。

6.2.6 融合

迄今为止，有关XLIF的研究显示其融合率高达87%～100%[25, 27, 43, 44, 57]，但目前尚缺乏微创手术和传统手术的长期疗效对比。Pimenta等[57]和Malham等[55]的研究均显示在术后第一年中，融合虽然缓慢，但却是稳步进展的。Pimenta等[57]研究显示在术后第三年的随访中，重组人骨形态发生蛋白2组与合成硅酸钙磷酸盐组的融合率均达到了100%。作者认为100%的融合率应归功于应用XLIF所带来的好处[23, 28]，包括更好的生物力学效应，椎间融合器表面积的增加以及在椎间隙中应用生物制剂等[67]。

Lucio等[1]研究显示在术后12个月的随访中，侧方经腰大肌椎体融合组和传统手术组的融合率相似，因此作者认为两种手术方法均能够解决潜在的病变。但对患者而言，还需要将微创手术的其他优势、直接和间接的成本考虑在内才能判定其优劣。

此外，老年组在XLIF术后融合情况更好。Rodgers等[8]研究显示在术后12个月时，Lenke融合指数[68]平均为1.1（1为稳固融合，2为部分融合，3为未融合）。然而，该研究缺少传统手术组的数据，因此无法形成比较。

6.2.7 并发症

通常认为，微创手术的优点包括术后复发概率低、并发症少、治疗效果好、软组织损伤小、失血量少以及手术和住院时间短[7–9, 69–74]。相比而言，传统手术如TLIF和PLIF的并发症发生率高于微创侧方入路[75, 76]。在微创技术的基础上，使用经皮椎弓根螺钉能够进一步减少感染和椎旁肌肉损伤等传统后路手术常见并发症[63, 74, 77–81]。已经报道的微创手术并发症包括减压不充分、植骨块沉降、血肿形成、BMP介导的术后血清肿、伤口感染以及二次手术[56–58]。

Knight等[12]发现18起不良事件，包括但不限于手术入路相关并发症，如患侧L4神经根损伤以及股外侧皮神经过度敏感。不良内科事件包括心肌梗死、尿潴留以及急性痴呆。作者指出他们的结果与已发表的数据相吻合[82]，且相较于传统手术，无血管损伤和逆行射精[83, 84]。此外，作者认为不良事件的发生主要是由于外科医生对这类手术的经验不足所导致，属于学习过程中的疏忽和错误。

Malham等[55]观察到4种并发症，包括肠道损伤、运动功能异常、有症状的植骨块沉降及融合器断裂。此外还有3例无症状的植骨块沉降。有趣的是，4例中的3例植骨块沉降患者都属于单纯XLIF手术组。除此之外，与植骨块沉降相关的因素还包括融合器较小（18 mm *vs.* 22 mm），骨密度较低，BMP-2以及医源性终板损伤[85, 86]。其中2例植骨块沉降患者由于有症状的小关节病变和融合器放置靠后而进行二次手术。

Smith等[59]在围手术期观察到传统手术组的并发症发生率（16.7%）显著高于XLIF组（8.2%），

幸运的是大部分的并发症都属于轻微并发症。但是，感染在后路手术中比较常见，主要发生于传统手术组（5.7%），微创手术组少见（0.9%）。Lucio和其同事[1]观察到相似的结果：在围手术期，传统手术组的并发症发生率为14%，微创侧方入路组的并发症发生率为6%。传统手术组发生了3例术后感染，XLIF组未发生术后感染。此外，XLIF组中仅1例患者接受了输血，传统手术组中则有18例患者接受了输血。可喜的是，两组的二次手术率都很低，但两组在围手术期都发生了症状残留。传统手术组具有37例，XLIF组具有23例。经数据分析，传统手术组的并发症发生率显著高于微创手术组。

Rodgers和其同事[8]同样观察到PLIF组的并发症发生率显著高于XLIF组。举例来说，PLIF组中有15%的患者发生了感染，XLIF组中则未发生感染。同样，PLIF组（平均年龄为84.2岁）的术后死亡率显著高于XLIF组（平均年龄为82.6岁），6例PLIF组患者在术后18个月内死亡，1例XLIF组患者在术后6个月内死亡。但是，术后死亡的原因究竟是由于手术还是衰老尚无定论。此外，目前老年患者术后康复服务仍是亟需的，这对老年患者至关重要[87]。PLIF组的全部患者在术后均进入了护理机构，而XLIF组中92.5%的患者在术后恢复良好，具备直接出院的条件。因此，作者认为对老年患者而言，更优的选择是XLIF，因为他们能够在术后更快回归到独立且高质量的生活。

最后，Rodgers等[7]比较了肥胖组与正常组的并发症发生率，发现两者并无区别。总体而言，并发症的发生率非常低。作者相信他们的数据能够为XLIF的潜力提供证明，尤其是在特殊人群（如肥胖患者）的手术选择问题上。研究纳入的432例患者中，感染、脑脊液漏以及输血的发生率都为0%。

6.2.8 神经损伤

通过回顾有关微创侧方入路的文献资料，发现患者术后大腿感觉和运动功能异常是最常见的并发症[5, 6, 43]。总体而言，XLIF术后神经功能并发症发生率在0.6%～33.6%[9, 10, 32, 36, 88, 89]。幸运的是，大多数患者的神经功能异常都是一过性的，常常在几个月内即恢复正常[10, 54, 56, 58, 90, 91]。然而，一些患者的感觉和运动功能异常会持续数月[53, 58]。至今，有关感觉和运动功能异常患者数量的数据仍不完整且具有争议，其病因和相关危险因素同样悬而未决[54]。

Pumberger等[54]对轻度感觉功能异常的患者进行了为期12个月的观察，发现有症状的患者数量随时间逐渐减少，分别为6周时28.7%、12周时13.1%、6个月时5.7%和12个月时1.6%。曾有人提出感觉异常是由于激惹了位于L2～L3的生殖股神经所导致的一过性症状[11, 14]，也有观点认为是皮神经功能性麻痹或腰大肌机械损伤引起的炎症反应所导致[54]。

腰大肌机械损伤回归模型提示女性患者和手术时间长是两个独立的危险因素[54]。手术时间也是腰肌损伤相关神经症状的危险因素。由于具体术中的撑开时间未知，因此作者将手术时间用于数据分析。虽然无显著性，既往手术史和多节段融合也可能是潜在的危险因素。腰大肌机械损伤与感觉损伤相似，发生率和严重程度均随时间减少，从6周时的13.1%降低到12个月时的1.6%。

另外，腰丛相关运动功能异常呈现出与感觉异常和腰大肌机械损伤不同的模式[54]。总体而言，腰丛损伤的发生率更低（4.9%），但在6个月时（2.9%）和12个月时（2.9%）未呈现出逐渐缓解的趋势。腰丛相关运动功能异常回归模型显示手术时间长短是独立的危险因素。多节段融合、既往手术史和涉及L4～L5的手术可能是其危险因素。

Cummock等[58]研究显示62.7%的患者出现大腿症状。总体而言，麻木是术后最常见的症状，其次分别为疼痛、肌无力和感觉异常。术后1年时，5.5%的患者仍然存在大腿疼痛症状，7.0%的患者仍然存在大腿麻木症状，但感觉异常症状在术后214天全部缓解。由于EMG监测仅仅能够保护运动神经，所以感觉功能异常比运动功能异常更普遍[12, 13]，这也导致相对于股神经和腰丛等在EMG

监测下受到保护，生殖股神经和其他感觉神经损伤的风险更高。但是，尽管手术时EMG监测未见明显改变，仍然有23.7%的患者出现了运动功能异常。作者认为这可能是由于腰大肌切开或牵拉之后引起神经压迫导致的。作用于腰肌的钝性应力是髋屈肌无力的合理解释。实际上，所有14例（23.7%）运动功能异常均伴有髋屈肌无力，但运动功能异常症状在10个月内均得到有效缓解。

Malham和其同事[55]报道的神经不良事件发生率与其他文献资料相当[92]。有趣的是，他们发现后期的手术患者（0%）出现感觉功能异常的概率小于早期手术患者（20%）。作者认为这是由于手术时间和撑开器使用时间变短、定位技术进步以及更严格的遵循EMG监测的指示等因素综合作用引起的。除以上推测，这些发现还进一步证明了外科医生为患者进行手术前充分掌握手术技术的重要性。

与其他融合技术相比，永久神经损伤在侧方腰椎融合术中发生率似乎更低。例如，在PLIF和TLIF术后发生永久运动神经损伤的概率分别为6.1%和4.1%[72, 92, 93]。相比之下，ALIF术后发生永久运动神经损伤的概率较低，但发生内脏和血管损伤的概率更高[92, 94]。

文献资料显示，适当的神经监测能在微创侧方入路手术中有效保护神经。然而，不同文献资料间神经系统事件发生率的巨大差异说明目前尚缺乏统一的纳入标准、手术经验参差不齐以及融合节段数量的不同[11, 13, 15, 16]。之前的研究表明，由于解剖结构的不同，涉及L4～L5的手术发生神经事件的概率更高[36, 58]。为了进一步了解手术与神经系统事件的关系，目前仍需要更多更具深度、样本量更大的前瞻性研究[54]。

结　论

相对于传统前路和后路手术，XLIF公认的独特优势在于其入路创伤小，间接减压，避开上一次手术的瘢痕组织，与上一次手术的内固定无冲突，畸形矫正，切口小，失血量少，输血事件少及住院时间短等[8, 58]。

基于已有的文献资料，微创侧方入路技术是一项具有巨大价值的技术，可用于治疗腰椎畸形和退行性疾病，并且适用于老年人和肥胖人群。与传统手术相比，XLIF技术的疗效与其相当，且围手术期并发症发生率更低[7, 95]。然而，为了使这一技术成为一项安全有效的治疗方法，尤其在应用于特殊人群之前，全面了解其适应证、危险因素和手术技术不可或缺。未来需要开展前瞻性研究和随机研究，研究选择的配对队列应当在年龄、样本量、治疗适应证、较长的随访期、较大的样本量和高依从性方面相匹配，否则此前的研究结论在本质上论证力度有限。总而言之，微创侧方入路腰椎融合术具有十分良好的前景，将在未来治疗各类脊柱疾病中起到非常重要的作用。

参·考·文·献

1. Lucio JC, VanConia RB, et al. Economics of less invasive spinal surgery: an analysis of hospital cost differences between open and minimally invasive instrumented spinal fusion procedures during the perioperative period. Risk Manag Healthc Policy. 2012; 5: 65–74.
2. Pimenta L. Lateral endoscopic transpsoas retroperitoneal approach for lumbar spine surgery. In: VIII Brazilian spine society meeting. Belo Horizonte; 2001.
3. Rodgers WB, Lehmen JA, Gerber EJ, Rodgers JA. Grade 2 spondylolisthesis at L4-5 treated by XLIF: safety and midterm results in the "worst case scenario". Scientific World Journal. 2012; 2012: 356712. doi: 10.1100/2012/356712. Epub 2012 Oct 17. PubMed PMID: 23125555; PubMed Central PMCID: PMC3483667.
4. Rodgers WB, Gerber EJ, Rodgers JA. Clinical and radiographic outcomes of extreme lateral approach to interbody fusion with B-tricalcium phosphate and hydroxyapatite composite for lumbar degenerative conditions. Int J Spine Surg. 2012; 6: 24–8.
5. Rodgers WB, Cox CS, Gerber EJ. Experience & early results with a minimally invasive technique for anterior column support through eXtreme lateral interbody fusion: XLIF. Musculoskelet Rev. 2007; 1: 28–32.
6. Rodgers WB, Cox CS, Gerber EJ. Minimally invasive treatment (XLIF) of adjacent segment disease after prior lumbar fusions. J Biol Minim Invasive Spinal Technol. 2009; 3: 1–8.
7. Rodgers WB, Cox CS, et al. Early complications of extreme lateral

interbody fusion in the obese. J Spinal Disord Tech. 2010; 23: 393–7.
8. Rodgers WB, Gerber EJ, et al. Lumbar fusion in octogenarians. Spine. 2010; 35(26S): S355–60.
9. Rodgers WB, Gerber EJ, Patterson J. Intraoperative and early postoperative complications in extreme lateral interbody fusion: an analysis of 600 cases. Spine. 2011; 36: 26–32.
10. Youssef JA, McAfee PC, Patty CA, et al. Minimally invasive surgery: lateral approach interbody fusion: results and review. Spine. 2010; 35: S302–11.
11. Moro T, Kikuchi S, Konno S, et al. An anatomic study of the lumbar plexus with respect to retroperitoneal endoscopic surgery. Spine. 2003; 28: 423–8.
12. Knight RQ, Schwaegler P, Hanscom D, et al. Direct lateral lumbar interbody fusion for degenerative conditions: early complication profile. J Spinal Disord Tech. 2009; 22: 34–7.
13. Benglis DM, Vanni S, Levi AD. An anatomical study of the lumbosacral plexus as related to the minimally invasive transpsoas approach to the lumbar spine. Laboratory investigation. J Neurosurg Spine. 2009; 10: 139–44.
14. Kepler CK, Bogner EA, Herzog RJ, Huang RC. Anatomy of the psoas muscle and lumbar plexus with respect to the surgical approach for lateral transpsoas interbody fusion. Eur Spine J. 2011; 20(4): 550–6. doi: 10.1007/s00586-010-1593-5. Epub 2010 Oct 13. PubMed PMID: 20938787; PubMed Central PMCID: PMC3065600.
15. Regev GJ, Chen L, Dhawan M, et al. Morphometric analysis of the ventral nerve roots and retroperitoneal vessels with respect to the minimally invasive lateral approach in normal and deformed spines. Spine. 2009; 34: 1330–5.
16. Park DK, Lee MJ, Lin EL, et al. The relationship of intrapsoas nerves during a transpsoas approach to the lumbar spine. J Spinal Disord Tech. 2010; 23: 223–8.
17. Good CR, Lenke LG, Bridwell KH, et al. Can posterior-only surgery provide similar radiographic and clinical results as combined anterior (thoracotomy/ thoracoabdominal)/posterior approaches for adult scoliosis? Spine. 2010; 35: 210–8.
18. Gupta MC. Degenerative scoliosis: options for surgical management. Orthop Clin N Am. 2003; 34: 269–79.
19. Schlenk RP, Kowalski RJ, Benzel EC. Biomechanics of spinal deformity. Neurosurg Focus. 2003; 14: E2.
20. Dorward IG, Lenke LG. Osteotomies in the posterioronly treatment of complex adult spinal deformity: a comparative review. Neurosurg Focus. 2010; 28: E4.
21. Yadla S, Maltenfort MG, Ratliff JK, et al. Adult scoliosis surgery outcomes: a systematic review. Neurosurg Focus. 2010; 28: E3.
22. Zimmerman RM, Mohamed AS, Skolasky RL, et al. Functional outcomes and complications after primary spinal surgery for scoliosis in adults aged forty years or older: a prospective study with minimum two-year follow-up. Spine. 2010; 35: 1861–6.
23. Billinghurst J, Akbarnia BA. Extreme lateral interbody fusion — XLIF. Curr Orthop Pract. 2009; 20: 238–51.
24. Caputo AM, Michael KW, Chapman Jr TM, et al. Clinical outcomes of extreme lateral interbody fusion in the treatment of adult degenerative scoliosis. Sci World J. 2012; 2012: 680643.
25. Dakwar E, Cardona RF, Smith DA, et al. Early outcomes and safety of the minimally invasive, lateral retroperitoneal transpsoas approach for adult degenerative scoliosis. Neurosurg Focus. 2010; 28: E8.
26. Madhok R, Kanter AS. Extreme-lateral, minimally invasive, transpsoas approach for the treatment of farlateral lumbar disc herniation. J Neurosurg Spine. 2010; 12: 347–50.
27. Oliveira L, Marchi L, Coutinho E, et al. The use of rh- BMP2 in standalone extreme lateral interbody fusion (XLIF): clinical and radiological results after 24 months follow-up. World Spinal Column. 2010; 1: 19–25.
28. Ozgur BM, Aryan HE, Pimenta L, et al. Extreme lateral interbody fusion (XLIF): a novel surgical technique for anterior lumbar interbody fusion. Spine J. 2006; 6: 435–43.
29. Pimenta L, Diaz RC, Guerrero LG. Charite lumbar artificial disc retrieval: use of a lateral minimally invasive technique. Technical note. J Neurosurg Spine. 2006; 5: 556–61.
30. Champain S, Benchikh K, Nogier A, et al. Validation of new clinical quantitative analysis software applicable in spine orthopaedic studies. Eur Spine J. 2006; 15: 982–91.
31. Charosky S, Guigui P, Blamoutier A, et al. Complications and riskfactors of primary adult scoliosis surgery: a multicenter study of 306 patients. Spine. 2012; 37: 693–700.
32. Isaacs RE, Hyde J, Goodrich JA, et al. A prospective, nonrandomized, multicenter evaluation of extreme lateral interbody fusion for the treatment of adult degenerative scoliosis: perioperative outcomes and complications. Spine. 2010; 35: S322–30.
33. Smith WD, Christian G, Serrano S, et al. A comparison of perioperative charges and outcome between open and mini-open approaches for anterior lumbar discectomy and fusion. J Clin Neurosci. 2012; 19: 673–80.
34. Daubs MD, Lenke LG, Cheh G, et al. Adult spinal deformity surgery: complications and outcomes in patients over age 60. Spine. 2007; 32: 2238–44.
35. Fujita T, Kostuik JP, Huckell CB, et al. Complications of spinal fusion in adult patients more than 60 years of age. Orthop Clin N Am. 1998; 29: 669–78.
36. Tormenti MJ, Maserati MB, Bonfield CM, et al. Complications and radiographic correction in adult scoliosis following combined transpsoas extreme lateral interbody fusion and posterior pedicle screw instrumentation. Neurosurg Focus. 2010; 28(3): E7.
37. Phillips FM, Isaacs RE, et al. Adult degenerative scoliosis treated with XLIF. Spine. 2013; 38(21): 1853–61.
38. Pateder DB, Gonzales RA, Kebaish KM, et al. Shortterm mortality and its association with independent risk factors in adult spinal deformity surgery. Spine. 2008; 33: 1224–8.
39. Maeda T, Buchowski JM, Kim YJ, et al. Long adult spinal deformity fusion to the sacrum using rhBMP-2 versus autogenous iliac crest bone graft. Spine. 2009; 34: 2205–12.
40. Bess RS, Lenke LG, Bridwell KH, et al. Comparison of thoracic pedicle screw to hook instrumentation for the treatment of adult spinal deformity. Spine. 2007; 32: 555–61.
41. Scheufler KM, Cyron D, Dohmen H, et al. Less invasive surgical correction of adult degenerative scoliosis, part I: technique and radiographic results. Neurosurgery. 2010; 67: 696–710.
42. Wu CH, Wong CB, Chen LH, et al. Instrumented posterior lumbar interbody fusion for patients with degenerative lumbar scoliosis. J Spinal Disord Tech. 2008; 21: 310–5.
43. Anand N, Rosemann R, Khalsa B, et al. Mid-term to long-term clinical and functional outcomes of minimally invasive correction and fusion for adults with scoliosis. Neurosurg Focus. 2010; 28: E6.
44. Wang MY, Mummaneni PV. Minimally invasive surgery for thoracolumbar spinal deformity: initial clinical experience with clinical and radiographic outcomes. Neurosurg Focus. 2010; 28: E9.
45. Sanden B, Forsth P, Michaelsson K. Smokers show less improvement than nonsmokers two years after surgery for lumbar spinal stenosis. Spine. 2011; 36(13): 1059–64.

46. Andersen T, Christensen F, Laursen M, et al. Smoking as a predictor of negative outcome in lumbar spinal fusion. Spine. 2001; 26(23): 2623–8.
47. Perez-Cruet MJ, Foley KT, Isaacs RE, et al. Microendoscopic lumbar discectomy: technical note. Neurosurgery. 2002; 51(5): S129–36.
48. Schwender JD, Holly LT, Rouben DP, et al. Minimally invasive transforaminal lumbar interbody fusion (TLIF): technical feasibility and initial results. J Spinal Disord Tech. 2005; 18: S1–6.
49. Selznick LA, Shamji MF, Isaacs RE. Minimally invasive interbody fusion for revision lumbar surgery: technical feasibility and safety. J Spinal Disord Tech. 2009; 22: 207–13.
50. Pateder DB, Kebaish KM, Cascio BM, Neubaeur P, Matusz DM, Kostuik JP. Posterior only versus combined anterior and posterior approaches to lumbar scoliosis in adults: a radiographic analysis. Spine. 2007; 32(14): 1551–4.
51. Kamel HK, Iqbal MA, Mogallapu R, et al. Time to ambulation after hip fracture surgery: relation to hospitalization outcomes. J Gerontol. 2003; 58: 1042–5.
52. Oliveira L, Marchi L, Coutinho E, et al. A radiographic assessment of the ability of the extreme lateral interbody fusion procedure to indirectly decompress the neural elements. Spine. 2010; 35(26): S331–7.
53. Sharma AK, Kepler CK, Girardi FP, et al. Lateral lumbar interbody fusion: clinical and radiographic outcomes at 1 year: a preliminary report. J Spinal Disord Tech. 2011; 24: 242–50.
54. Pumberger M, Hughes AP, Huang RR, Sama AA, Cammisa FP, Girardi FP. Neurologic deficit following lateral lumbar interbody fusion. Eur Spine J. 2012; 21(6): 1192–9. doi: 10.1007/s00586-011-2087-9. Epub 2011 Dec 1. PubMed PMID: 22130617; PubMed Central PMCID: PMC3366130.
55. Malham GM, Ellis NJ, et al. Clinical outcome and fusion rates after the first 30 extreme lateral interbody fusions. Sci World J. 2012; 2012: 246989.
56. Marchi L, Abdala N, et al. Radiographic and clinical evaluation of cage subsidence after stand-alone lateral interbody fusion. J Neurosurg Spine. 2013; 19: 110–8.
57. Pimenta L, Marchi L, Oliveira L, Coutinho E, Amaral R. A prospective, randomized, controlled trial comparing radiographic and clinical outcomes between stand-alone lateral interbody lumbar fusion with either silicate calcium phosphate or rh-BMP2. J Neurol Surg A Cent Eur Neurosurg. 2013; 74(6): 343-50. doi: 10.1055/s-0032-1333420. Epub 2013 Feb 26. PubMed PMID: 23444134.
58. Cummock MD, Vanni S, et al. An analysis of postoperative thigh symptoms after minimally invasive transpsoas lumbar interbody fusion. J Neurosurg Spine. 2011; 15: 11–8.
59. Smith WD, Christian G, et al. A comparison of perioperative charges and outcome between open and mini-open approaches for anterior lumbar discectomy and fusion. J Clin Neurosci. 2011; 19: 673–80.
60. Cho KJ, Suk SI, Park SR, et al. Complications in posterior fusion and instrumentation for degenerative lumbar scoliosis. Spine. 2007; 32: 2232–7.
61. Rampersaud YR, Moro ER, Neary MA, et al. Intraoperative adverse events and related postoperative complications in spine surgery: implications for enhancing patient safety founded on evidence-based protocols. Spine. 2006; 31(13): 1503–10.
62. Schuster JM, Rechtine G, Norvell DC, et al. The influence of perioperative risk factors and therapeutic interventions on infection rates after spine surgery: a systematic review. Spine. 2010; 35(9): S125–37.
63. O'Toole JE, Eichholz KM, Fessler RG. Surgical site infection rates after minimally invasive spinal surgery. J Neurosurg Spine. 2009; 11(4): 471–6.
64. Blumenthal S, McAfee PC, Guyer RD, et al. A prospective, randomized, multicenter food and drug administration investigational device exemptions study of lumbar total disc replacement with the CHARITE' artificial disc versus lumbar fusion—part I: evaluation of clinical outcomes. Spine. 2005; 30(14): 1565–75.
65. Kuslich SD, Ulstrom CL, Griffith SL, et al. The Bagby and Kuslich method of lumbar interbody fusion: history, techniques, and 2-year follow-up results of a United States prospective, multicenter trial. Spine. 1998; 23(11): 1267–79.
66. Kepler CK, Sharma AK, Huang RC, et al. Indirect foraminal decompression after lateral transpsoas interbody fusion. J Neurosurg Spine. 2012; 16: 329–33.
67. Cappuccino A, Cornwall GB, Turner AWL, et al. Biomechanical analysis and review of lateral lumbar fusion constructs. Spine. 2010; 35(26): S361–7.
68. Bridwell KH, Lenke LG, McEnery KW, et al. Anterior fresh frozen structural allografts in the thoracic and lumbar spine. Do they work if combined with posterior fusion and instrumentation in adult patients with kyphosis or anterior column defects. Spine. 1995; 20: 1410–8.
69. Eck JC, Hodges S, Humphreys SC. Minimally invasive lumbar spinal fusion. J Am Acad Orthop Surg. 2007; 15: 321–9.
70. Kaiser MG, Haid Jr RW, Subach BR, et al. Comparison of the mini-open versus laparoscopic approach for anterior lumbar interbody fusion: a retrospective review. Neurosurgery. 2002; 51: 97–103.
71. Brau SA. Mini-open approach to the spine for anterior lumbar interbody fusion: description of the procedure, results and complications. Spine J. 2002; 2: 216–23.
72. Villavicencio AT, Burneikiene S, Bulsara KR, et al. Perioperative complications in transforaminal lumbar interbody fusion versus anterior-posterior reconstruction for lumbar disc degeneration and instability. J Spinal Disord Tech. 2006; 19: 92–7.
73. Holly LT, Schwender JD, Rouben DP, et al. Neurosurg Focus. 2006; 20: E6.
74. Kim JS, Kang BU, Lee SH, et al. Mini-transforaminal lumbar interbody fusion versus anterior lumbar interbody fusion augmented by percutaneous pedicle screw fixation: a comparison of surgical outcomes in adult low-grade isthmic spondylolisthesis. J Spinal Disord Tech. 2009; 22: 114–21.
75. Rihn JA, Patel R, Makda J, et al. Complications associated with single-level transforaminal lumbar interbody fusion. Spine J. 2009; 9(8): 623–9.
76. Okuda S, Miyauchi A, Oda T, et al. Surgical complications of posterior lumbar interbody fusion with total facetectomy in 251 patients. J Neurosurg Spine. 2006; 4(4): 304–9.
77. Davne SH, Myers DL. Complications of lumbar spinal fusion with transpedicular instrumentation. Spine. 1992; 17: S184–9.
78. Gille O, Jolivet E, Dousset V, et al. Erector spinae muscle changes on magnetic resonance imaging following lumbar surgery through a posterior approach. Spine. 2007; 32: 1236–41.
79. Dickerman RD, East JW, Winters K, et al. Anterior and posterior lumbar interbody fusion with percutaneous pedicle screws: comparison to muscle damage and minimally invasive techniques. Spine. 2009; 34: E923–5.
80. Dickerman RD, Reynolds AS, Tackett J, et al. Percutaneous pedicle screws significantly decrease muscle damage and operative time: surgical technique makes a difference! Eur Spine J. 2008; 17:

1398–400.
81. Regev GJ, Lee YP, Taylor WR, et al. Nerve injury to the posterior rami medial branch during the insertion of pedicle screws: comparison of mini-open versus percutaneous pedicle screw insertion techniques. Spine. 2009; 34: 1239–42.
82. Bergey DL, Villavicencio AT, Goldstein T, et al. Endoscopic lateral transpsoas approach to the lumbar spine. Spine. 2004; 29: 1681–8.
83. Gumbs AA, Shah RV, Yue JJ, et al. The open anterior paramedian retroperitoneal approach for spinal procedures. Arch Surg. 2005; 140: 339–43.
84. Riedel CJ. Open anterior lumbar interbody fusion. Clin Neurosurg. 2000; 47: 534–40.
85. Le TV, Smith DA, Greenberg MS, et al. Complications of lateral plating in the minimally invasive lateral transpsoas approach. J Neurosurg Spine. 2012; 16(3): 302–7.
86. Mroz TE, Wang JC, Hashimoto R, et al. Complications related to osteobiologics use in spine surgery: a systematic review. Spine. 2010; 35(9): S86–104.
87. Cassinelli EH, Eubanks J, Vogt M, et al. Risk factors for the development of perioperative complications in elderly patients undergoing lumbar decompression and arthrodesis for spinal stenosis. Spine. 2007; 32: 230–5.
88. Papanastassiou ID, Eleraky M, Vrionis FD. Contralateral femoral nerve compression: an unrecognized complication after extreme lateral interbody fusion (XLIF). J Clin Neurosci. 2011; 18: 149–51.
89. Pimenta L, Oliveira L, Schaffa T, et al. Lumbar total disc replacement from an extreme lateral approach: clinical experience with a minimum of 2 years' follow- up. J Neurosurg Spine. 2011; 14: 38–45.
90. Moller DJ, Slimack NP, et al. Minimally invasive lateral lumbar interbody fusion and transpsoas approach– related morbidity. Neurosurg Focus. 2011; 31(4): E4.
91. Lee Y, Regev GJ, et al. Evaluation of hip flexion strength following lateral lumbar interbody fusion. Spine J. 2013; 13: 1259–62.
92. Tohmeh AG, Rodgers WB, Peterson MD. Dynamically evoked, discrete-threshold electromyography in the extreme lateral interbody fusion approach: clinical article. J Neurosurg Spine. 2011; 14(1): 31–7.
93. Barnes B, Rodts Jr GE, Haid Jr RW, et al. Allograft implants for posterior lumbar interbody fusion: results comparing cylindrical dowels and impacted wedges. Neurosurgery. 2002; 51: 1191–8.
94. Fantini GA, Pappou IP, Girardi FP, et al. Major vascular injury during anterior lumbar spinal surgery: incidence, risk factors, and management. Spine. 2007; 32: 2751–8.
95. Dhall SS, Wang MY, Mummaneni PV. Clinical and radiographic comparison of mini-open transforaminal lumbar interbody fusion with open transforaminal lumbar interbody fusion in 42 patients with longterm follow-up. J Neurosurg Spine. 2008; 9: 560–5.

（李晓晔/译　周潇逸　陈　锴/校）

第 2 篇

入路与定位

第7章 LLIF和脊柱畸形微创手术的患者选择

Todd D. Vogel and Praveen V. Mummaneni

7.1 侧方入路腰椎椎间融合术（LLIF）的适应证

脊柱微创手术具有减少失血量、术中创伤小、术后疼痛减少、住院时间缩短和更快恢复日常活动等优点，吸引了大量的外科医生和患者[4]。先前的椎间融合技术包括前路、腹膜后及后路等方法。McAfee是第一批描述微创LLIF手术的人之一，他通过手指确定腹膜后间隙，扩大腹膜后间隙，在内镜下进行减压，以及放置BAK融合器[3]。

Ozgur和Pimenta最初提出LLIF技术是针对患有轴性腰痛和中央管狭窄的患者[8]。随着技术的发展，LLIF的适应证也在不断扩大[1]。LLIF的适应证包括退行性椎间盘疾病伴轴性腰痛、低度（Meyerding分度Ⅰ度或Ⅱ度）椎体滑脱、复发性椎间盘突出伴机械性腰痛、椎间盘切除后椎间盘塌陷导致椎间孔狭窄和继发性神经根病、椎板切除术后后凸畸形、假关节形成、近端交界后凸畸形、邻椎病、成人退行性脊柱侧凸伴冠状和矢状畸形、创伤和肿瘤。侧方入路被用于治疗中下胸椎导致脊髓病变的软性或钙化的胸椎间盘突出[7]。

该手术的禁忌证包括椎间盘突出引起的神经根性病变（不伴随机械性腰痛或不稳定）、高度（Meyerding分度Ⅲ度或Ⅳ度）腰椎滑脱和严重的骨质疏松症。相对禁忌证包括骨质疏松症、既往同侧腹膜后手术和腰肌活动性感染（表7.1）。

表7.1 LLIF的适应证、禁忌证和相对禁忌证

适应证	退行性椎间盘疾病伴轴性腰痛
	低度（Meyerding分度Ⅰ度或Ⅱ度）椎体滑脱
	复发性椎间盘突出伴机械性腰痛
	椎间盘切除后椎间盘塌陷导致椎间孔狭窄和继发性神经根病
	椎板切除术后后凸畸形
	假关节形成
	近端交界后凸畸形
	邻椎病
	成人退行性脊柱侧凸伴冠状和矢状畸形
	创伤
	肿瘤

（续表）

禁忌证	椎间盘突出引起的神经根性病变（不伴随机械性腰痛或不稳定）
	高度（Meyerding分度Ⅲ度或Ⅳ度）腰椎滑脱
	严重的骨质疏松症
相对禁忌证	骨质疏松症
	既往同侧腹膜后手术
	腰肌活动性感染

7.2 微创脊柱畸形手术治疗流程

成人脊柱畸形的发生率随着年龄的增大而增加。通常使用36 in（约91 cm）的X线片来对脊柱畸形患者进行评估，包括各种影像测量参数。影像学上手术干预的适应证包括：矢状面铅垂线（sagittal vertebral axis, SVA）> 5 cm、冠状面Cobb角 > 20°、腰椎前凸-骨盆投射角（lumbar lordosis-pelvic incidence, LL-PI）不匹配 > 10°、骨盆倾斜角（pelvic tilt, PT）> 25°，或侧方滑移影响冠状平衡的其余因素[2, 9, 10]。这些术前影像学参数必须伴有背部和（或）腿部疼痛的相关临床症状。治疗成人脊柱畸形的主要目标包括减压神经元，建立或维持矢状面和冠状面平衡，以及实现关节固定术。

传统上，成人畸形人群采用开放性手术治疗。与此相关的并发症包括失血过多和深部伤口感染。微创手术（minimally invasive surgery, MIS）技术现已普及，目的是降低与传统开放性手术相关的并发症。然而，最初的MIS在畸形治疗中经常用于矫正矢状面平衡和后外侧融合但未用椎间融合[11, 12]。因此，虽然有严格的手术适应证，但是也可能出现早期矫正失败。

早期推荐的分类和治疗系统包括用于成人退行性脊柱畸形的Silva和Lenke指南[10]。该方案使用6个治疗水平来描述用于矫正成人退行性脊柱侧凸的传统开放手术。随后微创技术的进步和临床实践催生出由Mummaneni等创建的修改方案，其中包括开放和MIS技术的组合。该方案的改进为此处提出的第二种方法[5]。

建立微创脊柱畸形手术（minimally invasive spinal deformity surgery, MISDEF）流程是为了在考虑开放性与微创性技术时提供一个合理决策的框架（表7.2）。与开放技术相比，MISDEF流程考虑了各种微创技术的优缺点。此外，它试图解决以往流程的复杂性和较差的观察者间可靠性。MISDEF流程将分为三组进行简化（图7.1～图7.3）。进展性的畸形需要更积极的矫正方法。MISDEF流程中第一等级畸形（CLASS Ⅰ）可以通过MIS或保留肌肉小切口单纯减压或MIS融合单一滑脱节段。如果放置内固定，可以通过可扩张导管或经皮方法放置。第二等级（CLASS Ⅱ）入路采用MIS或小切口减压，将顶椎或主曲线的整个冠状面Cobb角进行椎体间融合。这类患者使用入路椎体间融合结合后路MIS固定策略。第三等级（CLASS Ⅲ）入路需要传统的开放性手术入路，包括截骨和（或）广泛的融合，包括延伸至胸椎。

第一等级（CLASS Ⅰ）的患者通常因中央管、侧隐窝或椎间孔狭窄而出现神经源性跛行或根性症状，伴有相对轻微的脊柱畸形。他们的影像学动力位通常表现为良好的脊柱柔韧性。影像学参数包括LL-PI不匹配 < 10°，SVA < 6 cm，PT < 25°，滑脱 < 6 mm（如果有），冠状面Cobb角 < 20°，并且没有胸椎后凸畸形。患者一般有轻微的腰背部疼痛。这些患者可能在某一节段上存在Ⅰ度滑脱，其可能不在其冠状面的顶椎。Ⅰ度半脱位可用单个椎体间融合（侧方入路MIS或TLIF）治疗。理想情况下，该水平的融合将导致直接（TLIF）或间接（侧方入路MIS融合）椎间孔牵开以减轻狭窄。这组患者的主要目标是神经根的减压而不是轻度脊柱畸形的矫正（图7.1）。

除了根性症状或跛行外，第二等级（CLASS Ⅱ）患者通常主诉为腰痛。患者的特征是LL-PI不匹配为10°～30°，滑脱 > 6 mm，和（或）冠状Cobb角 > 20°。无连续性骨赘和SVA < 6 cm是这组患者重要的特征。柔韧性较好的脊柱畸形的患者

表 7.2 MISDEF 流程

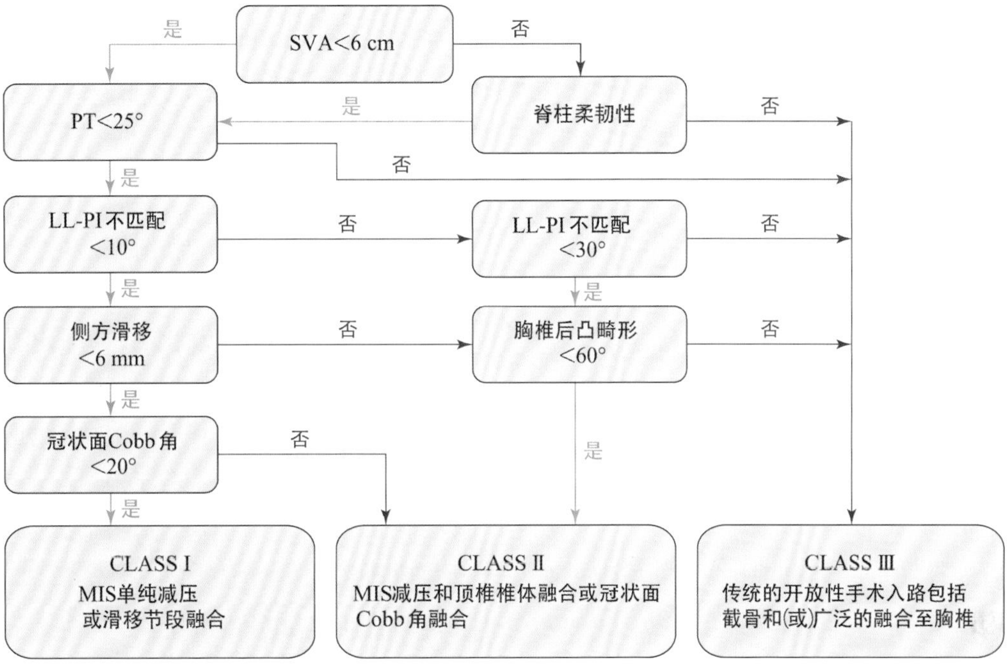

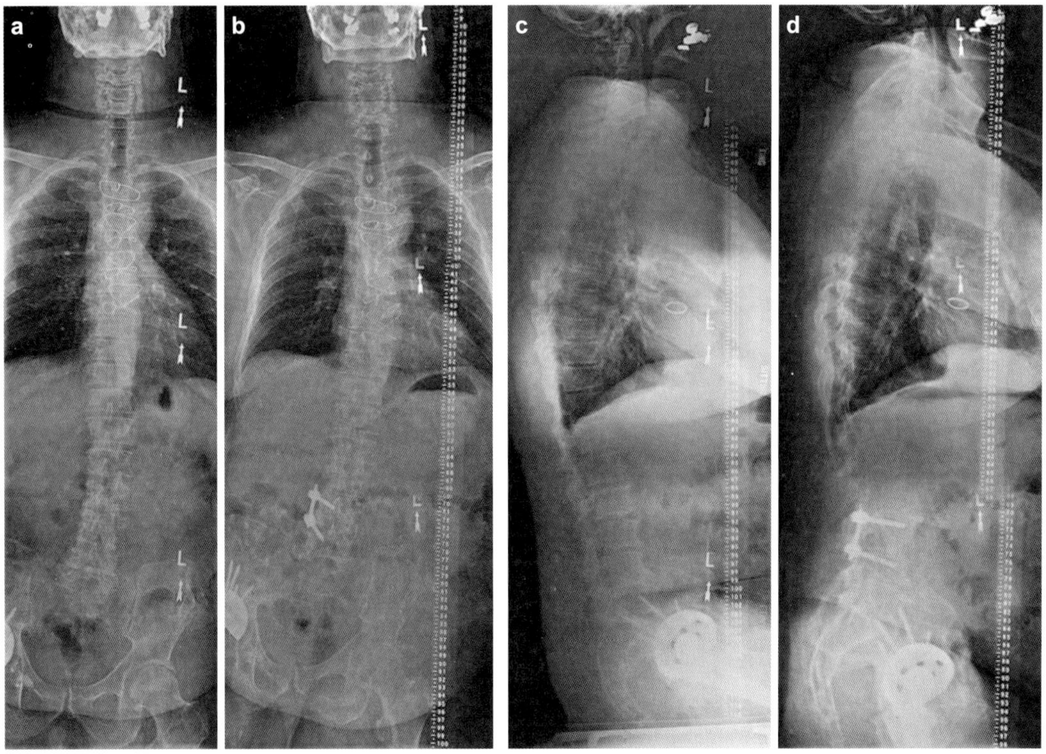

图7.1 a～d. 第一等级（CLASS Ⅰ）患者。1例64岁的男性伴神经源性跛行。L3/L4节段出现严重的中央管狭窄。术前脊柱全长平显示PI 55°、PT 19°、LL 22°、TK 16°、SVA 5.2 cm、冠状失平衡3 cm。并且观察到术前患者难以耐受X线的检查。患者L3/L4行LLIF治疗，单侧螺钉固定和中央管减压。术后脊柱全长片显示PI 54°、PT 20°、LL 26°、TK 23°、SVA 6 cm、冠状失平衡4.4 cm

在仰卧时SVA可减少至6 cm，也可考虑在该组内。内固定可以通过经皮或小切口放置。椎体间融合包括通过肌间隙的侧方入路和后路。在该技术中通常需要多节段腰椎融合（图7.2）。

第三等级（CLASS Ⅲ）患者除了背部和腿部疼痛外，还有明显的矢状面或冠状面失衡。该组中的患者通常SVA ≥ 7 cm，LL–PI不匹配 > 30°，PT > 25°。应该考虑进行多级截骨术或三柱截骨术以进行重新定位。MIS通常不太适合第三等级患者的治疗选择。但是，例外情况包括使用侧方入路咬除前纵韧带（所谓的前柱松解或前柱序列重建）。另一个例外是患者脊柱柔韧性可，通过体位摆放能将SVA降低至7 cm以下（图7.3）。

MISDEF流程的可靠性由11名受过培训的脊柱外科医生组成的团队进行测试，他们从文献中获得了20个代表性病例。图像资料包括正位/后位和侧位脊柱全长片以及选择的MRI视图。简要病史和测量的影像学参数（SVA，冠状面Cobb角，骨盆倾斜角和LL–PI不匹配）。3例符合MISDEF Ⅰ类，10例符合MISDEF Ⅱ类，7例符合MISDEF Ⅲ类。将结果制成表格，并在2个月后以新的顺序重新呈现病例，并再次将结果制成表格。Fleiss kappa系数分析用于确定组内和组间的可靠性。第一轮调查的组间kappa为0.58，第二轮调查的组间kappa为0.69，基本一致。两次调查的平均组内kappa为0.86 ± 0.15（± SD），范围为0.62 ～ 1。

该流程的优点包括其简单性、适度的组内和组间的可靠性。其不足之处包括尚未根据影像学和与健康相关的生活质量结果进行验证。另外，并非所有畸形都可以用微创技术适当地治疗。该系统解释了这一点，推荐使用传统开放手术治疗Ⅲ级畸形。

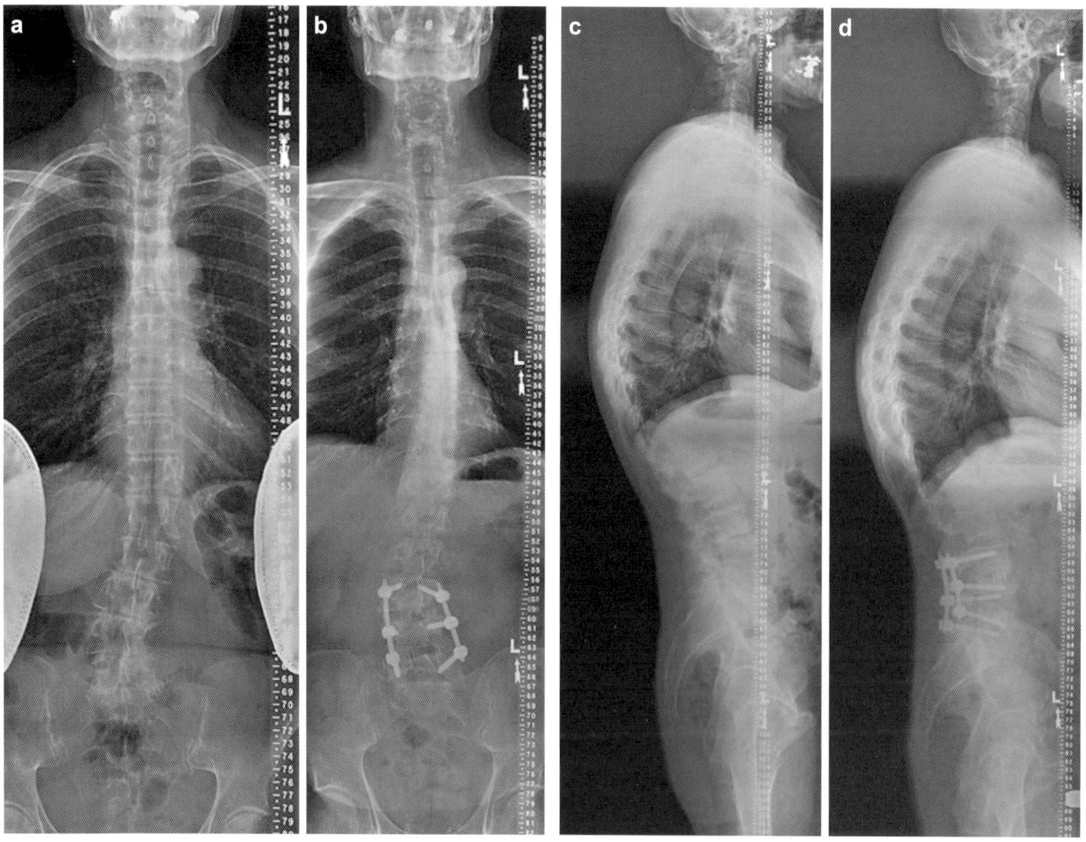

图7.2 a ～ d. 第二等级（CLASS Ⅱ）患者。66岁的女性患者患有腰背部和腿部疼痛。中央管狭窄伴多节段椎间孔狭窄。术前X线片提示：PI 43°、PT 20°、LL 22°、TK 24°、SVA 5 cm、冠状失平衡2.4 cm。行后路微创手术：L2/L3、L3/L4、L4/L5 LLIF和L2骶髂关节内固定术。术后脊柱侧位片提示：PI 43°、PT 15°、LL 34°、TK31°、SVA 2 cm、冠状失平衡1 cm

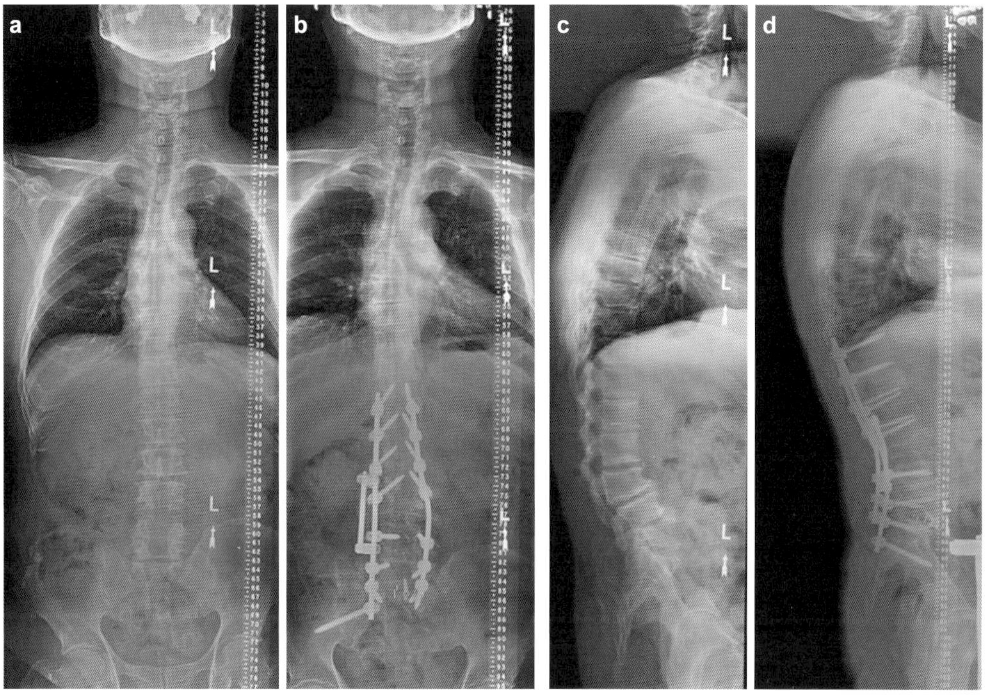

图7.3　a～d. 第三等级（CLASS Ⅲ）患者。1例60岁的女性患有腰背部和腿部疼痛。MRI显示椎管狭窄伴有脊柱畸形和LL-PI不匹配。术前X线片显示：PI 38°、LL -4°、PT 29°、TK 10°、SVA 8.5 cm、冠状失平衡-3.9 cm。行后路T9至骶骨融合与L3 PSO，T9～T11和L1～L5椎板切除术以及髂骨固定。术后X线片显示：PI 39°、LL 32°、PT 14°、TK 9°、SVA 4.3 cm、冠状失平衡3.5 cm

参·考·文·献

1. Acosta FL, Liu J, Slimack N, Moller D, Fessler R, Koski T. Changes in coronal and sagittal plane alignment following minimally invasive direct lateral interbody fusion for the treatment of degenerative lumbar disease in adults: a radiographic study. J Neurosurg Spine. 2011; 15: 92–6.
2. Glassman SD, Hamill CL, Bridwell KH, Schwab FJ, Dimar JR, Lowe TG. The impact of perioperative complications on clinical outcome in adult deformity surgery. Spine (Phila Pa 1976). 2007; 32: 2764–70.
3. McAfee PC, Regan JJ, Geis WP, Fedder IL. Minimally invasive anterior retroperitoneal approach to the lumbar spine. Emphasis on the lateral BAK. Spine (Phila Pa 1976). 1998; 23: 1476–84.
4. Mummaneni PV, Haid RW, Rodts GE. Lumbar interbody fusion: state-of-the-art technical advances. Invited submission from the joint section meeting on disorders of the spine and peripheral nerves, March 2004. J Neurosurg Spine. 2004; 1: 24–30.
5. Mummaneni PV, Shaffrey CI, Lenke LG, Park P, Wang MY, La Marca F, Smith JS, Mundis Jr GM, Okonkwo DO, Moal B, Fessler RG, Anand N, Uribe JS, Kanter AS, Akbarnia B, Fu K, Minimally Invasive Surgery Section of the International Spine Study, G. The minimally invasive spinal deformity surgery algorithm: a reproducible rational framework for decision making in minimally invasive spinal deformity surgery. Neurosurg Focus. 2014; 36: E6.
6. Mummaneni PV, Tu TH, Ziewacz JE, Akinbo OC, Deviren V, Mundis GM. The role of minimally invasive techniques in the treatment of adult spinal deformity. Neurosurg Clin N Am. 2013; 24: 231–48.
7. Nacar OA, Ulu MO, Pekmezci M, Deviren V. Surgical treatment of thoracic disc disease via minimally invasive lateral transthoracic trans/retropleural approach: analysis of 33 patients. Neurosurg Rev. 2013; 36: 455–65.
8. Ozgur BM, Aryan HE, Pimenta L, Taylor WR. Extreme Lateral Interbody Fusion (XLIF): a novel surgical technique for anterior lumbar interbody fusion. Spine J. 2006; 6: 435–43.
9. Schwab FJ, Hawkinson N, Lafage V, Smith JS, Hart R, Mundis G, Burton DC, Line B, Akbarnia B, Boachie-Adjei O, Hostin R, Shaffrey CI, Arlet V, Wood K, Gupta M, Bess S, Mummaneni PV, International Spine Study, G. Risk factors for major peri-operative complications in adult spinal deformity surgery: a multi-center review of 953 consecutive patients. Eur Spine J. 2012; 21: 2603–10.
10. Silva FE, Lenke LG. Adult degenerative scoliosis: evaluation and management. Neurosurg Focus. 2010; 28: E1.
11. Tormenti MJ, Maserati MB, Bonfield CM, Okonkwo DO, Kanter AS. Complications and radiographic correction in adult scoliosis following combined transpsoas extreme lateral interbody fusion and posterior pedicle screw instrumentation. Neurosurg Focus. 2010; 28: E7.
12. Wang MY, Mummaneni PV. Minimally invasive surgery for thoracolumbar spinal deformity: initial clinical experience with clinical and radiographic outcomes. Neurosurg Focus. 2010; 28: E9.

（陈　虎/译　易红蕾/校）

第8章 体位摆放与手术安全

Viren S. Vasudeva, Muhammad M. Abd-El-Barr,
Yi Lu, and Michael W. Groff

8.1 前言

脊柱手术中常用侧卧位，通过开胸和腹膜后入路从侧方暴露脊柱[1, 2]。在一些情况下（特别是需要进行椎体切除的患者），与后路相比，侧方入路能暴露充分且能降低神经损伤的风险。目前，随着21世纪前10年出现的侧方入路腰椎椎间融合术的日益普及，脊柱外科医生比以往任何时候都更加重视正确的侧卧位体位，便于暴露且最大限度地降低医源性损伤的风险[3-5]。

8.2 患者体位

尽管患者术中体位的摆放也许是手术的常规，但是正确的体位至关重要。手术暴露的优化能令外科医生更顺利地进行手术。此外，患者在麻醉下被固定，时间和压力的综合因素可导致皮肤破损、压疮或周围神经损伤。这些类型的医源性损伤必须避免，以确保患者获得良好的疗效并防止潜在的诉讼[6-8]。

在摆体位之前，患者仰卧在担架上进行麻醉和插管。在其他团队成员的帮助下，将患者搬运到手术台并摆成侧卧位，同时把患者侧卧方的手臂伸展开。在搬动患者之前，手术床上要准备好筒状的床单支撑胸壁，或者真空的垫包，或者侧方的定位器。在这一点上，重要的是要确保患者在手术床上居中，并且髂嵴与手术床的折叠部位处于同一水平，以便当手术台进行折叠时，第12肋弓与髂骨之间的距离扩大，以此增大手术操作空间（图8.1）。

然后将枕头、毯子或凝胶垫放在患者头部下方，支撑头部处于中立位。检查患者的眼睛，尤其确保侧卧方向眼睛没有受压，否则可能导致术后失明。检查向下的耳朵以确保其不弯曲。然后抬起患者的胸部，并在患者的上肋骨下方放置小的腋窝垫。腋窝垫的作用是将患者的胸部抬离手术床，减轻患者腋窝中神经血管组织受压。使患者在呼吸时候胸壁有足够的扩张空间，有足够的血液流向侧卧方向的手臂，并且防止臂丛神经受牵拉。如果腋窝垫放置得太高，则体位垫本身可能会导致其要保护的腋窝中的组织受到挤压。通过在患者的侧卧方手

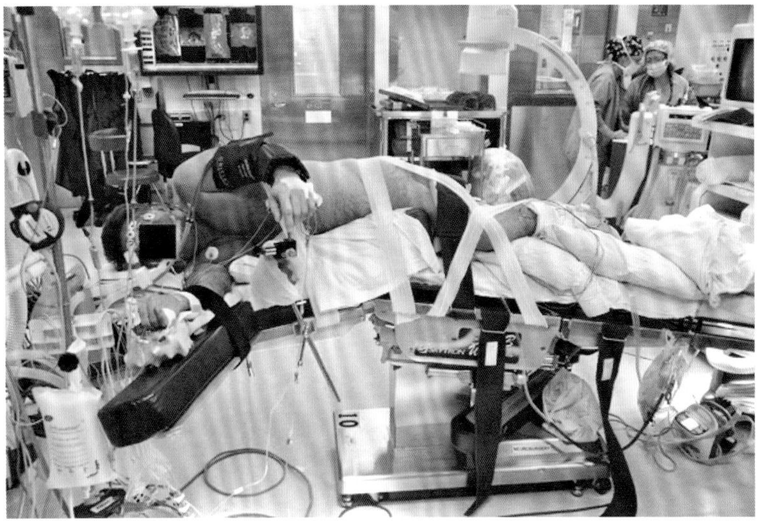

图8.1　侧卧位示意图

臂上触摸桡动脉脉搏，外科医生可以确保腋窝垫不会影响腋动脉或肱动脉的血流（图8.2和图8.3）。

接下来，拉紧患者两侧胸垫的胶布，将患者的胸部和腹部固定在侧卧位。如果使用真空的垫包固

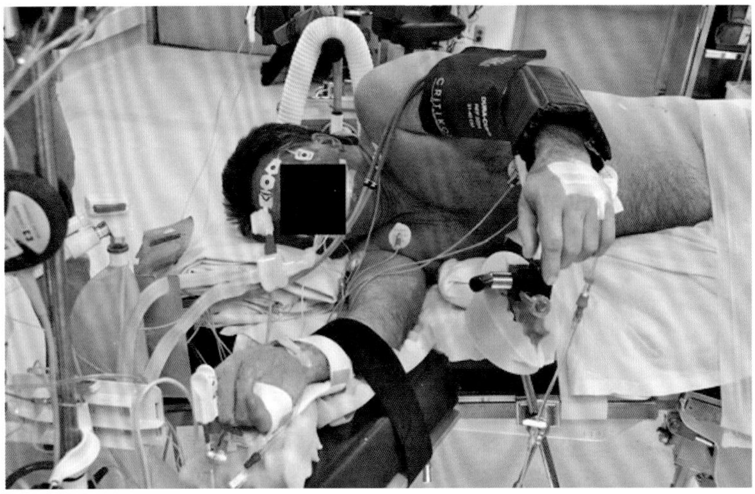

图8.2　图中显示患者的手臂和头部在侧卧位的正确位置。注意抬高头部，使颈椎保持中立位置，眼睛不受压

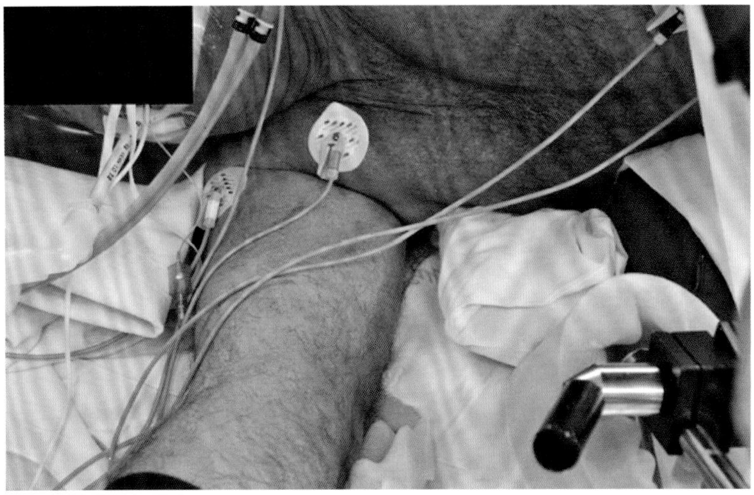

图8.3　侧卧位上放置腋窝垫。将腋窝垫放置于上肋骨下方，而不是在腋窝内部，否则会导致腋动脉和臂丛神经直接受压

定，则应将其模制在患者身体周围，并且应施加负压以形成刚性结构。如果患者是女性，应注意确保她的乳房是悬空的，特别是乳头上没有受压。

然后伸展患者的近手术床的手臂，由扶手支撑并用垫上泡沫或凝胶。将这只手臂固定于旋后状态，尺神经在通过肘管时不被影响[5]。上方的手臂固定在臂板上，肩关节弯曲度≤90°[6]。

将泡沫或凝胶垫置于侧卧位侧膝盖的下方，这可以保护腓总神经穿过腓骨头处。枕头放在患者的腿和脚之间。两条腿均处于稍屈曲状态，使骨盆处于稳定，并减轻腰肌和腰丛神经的张力。另一个垫放在患者的脚下。体位摆放完成后，尼龙胶带贴住患者的髋部和肩部，起固定作用。也可以使用3 in（约7.6 cm）的医用胶带来增加稳定性，并且一些外科医生更倾向于在患者的腿上使用胶带，如图8.1所示。如果肩部胶带放在患者的上臂上，应避开肘部和肱骨桡骨沟，以免损伤尺神经或桡神经[10, 11]。衬垫可以放在胶带下面保护患者的皮肤。

最后，根据外科医生的偏好，可以将床放置成如上所述的轻微弯曲的形状。如果手术床已经处于头高脚低位的情况下进行这种操作，外科医生可以确保患者的上半身与地面保持平行[10]。有人提出，增加床的屈曲量会加大皮肤表面压力，这可能会增加压疮形成或横纹肌溶解的可能性[12]。在开始手术前，应使用透视保证手术区域的可视化。对于微创手术，获得良好的透视图像至关重要。为了获得实际的侧位片，C臂应垂直于地面（90°）。然后将该手术台处于头低脚高或头高脚低位，直到获得具有线性终板和椎弓根重叠的实际侧位片。在此之后，旋转C臂使其平行于地板以获得正位片（0°）。调整手术台的左右倾斜，直到获得具有中线棘突和对称椎弓根的实际正位片。对于脊柱侧凸患者，脊柱节段经常轴向旋转，这个过程可能特别复杂。然而，确保患者处于真正的侧位并具有良好的透视将有利于避免医生在术中无意损坏脊柱前方的终板、神经结构和内脏或血管结构（图8.4）。

8.3 体位相关并发症

8.3.1 压疮

据报道，术后即刻压疮发生率为8.5%～66%[6, 13–17]。舒尔茨等发现，413例手术患者中有89例（21.5%）在术后6天内出现压疮。这些主要是一期压疮，且好发于高龄、糖尿病和体重较轻的患者中[16]。这些压疮的发生也与手术的时间长度相关[5,13]。

当外部压力太大导致皮下血液流动受阻致皮肤和皮下组织低灌注，导致组织缺血并最终坏死时，

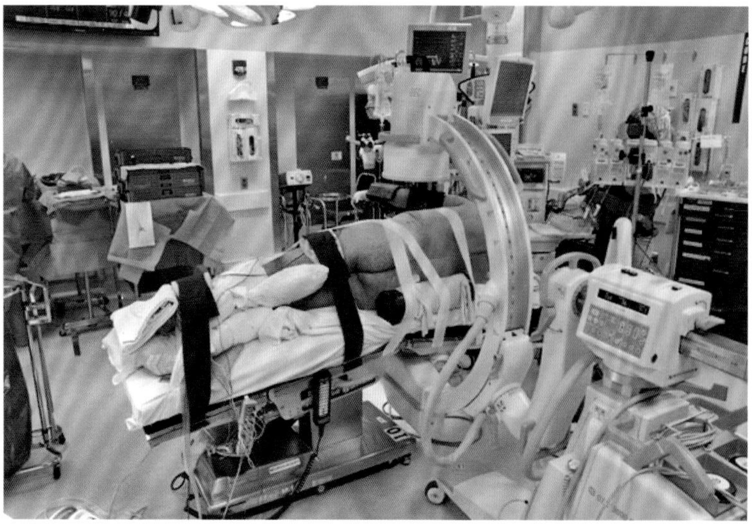

图8.4 侧卧位放置腋窝垫。腋窝垫放置于上肋下方但未达腋窝，否则会导致腋动脉和臂丛神经直接受压

就会发生压疮。更具体地说，当外部压力超过约32 mmHg的毛细血管充盈压时会发生溃疡。手术时间越长意味着低灌注到压力点的时间越长，并且溃疡形成的可能性越大[6]。压疮形成最常见的部位是骶骨、跟骨、坐骨和股骨转子，应特别注意这些部位，应进行适当体位摆放和体位垫的放置[5]。

为了预防在侧卧位手术期间产生压疮，外科医生必须确保在摆放体位后于所有侧卧位侧区域和骨性隆起部位放置适当的体位垫。理想情况下，巡回护士在手术过程中也应保持警惕，确保患者在无菌单遮盖下方不发生体位变动。尽管采取了这些预防措施，一旦患者因手术而出现压疮，应告知患者，并应妥善处理伤口。严重的溃疡可能需要整形外科医生进行评估。

8.3.2 周围神经损伤

据报道，术后围手术期周围神经损伤发生率为0.03% ～ 0.1%[9, 18, 19]。脊柱手术周围神经损伤的可能机制包括直接压迫、创伤、缺血、牵拉或炎症[18]。当神经牵拉超过其静息长度的5% ～ 15%时，可能会发生周围神经损伤[18, 20–22]。牵拉继而增加了神经内压，导致神经滋养血管受压，进一步使组织灌注减少和神经纤维缺血[20]。同样，直接神经压迫也可能导致灌注压降低和随后的神经缺血，从而减缓神经传导[18, 23]。非心脏手术患者中，围手术期周围神经损伤最常见的部位是尺神经，发生率为0.5%[9, 24]。如果先前存在亚临床神经病变，尺神经可能更容易受伤。围手术期尺神经损伤患者的对侧尺神经被检测到异常的神经传导[25]。此外，尺神经损伤在男性中更常见。这可能是因为男性在尺骨的冠状突更大，而女性在肘关节内侧脂肪含量多[26]。手术期间周围神经损伤的另一常见部位是臂丛神经。臂丛神经损伤更常见于上神经根[18]。在侧卧位，如果腋窝垫放置过高至腋窝内，会导致由于直接压迫而产生臂丛神经损伤。在非侧卧位侧，如果非侧卧位侧手臂过度外展或者头部向下倾斜，则可能发生臂丛神经损伤。此外，还应避免肘关节过度屈曲或伸直[18]。

8.3.3 横纹肌溶解症

有报道指出，侧卧位手术后出现横纹肌溶解症[10, 27–29]。这种罕见的并发症与手术时间延长、男性和高体重指数相关[10, 27]。为了及早识别这种并发症，麻醉师应密切监测长时间手术的肥胖患者的尿量和肾功能。

8.3.4 术后视力丧失

虽然术后视力丧失主要与俯卧位脊柱手术有关。但据报道，侧卧位的患者也有这种极为罕见但灾难性的并发症[18, 30]。术后视力丧失的最常见原因是缺血性视神经病变和视网膜中央动脉阻塞。更具体地说，后部缺血性视神经病变是脊柱手术后视力丧失最可能的原因。这种情况的病因尚不清楚；但是，为了尽量减少这种并发症的风险，患者应该在摆体位时闭眼并且使眼睛不受压。并且在可能的情况下，头部应该位于心脏上方的中立位置[31]。

总　　结

理解如何正确摆侧卧位对于脊柱外科医生来说至关重要，特别是考虑到应用这个体位进行的微创手术日益普及。尽管患者体位是涉及外科医生、护理和麻醉的团队工作，但外科医生仍有责任确保患者的体位能够优化手术暴露，同时最大限度地降低患者的风险。体位相关的并发症包括压疮、周围神经损伤、横纹肌溶解和围手术期视力丧失在内[9]，尽管这些并发症在实施预防措施后很少发生。在这些情况下，早期识别和治疗这些并发症非常重要，患者应在手术前了解这些可能的并发症。

参 · 考 · 文 · 献

1. Capener N. The evolution of lateral rhachotomy. J Bone Joint Surg. 1954; 36-b(2): 173–9.
2. Lu Y, Wong JM, Chi JH. Chapter 172: Lateral lumbar interbody fusion: indications and techniques. In: Quiñones-Hinojosa A, editor. Schmidek and sweet operative neurosurgical techniques. 6th ed. Philadelphia: W.B. Saunders; 2012. p. 1963–72.
3. Bergey DL, Villavicencio AT, Goldstein T, Regan JJ. Endoscopic lateral transpsoas approach to the lumbar spine. Spine. 2004; 29(15): 1681–8.
4. Ozgur BM, Aryan HE, Pimenta L, Taylor WR. Extreme Lateral Interbody Fusion (XLIF): a novel surgical technique for anterior lumbar interbody fusion. Spine J Off J N Am Spine Soc. 2006; 6(4): 435–43.
5. St-Arnaud D, Paquin MJ. Safe positioning for neurosurgical patients. AORN J. 2008; 87(6): 1156–68; quiz 69–72.
6. Bonnaig N, Dailey S, Archdeacon M. Proper patient positioning and complication prevention in orthopaedic surgery. J Bone Joint Surg Am. 2014; 96(13): 1135–40.
7. Cheney FW, Domino KB, Caplan RA, Posner KL. Nerve injury associated with anesthesia: a closed claims analysis. Anesthesiology. 1999; 90(4): 1062–9.
8. Kroll DA, Caplan RA, Posner K, Ward RJ, Cheney FW. Nerve injury associated with anesthesia. Anesthesiology. 1990; 73(2): 202–7.
9. Cassorla LL, Jae-Woo. Chapter 41: Patient positioning and associated risks. In: Miller R, editor. Miller's anesthesia. 8th ed. Philadelphia: Saunders; 2015.
10. Akhavan A, Gainsburg DM, Stock JA. Complications associated with patient positioning in urologic surgery. Urology. 2010; 76(6): 1309–16.
11. Tuncali BE, Tuncali B, Kuvaki B, Cinar O, Dogan A, Elar Z. Radial nerve injury after general anaesthesia in the lateral decubitus position. Anaesthesia. 2005; 60(6): 602–4.
12. Deane LA, Lee HJ, Box GN, et al. Third place: flank position is associated with higher skin-to-surface interface pressures in men versus women: implications for laparoscopic renal surgery and the risk of rhabdomyolysis. J Endourol/Endourol Soc. 2008; 22(6): 1147–51.
13. Aronovitch SA. Intraoperatively acquired pressure ulcer prevalence: a national study. J Wound, Ostomy, Continence Nurs: Off Publ Wound, Ostomy Continence Nurses Soc/WOCN. 1999; 26(3): 130–6.
14. Primiano M, Friend M, McClure C, et al. Pressure ulcer prevalence and risk factors during prolonged surgical procedures. AORN J. 2011; 94(6): 555–66.
15. Schoonhoven L, Defloor T, Grypdonck MH. Incidence of pressure ulcers due to surgery. J Clin Nurs. 2002; 11(4): 479–87.
16. Schultz A, Bien M, Dumond K, Brown K, Myers A. Etiology and incidence of pressure ulcers in surgical patients. AORN J. 1999; 70(3): 434, 7–40, 43–9.
17. Walton-Geer PS. Prevention of pressure ulcers in the surgical patient. AORN J. 2009; 89(3): 538–48; quiz 49–51.
18. Kamel I, Barnette R. Positioning patients for spine surgery: avoiding uncommon position-related complications. World J Orthop. 2014; 5(4): 425–43.
19. Welch MB, Brummett CM, Welch TD, et al. Perioperative peripheral nerve injuries: a retrospective study of 380,680 cases during a 10-year period at a single institution. Anesthesiology. 2009; 111(3): 490–7.
20. Ogata K, Naito M. Blood flow of peripheral nerve effects of dissection, stretching and compression. J Hand Surg (Edinburgh, Scotland). 1986; 11(1): 10–4.
21. Tanoue M, Yamaga M, Ide J, Takagi K. Acute stretching of peripheral nerves inhibits retrograde axonal transport. J Hand Surg (Edinburgh, Scotland). 1996; 21(3): 358–63.
22. Wall EJ, Massie JB, Kwan MK, Rydevik BL, Myers RR, Garfin SR. Experimental stretch neuropathy. Changes in nerve conduction under tension. J Bone Joint Surg. 1992; 74(1): 126–9.
23. Winfree CJ, Kline DG. Intraoperative positioning nerve injuries. Surg Neurol. 2005; 63(1): 5–18; discussion.
24. Warner MA, Warner DO, Matsumoto JY, Harper CM, Schroeder DR, Maxson PM. Ulnar neuro pathy in surgical patients. Anesthesiology. 1999; 90(1): 54–9.
25. Alvine FG, Schurrer ME. Postoperative ulnar-nerve palsy. Are there predisposing factors? J Bone Joint Surg Am. 1987; 69(2): 255–9.
26. Contreras MG, Warner MA, Charboneau WJ, Cahill DR. Anatomy of the ulnar nerve at the elbow: potential relationship of acute ulnar neuropathy to gender differences. Clin Anat (New York, NY). 1998; 11(6): 372–8.
27. Glassman DT, Merriam WG, Trabulsi EJ, Byrne D, Gomella L. Rhabdomyolysis after laparoscopic nephrectomy. JSLS: J Soc Laparoendosc Surg/Soc Laparoendosc Surg. 2007; 11(4): 432–7.
28. Targa L, Droghetti L, Caggese G, Zatelli R, Roccella P. Rhabdomyolysis and operating position. Anaesthesia. 1991; 46(2): 141–3.
29. Wolf Jr JS, Marcovich R, Gill IS, et al. Survey of neuromuscular injuries to the patient and surgeon during urologic laparoscopic surgery. Urology. 2000; 55(6): 831–6.
30. Heitz JW, Audu PB. Asymmetric postoperative visual loss after spine surgery in the lateral decubitus position. Br J Anaesth. 2008; 101(3): 380–2.
31. Practice advisory for perioperative visual loss associated with spine surgery: an updated report by the American Society of Anesthesiologists Task Force on Perioperative Visual Loss. Anesthesiology. 2012; 116(2): 274–85.

（陈　虎 / 译　易红蕾　魏显招 / 校）

第9章 术中电生理监测

Reid R. Hoshide and William R. Taylor

9.1 前 言

自20世纪80年代开始，腰椎微创手术的侧方入路就已出现[1-6]。然而，这种方法主要容易导致神经损伤，这些损伤在术后得到了重视。开始时，侧方入路腰椎手术的术中神经损伤发生率约为30%，这使得与其他方法相比，这种方法没有吸引力[1]。术中神经电生理监测技术（intraoperative neuromonitoring, IONM）的出现和发展使得该技术更安全，术后瘫痪率更低。随着IONM技术的进步，通过对会受到脊柱侧方入路影响的周围神经结构的认识，降低并发症发生率。本章描述了侧方入路腰椎手术中使用IONM的注意事项、益处和用途。

9.2 解剖因素

腰丛是一个运动和感觉神经网络，从L1神经根发出，终止于L5神经根。传统上，腰丛位于椎体背侧的外侧，但生殖股神经例外。生殖股神经从L1和L2发出，在腰肌内倾斜走行，相对于椎体向前走行。一项小型尸体研究显示，如果椎间盘侧方空间被分为从前到后的四个区域，则Ⅰ、Ⅱ和Ⅲ区在L3–L4椎间盘空间中没有主要的运动神经。L4–L5椎间盘空间中的Ⅰ～Ⅱ区中无运动神经。我们观察到最易发生损伤的生殖股神经，从L2～L3的Ⅱ区通过腰大肌，从L3～L4位置腰大肌的Ⅰ区发出，在L4～L5Ⅰ区的腰大肌前缘表面走行[7-9]。当进入侧方入路腰椎时，生殖股神经的蛇形排列使其容易受到侧支损伤（图9.1）。

感觉神经也有受伤的危险。一项小型尸体研究表明，钝性腹膜后剥离时，髂腹下、髂腹股沟和股外侧皮神经呈斜行走行[10]。不幸的是，在脊柱侧方入路手术中很难测量这些感觉神经的损伤。

虽然每例患者的解剖结构都是不同的，但IONM的重要性可显著减少神经损伤，允许术者在腰椎侧方入路椎间盘间隙手术中适应和早期识别神经损伤。

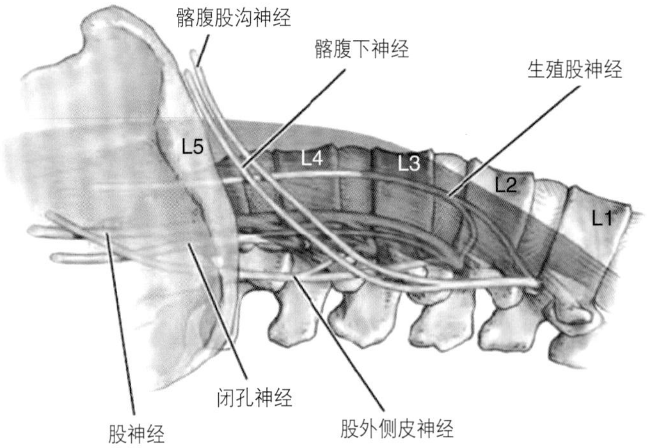

图9.1 腰丛的主要神经结构在腰肌内部和周围的位置［经允许引自eXtreme Lateral Interbody Fusion (p46), by JA. Goodrich, 2013, St Louis, MO: Quality Medical Publishing, Inc. Copyright 2008 by NuVasive, Inc.］

9.3 侧方入路手术中的电生理监测类型

9.3.1 运动诱发电位

脊髓运动神经元在脊髓前外侧走行。运动神经元的损伤可以通过运动诱发电位（motor evoked potential, MEP）监测，而MEP在手术过程中，根据外科医生的要求在特定的时刻进行。MEP对麻醉剂的选择非常敏感，它需要没有任何麻痹或肌肉松弛作用的麻醉剂。如果麻醉诱导需要使用麻痹剂或肌肉松弛药，为了建立可靠的术前基线，这些药物必须被快速清除，并确认肌肉颤动已经恢复。MEP通过对放置在大脑运动皮质上方头皮上的电极进行电刺激来实施。刺激这些电极会引起脑内相关运动群的反应。记录远端相关肌群的反应，并与可靠的术前基线进行比较。MEP某种特殊肌群的信号中断提示外科医生某处神经通路缺乏传导，抑制信号的传递。除了手术失误造成神经损伤外，麻醉师还应该检查他们的麻醉剂选择、血压和任何相关的外部压力问题。助理还可以检查、记录电极是否完好。任何的这些因素都可能混淆MEP记录并导致神经损伤的出现。

9.3.2 体感诱发电位

脊髓的感觉纤维在脊髓背索内走行。感觉神经损伤的测量可通过体感诱发电位（somatosensory evoked potential, SSEP）监测记录[11, 12]。刺激由腿部不同感觉分布的电极处理。SSEP主要通过大脑感觉皮质上的头皮电极记录，并与可靠的术前基线进行比较。SSEP较少受到麻醉药的干扰，因此是一种更可靠的神经损伤监测。由于SSEP测量的是神经功能的感觉成分，具有麻痹特性的麻醉剂不会干扰它们的参数。然而，吸入剂作为麻醉诱导的一部分被使用，会减弱和妨碍SSEP参数。SSEP记录的是在15分钟内的平均值，因此并不能准确地反映事故发生时的损伤情况。此外，还有多个神经根在一个特定的感官分布中，都可导致感觉缺陷。多个神经根形成一个感觉区域使得准确地分辨出哪个神经根受损很难。建议的报警标准是可变的，术前损伤必须加以考虑。建议的波幅降低50%和潜伏期延迟降低10%通常被认为是重大事件，神经生理学家应当向外科医生和麻醉师发出警报。这应与术中事件相关，包括脊柱矫正动作、硬件置入、牵引压力和低血压。

9.3.3 自发肌电图

自发肌电图（spontaneous electromyography, spEMG）是通过机械刺激相关神经根来被动评估肌肉群的放电。由于它的连续性和被动性，这种类型的肌电图也被称为“自由”肌电图。spEMG通过记录每个神经根控制的肌肉群来发挥功能。单个电极被放置在远端相关的肌肉群，记录在整个过程中不需要任何近端刺激，因此被称为“自由肌电”。spEMG的作用是监测近端手术操作对远端的反应。spEMG还可记录减压的充分性，表现为术中神经根减压后自发性信号减少。当然，这种改变可能发生，也可能不发生在手术过程中，通常只发生在少数没有慢性神经根损伤的病例中[13]。spEMG记录对于识别神经或肌肉刺激非常重要[14]。例如，如果spEMG上显示胫骨前肌放电信号，这可能是一个来自L5神经根或下游神经的机械刺激，该刺激可能是来自牵引器也可能来自外科医生的器械操作。在手术部位冷冲洗也可引起spEMG活跃性的增加。spEMG活跃性增加警示外科医生神经或神经根正在受到刺激。spEMG上神经的激惹信号是潜在神经受损的一个指标。重要的是，spEMG在受到刺激后恢复到正常状态，可能表明刺激已经消失，神经恢复到正常的静息状态，也可能表明神经受到严重损伤，不再有能力去消除和传导肌群的记录信号。在这种情况下，需要通过MEP进行下一步研究。

9.3.4　诱发肌电图

诱发肌电图（triggered electromyography, trEMG）已被证实在侧方入路脊柱手术中特别实用[15]。trEMG是通过对神经的有意刺激，在远端相关肌群记录。这在测量神经或神经与触发源的距离方面具有很高的实用价值。以毫安为单位的有意电刺激通过刺激点（套管针和牵开器等）进行展开传递。电刺激从一个较低的安培开始，然后上升到一个点，引起远端肌肉群有一个明显的反应。这就是所谓的阈值刺激。记录的阈值越高，触发源与神经之间的安全距离（或保护组织）就越大。当外科医生侧方入路接近腰椎时，IONM的这种功能在进入和通过腰大肌周围结构时特别实用。例如，trEMG放电可在Jamshidi套管针、牵开器，或作为一个手持式探头实施去监测手术通道内是否有神经组织。任何下游神经的低阈值放电都将表明在刺激附近有一个神经或神经根，并且容易受伤。这项技术具有很高的“神经映射”价值，将会在本章后文进行描述。

9.4　患者术前准备和麻醉要求

侧方入路腰椎手术的电极放置必须包含与神经根相关的基本肌群。NuVasive（San Diego, CA）系统需要测试四组肌群:股内侧肌（L2、L3、L4）、股二头肌（L5、S1、S2）、内侧腓肠肌（S1、S2）和胫前肌（L4、L5）。一个电极被放在手术水平位置的椎旁肌部位，一个参考电极放在患者髋关节对侧的电极板上。为了便于神经肌肉连接处的痉挛测试，一个电极被放置在腓神经部位。

为了确保有足够的和未受干扰的IONM记录，与麻醉组的合作是有必要的[16, 17]。所有的基线应当建立在四联刺激肌肉收缩试验恢复的基础上确立。如果MEP被要求实施，为了达到这一目的，麻醉医生在麻醉诱导期间必须避免使用有麻痹作用的麻醉剂，或者使用短效麻醉剂。一些外科医生甚至会要求进行全静脉麻醉（total intravenous anesthesia, TIVA），以排除吸入剂的使用可能减弱SSEP反应。在使用MEP的过程中，强烈建议麻醉师放置一个咬块，以防止由MEP刺激引起的舌头、口腔黏膜或气管内管的损伤。如果使用单极电刀，必须让监测针远离单极电刀接地垫，因为针刺会截断传输电流，造成烧伤。此外，如果放置太靠近单极接地垫，电极读数极其容易受到影响。

患者的体位也是确保IONM发挥其最大优势的一个重要方面：患者姿势不当会压迫或牵拉神经，限制血流，或者将监控电极置于可能滑落的位置的风险。一旦手术开始，患者体位不佳纠正起来比较困难。确保所有的压力点都有衬垫，腿部面对任何压缩或拉伸源有足够的自由度，并有足够稳定的皮下监测针很重要。膝盖应当可以弯曲和髋部应当被固定在防止下肢神经和肌肉被拉伤的位置上。除了对于IONM的好处，这些操作还可以减少术后疼痛、轻瘫和与体位不良相关的压疮。

9.5 操作过程中神经映射

因为微创脊柱手术依赖于经皮技术，外科医生会越来越多地依赖于可视化的脊柱影像学和神经解剖电生理的理解。直接显示神经解剖是困难的，有时是不可能的。因此，通过IONM了解患者的神经空间解剖是十分必要的。“神经映射”是一种利用trEMG来发现手术操作区域神经的技术。如前所述，手术入路通过腰大肌会有明显神经损伤的危险，尤其是对生殖股神经。当侧方入路通过腰大肌时，肌肉阈值为1 ～ 5 mA表明与运动神经非常接近或直接接触；5 ～ 10 mA时，表明接近神经但无直接接触；电流阈值超过10 mA通常被认为是神经的安全距离，前提是没有麻醉诱导的神经肌肉阻滞与之前描述的抽搐试验混淆[15]。通过IONM了解神经元素的空间位置关系对于避免腰丛损伤和降低术后下肢麻痹发病率亦具有重要意义。最初进入侧方入路腰椎的扩张器是绝缘的，在扩张器的远端有电极。该电极面向单一方向，有助于神经方向的辨别。这允许在手术操作过程中，以trEMG刺激通过扩张器的值作为阈值，并用于周围神经结构的识别过程中。一旦在腰椎侧方入路位置确立，扩张器就可以旋转以了解外科操作区域附近的神经空间方向。这种神经元素的“映射”对于预防神经损伤是至关重要的（图9.2）。

9.6 持续监测

一旦完成手术工作通道，神经损伤的风险可能与牵张损伤有关而不是来自扩张器的直接伤害。神经牵张损伤可是神经缺血、拉伸损伤或压迫所致。一旦牵张器被撑开至最大，关注spEMG对于监测肌肉群的持续健康是很重要的，因为肌肉群是相关支配神经持续健康的代理。应从牵开器系统的电极上发出频繁的trEMG来抽查神经反应。阈值反应的增加可能是神经损伤的一个指标。这种类型反应提示外科医生减少或移除牵拉，让神经恢复。同样重要的是，外科医生应注意，手术剩余操作的及时性对于避免长期神经损伤也很重要。

总　　结

腰椎侧方入路是脊柱微创手术的一种可行的手术方案。术中电生理监测使得此项技术相关的神经损伤发病率降低。这些工具使外科医生能够识别和概念性地描绘手术区域的神经结构，及早识别神经损伤，从而及时采取行动阻止正在发生的神经损伤，这种损伤通过其他手段无法识别。对外科医生而言，利用如上所述的各种IONM，测试和识别潜在的神经损伤从而阻止神经损伤发生是必须的。合

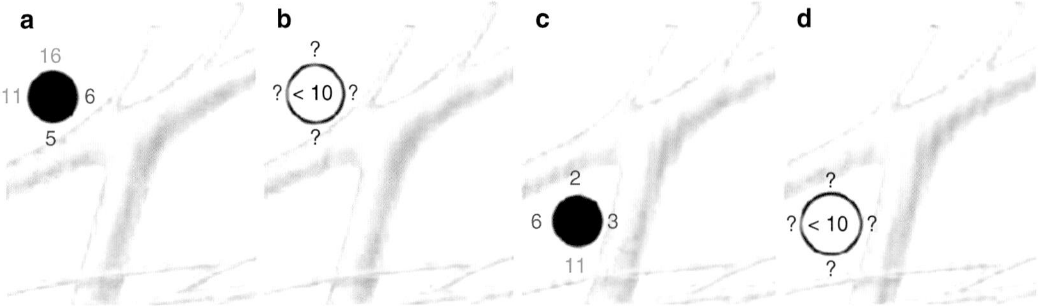

图9.2　绝缘扩张器相对于运动神经的位置证明了离散的重要性，并定向反馈给外科医生。理想的扩张器位置：a. NuVasive公司使用离散阈值的神经监测；b. 使用探索阈值的传统神经监测。不理想的位置：c. NuVasive公司使用离散阈值的神经监测；d. 使用探索阈值的传统神经监测［经允许引自eXtreme Lateral Interbody Fusion (p50), by JA.Goodrich, 2013, St Louis, MO: Quality Medical Publishing, Inc. Copyright 2013 by NuVasive, Inc.］

适的IONM可显著降低侧方入路微创腰椎手术的神经损伤和并发症发生率。

参·考·文·献

1. Bergey DL, Villavicencio AT, Goldstein T, et al. Endoscopic lateral transpsoas approach to the lumbar spine. Spine. 2004; 29: 1681–8.
2. Dezawa A, Yamane T, Mikami H, et al. Retroperitoneal laparoscopic lateral approach to the lumbar spine: a new approach, technique, and clinical trial. J Spinal Disord. 2000; 13: 138–43.
3. Hovorka I, de Peretti F, Damon F, et al. Five years' experience of the retroperitoneal lumbar and thoracolumbar surgery. Eur Spine J. 2000; 9 Suppl 1: S30–4.
4. Le Huec JC, Liu M, Skalli W, et al. Lumbar lateral interbody cage with plate augmentation: in vitro biomechanical analysis. Eur Spine J. 2002; 11: 130–6.
5. Mayer HM. A new microsurgical technique for minimally invasive anterior lumbar interbody fusion. Spine. 1997; 22: 691–9.
6. McAfee PC, Regan JJ, Geis WP, et al. Minimally invasive anterior retroperitoneal approach to the lumbar spine. Emphasis on the lateral BAK. Spine. 1998; 23: 1476–84.
7. Uribe JS, Arredondo N, Dakwar E, et al. Defining the safe working zones using the minimally invasive lateral retroperitoneal transpsoas approach: an anatomical study. J Neurosurg Spine. 2010; 13: 260–6.
8. Uribe JS, Vale FL, Dakwar E. Electromyographic monitoring and its anatomical implications in minimally invasive spine surgery. Spine. 2010; 35(26 Suppl): S368–74.
9. Davis TT, Bae HW, Mok MJ, et al. Lumbar plexus anatomy within the psoas muscle: implications for the transpsoas lateral approach to the L4–L5 disc. J Bone Joint Surg Am. 2011; 93: 1482–7.
10. Dakwar E, Vale FL, Uribe JS. Trajectory of the main sensory and motor branches of the lumbar plexus outside the psoas muscle related to the lateral retroperitoneal transpsoas approach. J Neurosurg Spine. 2011; 14: 290–5.
11. Nuwer MR, Dawson EG, Carlson LG, Kanim LE, Sherman JE. Somatosensory evoked potential spinal cord monitoring reduces neurologic deficits after scoliosis surgery: results of a large multicenter survey. Electroencephalogr Clin Neurophysiol. 1995; 96(1): 6–11.
12. Keith RW, Stambough JL, Awender SH. Somatosensory cortical evoked potentials: a review of 100 cases of intraoperative spinal surgery monitoring. J Spinal Disord. 1990; 3(3): 220–6.
13. Limbrick DD, Wright NM. Verification of nerve root decompression during minimally-invasive lumbar microdiskectomy: a practical application of surgeondriven evoked EMG. Minim Invasive Neurosurg. 2005; v48: 1–5.
14. Gonzalez AA, Jeyanandarajan D, Hansen C, Zada G, Hsieh PC. Intraoperative neurophysiological monitoring during spine surgery: a review. Neurosurg Focus. 2009; 27(4): E6.
15. Tohmeh AG, Rodgers WB, Peterson MD. Dynamically evoked, discrete-threshold electromyography in the extreme lateral interbody fusion approach. J Neurosurg Spine. 2011; 14(1): 31–7.
16. Buvanendran A, Thillainathan V. Preoperative and postoperative anesthetic and analgesic techniques for minimally invasive surgery of the spine. Spine. 2010; 35(26 Suppl): S274–80.
17. Pajewski TN, Arlet V, Phillips LH. Current approach on spinal cord monitoring: the point of view of the neurologist, the anesthesiologist and the spine surgeon. Eur Spine J. 2007; 16 Suppl 2: S115–29.

（程亚军/译　李　欢/校）

第10章 侧方入路脊柱微创手术中基于运动的电生理监测

Hesham M. Zakaria and Muwaffak Abdulhak

10.1 前言

20世纪90年代初，脊柱侧方入路首次被报道[1,2]，但是由于它对腰丛的潜在损害，直到技术进步，将这一发病率降至最低才被继续开展。目前用于微创侧方入路腰椎椎间融合术（minimally invasive lateral transpsoas approach to the lumbar spine for interbody fusion, MI-LIF）的模型是20世纪90年代末期至21世纪初发展起来的[3-6]。将EMG与XLIF（XLIF®，NuVasive, Inc., San Diego, CA）融合的系统是第一个进入市场商业化的可靠的入路设备[6]。在随后的几年，其他侧方入路设备进入市场，包括DLIF（DLIF®, Medtronic Sofamor Danek, Memphis, TN）、LLIF（LLIF Globus Medical, Inc., Audubon, PA）、VEO系统（Baxano Surgical, Inc., Raleigh, NC）、MIS 侧方入路系统（DePuy Synthes, Inc., Raynham，MA）和固定的肌间隙入路。

虽然装置不同，但进入脊柱和椎间盘的入路是相似的。在侧位和直接透视下，在侧面做一个切口，通过腹膜后剥离以到达腰大肌。最初的探针穿过腰大肌到达脊柱的侧面。然后，使用连续扩张器创建一个手术操作的工作空间。在这个过程中有许多潜在的危险，一个是神经束损伤，因为它们从椎间孔发出，经过侧面、腹侧和尾侧走行到达目标位置。手术中存在风险的特殊神经一般包括髂腹股沟神经、生殖股神经、股外侧皮神经、股神经、腰骶干和腰丛。这些神经的损伤可引起衰弱性疼痛、麻木或力弱。在本书的其他章节我们讨论了安全的解剖入路和技术避免腰大肌和腰骶神经丛外侧损伤[7-14]。在这里我们将讨论基于运动的监测保护术中运动神经。

10.2 运动监测和侧方入路

侧方入路肌间隙腰椎手术中发生医源性神经损伤，如压迫、撕裂、拉伸或缺血，引起结构、微血管和电生理变化减弱神经功能，相当于神经损伤[15-21]。神经监测的目的有两方面：一是定位可能含有感觉神经束的区域，二是识别神经损伤的早期征象，使外科医生能够停止或移除损伤因素，阻止进一步损伤[22–25]。

对于侧方入路手术，推荐使用的神经生理监测方法各不相同。一些设备功能中包含自动监控功能[6]，而其他的设备和工具本身不再需要监测[26–29]。任何脊柱手术的运动监测标准都包括MEP和spEMG *vs.* trEMG[30–34]。脊柱手术的一项新的运动监测技术是肌动图（mechanomyography，MMG）。要真正将这些系统融入手术过程，必须理解每个测试的功能和限制。理想情况下，术中监测提供完整神经系统的准确和实时的反馈。监测计划应一直与麻醉师和电生理学家讨论。术前应获得基线记录，用于与术中记录进行比较。外科医生应该警惕来自基线的任何变化或波动，然后将这些发现与术中操作联系起来。然而值得注意的是，与基线值相比的一些变化可能是由于生理变化、麻醉参数或技术问题。重要的是要认识到运动监测只需要静脉麻醉而不需要神经肌肉阻滞；诱导通常是用一种短效肌肉松（琥珀胆碱、罗库溴铵），然后是短时间麻醉剂（异丙酚、芬太尼、氯胺酮）用于麻醉[32, 34]。一组四联刺激应该用来确保所有的肌肉松弛剂在受到刺激时已逐渐消失。

10.3　运动诱发电位

MEP可以评估从皮质到运动终板的整个运动通路，包括脊髓。通过运动皮质上的经颅电极刺激运动通路的近端引起远端产生运动信号，该信号可在脊髓（MI-LIF不相关）或肢体远端肌肉作为肌源性反应进行监测。在脊髓手术中，MEP通常被用来监测皮质脊髓束的运动缺陷。MEP的显著改变表明可能的神经损伤，其定义为经颅电压阈值增加超过50～100 V或肌源性反应完全丧失（图10.1）。对于外周监测，理想的观察肌群有丰富的皮质脊髓束神经支配；在下肢，通常监测展肌（S1）或胫前肌（L5）[34]。

MEP对MI-LIF有一个理论上的应用，但是到目前为止，由于很多原因，还没有被使用。首先，通常只监测L5或S1分布中的单个肌群，除非监测所有肌节，否则在其他脊髓水平上可能出现假阴性读数。第二，由于下肢运动区域在大脑半球间的深部，一种较大电流被使用去获得MEP；常常，电流大的可以同时激活双侧上肢。高电流强度还会引起皮质脊髓束（包括内囊和脑干/枕骨大孔）的非

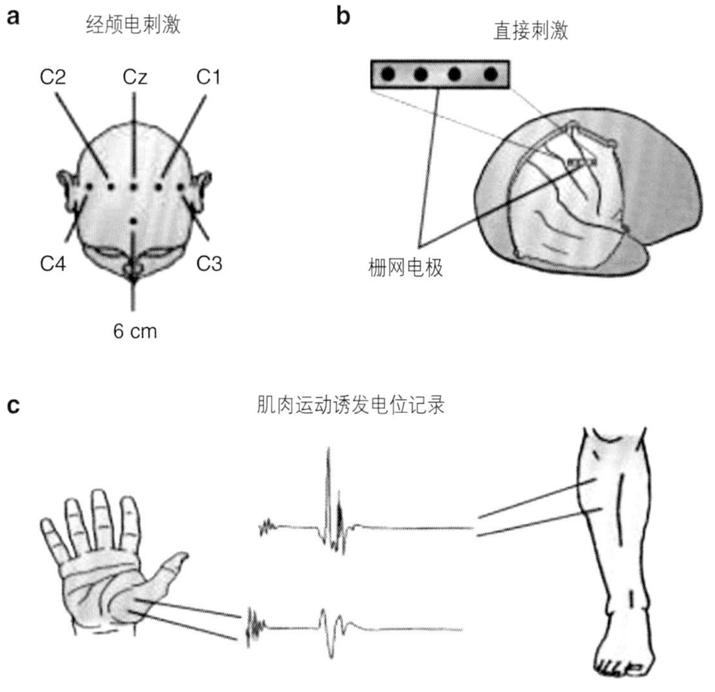

图10.1　图片展示了MEP设备和肌原性反应怎样出现。a. 经颅电刺激运动皮质电极位置示意图。b. 覆盖运动皮质的说明。c. 来自手掌和胫骨前肌的肌肉运动诱发电位记录（经允许引自Fig. 6, Schmidek and Sweet's Neurosurgical Operative Techniques, 6th ed. Chap. 4. Intraoperative neurophysiology, pp 30–45. Elsevier, 2012. Original source: Deletis et al.[73] 和Pediatric Neurosurgery: Surgery of the Developing Nervous System. McLone D, ed. 4th ed. Chapter titled Intraoperative neurophysiological monitoring, pp 1204–1213. Elsevier 1999）

特异性活化，而选择性只能通过少量电流来指定离散的皮质位置。正常情况下，阳极是唯一的刺激电极，但随着电流的增加，阴极也变得有刺激性，产生双侧激活[34]。最终，EMG的实用性、易用性和准确性使得MEP在MI-LIF的使用效率低下。

10.4 肌电图

EMG正成功应用于其他微创手术[35]，是MI-LIF中最常用的运动监测方法[6, 35–45]。EMG的优点是易于使用和解释，特别是在MI-LIF中，神经靠近视野和操作范围。作为一种神经邻近性的监测，其灵敏度高，特异度低，是监测邻近神经的理想方法[25]。MI-LIF中，选择合适的肌群进行监测，取决于外科医生使用经皮穿刺针进入特定肌节的能力和解剖安全区域的知识，根据手术解剖决定哪些特定神经处于危险中[7–9]。

对于腰椎入路，T12 ～ L5的神经根和远端神经存在危险；需要注意的是，尽管EMG通常用于监测运动神经，但spEMG也可以与trEMG一起用于监测感觉神经的逆向刺激[45]。考虑到这两种情况，表10.1列出了具体处于危险中的神经、神经根和推荐的远端监测肌肉或皮区[43, 45–47]。

当神经根受到压迫、刺激或损伤时，引起神经自发性放电并激活相应的肌节，自由肌电就会被激活。每个EMG的形态学活动读数对应一个特定的神经紧张放电：尖峰代表单个放电，暴发代表短暂的放电束，连续活动代表持续有规律的重复放电模式，神经紧张放电表现为持续的长时间的放电。在手术操作过程中发生的单个暴发活动可以识别并定位特定的神经，通常不会引起任何损伤。然而，持续超过2秒的活动是警报，提示不论手术做到哪一步，外科医生必须停止。

trEMG允许外科医生探查可能含有神经的特殊组织。刺激器的尖端是一个双极探针，向被探测的区域发送电流，激活局部任何神经。EMG阈值 < 5 mA表示直接接触，5 ～ 10 mA表示接近[43, 45, 48]。如果有肌源性反应，外科医生应该要避开这个特殊区域。

表10.1 危险的神经、特定神经根和远端神经支配

神　经	主要神经根	肌　肉
肋下神经	T12	腹直肌
		腹外斜肌
髂腹下神经	T12 ～ L1	腹横肌
髂腹股沟神经		腹内斜肌
生殖骨神经（主要感觉）	L1 ～ L2	提睾肌
		阴囊（感觉）
		大阴唇（感觉）
闭孔神经	L2 ～ L4	内收长肌/短肌
		股薄肌
		大收肌
		闭孔内肌
外侧皮神经（仅感觉）	L2 ～ L3	大腿（感觉）
股神经	L2 ～ L4	髂腰肌
		股四头肌
		缝匠肌
		股外侧肌
		耻骨肌
坐骨/腓深神经	L5	胫前肌

在MI-LIF的分离过程中，自由肌电和诱发肌电应联合使用。在腰大肌分离和扩张过程中都要非常小心，因为盲目在周围结构操作可能会导致神经损伤。在这段时间，尤其是spEMG经常被激活和频繁使用trEMG定位潜在神经的时候。具有离散阈值和定向方向的EMG是最理想的，因为它们为外科医生提供了工作区域神经的邻近性和分布[45, 47, 48]。

10.4.1 肌电图的局限性

尽管EMG在神经定位方面很敏感，但由于许多原因，它在阻止神经损伤方面并不完美。快速切除神经会造成永久性损伤，但是没有任何肌

电图反应[45]。此外，受刺激的神经仍可能在软组织内移位并改变其位置，需要频繁实验以确保安全[45]。最近的研究表明，在牵拉过程中，慢性神经拉伸不仅会损伤神经，还会降低EMG监测神经的能力[49, 50]，因为长时间牵拉会减弱神经反应。运动神经功能缺损发生率为0.7%～33.6%[36, 37, 41, 45, 46, 50–61]，也出现过使用EMG的假阴性报道[55]。最终，短暂的神经失用可能只是神经操作的结果，尤其是那些口径更小的神经。地塞米松可能有助于减少常规牵拉过程中的神经损伤[47,52]。EMG不能识别交感神经系统的神经纤维[62]。

10.5　肌动图

机械MMG是一种相对较新的术中监测技术。MMG监测的基础是对肌肉收缩过程中肌肉表面机械振动的监测，是对EMG监测到的电活动的机械信号的补充[63, 64]。它主要用于肌肉纤维分型的识别、肌肉力量的评估、肌肉疲劳的评估、肌肉共振频率的特征分析以及肌肉收缩特性的评估[63, 65]。它在MI-LIF中的应用类似于trEMG，即外科医生使用探针刺激特定的区域；如果附近的神经受到激惹，MMG传感器就会监测到肌肉收缩的机械信号，从而提醒外科医生注意潜在的危险区域。MMG比EMG有一些优势。首先，MMG传感器是一种无创的敷贴，用于监测信号的位置不需要精确或特别[66]。其次，MMG是一种机械信号，当皮肤湿润时（汗水、生理盐水等）[67]，不受皮肤阻抗变化影响。

总　　结

EMG监测的使用大幅减少MI-LIF术后神经损伤[52, 68–70]，它被强烈推荐常规术中使用[43, 46, 71]。最近对MI-LIF的系统回顾和荟萃分析显示对神经监测强有力的证据，不进行神经监测会增加神经并发症的发生率[72]。虽然在MI-LIF过程中，解剖学安全区的知识有助于手术入路[7–9]，但也不应排除使用EMG监测具有潜在的安全益处，而且几乎没有额外成本。需要注意的是，在频繁的监测后，一些患者可能会在醒来时出现轻度和暂时的屈髋无力；这种虚弱可能不是由于直接的神经损伤引起，而是由于在手术过程中劈开腰肌[13, 43, 45, 47, 52, 53, 56, 71]。

参·考·文·献

1. Stern MB. Early experience with percutaneous lateral discectomy. Clin Orthop Relat Res. 1989; 238: 50–5.
2. Farny J, Drolet P, Girard M. Anatomy of the posterior approach to the lumbar plexus block. Can J Anaesth. 1994; 41: 480–5. doi: 10.1007/BF03011541.
3. Mayer HM. A new microsurgical technique for minimally invasive anterior lumbar interbody fusion. Spine (Phila Pa 1976). 1997; 22: 691–9; discussion 700.
4. McAfee PC, Regan JJ, Geis WP, Fedder IL. Minimally invasive anterior retroperitoneal approach to the lumbar spine. Emphasis on the lateral BAK. Spine (Phila Pa 1976). 1998; 23: 1476–84.
5. Pimenta L, Diaz RC, Guerrero LG. Charite lumbar artificial disc retrieval: use of a lateral minimally invasive technique. Technical note. J Neurosurg Spine. 2006; 5: 556–61. doi: 10.3171/spi.2006.5.6.556.
6. Ozgur BM, Aryan HE, Pimenta L, Taylor WR. Extreme Lateral Interbody Fusion (XLIF): a novel surgical technique for anterior lumbar interbody fusion. Spine J. 2006; 6: 435–43. doi: 10.1016/j.spinee. 2005.08.012.
7. Moro T, Kikuchi S, Konno S, Yaginuma H. An anatomic study of the lumbar plexus with respect to retroperitoneal endoscopic surgery. Spine (Phila Pa 1976). 2003; 28: 423–8. doi: 10.1097/01.BRS.0000049226.87064.3B ; discussion 427–8.
8. Regev GJ, Chen L, Dhawan M, Lee YP, Garfin SR, Kim CW. Morphometric analysis of the ventral nerve roots and retroperitoneal vessels with respect to the minimally invasive lateral approach in normal and deformed spines. Spine (Phila Pa 1976). 2009; 34: 1330–5. doi: 10.1097/BRS.0b013e3181a029e1.
9. Benglis DM, Vanni S, Levi AD. An anatomical study of the lumbosacral plexus as related to the minimally invasive transpsoas approach to the lumbar spine. J Neurosurg Spine. 2009; 10: 139–44. doi: 10.3171/2008.10.spi08479.
10. Uribe JS, Arredondo N, Dakwar E, Vale FL. Defining the safe working zones using the minimally invasive lateral retroperitoneal transpsoas approach: an anatomical study. J Neurosurg Spine. 2010; 13: 260–6. doi : 10.3171/2010.3.spine09766.
11. Park DK, Lee MJ, Lin EL, Singh K, An HS, Phillips FM. The relationship of intrapsoas nerves during a transpsoas approach to the lumbar spine: anatomic study. J Spinal Disord Tech. 2010; 23: 223–8. doi: 10.1097/BSD.0b013e3181a9d540.
12. Dakwar E, Vale FL, Uribe JS. Trajectory of the main sensory and motor branches of the lumbar plexus outside the psoas muscle related to the lateral retroperitoneal transpsoas approach. J Neurosurg Spine. 2011; 14: 290–5. doi: 10.3171/2010.10.

SPINE10395.
13. Kepler CK, Bogner EA, Herzog RJ, Huang RC. Anatomy of the psoas muscle and lumbar plexus with respect to the surgical approach for lateral transpsoas interbody fusion. Eur Spine J. 2011; 20: 550–6. doi: 10.1007/s00586-010-1593-5.
14. Banagan K, Gelb D, Poelstra K, Ludwig S. Anatomic mapping of lumbar nerve roots during a direct lateral transpsoas approach to the spine: a cadaveric study. Spine (Phila Pa 1976). 2011; 36: E687–91. doi: 10.1097/BRS.0b013e3181ec5911.
15. Olmarker K, Holm S, Rydevik B. Importance of compression onset rate for the degree of impairment of impulse propagation in experimental compression injury of the porcine cauda equina. Spine (Phila Pa 1976). 1990; 15: 416–9.
16. Pedowitz RA, Garfin SR, Massie JB, Hargens AR, Swenson MR, Myers RR, Rydevik BL. Effects of magnitude and duration of compression on spinal nerve root conduction. Spine (Phila Pa 1976). 1992; 17: 194–9.
17. Cornefjord M, Olmarker K, Farley DB, Weinstein JN, Rydevik B. Neuropeptide changes in compressed spinal nerve roots. Spine (Phila Pa 1976). 1995; 20: 670–3.
18. Matsui H, Kitagawa H, Kawaguchi Y, Tsuji H. Physiologic changes of nerve root during posterior lumbar discectomy. Spine (Phila Pa 1976). 1995; 20: 654–9.
19. Cornefjord M, Sato K, Olmarker K, Rydevik B, Nordborg C. A model for chronic nerve root compression studies. Presentation of a porcine model for controlled, slow-onset compression with analyses of anatomic aspects, compression onset rate, and morphologic and neurophysiologic effects. Spine (Phila Pa 1976). 1997; 22: 946–57.
20. Dezawa A, Unno K, Yamane T, Miki H. Changes in the microhemodynamics of nerve root retraction in patients with lumbar spinal canal stenosis. Spine (Phila Pa 1976). 2002; 27: 2844–9. doi: 10.1097/01. BRS.0000035724.37040.BE.
21. Valone 3rd F, Lyon R, Lieberman J, Burch S. Efficacy of transcranial motor evoked potentials, mechanically elicited electromyography, and evoked electromyography to assess nerve root function during sustained compression in a porcine model. Spine (Phila Pa 1976). 2014; 39: E989–93. doi: 10.1097/ BRS.0000000000000442.
22. Ahn H, Fehlings MG. Prevention, identification, and treatment of perioperative spinal cord injury. Neurosurg Focus. 2008; 25: E15. doi: 10.3171/ FOC.2008.25.11.E15.
23. Kelleher MO, Tan G, Sarjeant R, Fehlings MG. Predictive value of intraoperative neurophysiological monitoring during cervical spine surgery: a prospective analysis of 1055 consecutive patients. J Neurosurg Spine. 2008; 8: 215–21. doi: 10.3171/ SPI/2008/8/3/215.
24. Gonzalez AA, Jeyanandarajan D, Hansen C, Zada G, Hsieh PC. Intraoperative neurophysiological monitoring during spine surgery: a review. Neurosurg Focus. 2009; 27: E6. doi: 10.3171/2009.8.FOCUS09150.
25. Fehlings MG, Brodke DS, Norvell DC, Dettori JR. The evidence for intraoperative neurophysiological monitoring in spine surgery: does it make a difference? Spine (Phila Pa 1976). 2010; 35: S37–46. doi: 10.1097/BRS.0b013e3181d8338e.
26. Hardenbrook MA, Miller LE, Block JE. TranS1 VEO system: a novel psoas-sparing device for transpsoas lumbar interbody fusion. Med Devices (Auckl). 2013; 6: 91–5. doi: 10.2147/MDER.S43746.
27. Acosta Jr FL, Drazin D, Liu JC. Supra-psoas shallow docking in lateral interbody fusion. Neurosurgery. 2013; 73: ons48–51. doi: 10.1227/ NEU.0b013e318288a202 ; discussion ons52.
28. Aghayev K, Vrionis FD. Mini-open lateral retroperitoneal lumbar spine approach using psoas muscle retraction technique. Technical report and initial results on six patients. Eur Spine J. 2013; 22: 2113–9. doi: 10.1007/s00586-013-2931-1.
29. Ohtori S, Orita S, Yamauchi K, Eguchi Y, Ochiai N, Kishida S, Kuniyoshi K, Aoki Y, Nakamura J, Ishikawa T, Miyagi M, Kamoda H, Suzuki M, Kubota G, Sakuma Y, Oikawa Y, Inage K, Sainoh T, Sato J, Fujimoto K, Shiga Y, Abe K, Toyone T, Inoue G, Takahashi K. Mini-open anterior retroperitoneal lumbar interbody fusion: oblique lateral interbody fusion for lumbar spinal degeneration disease. Yonsei Med J. 2015; 56: 1051–9. doi: 10.3349/ymj.2015.56.4.1051.
30. Clements DH, Morledge DE, Martin WH, Betz RR. Evoked and spontaneous electromyography to evaluate lumbosacral pedicle screw placement. Spine (Phila Pa 1976). 1996; 21: 600–4.
31. Sutter M, Deletis V, Dvorak J, Eggspuehler A, Grob D, Macdonald D, Mueller A, Sala F, Tamaki T. Current opinions and recommendations on multimodal intraoperative monitoring during spine surgeries. Eur Spine J. 2007; 16 Suppl 2: S232–7. doi: 10.1007/ s00586-007-0421-z.
32. Sutter M, Eggspuehler A, Grob D, Jeszenszky D, Benini A, Porchet F, Mueller A, Dvorak J. The diagnostic value of multimodal intraoperative monitoring (MIOM) during spine surgery: a prospective study of 1,017 patients. Eur Spine J. 2007; 16 Suppl 2: S162–70. doi: 10.1007/s00586-007-0418-7.
33. Sutter M, Eggspuehler A, Muller A, Dvorak J. Multimodal intraoperative monitoring: an overview and proposal of methodology based on 1,017 cases. Eur Spine J. 2007; 16 Suppl 2: S153–61. doi: 10.1007/ s00586-007-0417-8.
34. Deletis V. Basic methodological principles of multimodal intraoperative monitoring during spine surgeries. Eur Spine J. 2007; 16 Suppl 2: S147–52. doi: 10.1007/s00586-007-0429-4.
35. Bindal RK, Ghosh S. Intraoperative electromyography monitoring in minimally invasive transforaminal lumbar interbody fusion. J Neurosurg Spine. 2007; 6: 126–32. doi: 10.3171/spi.2007.6.2.126.
36. Knight RQ, Schwaegler P, Hanscom D, Roh J. Direct lateral lumbar interbody fusion for degenerative conditions: early complication profile. J Spinal Disord Tech. 2009; 22: 34–7. doi: 10.1097/BSD.0b013e3181679b8a.
37. Dakwar E, Cardona RF, Smith DA, Uribe JS. Early outcomes and safety of the minimally invasive, lateral retroperitoneal transpsoas approach for adult degenerative scoliosis. Neurosurg Focus. 2010; 28: E8. doi: 10.3171/2010.1.focus09282.
38. Oliveira L, Marchi L, Coutinho E, Pimenta L. A radiographic assessment of the ability of the extreme lateral interbody fusion procedure to indirectly decompress the neural elements. Spine (Phila Pa 1976). 2010; 35: S331–7. doi: 10.1097/ BRS.0b013e3182022db0.
39. Ozgur BM, Agarwal V, Nail E, Pimenta L. Two-year clinical and radiographic success of minimally invasive lateral transpsoas approach for the treatment of degenerative lumbar conditions. SAS J. 2010; 4: 41–6. doi: 10.1016/j.esas.2010.03.005.
40. Smith WD, Dakwar E, Le TV, Christian G, Serrano S, Uribe JS. Minimally invasive surgery for traumatic spinal pathologies: a mini-open, lateral approach in the thoracic and lumbar spine. Spine (Phila Pa 1976). 2010; 35: S338–46. doi: 10.1097/ BRS.0b013e3182023113.
41. Rodgers WB, Cox CS, Gerber EJ. Early complications of extreme lateral interbody fusion in the obese. J Spinal Disord Tech. 2010; 23: 393–7. doi: 10.1097/ BSD.0b013e3181b31729.
42. Youssef JA, McAfee PC, Patty CA, Raley E, DeBauche S, Shucosky E, Chotikul L. Minimally invasive surgery: lateral approach interbody fusion: results and review. Spine (Phila Pa 1976). 2010; 35: S302–11. doi: 10.1097/BRS.0b013e3182023438.
43. Tohmeh AG, Rodgers WB, Peterson MD. Dynamically evoked, discrete-threshold electromyography in the extreme lateral interbody fusion approach. J Neurosurg Spine. 2011; 14: 31–7. doi:

10.3171/2010.9.spine09871.
44. Berjano P, Lamartina C. Minimally invasive lateral transpsoas approach with advanced neurophysiologic monitoring for lumbar interbody fusion. Eur Spine J. 2011; 20: 1584–6. doi: 10.1007/s00586-011-1997-x.
45. Bendersky M, Sola C, Muntadas J, Gruenberg M, Calligaris S, Mereles M, Valacco M, Bassani J, Nicolas M. Monitoring lumbar plexus integrity in extreme lateral transpsoas approaches to the lumbar spine: a new protocol with anatomical bases. Eur Spine J. 2015; 24: 1051–7. doi: 10.1007/s00586-015-3801-9.
46. Galloway GM. Direct lateral transpsoas approach to interbody fusion – may be risky after all. J Clin Neurophysiol. 2011; 28: 605–6. doi: 10.1097/ WNP.0b013e31823db011.
47. Berjano P, Gautschi OP, Schils F, Tessitore E. Extreme lateral interbody fusion (XLIF(R)): how I do it. Acta Neurochir (Wien). 2015; 157: 547–51. doi: 10.1007/ s00701-014-2248-9.
48. Uribe JS, Vale FL, Dakwar E. Electromyographic monitoring and its anatomical implications in minimally invasive spine surgery. Spine (Phila Pa 1976). 2010; 35: S368–74. doi: 10.1097/BRS.0b013e3182027976.
49. Pumberger M, Hughes AP, Huang RR, Sama AA, Cammisa FP, Girardi FP. Neurologic deficit following lateral lumbar interbody fusion. Eur Spine J. 2012; 21: 1192–9. doi: 10.1007/s00586-011- 2087-9.
50. Uribe JS, Isaacs RE, Youssef JA, Khajavi K, Balzer JR, Kanter AS, Kuelling FA, Peterson MD. Can triggered electromyography monitoring throughout retraction predict postoperative symptomatic neuropraxia after XLIF? Results from a prospective multicenter trial. Eur Spine J. 2015; 24 Suppl 3: 378–85. doi: 10.1007/s00586-015-3871-8.
51. Isaacs RE, Hyde J, Goodrich JA, Rodgers WB, Phillips FM. A prospective, nonrandomized, multicenter evaluation of extreme lateral interbody fusion for the treatment of adult degenerative scoliosis: perioperative outcomes and complications. Spine (Phila Pa 1976). 2010; 35: S322–30. doi: 10.1097/BRS.0b013e3182022e04.
52. Rodgers WB, Gerber EJ, Patterson J. Intraoperative and early postoperative complications in extreme lateral interbody fusion: an analysis of 600 cases. Spine (Phila Pa 1976). 2011; 36: 26–32. doi: 10.1097/ BRS.0b013e3181e1040a.
53. Cummock MD, Vanni S, Levi AD, Yu Y, Wang MY. An analysis of postoperative thigh symptoms after minimally invasive transpsoas lumbar interbody fusion. J Neurosurg Spine. 2011; 15: 11–8. doi: 10.3171/2011.2.SPINE10374.
54. Dakwar E, Le TV, Baaj AA, Le AX, Smith WD, Akbarnia BA, Uribe JS. Abdominal wall paresis as a complication of minimally invasive lateral transpsoas interbody fusion. Neurosurg Focus. 2011; 31: E18. doi: 10.3171/2011.7.focus11164.
55. Houten JK, Alexandre LC, Nasser R, Wollowick AL. Nerve injury during the transpsoas approach for lumbar fusion. J Neurosurg Spine. 2011; 15: 280–4. doi: 10.3171/2011.4.SPINE1127.
56. Moller DJ, Slimack NP, Acosta Jr FL, Koski TR, Fessler RG, Liu JC. Minimally invasive lateral lumbar interbody fusion and transpsoas approach-related morbidity. Neurosurg Focus. 2011; 31: E4. doi: 10.3171/2011.7.focus11137.
57. Sharma AK, Kepler CK, Girardi FP, Cammisa FP, Huang RC, Sama AA. Lateral lumbar interbody fusion: clinical and radiographic outcomes at 1 year: a preliminary report. J Spinal Disord Tech. 2011; 24: 242–50. doi: 10.1097/BSD.0b013e3181ecf995.
58. Cahill KS, Martinez JL, Wang MY, Vanni S, Levi AD. Motor nerve injuries following the minimally invasive lateral transpsoas approach. J Neurosurg Spine. 2012; 17: 227–31. doi: 10.3171/2012.5.spine1288.
59. Berjano P, Balsano M, Buric J, Petruzzi M, Lamartina C. Direct lateral access lumbar and thoracolumbar fusion: preliminary results. Eur Spine J. 2012; 21 Suppl 1: S37–42. doi: 10.1007/s00586-012-2217-z.
60. Ahmadian A, Deukmedjian AR, Abel N, Dakwar E, Uribe JS. Analysis of lumbar plexopathies and nerve injury after lateral retroperitoneal transpsoas approach: diagnostic standardization. J Neurosurg Spine. 2013; 18: 289–97. doi: 10.3171/2012.11.SPINE12755.
61. Le TV, Burkett CJ, Deukmedjian AR, Uribe JS. Postoperative lumbar plexus injury after lumbar retroperitoneal transpsoas minimally invasive lateral interbody fusion. Spine (Phila Pa 1976). 2013; 38: E13–20. doi: 10.1097/BRS.0b013e318278417c.
62. Hrabalek L, Sternbersky J, Adamus M. Risk of sympathectomy after anterior and lateral lumbar interbody fusion procedures. Biomed Pap Med Fac Univ Palacky Olomouc Czech Repub. 2015; 159: 318–26. doi: 10.5507/bp.2013.083.
63. Ibitoye MO, Hamzaid NA, Zuniga JM, Abdul Wahab AK. Mechanomyography and muscle function assessment: a review of current state and prospects. Clin Biomech (Bristol, Avon). 2014; 29: 691–704. doi: 10.1016/j.clinbiomech.2014.04.003.
64. Malek MH, Coburn JW. The utility of electromyography and mechanomyography for assessing neuromuscular function: a noninvasive approach. Phys Med Rehabil Clin North Am. 2012; 23(23–32): ix. doi: 10.1016/j.pmr.2011.11.005.
65. Islam MA, Sundaraj K, Ahmad RB, Ahamed NU. Mechanomyogram for muscle function assessment: a review. PLoS One. 2013; 8: e58902. doi: 10.1371/journal.pone.0058902.
66. Alves N, Chau T. Stationary distributions of mechanomyogram signals from isometric contractions of extrinsic hand muscles during functional grasping. J Electromyogr Kinesiol. 2008; 18: 509–15. doi: 10.1016/j.jelekin.2006.11.010.
67. Xie HB, Zheng YP, Guo JY. Classification of the mechanomyogram signal using a wavelet packet transform and singular value decomposition for multifunction prosthesis control. Physiol Meas. 2009; 30: 441–57. doi: 10.1088/0967-3334/30/5/002.
68. Bergey DL, Villavicencio AT, Goldstein T, Regan JJ. Endoscopic lateral transpsoas approach to the lumbar spine. Spine (Phila Pa 1976). 2004; 29: 1681–8.
69. Wang MY, Mummaneni PV. Minimally invasive surgery for thoracolumbar spinal deformity: initial clinical experience with clinical and radiographic outcomes. Neurosurg Focus. 2010; 28: E9. doi: 10.3171/2010.1.FOCUS09286.
70. Tormenti MJ, Maserati MB, Bonfield CM, Okonkwo DO, Kanter AS. Complications and radiographic correction in adult scoliosis following combined transpsoas extreme lateral interbody fusion and posterior pedicle screw instrumentation. Neurosurg Focus. 2010; 28: E7. doi: 10.3171/2010.1.focus09263.
71. Rodgers WB, Lehmen JA, Gerber EJ, Rodgers JA. Grade 2 spondylolisthesis at L4-5 treated by XLIF: safety and midterm results in the "worst case scenario". Sci World J. 2012; 2012: 356712. doi: 10.1100/2012/356712.
72. Lehmen JA, Gerber EJ. MIS lateral spine surgery: a systematic literature review of complications, outcomes, and economics. Eur Spine J. 2015; 24 Suppl 3: 287–313. doi: 10.1007/s00586-015-3886-1.
73. Deletis V, Rodi Z, Amassian VE. Neurophysiological mechanisms underlying motor evoked potentials in anesthetized humans. Part 2: relationship between epidural and muscle recorded MEPs in man. Clin Neurophysiol. 2001; 112: 445–52.

（程亚军/译 李 欢/校）

第11章 无框架导航

Elyne Kahn, Kevin S. Chen, and Paul Park

11.1 前 言

在脊柱手术中，放射成像对于定位是必需的，而且常常用于引导器械的置入。由于需要经常使用透视，造成了术中大量的辐射暴露[3,4]。与传统开放手术相比，微创手术过程通常会需要更多的辐射暴露，由于脊柱手术切口暴露的减少，透视常常被用来代替直视下操作。在微创LLIF手术中，重要的透视常用于精确定位椎间盘空间以及确保椎间融合器放置在合适的位置。随着LLIF手术的不断普及，脊柱外科医生必须找到减少手术相关辐射暴露的方法。

CaSN是一种经过验证的能够明显降低术中透视使用的方法，可以降低外科医生及手术室其他人员受到的辐射量[1]。最常用于后路内固定术，CaSN也可以应用于LLIF。

在本章中，我们介绍使用O臂机外科成像系统与CaSN工作站（Medtronic, Minneapolis, MN）应用于LLIF手术的过程。

11.2 技 术

11.2.1 定位

在全身麻醉诱导后，放置神经监测导线。监测躯体感觉的监测诱发电位和肌电图。患者在Jackson手术床上转到侧位（图11.1）。通常情况下，采用左侧入路。如果存在明显的畸形，手术入路则取决于生理曲线的凹度。定位过程包括先在腹部侧面下方放置柱状衬垫，这样能够使下肋和髂嵴之间的间隙打开，同时能使腿部保持屈曲状态。通过上述操作，保持了床面的水平，避免了将床抬升或降低来形成这一体位，从而避免了潜在的股神经牵拉损伤[2]。使用平板床还可以更容易地使用O形臂定位。随后，用胶带多个点固定患者，以便于安全地倾斜手术床。

按标准方法消毒皮肤，覆盖无菌巾单。铺单时，髂前上棘暴露在视野内，并作为立体导向架的固定点。CaSN的屏幕及摄像头放置在床尾。

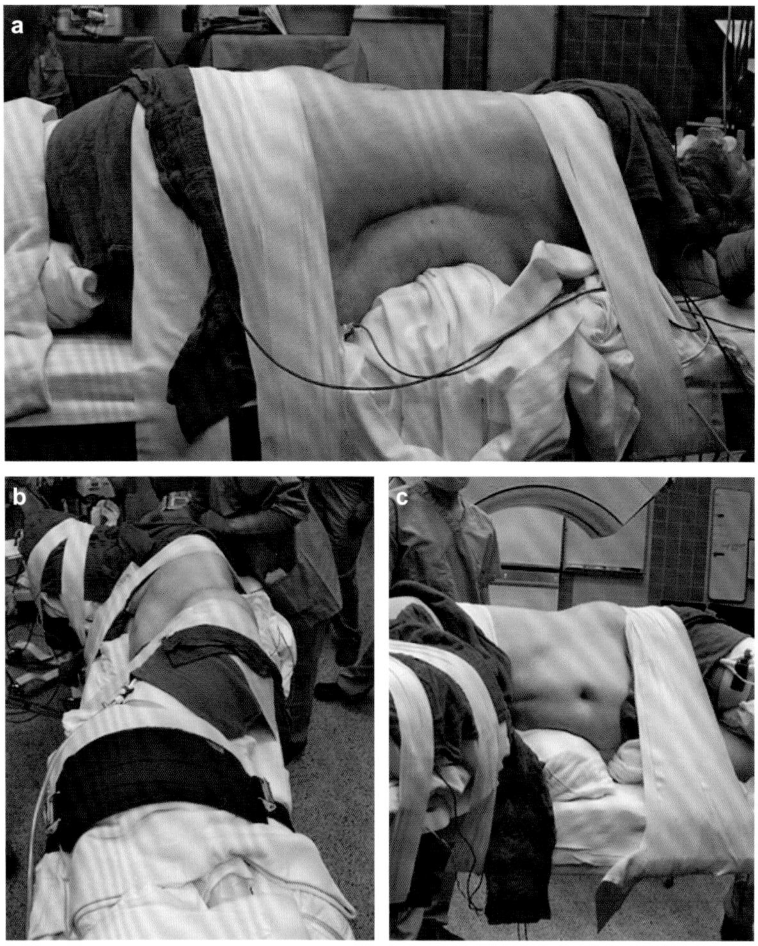

图11.1　a～c. 患者侧卧于Jackson手术床的平面上，由多条胶布固定，侧面有一个圆柱形滚轴

11.2.2　图像获取及向CaSN中注册

首先在髂前上棘上做一穿刺切口，接着将髂骨针插入骨头。将导航系统的参考架固定在髂骨针上（图11.2）。术区覆盖无菌巾单，将参考架暴露出来。O臂机透视定位，获取目标脊柱节段的3D图像，该图像可以自动注册至CaSN系统的工作站当中（图11.3）。注册后，将O臂机从手术区域移开。

11.2.3　手术入路以及在CaSN引导下融合器的放置

初始扩张器有多种用途。当连接一个电极后，可以作为一个神经刺激器，而当连接上一个追踪器后，它也可以作为导航装置（图11.4）。这个导航扩张器是用于确定侧面切口的位置。通常情况下，对于一级扩张通道，我们一般切开1～1.5 in（约2.5～3.8 cm）的切口。解剖后通过皮下组织、筋膜并打开腹部肌肉。钝性分离腹壁肌肉（腹外斜肌、腹内斜肌、腹横肌）进入腹膜后空间（图11.5）。可以触摸到腰大肌。神经刺激电极与导航扩张通道相连，可以通过CaSN系统的引导进入腹膜后间隙（图11.6）。扩张器行电刺激的同时在导航引导下穿过腰大肌，从而防止进入椎间盘区域时出现神经损伤。然后，移除电极以及追踪架，逐级放入扩张通道的同时放置一个合适长度的撑开器（图11.7和图11.8）。注意此时尚未进行透视。

撑开器撑开，定位光源，充分暴露术野。通常情况下，会有未完全牵拉开的腰大肌，小心分离并牵拉开。暴露椎间隙，使用导航扩张器来确保撑开器在椎间隙上方合适的位置。用刀切开纤维环，行椎间盘切除术。在这一步中，需要对术野进行透视，从而获取我们需要的前后位各位点的图像。通

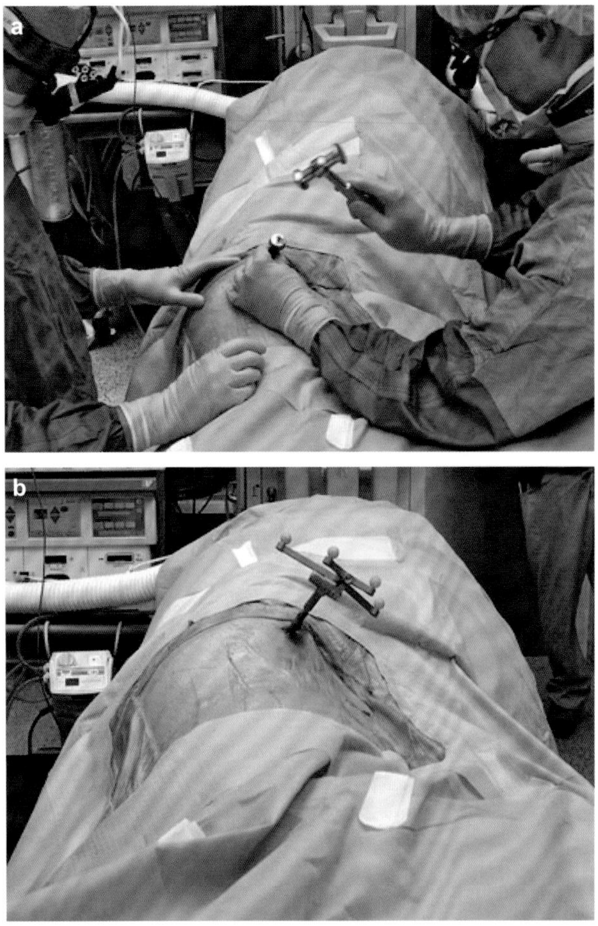

图11.2 a、b. 将髂骨钉置入髂前上棘，尾端连接导航参考架

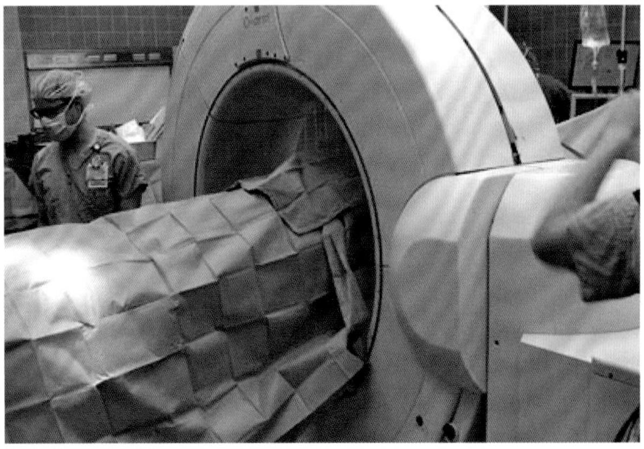

图11.3 O臂机透视定位，获取3D图像

常情况下，我们用Cobb提升器，而不是导航，来释放对侧纤维环的空间。用点透视法确认Cobb 提升器已经完全插入对侧。终板已经处理好准备进行的植入（图11.9）。

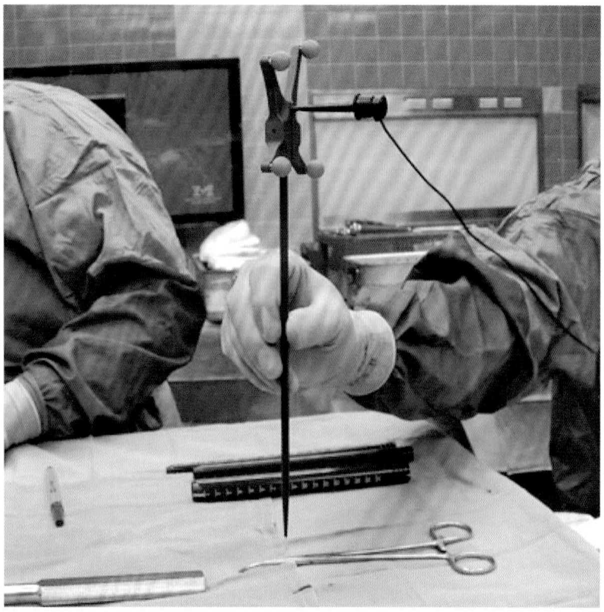

图11.4 带有神经刺激电极以及导航追踪框架的扩张器

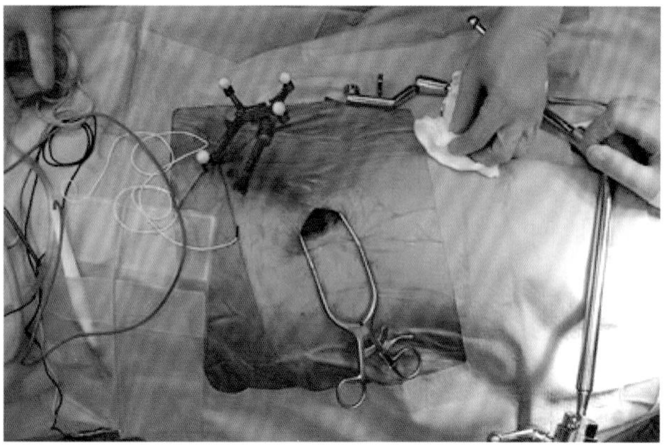

图11.5 分离腹部肌肉

此时，将一个试模在CaSN导航下放入椎间隙（图11.10）。将同种异体骨植入椎间隙及椎间融合器。椎间融合器的选择是根据试模的大小来决定的。将融合器与导航支架相连，这样能够使融合器的植入过程在CaSN导航下进行（图11.11）。透视用来确认融合器放置在合适的位置（图11.12）。

放置好融合器后进行止血。将覆盖在腹部肌肉组织上的筋膜重新缝合，逐层封闭其余切口，皮肤可以用组织封闭胶水。移除髂骨钉，该切口用可吸收深层真皮缝线以及组织胶进行闭合（图11.13）。

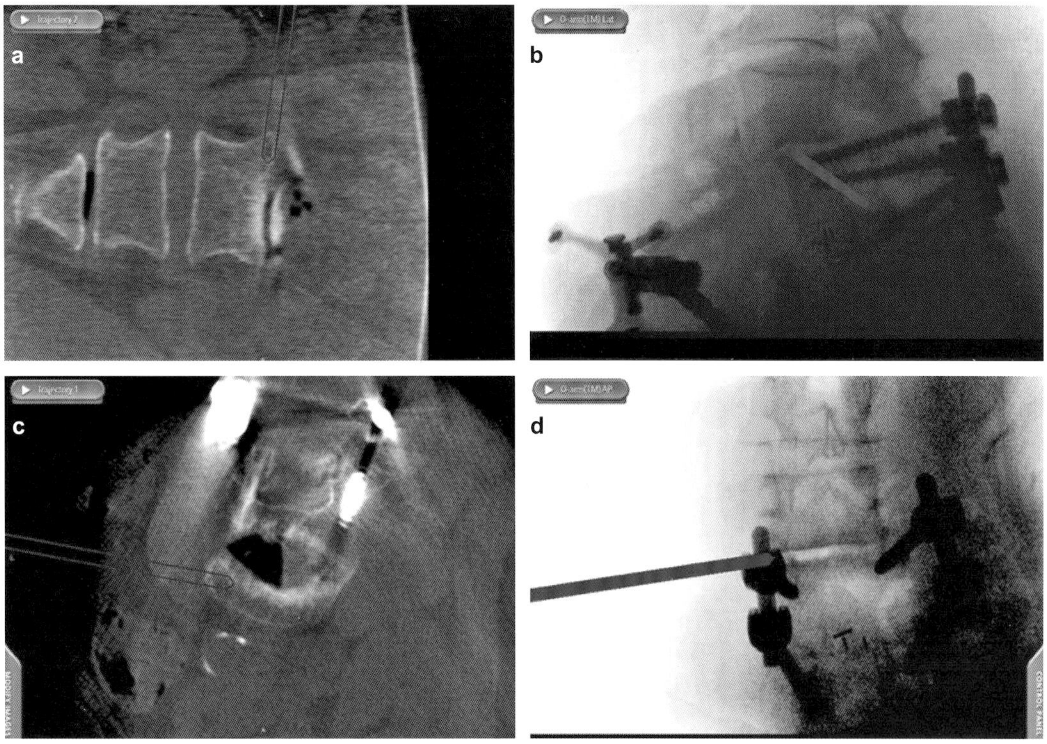

图11.6　a ～ d. CaSN系统屏幕截图显示出带有电极的导航扩张器的路径

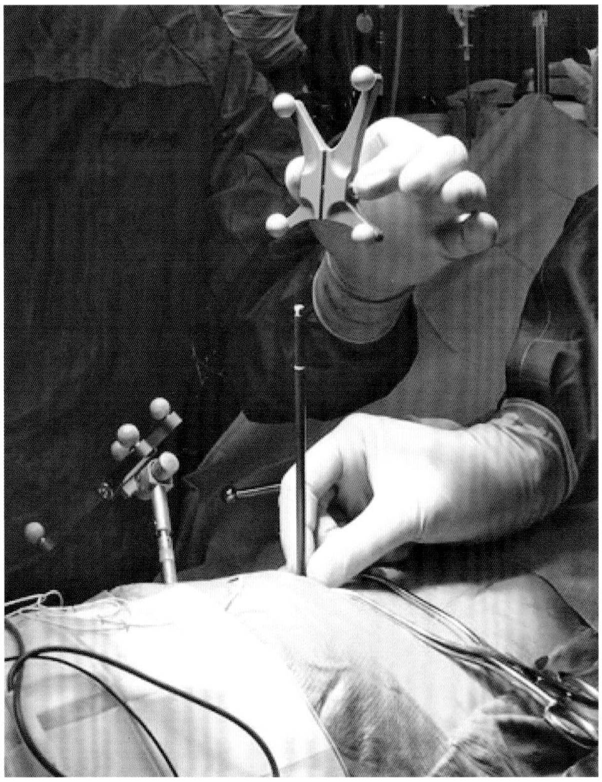

图11.7　当利用CaSN系统进入椎间盘后，可以拆除扩张器上的跟踪架

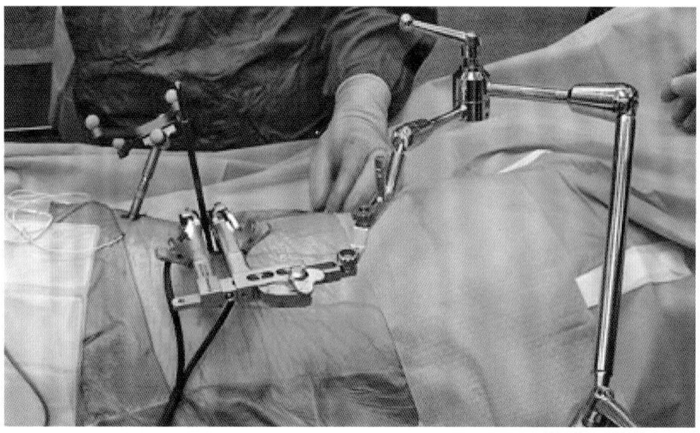

图11.8　放入扩张套管

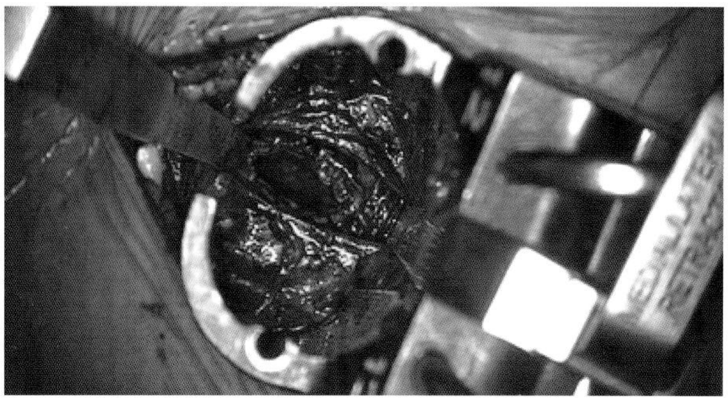

图11.9　椎间盘切除术后暴露出椎间隙

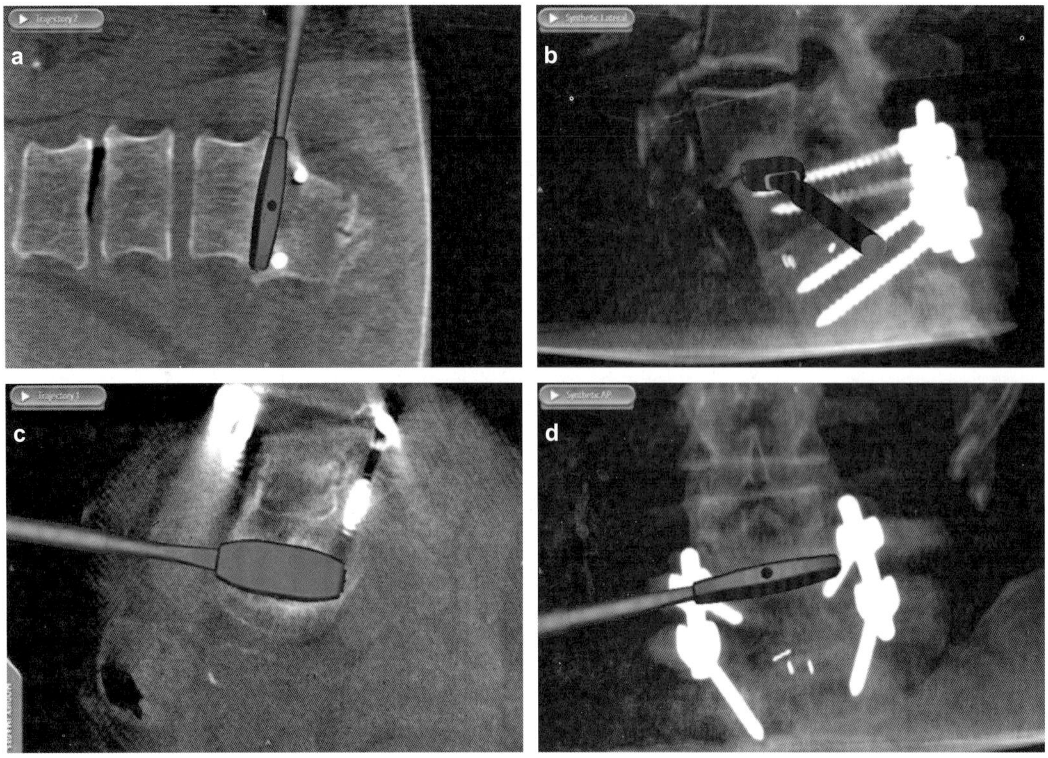

图11.10 a～d. CaSN系统屏幕截图显示体内试模在导航引导下进入椎间隙

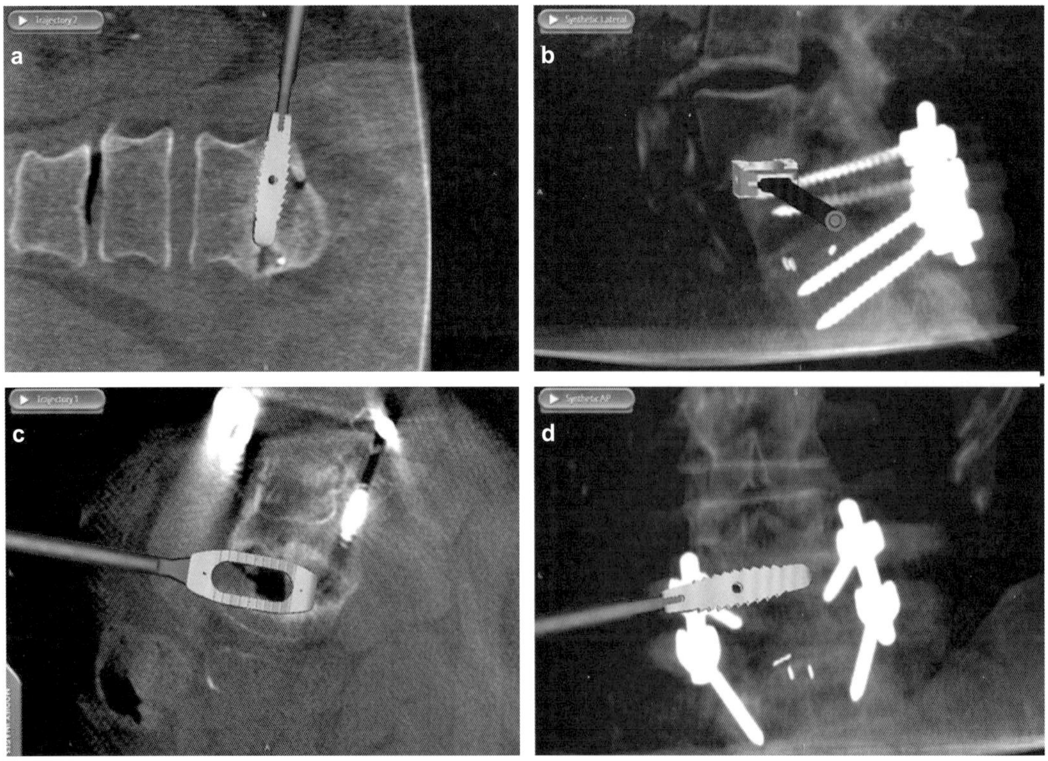

图11.11 a～d. CaSN系统屏幕截图显示体内植入物在导航引导下放置在椎间隙

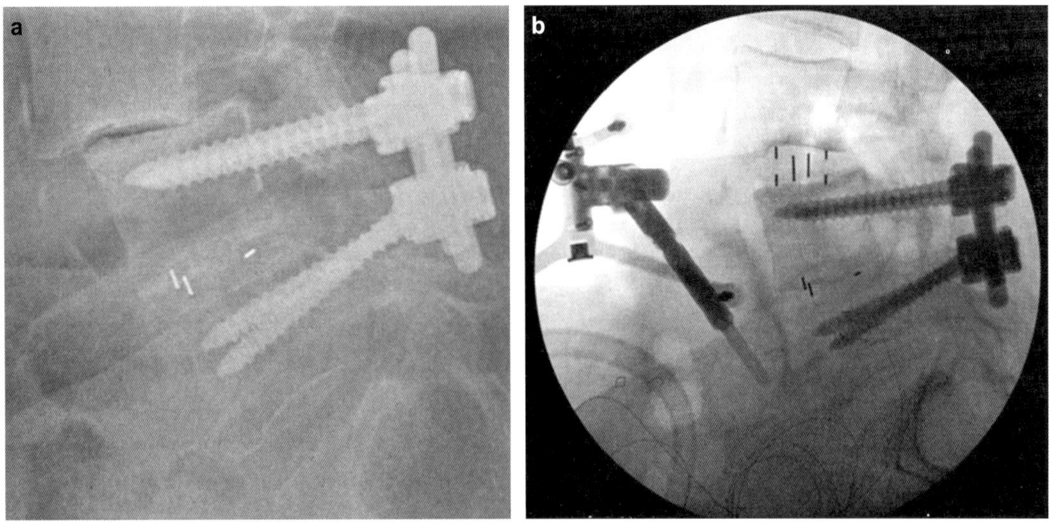

图11.12 a、b. 术前侧位X线（a）和术中透视侧位X线（b）显示融合器已经在CaSN系统导航下放置在了合适的位置

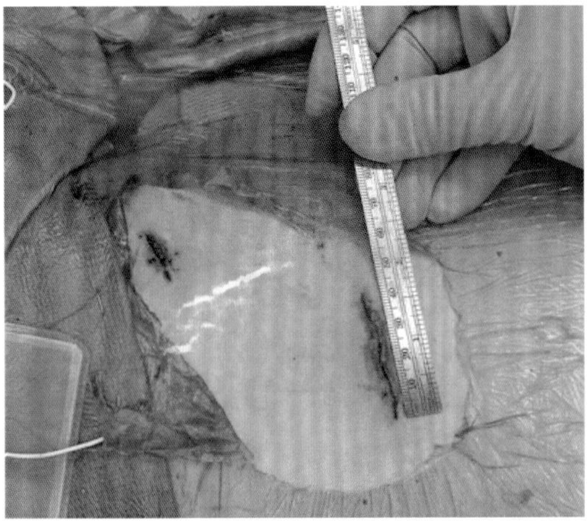

图11.13 术后封闭切口

参·考·文·献

1. Kim CW, Lee YP, Taylor W, et al. Use of navigationassisted fluoroscopy to decrease radiation exposure during minimally invasive spine surgery. Spine J. 2008; 8: 584–90.
2. Pumberger M, Hughes AP, Huang RR, et al. Neurologic deficit following lateral lumbar interbody fusion. Eur Spine J. 2012; 21: 1192–9.
3. Rampersaud YR, Foley KT, Shen AC, et al. Radiation exposure to the spine surgeon during fluoroscopically assisted pedicle screw insertion. Spine (Phila Pa 1976). 2000; 25: 2637–45.
4. Theocharopoulos N, Perisinakis K, Damilakis J, et al. Occupational exposure from common fluoroscopic projections used in orthopaedic surgery. J Bone Joint Surg Am. 2003; 85-A: 1698–703.

（刘彦斌/译　翟　骁/校）

第12章 避免腰肌和腰骶丛神经损伤的技术

Matthew F. Gary and Michael Y. Wang

12.1 前 言

与开放手术相比，腰椎微创手术因住院时间短、医疗费用低、术后疼痛程度轻和失血量少等优势而得到推崇[1-3]。而与传统的后路手术相比，微创LLIF因能进一步保留后方韧带结构，椎间融合器接触面大，融合率高以及矫正冠状面失平衡的能力而受到称赞[4-7]。

然而，与单纯后路手术相比，这种方法也有其独有的一系列并发症，包括腰骶丛神经和腰肌损伤[8-24]。退行性脊柱手术的终极目标是通过减少疼痛和畸形来改善生活质量。在手术方式的选择上必须能尽量减少潜在的并发症，以免并发症治疗变得比疾病治疗更棘手。患有根性疼痛且术后患有严重股四头肌肌力下降的患者可能会质疑该手术在改善生活质量方面的效用，特别是因为单纯后路手术通常不会带来这种并发症。

尽管新的技术方法不断发展，脊柱手术的终极目标仍未改变：最大限度地提高患者的生活质量，同时最大限度地降低与治疗相关的风险。由于退行性疾病的手术方式通常是可选择的，如果并发症导致显著的疼痛或功能丧失，即便特定并发症发生率再低也可能带来问题。为此，我们已经进行了大量研究以了解与侧方入路手术方式相关的并发症以及避免它们的最佳方法。

由于LLIF最常见且严重的并发症之一与腰骶丛神经有关，为了最大限度提高手术的安全性，对有关腰肌和椎间盘区域局部神经解剖学的全面了解必不可少。准确的术前计划、细致的腹部解剖、神经电生理监测、有限的牵开、表浅锚定和斜入路只是下面将要讨论的部分方法，以帮助医生避免腰骶丛神经损伤。

12.2 解剖学

与由神经外科和骨科住院医师彻底掌握的臂丛神经解剖不同，对许多脊柱外科医生而言，腰骶神经丛的解剖学依然陌生。避免腰丛损伤的第一步是了解腰丛、腰肌和椎间盘间隙之间的解剖关系。许多尸体研究已经检查了这些解剖结构与LLIF的关系[25-31]。腰骶丛属于腹膜后结构，主要位于腰大肌内及其周围。

T12～L4神经根的腹侧束形成腰丛。髂腹下神经由T12～L1形成，支配腹横肌和腹内斜肌，并收集臀外侧肌和脐以下腹部的感觉。其从腰大肌外侧缘发出，并在腰方肌侧外侧缘斜向前方直至髂嵴。

髂腹股沟神经由L1发出，为阴囊和阴唇提供感觉，并且与髂腹下神经有类似的腹膜后走行。生殖股神经由L1～L2发出，支配男性的提睾肌，并有生殖支（腹股沟感觉）和股支（大腿前上部的感觉）。其特点是从起始部向下走行时，它在腰肌中出现并沿着腰肌的前表面走行。股外侧皮神经起源于L2～L3，支配大腿外侧感觉，并且出现在对应平面的腰肌侧缘。

股神经发自L2～L4，并且在从腰椎下方的侧缘出现之前下行穿过腰肌纤维。它掌管多种肌肉的运动（髂腰肌、耻骨肌、缝匠肌和股四头肌）。因此，伸腿无力是与股神经损伤相关的最显著标志。此外，其感觉支支配大腿和小腿前部和内侧感觉。股神经损伤会影响正常的行走，在严重的情况下，甚至影响站立。因此，股神经损伤是一种严重的并发症[5]。

闭孔神经发自L2～L4，并支配大腿内收肌（闭孔外肌、内收肌长肌、股薄肌、耻骨肌和内收肌）。感觉支支配大腿上内侧的一小部分。与股神经类似，闭孔神经在腰肌纤维内下行到其下方，与股神经不同，它沿着腰肌内侧缘发出。

12.3　腿部症状及其与LLIF的相关性

侧方入路术后的大腿症状包括疼痛、感觉异常、麻木，以及屈髋、伸膝的无力。这些并发症可继发于穿过腰肌神经的直接损伤或撑开器对这些神经的间接压迫性损伤（图12.1）。据报道，腰椎侧方入路术后大腿疼痛的发生率仍然很高。Bergey等报道，LLIF术后大腿和腹股沟疼痛的发生率约为30%[32]，而Cummock等注意到39%的患者术后出现大腿疼痛，24%的患者出现大腿无力[33]。Gu等判断进行椎间盘切除术的安全区位于腰骶丛后方与交感神经干前方之间[34]。

为试图寻找安全的“操作区”，Uribe等研究了腰丛相对于椎间隙的解剖位置[31]。他们从侧面将椎体从前向后分为4个等分的区域：区域Ⅰ，前1/4；区域Ⅱ，前中间区；区域Ⅲ，后中间区；区域Ⅳ，后1/4。Ⅲ区是L1～L4椎间盘最安全的入路区域（图12.2和图12.3）。在此平面，除生殖股神经外，腰丛的所有主要神经都在Ⅲ区之后。在L2/L3椎间隙的区域Ⅱ，L3/L4和L4/L5椎间隙的区域Ⅰ中，生殖股神经均有损伤的风险。他们还发现从更前方的轨迹操作L4～L5椎间隙更为安全，即在椎体的中点。Benglis等、Banagan等和Guerin等同样注意到在较低的椎间盘水平，腰丛的分布更靠近腹侧[25, 26, 29]。

12.4　术前计划与准备

鉴于前述的安全操作区比较狭窄，充分的患者准备和荧光镜定位对于确定在侧方入路时放置适当撑开器位置是至关重要的。患者体位摆放不佳以及缺乏对真正的侧位或前后位影像的理解，将导致关键结构的损伤。用腋窝辊将患者置于侧卧位。充分衬垫手臂，上方手臂用垫枕或吊索支撑。头部用衬垫支撑，上方下肢放在枕头上并取屈曲位。屈曲上方下肢可以放松同侧髂腰肌和腰骶丛，从而减少手术过程中对它们的牵拉。髂嵴放置在手术床折角间隙稍下方，躯干放低以打开术侧肋骨和髂嵴间的空隙。然后将手术床置于头高脚低位，使脊柱平行于地面。最后，用胶带横跨患者胸部和髋部，固定体位。

摄取正位片以确保患者处于真正侧卧位。在正位上，相应节段的棘突应完美地位于两椎弓根之间。如果存在明显的不对称，则相应地重新摆放体位。如果存在轻微不对称，可以旋转手术床以获得

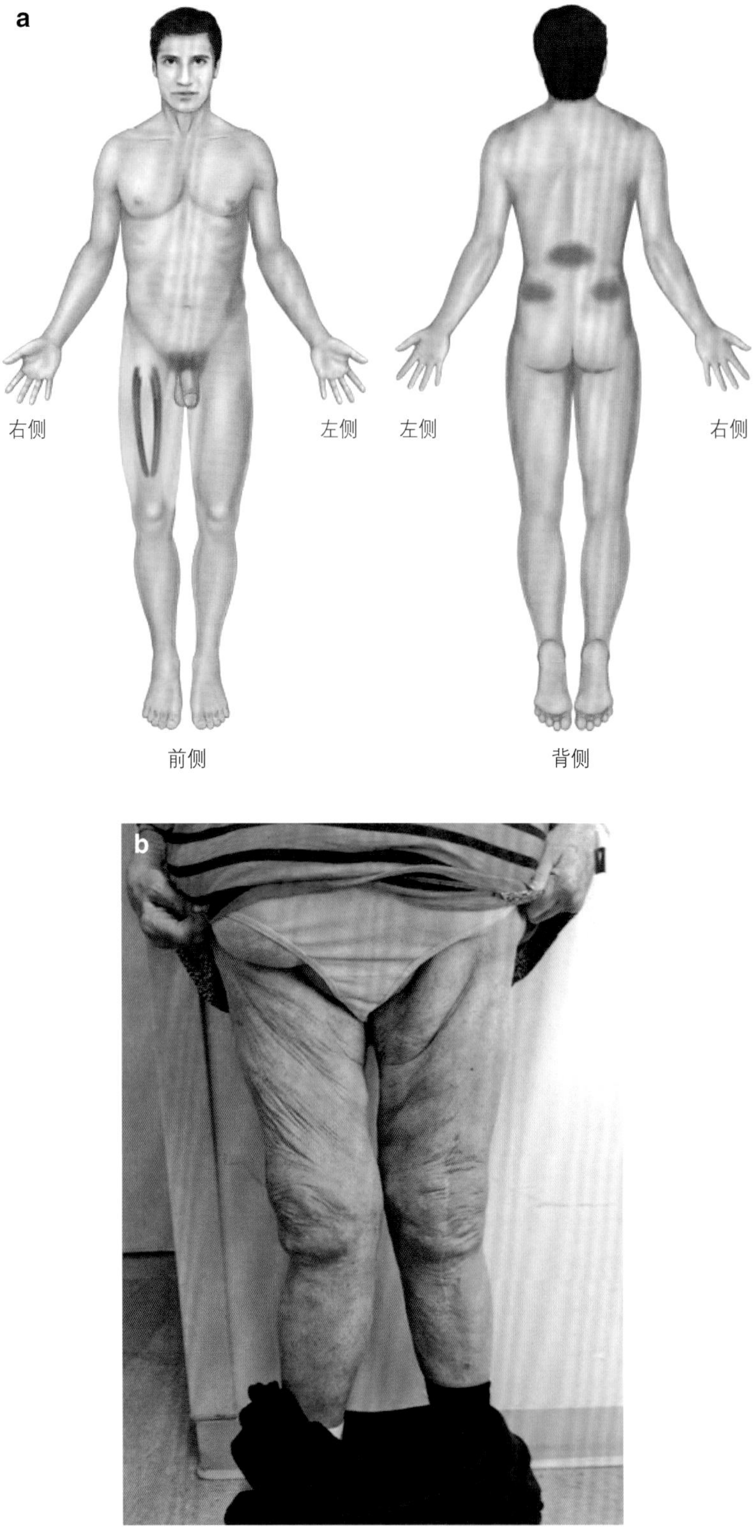

图12.1 a. LLIF治疗后腰骶丛牵拉损伤患者出现大腿疼痛和麻木的疼痛区域图。b. 上腰丛损伤导致股四头肌无力和肌肉废用，引起股肌萎缩

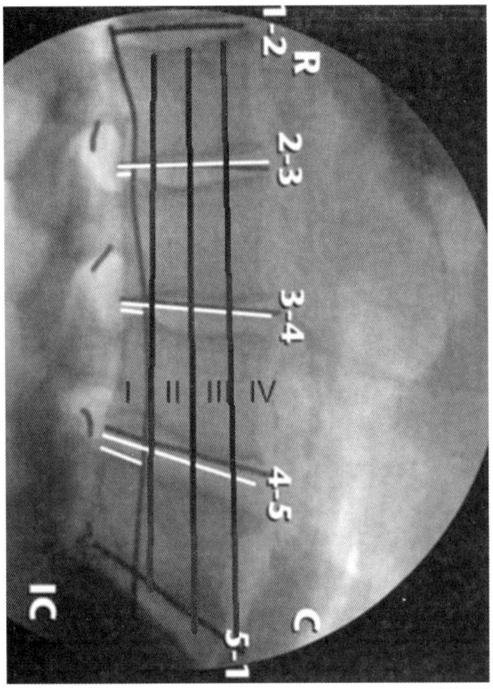

图12.2　Uribe描述的腰肌操作区域[31]

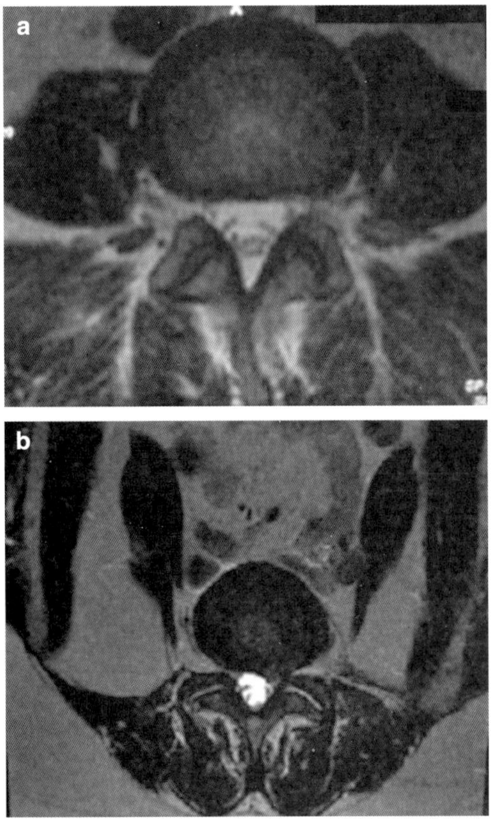

图12.3　a. LLIF操作节段的腰肌解剖结构。b. "腰肌高抬"征，显示肌肉及相关神经丛向前移动，使神经的解剖结构变得不可预测

严格的正位像。患者处于严格的侧卧位时，器械可恰当地放置在前述的安全工作区域中。同时可以确保椎间盘切除和融合器置入的安全进行。摄取侧位片，在皮肤上标记椎间隙的边界，并且计划切口（单切口或双切口技术）。侧腹部的切口应始终处于水平方向，以避免损伤横穿侧腹部肌肉组织的神经穿支，并使切口沿Langer线分布。

当通过微创手术方法进行LLIF操作时，外科医生还必须注意腰肌的解剖结构。

12.5　腹膜后分离

虽然神经丛损伤最常发生于对腰肌进行分离操作时，但在腹部进行分离时也可能损伤在腹膜后间隙走行于腰肌表面的神经。Dakwar等进行尸体研究，观察腰丛神经的重要运动和感觉分支在腰肌外、腹膜后间隙以及腹壁内的分布方向[28]。他们发现，在通过腹壁和腹膜后间隙进行分离时，有4个神经丛分支有受伤的风险：肋下、髂腹下、髂腹股沟和股外侧皮神经。这些神经的损伤可能发生在侧腹或侧方切口时，并且可导致相应皮区的腹壁麻痹和感觉缺陷。

为了避免对这些神经的损伤，在锐性切开腹外斜肌筋膜之后，应进行钝性的肌肉分离直至确认腹膜后腔隙。单极和双极的使用必须加以限制，任何电凝操作都应采用双极电凝进行。如果在解剖过程中发现神经，可以仔细解剖和游离。一旦进入腹膜后间隙，应进行腹膜内容物从后到前的钝性分离，直到横突和腰肌[28]。如果使用手指分离，必须小心不要撕扯任何可能纤维带，因为它们可能是神经。

12.6　肌电图

在进行腰肌分离时，trEMG能监测神经丛的运动分支[6, 35]。使用阈值刺激，可以潜在地确定撑开器与相邻神经的相对位置。临床上正常的神经引起EMG反应，刺激范围为1～5 mA，平均约2 mA[36, 37]。刺激越接近神经，刺激所需的电流越低。因此，5 mA或更低的阈值表明刺激器可能与神经直接接触。通常认为5～10 mA的阈值是必须引起注意的灰色区域，而> 10 mA的阈值则被认为是安全的。

部分撑开器具有定向刺激功能，允许操作者测试相对于撑开器的最低阈值（即此时神经）的位置。如果遇到< 10 mA的阈值，则需将撑开器重新定位在远离受刺激的神经位置。Tohmeh等前瞻性研究了102例接受LLIF治疗患者的EMG阈值。他们发现55.7%的病例在初始撑开器放置时具有警报级EMG反馈（阈值< 10 mA），导致重新定位。3例患者（2.3%）出现短暂运动功能障碍，均在6个月内消退。值得注意的是，在置入椎间试模撑开后，3例患者中的3例在手术期间其受影响的肌节中具有spEMG活动。尽管拥有这些有意义的发现，但trEMG仅限于运动神经，仍会使感觉神经易受损伤。Tohmeh等发现，17.6%的患者术后立即出现大腿感觉障碍。然而，trEMG并不能对牵拉损伤起到警示作用，通过撑开器叶片出现的刺激短路可能会产生假阴性结果[38]。

12.7 牵 拉

在将工作套筒插入腰肌后进一步显露椎间隙时，要注意仅撑开前方叶片。撑开后叶片可导致神经丛的牵拉损伤和（或）挤压撑开器叶片与横突之间的神经丛。此外，手术时间长度与肢体症状增加有关，可能是由于较长时间的腰肌和神经丛牵拉[8]。因此，一旦打开撑开套筒，就必须尽快处理椎间隙。

12.8 表浅锚定

如图所示，良好的trEMG可显著降低运动神经损伤的风险，但不能限制感觉神经损伤。为此，我们描述了一种不同的技术，其中撑开套筒并不是通过腰肌逐级扩张，而是在不进入腰肌的情况下安放于腰肌的表面[38]。一旦通过透视检查确定工作撑开器位置适当，将腰肌以纵向方式钝性分离，暴露椎间隙（图12.4）。任何神经都可能清晰可见或至少可以“映射”于腰肌表面，以检测任何腰骶神经丛的接近程度。

在分离过程中，trEMG可用于区分运动和感觉

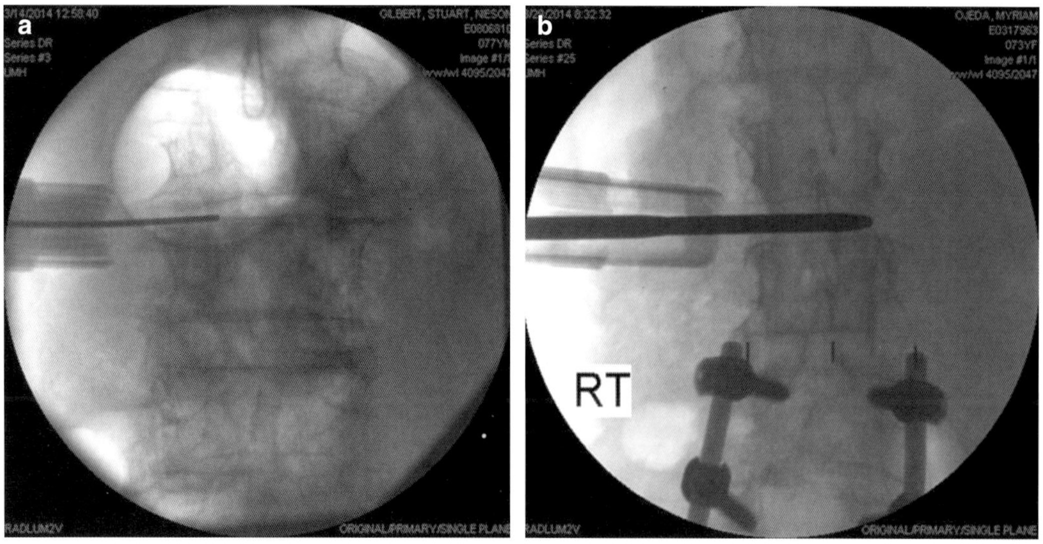

图12.4 表浅锚定技术。a. 显示撑开器放置在腰肌表面。b. 随后椎间隙撑开

神经。然后将这些暴露的神经从显露的椎间隙向外分离，以便安全地进行椎间操作。值得注意的是，撑开器没有通过腰肌推进，这可以有效限制肌肉和神经的牵拉损伤。Acosta等描述了他们在连续15例患者中使用该技术的经验。没有患者在术后即刻或末次随访时出现术后无力、麻木或疼痛；然而，该研究的样本量过小[38]。

12.9　斜入路

斜入路是侧方入路的一种变化形式，在接下来的章节中将进行详细讨论。此处提及是因为它的主要作用是防止腰肌和神经丛损伤。在这一入路中，暴露腰肌的前部，并在腰肌的前缘和交感神经干之间进行分离，整个腰肌向后牵拉，而交感神经干向前牵拉[39, 40]。与标准侧方入路相比，该方法可以更好地避开神经丛。此外，不对腰肌进行分离操作，也可以减少对这一组织的损伤。然而，该方法有其自身的一系列挑战，包括：对交感神经干的搔扰，置入椎间融合器时套管向后方震动，以及更接近大血管。

总　结

自推广以来，对于微创手术侧方入路相关潜在并发症的理解已逐渐加深。如果操作正确，术后出现永久性肌无力发生率将会降低，但仍无法预测。一过性下肢症状出现的比例仍居高不下，这促使外科医生关注避免此类并发症的技术：① 解剖学知识；② 正确的体位摆放；③ 腹腔内钝性分离；④ trEMG；⑤ 有限牵拉；⑥ 表浅锚定；⑦ 斜向入路。

参·考·文·献

1. Wang MY, Cummock MD, Yu Y, Trivedi RA. An analysis of the differences in the acute hospitalization charges following minimally invasive versus open posterior lumbar interbody fusion. J Neurosurg Spine. 2010; 12(6): 694–9. doi: 10.3171/2009.12. SPINE09621.
2. Wang MY, Lerner J, Lesko J, McGirt MJ. Acute hospital costs after minimally invasive versus open lumbar interbody fusion: data from a US national database with 6106 patients. J Spinal Disord Tech. 2012; 25(6): 324–8. doi: 10.1097/ BSD.0b013e318220be32.
3. Lee KH, Yue WM, Yeo W, Soeharno H, Tan SB. Clinical and radiological outcomes of open versus minimally invasive transforaminal lumbar interbody fusion. Eur Spine J. 2012; 21(11): 2265–70. doi: 10.1007/s00586-012-2281-4. PubMed PMID: 22453894; PMCID: PMC3481101.
4. Berjano P, Lamartina C. Far lateral approaches (XLIF) in adult scoliosis. Eur Spine J. 2013; 22 Suppl 2: S242– 53. doi: 10.1007/ s00586-012-2426-5. PubMed PMID: 22836363.
5. Malham GM, Ellis NJ, Parker RM, Seex KA. Clinical outcome and fusion rates after the first 30 extreme lateral interbody fusions. Sci World J. 2012; 2012: 246989. doi: 10.1100/2012/246989.
6. Ozgur BM, Aryan HE, Pimenta L, Taylor WR. Extreme lateral interbody fusion (XLIF): a novel surgical technique for anterior lumbar interbody fusion. Spine J. 2006; 6(4): 435–43. doi: 10.1016/j.spinee.2005.08.012.
7. Kepler CK, Sharma AK, Huang RC, Meredith DS, Girardi FP, Cammisa Jr FP, Sama AA. Indirect foraminal decompression after lateral transpsoas interbody fusion. J Neurosurg Spine. 2012; 16(4): 329–33. doi: 10.3171/2012.1.SPINE11528.
8. Lykissas MG, Aichmair A, Hughes AP, Sama AA, Lebl DR, Taher F, Du JY, Cammisa FP, Girardi FP. Nerve injury after lateral lumbar interbody fusion: a review of 919 treated levels with identification of risk factors. Spine J. 2014; 14(5): 749–58. doi: 10.1016/j.spinee.2013.06.066.
9. Ahmadian A, Deukmedjian AR, Abel N, Dakwar E, Uribe JS. Analysis of lumbar plexopathies and nerve injury after lateral retroperitoneal transpsoas approach: diagnostic standardization. J Neurosurg Spine. 2013; 18(3): 289–97. doi: 10.3171/2012.11. SPINE12755.
10. Cahill KS, Martinez JL, Wang MY, Vanni S, Levi AD. Motor nerve injuries following the minimally invasive lateral transpsoas approach. J Neurosurg Spine. 2012; 17(3): 227–31. doi: 10.3171/2012.5. SPINE1288.
11. Galan TV, Mohan V, Klineberg EO, Gupta MC, Roberto RF, Ellwitz JP. Case report: incisional hernia as a complication of extreme lateral interbody fusion. Spine J. 2012; 12(4): e1–6. doi: 10.1016/j.spinee.2012. 02.012.
12. Graham RB, Wong AP, Liu JC. Minimally invasive lateral transpsoas approach to the lumbar spine: pitfalls and complication avoidance. Neurosurg Clin N Am. 2014; 25(2): 219–31. doi: 10.1016/j.nec.2013. 12.002.
13. Houten JK, Alexandre LC, Nasser R, Wollowick AL. Nerve injury during the transpsoas approach for lumbar fusion. J Neurosurg Spine. 2011; 15(3): 280–4. doi: 10.3171/2011.4.SPINE1127.
14. Jahangiri FR, Sherman JH, Holmberg A, Louis R, Elias J, Vega-Bermudez F. Protecting the genitofemoral nerve during direct/ extreme lateral interbody fusion (DLIF/XLIF) procedures. Am J Electroneurodiagnostic Technol. 2010; 50(4): 321–35.
15. Knight RQ, Schwaegler P, Hanscom D, Roh J. Direct lateral

lumbar interbody fusion for degenerative conditions: early complication profile. J Spinal Disord Tech. 2009; 22(1): 34–7. doi: 10.1097/BSD. 0b013e3181679b8a.
16. Kueper J, Fantini GA, Walker BR, Aichmair A, Hughes AP. Incidence of vascular complications during lateral lumbar interbody fusion: an examination of the mini-open access technique. Eur Spine J. 2015; 24(4): 800–9. doi: 10.1007/s00586-015-3796-2.
17. Le TV, Burkett CJ, Deukmedjian AR, Uribe JS. Postoperative lumbar plexus injury after lumbar retroperitoneal transpsoas minimally invasive lateral interbody fusion. Spine. 2013; 38(1): E13–20. doi: 10.1097/BRS.0b013e318278417c.
18. Lykissas MG, Aichmair A, Sama AA, Hughes AP, Lebl DR, Cammisa FP, Girardi FP. Nerve injury and recovery after lateral lumbar interbody fusion with and without bone morphogenetic protein-2 augmentation: a cohort-controlled study. Spine J. 2014; 14(2): 217–24. doi: 10.1016/j.spinee.2013.06.109.
19. Moller DJ, Slimack NP, Acosta FL, Koski TR, Fessler RG, Liu JC. Minimally invasive lateral lumbar interbody fusion and transpsoas approach-related morbidity. Neurosurg Focus. 2011; 31(4): E4. doi: 10.3171/2011.7.FOCUS11137.
20. Morr S, Kanter AS. Complex regional pain syndrome following lateral lumbar interbody fusion: case report. J Neurosurg Spine. 2013; 19(4): 502–6. doi: 10.3171/2013.7.SPINE12352.
21. Pumberger M, Hughes AP, Huang RR, Sama AA, Cammisa FP, Girardi FP. Neurologic deficit following lateral lumbar interbody fusion. Eur Spine J. 2012; 21(6): 1192–9. doi: 10.1007/s00586-011-2087-9.
22. Rodgers WB, Gerber EJ, Patterson J. Intraoperative and early postoperative complications in extreme lateral interbody fusion: an analysis of 600 cases. Spine. 2011; 36(1): 26–32. doi: 10.1097/BRS.0b013e3181e1040a.
23. Sofianos DMA, Briseño MR, Abrams J, Patel AA. Complications of the lateral transpsoas approach for lumbar interbody arthrodesis: a case series and literature review. Clin Orthop Relat Res. 2012; 470(6): 1621–32. doi: 10.1007/s11999-011-2088-3.
24. Wong AP, Smith ZA, Nixon AT, Lawton CD, Dahdaleh NS, Wong RH, Auffinger B, Lam S, Song JK, Liu JC, Koski TR, Fessler RG. Intraoperative and perioperative complications in minimally invasive transforaminal lumbar interbody fusion: a review of 513 patients. J Neurosurg Spine. 2015; 22(5): 487–95. doi: 10.3171/2014.10.SPINE14129.
25. Banagan K, Gelb D, Poelstra K, Ludwig S. Anatomic mapping of lumbar nerve roots during a direct lateral transpsoas approach to the spine: a cadaveric study. Spine. 2011; 36(11): E687–91. doi: 10.1097/BRS.0b013e3181ec5911.
26. Benglis DM, Vanni S, Levi AD. An anatomical study of the lumbosacral plexus as related to the minimally invasive transpsoas approach to the lumbar spine. J Neurosurg Spine. 2009; 10(2): 139–44. doi: 10.3171/2008.10.SPI08479.
27. Bina RW, Zoccali C, Skoch J, Baaj AA. Surgical anatomy of the minimally invasive lateral lumbar approach. J Clin Neurosci. 2015; 22(3): 456–9. doi: 10.1016/j.jocn.2014.08.011. Epub 2014/12/03.
28. Dakwar E, Vale FL, Uribe JS. Trajectory of the main sensory and motor branches of the lumbar plexus outside the psoas muscle related to the lateral retroperitoneal transpsoas approach. J Neurosurg Spine. 2011; 14(2): 290–5. doi: 10.3171/2010.10.SPINE10395.
29. Guérin P, Obeid I, Bourghli A, Masquefa T, Luc S, Gille O, Pointillart V, Vital J-M. The lumbosacral plexus: anatomic considerations for minimally invasive retroperitoneal transpsoas approach. Surg Radiol Anat. 2012; 34(2): 151–7. doi: 10.1007/s00276-011- 0881-z.
30. Kepler CK, Bogner EA, Herzog RJ, Huang RC. Anatomy of the psoas muscle and lumbar plexus with respect to the surgical approach for lateral transpsoas interbody fusion. Eur Spine J. 2011; 20(4): 550–6. doi: 10.1007/s00586-010-1593-5.
31. Uribe JS, Arredondo N, Dakwar E, Vale FL. Defining the safe working zones using the minimally invasive lateral retroperitoneal transpsoas approach: an anatomical study. J Neurosurg Spine. 2010; 13(2): 260–6. doi: 10.3171/2010.3.SPINE09766.
32. Bergey DL, Villavicencio AT, Goldstein T, Regan JJ. Endoscopic lateral transpsoas approach to the lumbar spine. Spine. 2004; 29(15): 1681–8.
33. Cummock MD, Vanni S, Levi AD, Yu Y, Wang MY. An analysis of postoperative thigh symptoms after minimally invasive transpsoas lumbar interbody fusion. J Neurosurg Spine. 2011; 15(1): 11–8. doi: 10.3171/2011.2.SPINE10374.
34. Gu Y, Ebraheim NA, Xu R, Rezcallah AT, Yeasting RA. Anatomic considerations of the posterolateral lumbar disk region. Orthopedics. 2001; 24(1): 56–8.
35. Tohmeh AG, Rodgers WB, Peterson MD. Dynamically evoked, discrete-threshold electromyography in the extreme lateral interbody fusion approach. J Neurosurg Spine. 2011; 14(1): 31–7. doi: 10.3171/2010.9.SPINE09871.
36. Calancie B, Madsen P, Lebwohl N. Stimulus-evoked EMG monitoring during transpedicular lumbosacral spine instrumentation. Initial clinical results. Spine (Phila Pa 1976). 1994; 19(24): 2780–6.
37. Maguire J, Wallace S, Madiga R, Leppanen R, Draper V. Evaluation of intrapedicular screw position using intraoperative evoked electromyography. Spine (Phila Pa 1976). 1995; 20(9): 1068–74.
38. Acosta FL, Drazin D, Liu JC. Supra-psoas shallow docking in lateral interbody fusion. Neurosurgery. 2013; 73(1 Suppl Operative): ons48–51. doi: 10.1227/ NEU.0b013e318288a202 ; discussion ons2.
39. Ohtori S, Orita S, Yamauchi K, Eguchi Y, Ochiai N, Kishida S, Kuniyoshi K, Aoki Y, Nakamura J, Ishikawa T, Miyagi M, Kamoda H, Suzuki M, Kubota G, Sakuma Y, Oikawa Y, Inage K, Sainoh T, Sato J, Fujimoto K, Shiga Y, Abe K, Toyone T, Inoue G, Takahashi K. Miniopen anterior retroperitoneal lumbar interbody fusion: oblique lateral interbody fusion for lumbar spinal degeneration disease. Yonsei Med J. 2015; 56(4): 1051–9. doi: 10.3349/ymj.2015.56.4.1051.
40. Aghayev K, Vrionis FD. Mini-open lateral retroperitoneal lumbar spine approach using psoas muscle retraction technique. Technical report and initial results on six patients. Eur Spine J. 2013; 22(9): 2113–9. doi: 10.1007/s00586-013-2931-1.

（陈　锴/译　罗贝尔/校）

第 3 篇

软组织处理

第13章 腹膜后侧方入路的单切口与双切口比较

Gisela Murray, Chun-Po Yen, and Juan S. Uribe

13.1 单切口

13.1.1 手术技术

正确摆放患者体位并用胶带固定。透视定位后，以目标椎间隙的后1/3为中心点取横切口。如果目标间隙是L4/L5，则切口的中心点为椎间隙的中点，皮肤切口长度为3 cm。解剖分离皮下脂肪直至筋膜，用电刀沿椎间隙方向横向切开筋膜。用两把扁桃体止血钳轻柔地解剖，逐层分离筋膜下的肌肉：腹外斜肌、腹内斜肌、腹横肌。最后打开腹横筋膜，进入腹膜后间隙。这一步应该小心地沿着切口直接向下，如果分离得太靠前，可能会损伤肠道，如果分离得太靠后，可能会损伤神经。用示指分离后腹膜，并将腹膜和内容物推向前方。术者可以触摸到横突并沿其到达腰大肌，然后用示指将腹膜内容物向前推，并顺着示指放入最初级扩张器到腰大肌侧方表面。最后逐级按序置入扩张器和撑开器（图13.1）。

13.2 双切口

13.2.1 手术技术[1]

采用双切口手术时，侧方切口和上述切口一样，第二个切口位于第一个切口后方，竖脊肌的侧缘。运用锐性剪开和手指分离穿过腹部肌肉和筋膜的通道。该步骤应该小心操作以避免造成腹膜不经意的损伤。一旦进入腹膜后腔，用示指向前推移腹膜，然后触摸横突和腰大肌，然后继续用手指向上和向侧方切口分离，第一个皮肤和筋膜的切口位于此位置，然后置入初级扩张器。示指通过后方切口进入腹膜后间隙，用以引导初级扩张器下达腰大肌（图13.2）。

13.2.2 优点和缺点

应用两种入路进行侧方融合都是很好的选择，各有优缺点。双切口最初由Pimenta 提出[1]，其优点是有效地避开了前方的腹膜结构，向腰大肌置入

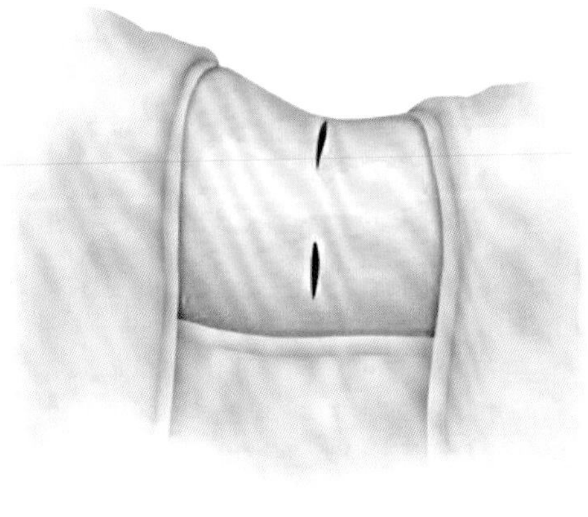

图13.1 双切口允许术者用手指盲分腹膜后间隙

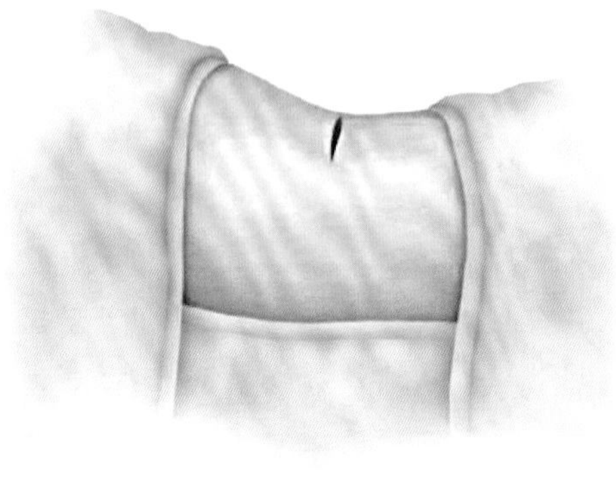

图13.2 小切口入路的单切口，直视下分离后腹膜

扩张器更方便，但是也有其缺点，包括髂腹下和髂腹股沟神经的损伤[2,3]。这两组神经都在腹膜后间隙内腰方肌前方走行并到达髂嵴，可能在后一个切口中损伤。两个独立切口需要花费更多的时间。

换句话说，单切口的好处是操作时间更短和术后切口疼痛程度更轻。这个切口操作更快，潜在地避免了行走于腰方肌附近的神经损伤。单切口理论上的缺点是腹膜向前推移不够充分，损伤腹膜内结构的风险可能增加。但是，通过示指进入切口以保护腹膜并导入初级扩展器，作者还没有遇到任何的肠道损伤。

小 结

单切口和双切口都有很好的安全性，并发症的风险低。术者应该选择他们感觉操作舒适的切口。对组织层面谨小慎微的解剖分离是避免任何并发症的关键。

参·考·文·献

1. Ozgur BM, Aryan HE, Pimenta L, Taylor WR. Extreme Lateral Interbody Fusion (XLIF): a novel surgical technique for anterior lumbar interbody fusion. Spine J Off J N Am Spine Soc. 2006; 6(4): 435–43.
2. Uribe JS, Arredondo N, Dakwar E, Vale FL. Defining the safe working zones using the minimally invasive lateral retroperitoneal transpsoas approach: an anatomical study. J Neurosurg Spine. 2010; 13(2): 260–6.
3. Dakwar E, Vale FL, Uribe JS. Trajectory of the main sensory and motor branches of the lumbar plexus outside the psoas muscle related to the lateral retroperitoneal transpsoas approach. J Neurosurg Spine. 2011; 14(2): 290–5.

（魏显招 / 译 张秋林 / 校）

第14章 侧方入路经腰大肌牵开技术

E. Jyles Rodgers and W. B. Rodgers

14.1 前　言

腰椎外侧或前外侧经腰大肌入路是在20世纪90年代初发展起来的[1, 2]，但由于通道的挑战性和神经并发症[2]的高发生率，绝大多数医生选择放弃。在20世纪90年代后期和21世纪早期，Luiz Pimenta医生发明了极外侧90°垂直入路，从腹膜后经腰大肌到达椎体的侧方，被称为XLIF（XLIF®, NuVasive, Inc., San Diego, CA）[3]。XLIF入路能获得成功，在于它把连续扩张通道，内固定与EMG刺激进行了很好的集合，EMG能够直接刺激腰丛神经并能提供临界值的响应（NVM5®, NuVasive, Inc.），能够对通道周围的神经结构[4, 5]和用于腰大肌侧方入路的专门的牵开器进行更好的规划（MaXcess®, NuVasive, Inc.）。本章的目的是描述一些商业上可用的牵开器及其使用，可用于到达腰椎体侧方。作者指出，除了MaXcess之外，他们没有使用过其他牵开器系统的经验，因此，本章的大部分内容在于重点描述MaXcess系统。

14.2 MaXcess牵张通道（NuVasive, Inc.）

XLIF入路中使用的牵开器MaXcess是为极外侧经腰大肌入路开发的第一种专用牵开器（图14.1）。自2003年发布以来，MaXcess牵开器目前处于第四次迭代中，它由一系列旨在简化侧方入路手术的特征所定义。如果不首先讨论牵开器如何放置的问题，就不大可能讨论用于极外侧经腰大肌入路手术的牵开器，因为横跨髂腰肌与腰丛神经是不同外侧入路手术的基础和区分因素。在XLIF中，连续性的扩张通道在数字化引导下通过腹膜后间隙，并旋转前进钝性通过腰大肌，整个过程需要在trEMG的监视下完成。该方法利用三种规格的连续性扩张器，神经结构的判断需要通过EMG的阈值反馈来完成[4]。逐层扩张到第三个扩张器的时候，再放置MaXcess牵张通道。因为腰丛应该在通道的后面，当把牵开器放置在侧方椎间盘间隙的中、后1/3边界处时，将trEMG电极嵌入牵开器后叶片内进行连续刺激（图14.2）[5]。应该注意的是，作者

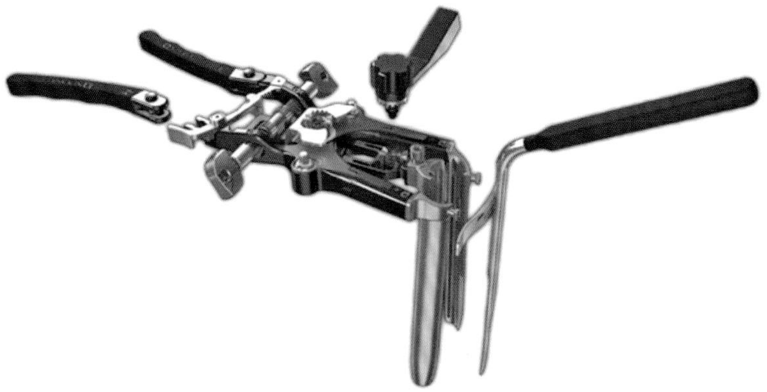

图14.1　照片显示MaXcess®（NuVasive, Inc.）牵开器可拆卸手柄，工作底座，椎体前缘牵开器

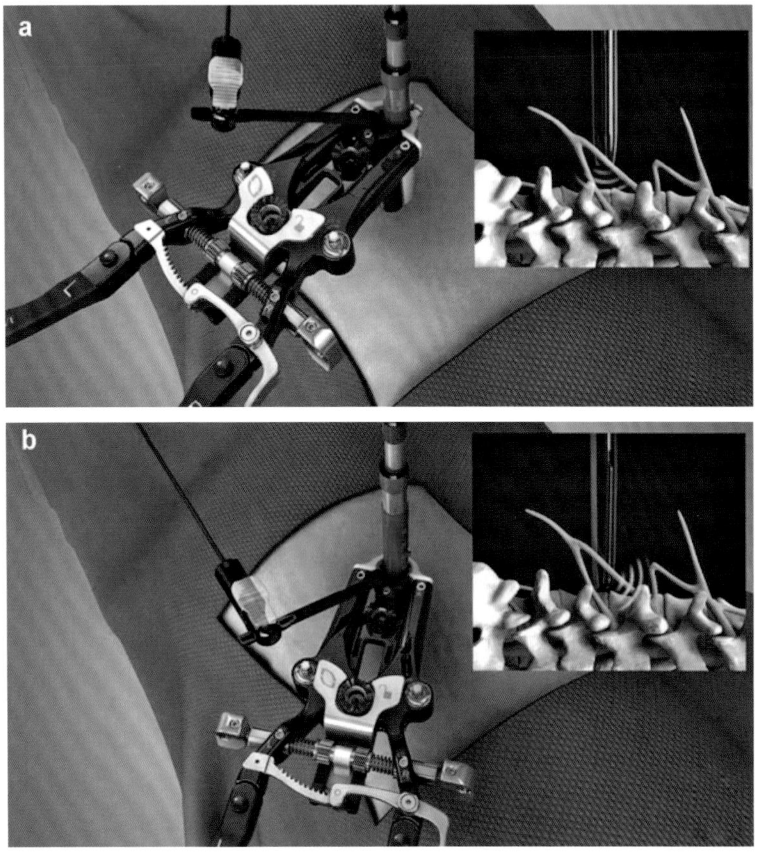

图14.2　a、b. 术中插图显示，在旋转牵开器时，从后（中）叶电极进行肌电图刺激，以提供牵开器后方的运动神经关于方向和距离的肌电图信息

（WBR）偏好尽可能把牵开器后放，但是要确保安全，这样可能允许更好的椎间盘切除，部分中央椎骨切除术（保留终板的皮质层）为实现更好的减压效果，可以应用更大的椎间融合器和更完整的骨植入。

牵开器的主要特点是独立叶片设计，有三个主要的叶片，一个在手术入路的后方向，一个在头侧和尾侧方向（图14.3）。叶片闭合后管径约为12 mm。这些叶片都可以相互独立操作，可以向头侧、尾侧移动，并同时前移或者后移（图14.4）。每个头侧和尾侧的叶片也可以向内或向外张开，以便在不扩大手术切口的情况下增加或减少头侧或尾侧手术部位的暴露（图14.5）。将光源置于头侧和尾侧叶片中，以观察椎间盘和操作空间（图14.6）。嵌片通过后叶片放置于椎间隙内，以便固定好牵开器。第四个牵开片可以放置在头侧和尾侧叶片前方，主要是为了暴露前纵韧带前方的潜在空间，或者在椎体前缘结构与操作空间之间提供一个屏障

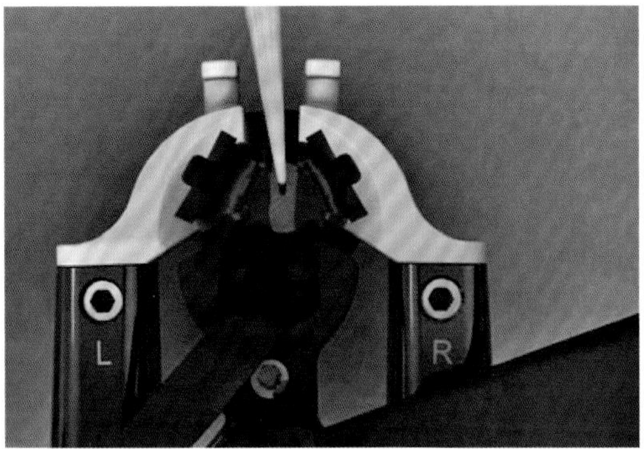

图14.3　插图为手术医生的视角XLIF®（NuVasive, Inc.），MaXcess牵开器共有3个可移动叶片（后侧、头侧、尾侧），定位针置于椎间隙，NVM5®（NuVasive, Inc.）刺激电极可在后叶片看到

（图14.1）。术中，MaXcess牵开器可使工作通道和椎间隙空间视野开阔（图14.7）。

MaXcess牵开器的特点归纳如下。

通道：逐层扩张，外科医生指导，实时反馈，以离散阈值反应定向trEMG。

安装方式：台式固定。

叶片：分体式，3个叶片，每片可单独伸缩，可向内和向外展开，适用于头侧和尾侧的叶片。可选的第四叶片包括前纵韧带牵开器或挡片附件，后者适用于肿瘤、创伤和胸部手术（图14.8）。牵开器闭合后直径为12 mm。

神经监测：将trEMG电极（NVM5）整合到逐层扩张器及内固定过程中，包括牵开器后的叶片上（图14.9）。

其他用于极外侧经腰大肌通道的牵开器系统也有类似的特点和应用，根据通道的进入方式、安装方式、叶片结构和功能以及神经监测的使用情况，与MaXcess大同小异（图14.10）。

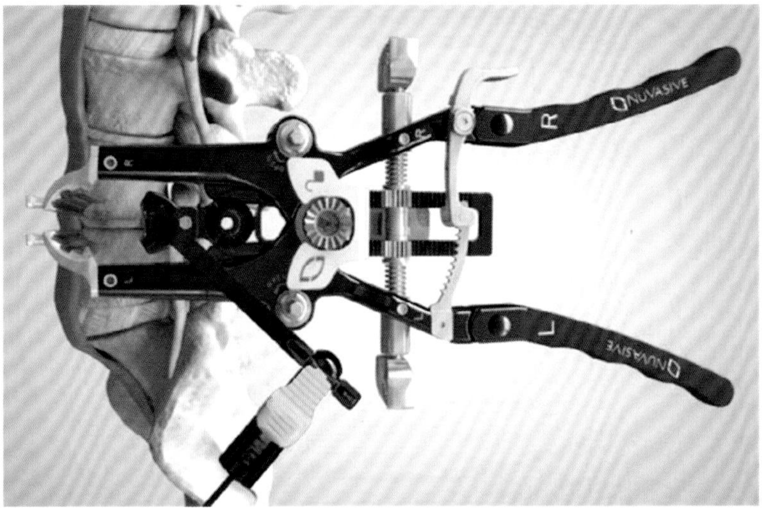

图14.4　侧位图显示，MaXcess通过撑开头端和尾端的叶片后实现操作区域前方的牵开，后叶片嵌入NVM5肌电图电极和可视化的阈值反馈夹（电极上的绿色夹子）

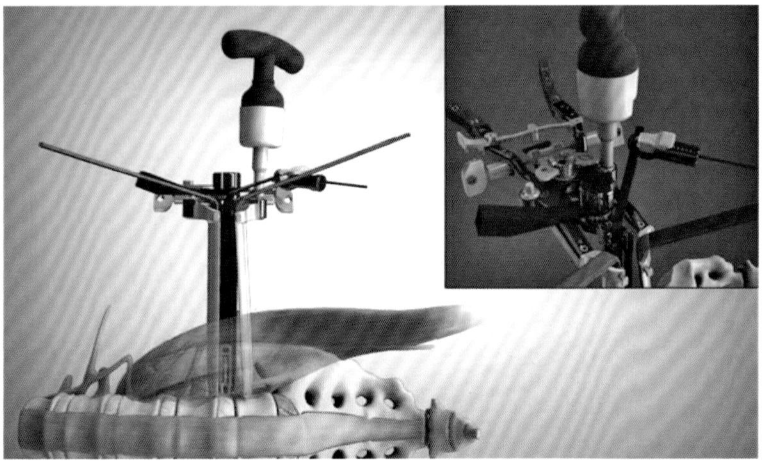

图14.5　插图为应用MaXcess通道进行XLIF时，可把单个刀片成八字形展开或回缩，而不改变切口大小

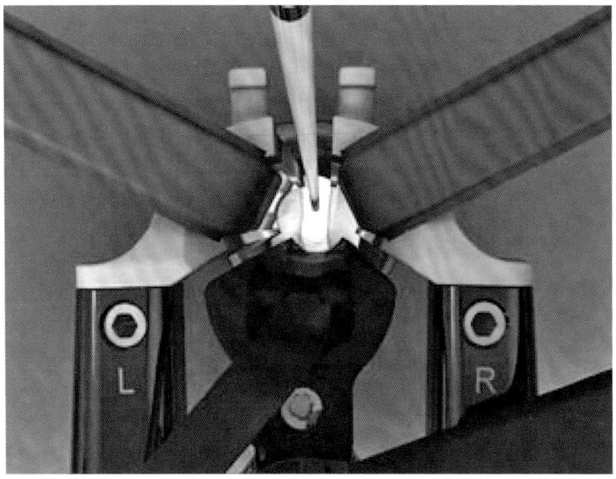

图14.6 外科医生的视角显示在XLIF手术中，MaXcess牵开器光源分别位于头侧和尾侧叶片上

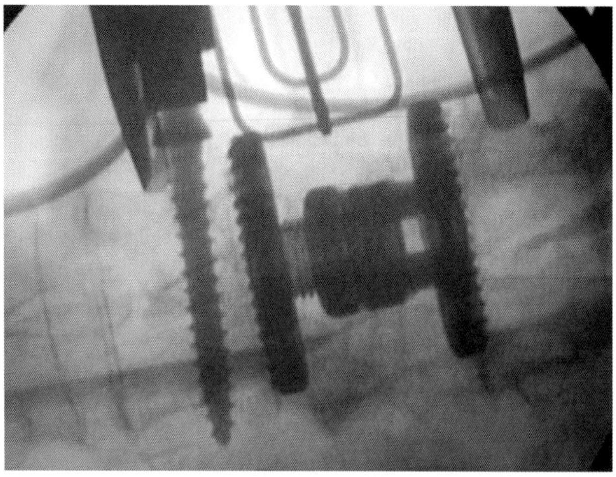

图14.7 术中X线透视显示XLIF 椎体次全切，应用牵开器及前方（第四个挡片）挡片以阻止肺脏的遮掩

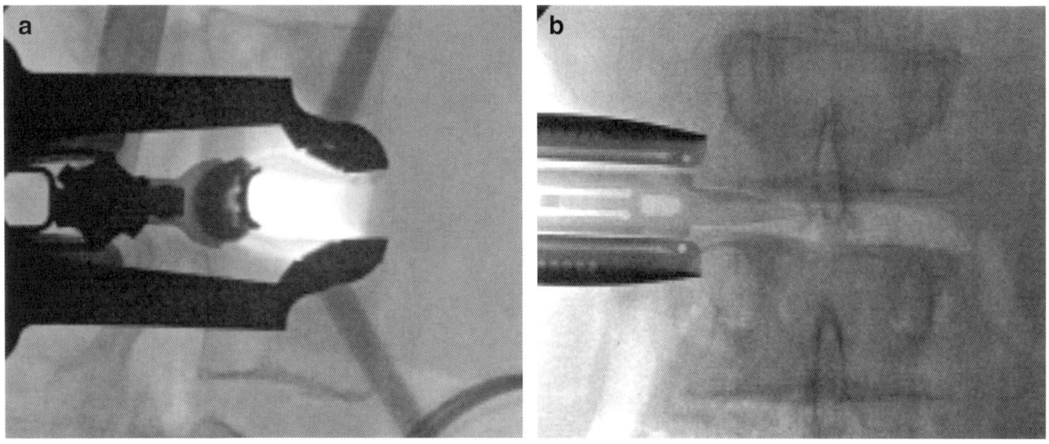

图14.8 a. 术中侧位X线片显示XLIF中MaXcess牵开器的术野暴露和成像情况。b. 术中X线片显示后叶嵌片置于椎间盘内，有限牵开仅显露椎间盘

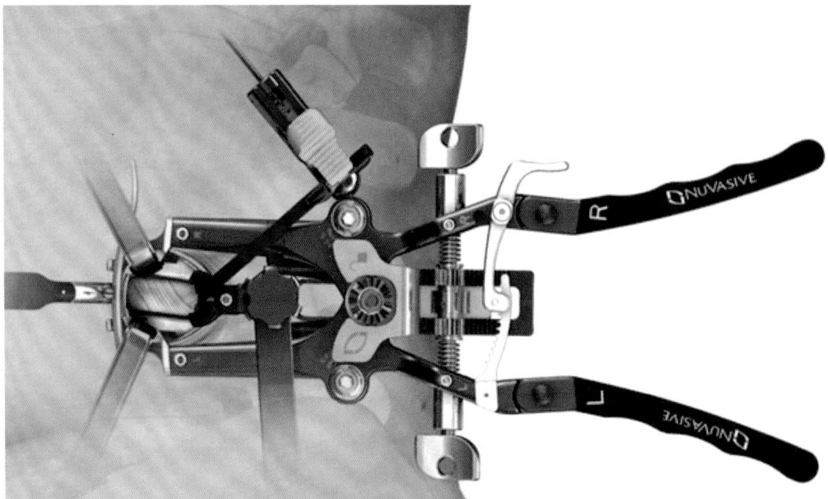

图14.9 侧方图显示XLIF中的MaXcess牵开器，固定在手术床上，后叶片连接NVM5刺激电极、光源和前方（第四）挡片

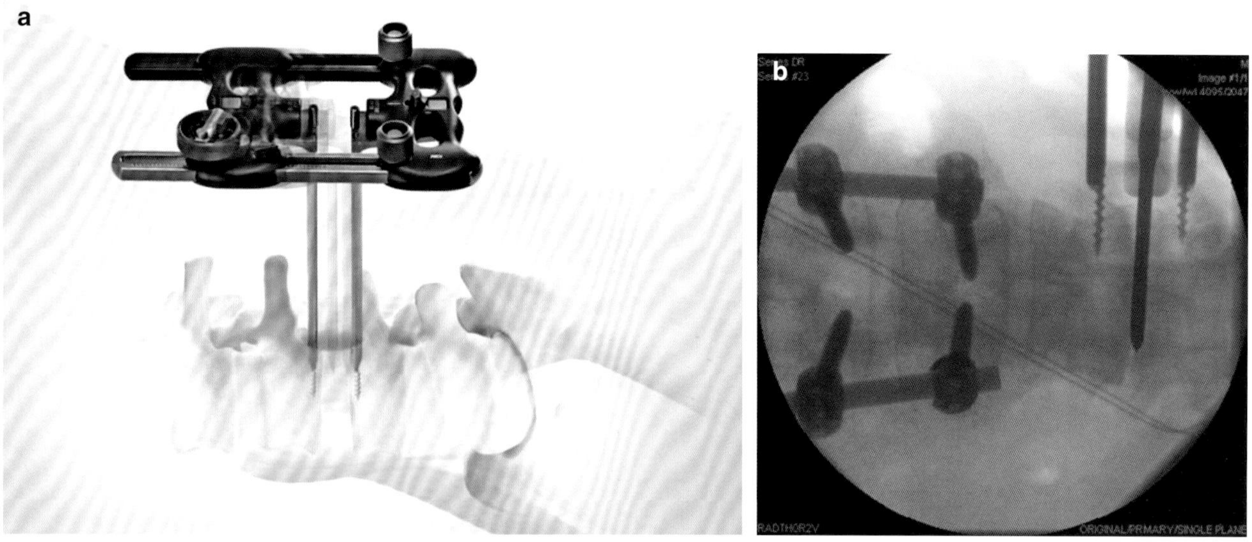

图14.10　a. RAVINE牵开器系统固定在椎体上而不需要固定在手术台上。b. 术中X线片显示将牵开器固定在椎体上的针

14.3　Mars® 3V（Globus, Inc.）

通道路径：一系列连续的扩张器，不包括神经监测。

安装方式：台式固定。

叶片：3个铝制叶片，1个后方叶片，1个头侧叶片，1个尾侧叶片。每个叶片可以向外八字形张开，包括后叶，后叶也可以向后方张开。闭合时，牵开器的外露直径为23 mm。

神经监测：无综合神经监测。依赖第三方神经监测。

14.4　Quadrant®（Medtronic Sofamor Danek, Inc.）

通路：一系列5个连续的扩张器，其中几个扩张器具有使用trEMG的定向刺激。

固定方式：采用固定针进行台式固定。

叶片：2个叶片，1个在头端，1个在尾端，只能在头侧和尾侧的方向可以牵开。没有整合神经监测系统。牵开器闭合后直径22 mm。

神经监测：采用NIM-Eclipse®神经信息监测平台。

14.5　Pipeline®（Depuy Synthes, Inc.）

通路：一系列连续的扩张器，不包括神经监测。

安装方式：台式固定。

叶片：可伸缩的叶片，仅在头尾端方向可撑开回缩。

神经监测：无综合神经监测。依赖第三方神经监测。

14.6　Oracle®（Depuy Synthes, Inc.）

通路：一系列连续的扩张器，不包括神经监测。

安装方式：台式固定。

叶片：3个叶片，但只能将后叶向后牵开。叶片还可以向外八字形张开但不能向内张开。

神经监测：无综合神经监测。依赖第三方神经监测。

14.7 Aira® 3（Stryker, Inc.）

通路：一系列连续的扩张器，不包括神经监测。

安装方式：采用固定针进行台式固定。

叶片：双叶牵开器，仅能向头尾方向牵拉，闭合直径22.5 mm。

神经监测：无综合神经监测。依赖第三方神经监测。

14.8 Ravine® 3（K2M, Inc.）

通路：一系列连续的扩张器，不包括神经监测。

安装方式：用固定针直接固定在椎体上。

叶片：两个叶片，可以向头侧和尾侧扩张，但是不能八字形展开。闭合牵开器直径24 mm。

神经监测：无完整神经监测。依赖第三方神经监测。

14.9 Veo®（Baxano, Inc.）[6]

通路：一系列连续的扩张器，不包括神经监测。

安装方式：台式固定。

叶片：可透性工作管道（无叶片/收缩能力）。牵开器被放置到腰大肌的浅表边缘，然后在直视下对腰大肌进行钝性解剖。

神经监测：无综合神经监测。无需神经监测，因为在直视下就可以看到神经。

14.10 腰肌上方（表浅）锚定[7]

通路：钝性分离暴露腹膜后空间，无需扩张器。

安装方式：台式固定或手持。

刀片：可使用多种牵开器，但如在Veo系统中，可将其固定在腰大肌的浅表表面，直视下避开神经结构，直接对腰肌进行钝性分离。

神经监测：无综合神经监测。依赖于对神经结构的目测或第三方神经监测。

结　论

MaXcess牵开器是最早用于XLIF的侧方入路腰大肌牵开器，作者认为它具有最全面的可用的关键特征，包括：逐层扩张的同时使用trEMG；分离式叶片设计，允许在头侧、尾侧或后方分别牵开，并具有向内和向外八字形伸展的能力；trEMG神经监测嵌入牵开器后叶；一系列可选的第四个挡片（前方）以方便脊柱畸形和肿瘤/创伤的手术。其他可用的牵开器结合了这些特性，还具备其他几个衍生特性（不使用监视、管状牵开器设计、腰大肌表面锚定等）。

参·考·文·献

1. McAfee PC, Regan JJ, Geis P, et al. Minimally invasive anterior retroperitoneal approach to the lumbar spine: emphasis on the lateral BAK. Spine. 1998; 21(13): 1476–84.
2. Bergey DL, Villavicencio AT, Goldstein T, et al. Endoscopic lateral transpsoas approach to the lumbar spine. Spine. 2004; 29(15): 1681–8.
3. Ozgur BM, Aryan HE, Pimenta L, et al. Extreme lateral interbody fusion (XLIF): a novel surgical technique for anterior lumbar interbody fusion: technical report. Spine J. 2006; 6: 435–43.
4. Tohmeh AG, Rodgers WB, Peterson MD. Dynamically evoked, discrete-threshold electromyography in the extreme lateral interbody fusion approach. J Neurosurg Spine. 2011; 14: 31–7.
5. Uribe JS, Isaacs RE, Youssef JA, et al. Can triggered electromyography monitoring throughout retraction predict postoperative symptomatic neuropraxia after XLIF? Results from a prospective multicenter trial. Eur Spine J. 2015; 24: 378–85. Epub ahead of print.
6. Acosta FL, Drazin D, Liu JC. Supra-psoas shallow docking in lateral interbody fusion. Oper Neurosur. 2013; 73(ONS Supp 1): ons48–52.
7. Hardenbrook MA, Miller LE, Block JE. TranS1 VEO system: a novel psoas-sparing device for transpsoas lumbar interbody fusion. Med Devices: Evid Res. 2013; 6: 91–5.

（廖嘉炜/译　王昕辉　易红蕾/校）

第15章 腰大肌前方入路腰椎融合术

Cristian Gragnaniello and Kevin Seex

15.1 前言

当对腰椎的一个节段进行融合的时候，需要明确做到以下几点：切除椎间盘，小心处理终板为融合做准备，植骨材料与终板相互接触，使用带有前凸的融合器（以下称cage）容纳植骨材料进行支撑。cage可以有效纠正畸形、避免沉降塌陷并提高稳定性。在选择“理想的cage”时，与PLIF、TLIF或ALIF的cage相比，巨大的侧方植入式cage是最优的选择。它可以跨越两侧的外侧纤维环边缘，同时保留前纵韧带，即使没有其他辅助的固定，其所提供的最佳的支撑和最大限度的植骨量可以为前柱提供最佳的稳定性。该cage放置的标准方法是通过两侧纤维环置入，不会破坏正常的稳定结构。以上优势都是毫无疑问的。本章提出的问题是，进入侧方纤维环的最佳方法是否必须是经腰大肌入路（即通过腰大肌）。

腰大肌一般体积较大且其中布满神经，这意味着经过腰大肌需要安全的导航，而这不仅昂贵且技术性很强[6]。如今经腰大肌侧方入路手术的大量开展充分证明了这些设备的临床有效性和实用性，但是我们能否不采用这些复杂的设备而实现相同（或更好）的临床效果呢？支持采用经腰大肌入路的理由是此入路技术已经得到了可重复性和相对安全性的临床验证[7–9, 12, 13, 15, 16]。虽然这些很重要，但是目前经腰大肌手术的成功可能更多反映的是NuVasive优秀的教育培训成就，而不是反映了这项技术本身的优越性。

本章描述了另一种手术入路——腰大肌前方入路（anterior to psoas, ATP），这可以从合适的角度将同样的cage经侧方纤维环置入脊柱而不用穿过腰大肌，因此在操作L4/L5节段时无须进行神经监测[10]。

问： ATP和OLIF25™一样吗？

答： OLIF25™是Medtronic旗下的一款产品，它和ATP技术采用同样的解剖学入路，但是采用的器械、技术等不尽相同。我们建议将ATP、OLIF25™和OLIF51™统称为斜方入路术式或斜外侧入路术式。

由于ATP更适于L4/L5及其以上水平的节段，

本章将详细介绍这些节段的手术细节。L5/S1水平由于需要特殊的器械和技术，本章仅简要介绍。

15.2 适应证

- 可以采用经腰大肌入路的情况。
- 需要进行椎间融合、L1～S1水平的退行性椎间盘疾病、节段性不稳定以及椎体滑脱。
- 侵犯椎体的肿瘤。
- 椎体切除术。

15.3 禁忌证

- 计划实施手术一侧既往有腹膜后病变或手术史。

15.4 设 备

- 手术台必须是可透视的。经腰大肌入路时需要向上折叠手术台，但ATP入路与之不同，是从斜前方穿过髂嵴前方，因此只是偶尔需要向上折叠手术台。
- 从开始到结束均需使用C臂机。有效使用C形臂可以使手术操作更加顺利。在操作每个节段之前，应该重新透视并将脊柱调整到真正的前后位和侧位。
- 有效和安全进行腹膜后外科手术的一个关键因素是快速识别各个解剖结构。强烈建议使用补充光源和放大镜，可以使手术操作过程更容易。
- 术中常规使用放大镜，但我们也曾使用显微镜来对入路相反一边的侧方椎间盘突出进行减压操作。在这种情况下，患者体位放置在远侧的椎间盘突出的一侧（即对于椎间盘突出在右侧的，患者体位置于右侧卧位）。
- 不需要术中神经监测，这样肌肉可以保持放松以便牵拉。

15.5 手术技术

15.5.1 患者体位

患者的体位和辅助约束带的放置与经腰大肌入路中的放置方法没有区别。将患者置于侧卧位。适当将髋部屈曲以松弛腰大肌和股神经。对所有有受压风险的部位进行保护，包括放置在两膝之间的枕头。用胶带固定骨盆下部、髋部最上方和股骨以稳定骨盆和脊柱。可以适当向上折起手术台，以便绷紧皮肤、抬高肋骨，如果有脊柱侧凸需从凹侧入路的话，可以方便操作（图15.1）。前后正位透视是必不可少的，以确保手术的节段在经过胶带固定胸部后不会存在旋转。接下来进行侧位透视，通过升降调整手术台头端或尾端位置使手术椎间隙垂直于地面。标记手术节段椎间盘在侧方和腹部上的投

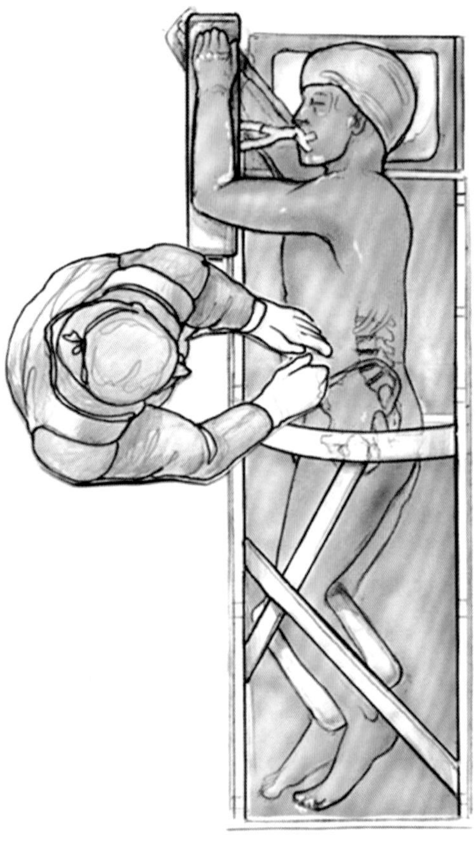

图15.1 侧卧位患者的固定胶带和衬垫放置的示意图。注意：在完成前后位X线透视后再放置胸部的胶带

影。这条线有助于透视技师将C形臂与椎间盘在空间上平行对齐（图15.2）。这些线可以标示出器械操作的"工作区域"，以避免终板受伤（Paul Taylor博士的个人建议）。

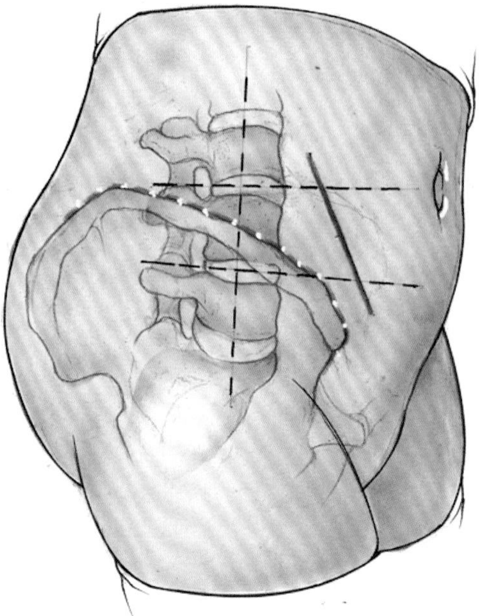

图15.2 椎间盘、椎体的后缘和前缘部位的示意图。另外还展示了皮肤切口的一个选择方案

问：左侧还是右侧？

答：这个入路术式通常采用右侧卧位（左侧向上），因为这样可以避免血管牵拉。但如果存在右侧为凹侧的脊柱侧凸，采用右侧在上的侧卧位可能更容易进行多节段操作。最好是能够从任一侧入路进行操作，特别是翻修手术或相邻节段手术。学习这种手术技术的一个优点是它对于左侧或右侧都是相同的，这比Medtronic的OLIF25™更有优势，因为OLIF25™使用的器械不适合于右侧入路操作。这种小切口入路技术需要准确识别入路中的结构以确保安全。这在左侧入路很简单，但在右侧入路时需准备识别和保护下腔静脉（inferior vena cava, IVC）。

15.5.2 切口

在L4/L5水平，手术通道可以通过腰大肌和左髂总管之间的自然间隙显露椎间隙。如果椎间隙是倾斜的，则皮肤切口应该经过椎间隙向前在腹壁投影线，上方占1/3，下方占2/3。对于L4/L5水平而言，这通常在髂前上棘前方朝向脐部20 mm处（图15.2）。在松弛的腹壁中利用所谓的滑动窗口，可以在60 mm的皮肤切口内轻松地进行单节段或双节段手术[14]。对于水平的椎间隙而言，椎间盘应该经过切口的中线。3个或4个节段的操作则需要更长的皮肤切口。如果存在脊柱侧凸，通常可以通过很小的切口来进行凹侧的显露。对于2个以上节段我们使用相同的皮肤切口，但通常会将2块较深的肌肉分开两次，延长斜外侧的显露。

15.5.3 显露椎间盘

沿肌肉纤维钝性分离切开各个肌肉。

入路过程中可能会在腹内斜肌下方遇到髂腹下神经或髂腹股沟神经。尽量在侧方打开腹横筋膜以避开腹膜，尤其是在腹横筋膜很薄的时候要更加小心。如果此时移除自固定牵开器，通常可以用手指的尖端穿过脂肪触摸到腰大肌。这可以即时提供正确的入路方向。使用棉签轻轻"推开"腹膜后脂肪。一开始显露后外侧，然后垂直向前推开腹膜后脂肪（其中包含腹膜和输尿管），直到腰大肌进入视野（图15.3a、b）。

不要完全剥离侧腹壁和骨盆壁的肌肉，这样可能会损伤腹壁的腹膜后间隙里的皮神经[4]。同样应该保持腰大肌筋膜的完整，这样可以保护走行于表面的生殖股神经（genitofemoral nerve, GFN）。牵开腰大肌一般可以看到GFN。

此时，用手持式拉钩小心向后拉开腰大肌（和GFN），显露脊柱。请注意腰大肌可能会在侧方悬于脊柱之上，因此请紧贴脊柱进行操作。

为了充分暴露脊柱，需要通过腹膜后脂肪和腰大肌筋膜在腰大肌内侧进行小心分离，牵开腹膜和表面的输尿管，从大血管的外侧显露。

在内侧用单臂L形叶片的Curvy™牵开器（Relax Retractors, Sydney, Australia）向背侧牵开腹膜后脂肪同时保护血管，用其垂直的叶片向后推开腰大肌。用一个单独的直手持式拉钩牵开腰大肌（图15.4a、b）。

用长的尾端平滑的拉钩和Yankauer吸引器的

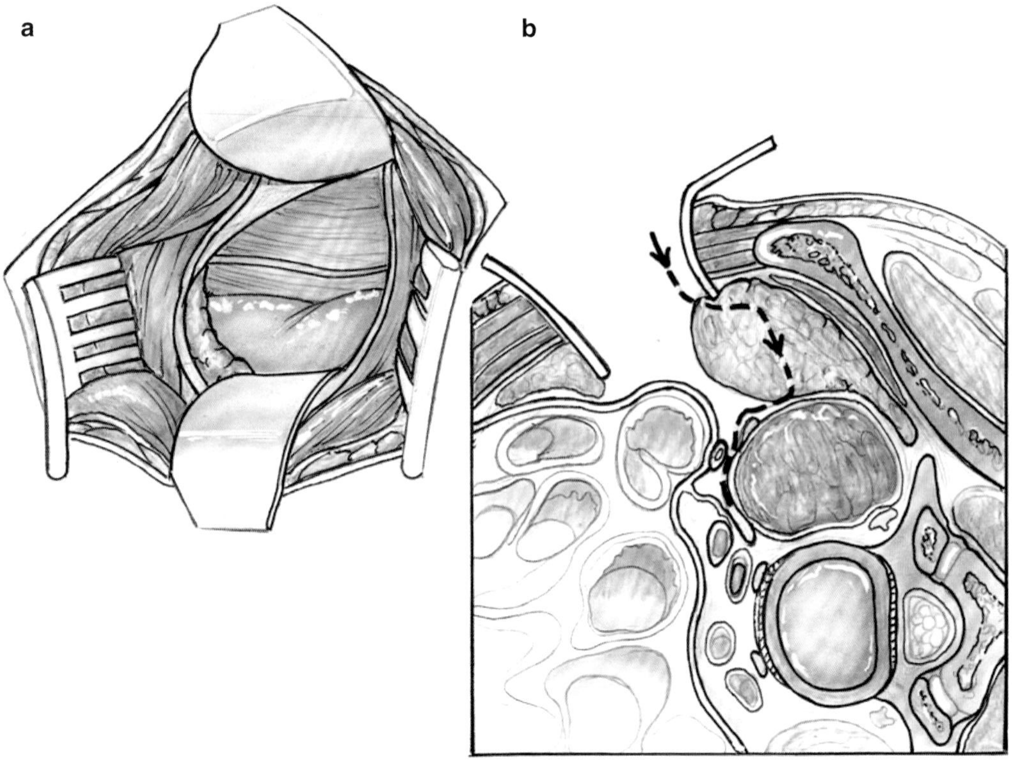

图15.3　a. 图示为在初步显露腹膜后结构后，在腰大肌的前内侧表面可以看到生殖股神经。b. 腹膜后脂肪的原始位置轴视图，需要牵开腹膜后脂肪以暴露腰大肌

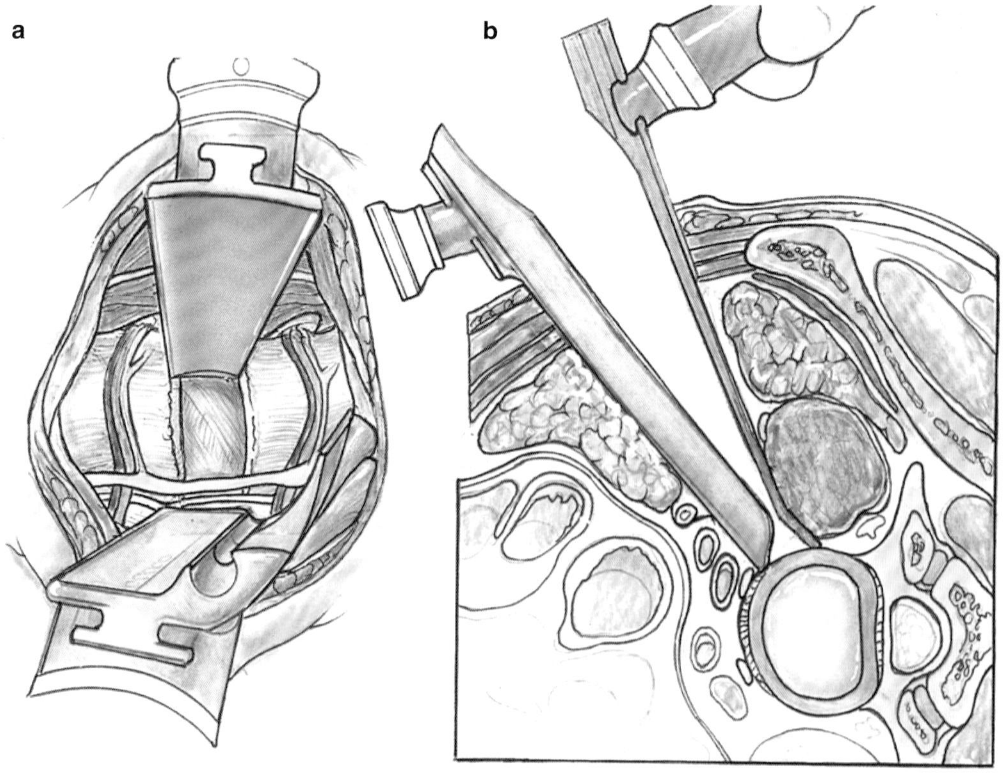

图15.4　术者视角看到的单臂L形Curvy™牵开器，向背侧牵开腹膜后脂肪同时保护血管，用其垂直的叶片向后推开腰大肌。a. 用一个单独的直手持式拉钩牵开腰大肌。b. 同样位置的轴向视角示意图

尖端来分离腰大肌和血管表面脂肪等疏松脂肪结缔组织，显露脊柱、椎间隙、交感神经链和节段血管。有时需要分开筋膜来取得更好的显露。在这个阶段，显露的其他解剖结构可能包括淋巴管、淋巴结、小的桥接血管，偶尔还有来源不明的微小神经分支。在L4/L5椎间盘下方可以看到髂腰静脉。在脊柱上可以看到前纵韧带（anterior longitudinal ligament, ALL）的垂直纤维。这样可以比以往通过触摸（隆起部位）或透视更加迅速地明确椎间隙位置。然后即可专注于该区域，因为偏离该路径可能导致碰到节段血管（凹陷部位）。将Curvy™撑开器放置于椎间隙内侧，“腿”位于椎间隙的上方，“脚”位于外侧方向以保护下方的髂腰静脉。可将Curvy™固定螺钉插入目标椎间盘进行临时固定，从而解放术者的手（图15.5）。

用拉钩或Cobb骨剥分离附着于椎间盘边缘的腰大肌最内侧部分，这样可以更好地牵开腰大肌。然后用手术刀切开椎间盘至ALL后20～25 mm。适度切除椎间盘组织，把合适的G夹具叶片的反向齿放置在侧方未切割的椎间盘下方。该叶片连接到G夹具的其余部分可以压缩以牵开腰大肌。椎间盘切口的范围限定了腰大肌后方牵拉的范围以避免腰丛的压迫损伤。

可以通过分离微小分支和交通支在中部游离交感神经链（图15.6）。

在这个阶段，当牵开腰大肌并且明确了终板位置后，椎间盘上初始放置的Curvy™叶片的位置可以进行调整，其中叶片放置在交感神经干的侧方，其螺钉插入L5椎体以固定叶片。内侧叶片通常靠近ALL的后缘（图15.7）。

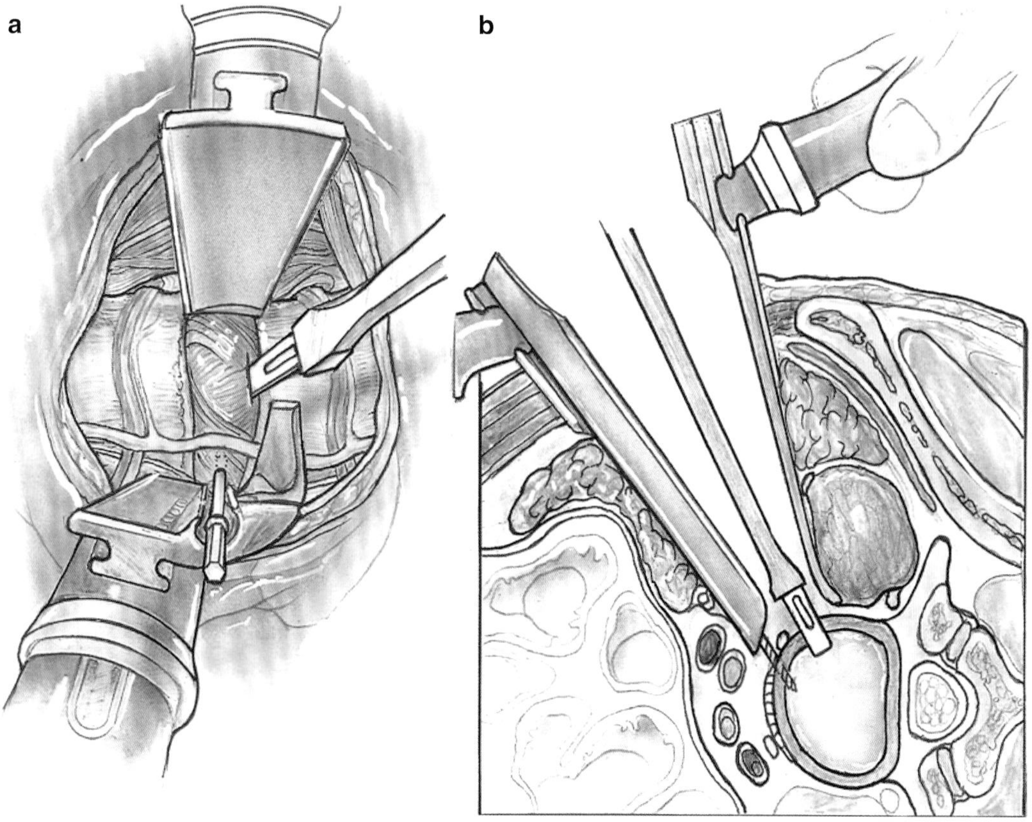

图15.5　将Curvy™撑开器放置于椎间隙内侧，“腿”位于椎间隙的上方，“脚”位于外侧方向以保护下方的髂腰静脉。可将Curvy™固定螺钉插入目标椎间盘进行临时固定，从而解放术者的手。用拉钩或Cobb骨剥分离附着于椎间盘边缘的腰大肌最内侧部分，这样可以更好地牵开腰大肌。然后用手术刀切开椎间盘至ALL后20～25 mm。适度切除椎间盘组织，用合适的G夹具叶片的反向齿放置在侧方未切割的椎间盘下方。该叶片连接到G夹具的其余部分可以压缩以牵开腰大肌。a. 术者视角。b. 轴向视角

a b

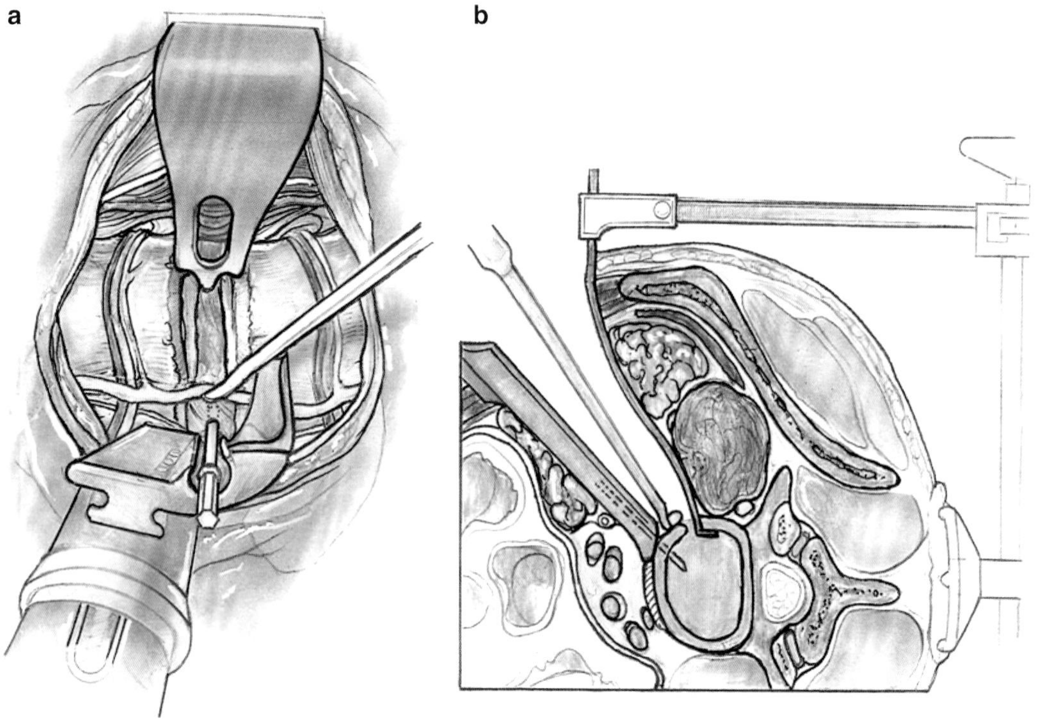

图15.6 把合适的G夹具叶片的反向齿放置在侧方未切割的椎间盘下方。该叶片连接到G夹具的其余部分可以压缩以牵开腰大肌。可以通过分离微小分支和交通支在中部游离交感神经链。a. 术者视角。b. 轴向视角

a b

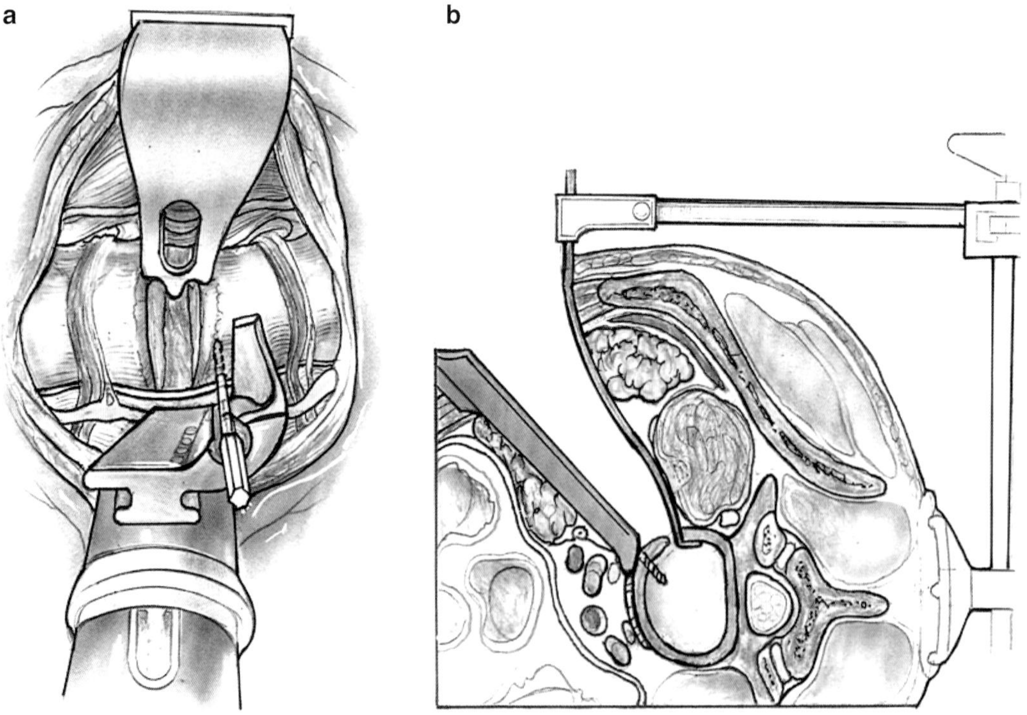

图15.7 在这个阶段，当牵开腰大肌并且明确了终板位置后，椎间盘上初始放置的Curvy叶片的位置可以进行调整，其中叶片放置在交感神经干的侧方，其螺钉插入L5椎体以固定叶片。内侧叶片通常靠近ALL的后缘。a. 术者视角。b. 轴向视角

然后进行侧位X线透视以验证向后方牵拉的位置，可以牵拉至椎体中部以便进行椎间隙准备，如果有需要也可以进行调整。椎间隙准备和对侧松解过程中仅需进行有限的牵拉腰大肌即可。Curvy和G夹具都比较稳定，无须安装手术台固定装置。

在过程中如果看到髂血管，可以使用内侧撑开叶片来进行保护。

髂腰静脉在L5水平通常位于椎体中部，很少覆盖椎间隙，在部分病例中可以用血管夹对其进行结扎。通常在显露L5/S1椎间盘或过渡L4/L5水平时先将其进行分离。值得注意的是，侧卧位和斜方入路可以显示更长范围的髂腰静脉，使得结扎髂腰静脉比仰卧位L4/L5 ALIF更加容易。

15.5.4 椎间盘切除和终板准备

本术式的这个阶段操作与经腰大肌入路基本相同，只是外科医生需要时刻注意到手术操作工具是倾斜的，如果进入纤维环过深可能会导致进入椎间孔甚至进入椎管。

可以通过咬骨钳去除骨赘。使用大的咬骨钳和刮匙进行初步的椎间盘切除。

Dingo器械的形状设计可以使外科医生在使用时保持与脊柱垂直，手柄和器械的末端在同一直线上。弯曲的部分（“狗腿”）可以在操作时避开髂嵴的影响。

在前后位X线透视下，用一个伸入椎间隙的Cobb骨剥探查对侧纤维环和桥接骨赘情况（图15.8）。

在完成椎间盘切除和椎间隙撑开之后，通过倾斜的入路还可以对对侧椎间孔进行直视下的减压操作。注意在进行深部的操作时应使用髓核钳小心缓慢进行。

椎间盘切除和终板准备应该非常谨慎仔细，以确保完全取出椎间盘（避免将椎间盘推出对侧纤维环），并且需要保护终板。

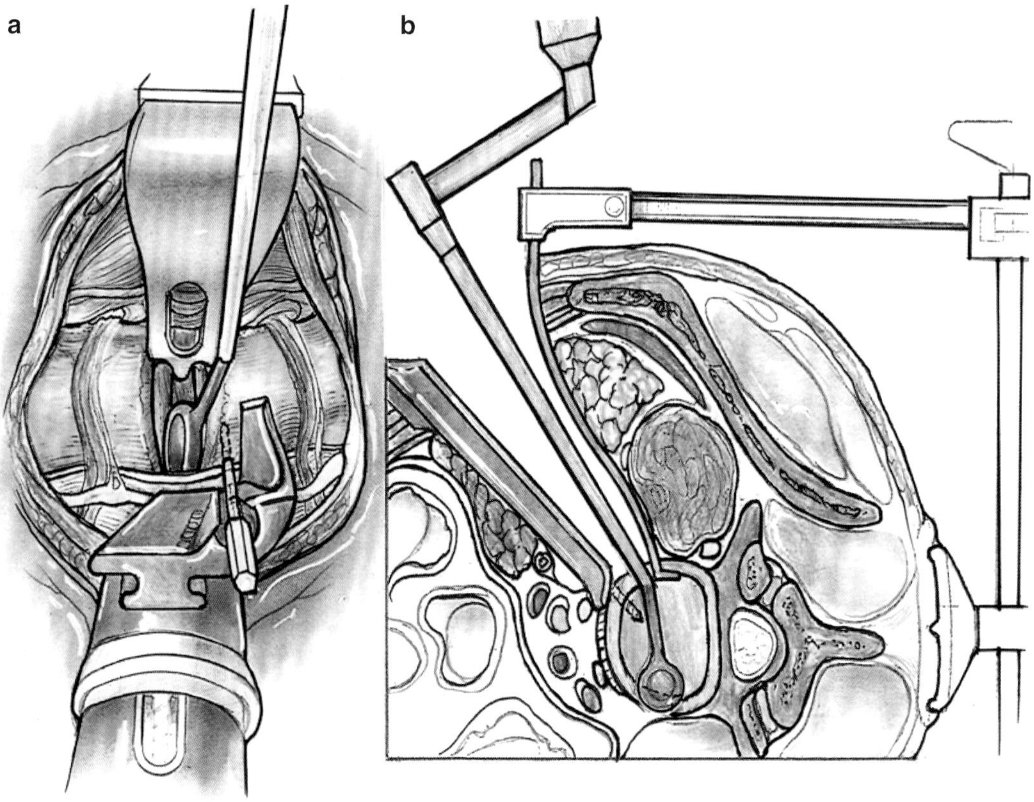

图15.8 在前后位X线透视下，用一个伸入椎间隙的Cobb骨剥探查对侧纤维环和桥接骨赘情况。a. 术者视角。b. 轴向视角

15.5.4.1　分离ALL

对于某些病例在这个阶段，可以用一把窄的拉钩叶片将之前已经看到的ALL完全显露出来，用叶片小心且缓慢地穿过IVC下方的脊柱前方，紧贴ALL前面。

可以使用长叶片将ALL分离，用叶片朝向椎间隙并始终保持直视下操作。对于缺乏经验或内心不够强大的医生而言应避免选择这样操作。L3/L4比L4/L5操作更容易。

15.5.5　植入cage和钛板

Dingo设计的植入方法可以将标准的侧方cage或前凸型cage植入椎间隙，从而获得两侧终板良好的接触贴合（图15.9～图15.11）。

与传统的经腰大肌入路一样，这个体位植入侧方cage是矫正冠状面畸形、侧方滑移、重建椎间孔高度和一些腰椎滑脱的有效方法（图15.12a～c）。

对于某些病例，可以选择在cage前方放置同样大小的四孔钛板进行固定，从而避免了再行后路固定的操作（图15.13）。需要注意的是患者必须具有良好的骨密度、单纯植入cage即可获得足够的脊柱前凸和满意的椎间孔高度改善。我们建议一般仅进行单节段或两节段的手术，应该尽量避免终板的损伤。该重建方式在生物力学上与标准的ALIF重

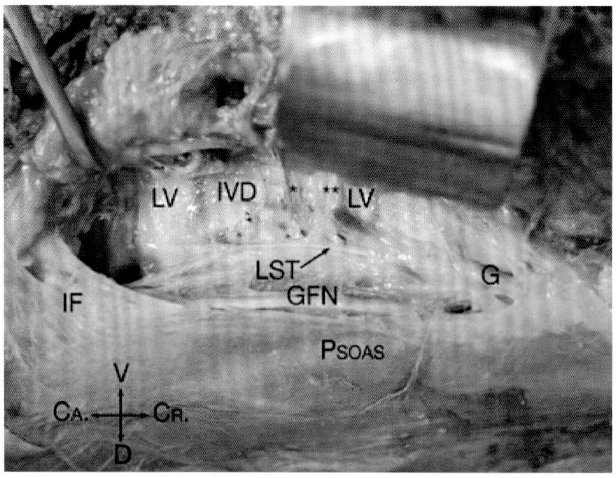

图15.10　解剖图显示GFN在腰大肌筋膜下的位置。注：CIV，髂总静脉；G，神经节；GFN，生殖股神经的生殖支；IVD，椎间盘；IF，髂筋膜；IVC，下腔静脉；LST，右腰交感神经干；LV，腰椎；Psoas，腰大肌。*：IVC的腰椎节段静脉。**：主动脉的腰椎节段动脉。Cr，头侧；Ca，尾侧；V，腹侧；D，背侧

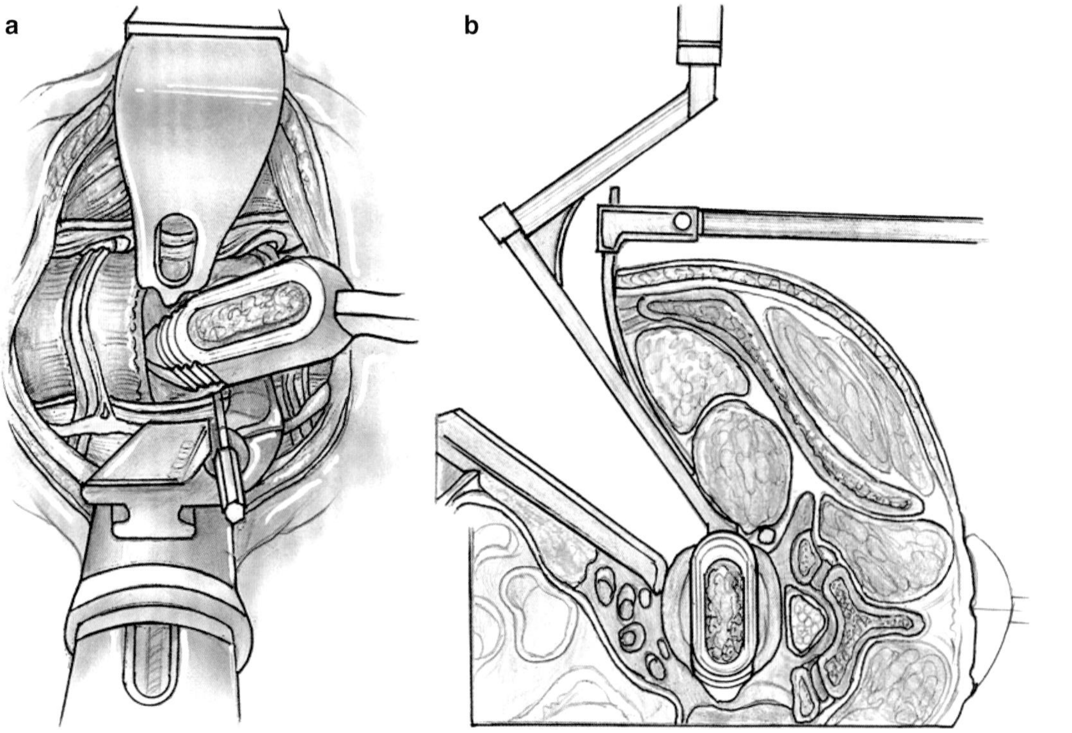

图15.9　a、b. Dingo设计的植入方法可以将标准的侧方cage或前凸型cage植入椎间隙，从而获得两侧终板良好的接触贴合

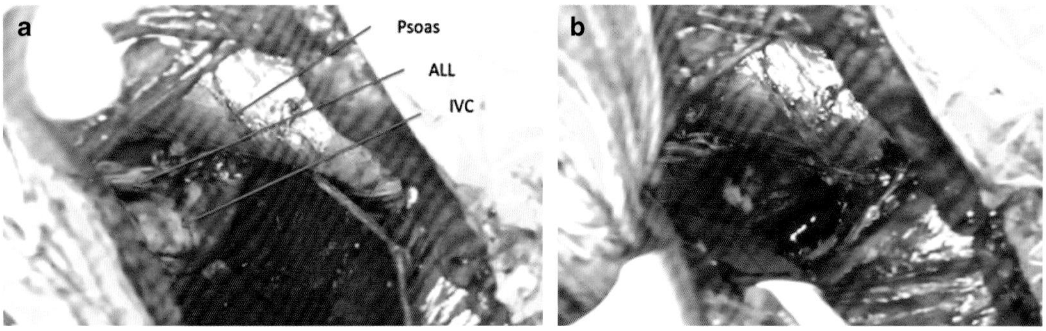

牵开器在IVC下方以显露ALL

图15.11　a. 术中照片显示通过这种小切口ATP入路技术可以显露ALL。b. 牵开器已放置在IVC下方，创造出了用长手术刀安全切除ALL的空间。注：Psoas，腰大肌；ALL，前纵韧带；IVC，下腔静脉

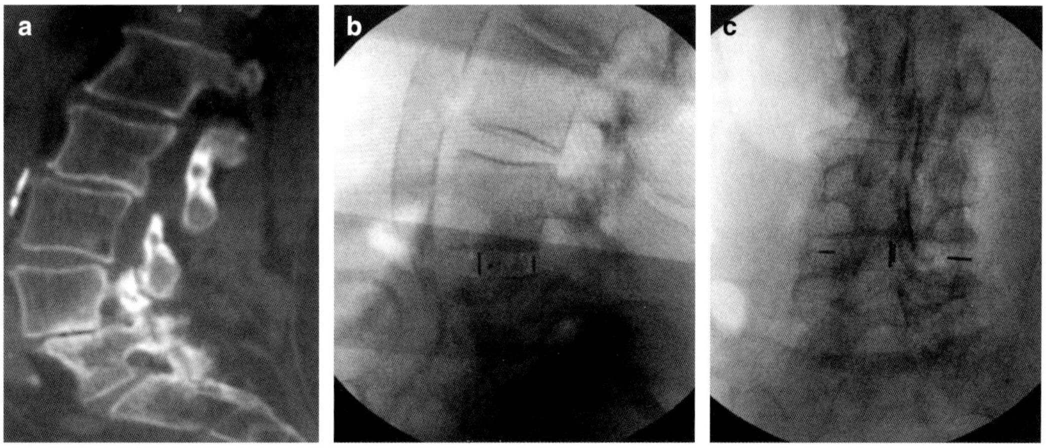

图15.12　1例75岁女性主诉神经源性跛行和双侧L4神经根痛（R > L）。a. 术前CT、矢状位重建显示L4/L5水平椎间盘退变合并1度滑脱。b、c. 术中侧位和前后位X线片显示椎间隙高度已恢复、滑脱已纠正

建非常相似[3]。仅植入cage而不做任何固定措施的方法仍需进一步评估[20]。

对于两节段手术而言，可以通过相同的切口采用相同的步骤处理第二个椎间隙。对于节段位置较高的腰椎间盘，可以在切口的上部再次在腹外斜肌纤维的线中做第二次上部肌肉分离显露。对于脊柱侧凸或多节段手术，先处理头端的节段可能更容易避免其在肋骨下方进一步向上移位。

15.5.5.1　L5/S1

L5/S1也可以通过此入路术式进行操作，但操作过程更为复杂，因为L5/S1水平常常需要结扎髂腰静脉和一些分支静脉，然后将左侧髂总静脉向内侧牵开以放置合适大小的cage（图15.14）。

在患者处于侧卧位时对L5/S1椎间隙进行操作的另一个选择方案是通过大血管分叉处进行。Medtronic的OLIF51™方法基于一种类似于标准ALIF的小切口入路通过血管分叉处，并使用与OLIF25™不同的牵开器系统。根据术者的个人习惯（或者患者的特点）来选择最佳的处理L5/S1椎间隙的方式。作者对这两种术式均有实践，目前认为对于两者的选择应该由患者个体的解剖特点来决定，包括患者的BMI、骨盆中椎间盘的深度、骶骨倾斜角和左侧髂总静脉的位置等。然而无论采用哪种技术，暴露通常都不如仰卧位的ALIF。如果不要求彻底清除椎间盘，且手术目标是完成L5/S1前柱的支撑和融合，L5/S1水平的操作属于多节段操作的一部分（包括椎弓根螺钉固定），那么这种方法对于其他节段的斜前方入路手术非常有帮助。遗憾

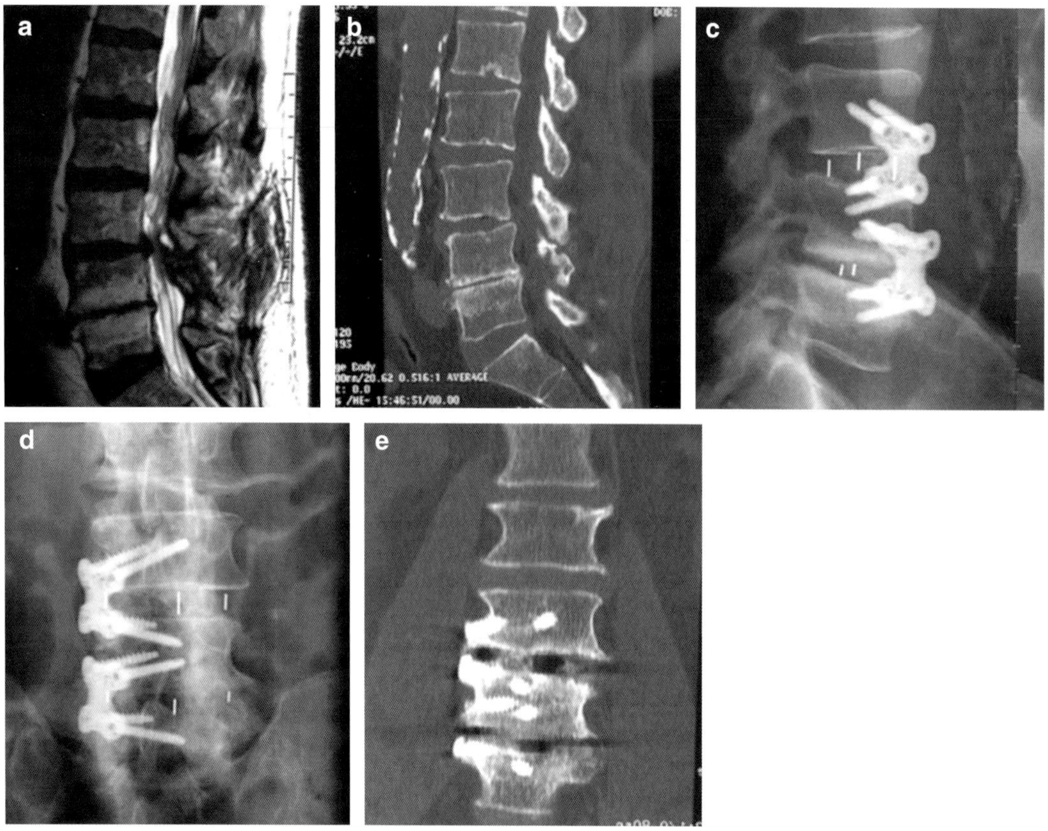

图15.13 1例76岁男性，既往因L4/L5水平椎管狭窄和根性症状接受了L4/L5椎板切除术，术后2年内患者症状明显缓解。术后2年患者症状明显加重，L3/L4水平严重椎管狭窄，他首先接受了激素硬膜外注射治疗，然后接受了L3/L4水平椎板减压，术后症状缓解仅维持了9个月。患者BMI达31 kg/m^2，既往有高血压、高脂血症和痛风病史。在最后一次复发时，患者站立和行走时都有严重的下腰痛合并双侧L4根性症状。a. 矢状位T2加权MRI显示L3/L4水平椎管狭窄，L4/L5水平椎间盘退变伴有不稳。b. 相同层面矢状面CT重建图像。c、d. 为术后早期的侧位和前后位X线片。e. 冠状位CT重建显示术后12个月植骨融合良好

的是目前除了相关的个人经验，还没有经过同行评审的论著可以提升结果的证据等级。L5/S1节段的手术需要术者具备丰富的经验，因为在血管外科等相关助手到达前，外科医生必须能够处理和控制血管相关的“突发事件”。但是与经腰大肌入路不同的是，本术式可以直视血管情况进行操作，因此较为简单。

缝合各个肌肉层并修复腹外斜肌筋膜，关闭切口。

15.6 讨 论

15.6.1 历史

现代的斜前方入路OLIF25™和ATP均源于Mayer在1996年的描述[11]。

15.6.2 cage

在过去的10年中，已经证明大的侧方cage植入可以提高手术节段的稳定性，并能有效恢复椎间盘高度和良好的冠状面脊柱序列[1]。植入cage的标准术式是采用经腰大肌入路并在术中进行神经监测，但对于许多外科医生而言，L4/L5水平男性患者粗大的腰大肌和高髂嵴会对手术造成很大困难。

为了解决这些困难，特别是在L4/L5水平，我们在2011年末改良了Mayer在1996年提出的方法[17]。采用定制的牵开器系统和带有弯曲的手术器械可以避免髂嵴的影响，进而优化了cage的序列。Silvestre在2012年报道的Pierre Rousoully系

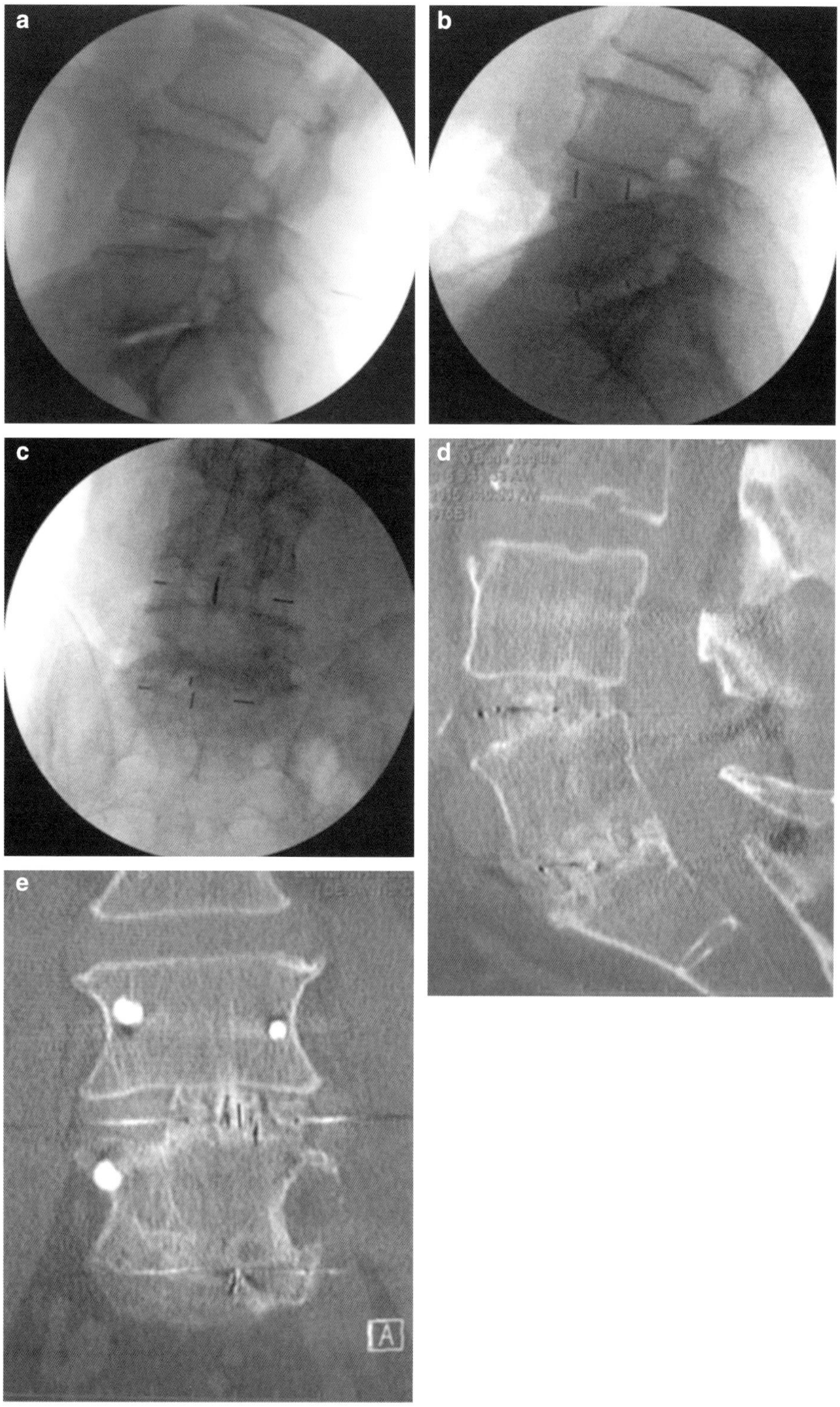

图15.14　1例65岁男性，既往有心肌梗死病史并植入了4个冠状动脉支架。至今有长期吸烟史（每天1包），并且长期服用阿司匹林。尽管采取了保守治疗措施，但仍存在双侧S1根性疼痛（L＞R）和严重的腰背痛。a. 侧位X线片显示L5/S1椎间盘退变。b、c. 术中的侧位和前后位X线片图像。d、e. 术后12个月CT重建显示腰椎序列良好，植骨融合满意

列病例描述了在2006年至2009年手术的179例患者[14]。他们创造了OLIF这一术语来描述他们的斜前方腰椎椎体间融合术（oblique lumbar interbody fusion），并使用香蕉形的TLIF式cage，他们建议使用< 30 mm的cage以减少对侧神经根损伤的风险。2012年末推出的Medtronic OLIF25™技术描述了使用Medtronic的侧方牵开器可以避免固定牵开腰大肌的情况下植入cage。使用直的器械将cage置入椎间隙，然后增加了一个将cage从倾斜的位置旋转至“尽可能垂直”位置的步骤。我们和Sylvestre等[14]都考虑到这样直的器械在操作时可能造成对侧神经的损伤，因此设计了Dingo（Australian wild dog－dog legged）器械，它可以使侧方cage植入后在椎间隙里始终保持90°。

15.6.2.1 临床结果

作者对自己的100多个病例的总结研究正在准备中。斜前方入路术式缺少已发表的研究数据反映了该术式和技术在出现的早期，有关争论和研究主要是理论方面的。在经腰大肌入路术式出现的早期也有类似的现象。

15.6.3 撑开装置

所有的作者都使用了各种形式的骨固定撑开器。Mayer描述的撑开器采用一个框架结构支撑固定在脊柱上的4个叶片，用锚固螺钉固定头端和尾端的叶片。他还使用了固定在手术台上的撑开系统如Synframe（Synframe; Synthes Oberdorf, Switzerland）。来自波士顿的Tony Tannoury博士也使用类似的设计如Synframe（个人通讯）。Silvestre使用了4个Steinman针。Medtronic技术是基于MAST Quadrant™侧向撑开系统，该系统包含了头端和尾端的固定叶片。我们的技术使用了一个固定在骨上的前方叶片和一个新型自动后部撑开器（G clamp, Relax Retractors, Sydney, Australia）。必要时可以增加更多的叶片，但通常不需要增加。

15.6.3.1 神经监测

一般认为经腰大肌入路必须使用神经监测[2]，但使用上述两种斜侧方入路技术的外科医生并不常规使用神经监测，尽管在Medtronic技术指南提到了这项原则（Richard Hynes博士，Melbourne，Florida，个人通讯）。肌松剂的使用可以使浅部和深部的肌肉牵拉更容易，但使用神经监测的话可能会起到相反的作用。

15.6.4 牵开腰大肌

腰大肌前侧方入路的一个理论上的顾虑是该术式可能会导致腰肌的受压和牵拉。为了避免这种情况，除了在手术期间定期放松腰大肌的牵拉之外，我们还规定在L4/L5水平避免牵拉腰大肌超过椎体中部。我们一般牵拉腰大肌的程度不超过L4椎体的后1/3，目前已经证明这样是相对安全的。

15.6.5 手术节段

采用ATP术式的理想手术节段是L4/L5和L3/L4。在L2/L3水平目前并未发现ATP术式优于经腰大肌入路术式。单独L1/L2水平的术式最简便的是采用侧方入路。一般从第12肋骨的前下方可以直接到达L2/L3水平，但L1/L2水平的解剖个体化变异较大。

15.6.6 血管损伤

在ATP术式中理论上会造成血管损伤的风险。然而左侧入路通常会避开血管结构，在MRI上可以清楚地看到该处存在一个无任何血管结构的自然间隙[5]。在Davis的研究中发现左侧腰大肌和血管边缘之间的平均距离约为15 mm（不牵拉腰大肌的情况下）[5]。

然而外科医生也应该具备识别和分离出髂腰静脉的能力，因为有很小的可能性髂腰静脉会覆盖L4/L5椎间盘。

这里描述的微小切口术式预期上可以完全直视入路上任何腹腔内的结构。

在L4/L5水平，ATP术式与ALIF相比最大的优势是避免了血管的分离和牵拉，特别是对于老年患者。

相比之下在L5/S1椎间隙水平，采用腰大肌前侧方入路需要具备与L4/L5的ALIF相同的血管专业知识能力。

15.6.7　神经损伤

术中必须游离出交感神经干，我们的经验发现交感神经干可以很好地耐受平滑的牵开器叶片对其的游离和压迫，甚至牺牲部分通常也只会影响腿部的冷暖感觉，而这常常对患者影响不大且术后12周内均能改善。然而，在年轻患者（尤其是女性）中，交感神经切除会导致单侧肢体的肿胀。

生殖股神经是最容易受到损伤的感觉神经，位于腰大肌表面，当牵开器叶片拉开腰大肌时容易造成损伤，损伤生殖股神经会导致腹股沟神经痛。为了减少神经损伤的可能性，在放置G夹式牵开器的叶片时应尽量小心，注意保护腰大肌筋膜，减少腰大肌的持续牵拉时间（图15.10）。

15.7　ALL切除

最近的研究显示前柱序列重建（anterior column realignment, ACR）是一种非常有效的辅助矫形技术，与后路截骨术相比失血量很少[18]。这种ACR技术需要显露侧方纤维环和ALL的侧缘，然后采用传统的侧方入路将ALL与腰大肌分离开[18, 19]。顾名思义，ATP基于其侧前方的入路方式，可以对脊柱前方的结果提供直视化的显露，如ALL和邻近的大血管。通过这个术式可以相对简便地完成ALL的切除，这也证明了该术式在理论上的优势（图15.11a、b）。关于这种技术的全面讨论，包括前凸型cage的植入等超出了本章的讨论范围，但学习ATP的一个很好的理由是可以通过熟悉这一入路来掌握直视下有限松解前方纤维环和（或）ALL的方法，这样可以在一个节段取得20°以上的矫形效果。

结　论

左侧腰大肌前侧方入路是通过最标准的自然间隙来显露椎间隙。本节描述的新型器械和术式可以完成L2～L5侧方大的cage的植入，而且避免了经腰大肌入路的相关问题的出现，尤其是对于L4/L5节段。一旦熟练掌握该项入路技术，尽管需要游离IVC，但右侧入路也同样简便可行。通过腰大肌侧前方入路完成前方纤维环和ALL的松解在逻辑上也更优于经腰大肌入路和侧方入路。

参·考·文·献

1. Acosta FL, Liu J, Slimack N, Moller D, Fessler R, Koski T. Changes in coronal and sagittal plane alignment following minimally invasive direct lateral interbody fusion for the treatment of degenerative lumbar disease in adults: a radiographic study. J Neurosurg Spine. 2011; 15: 92–6.
2. Berjano P, Lamartina C. Minimally invasive lateral transpsoas approach with advanced neurophysiologic monitoring for lumbar interbody fusion. Eur Spine J. 2011; 20: 1584–86. Brier-Jones JE, Palmer DK, Inceoglu S, Cheng WK. Vertebral body fractures after transpsoas interbody fusion procedures Spine J. 2011; 1: 1068–72.
3. Cummock MD, Vanni S, Levi AD, Yu Y, Wang MY. An analysis of postoperative thigh symptoms after minimally invasive transpsoas lumbar interbody fusion. J Neurosurg Spine. 2011; 15: 11–8.
4. Dakwar E, Le TV, Baaj AA, Le AX, Smith WD, Akbarnia BA, Uribe JS. Abdominal wall paresis as a complication of minimally invasive lateral transpsoas interbody fusion. Neurosurg Focus. 2011; 31(4), E18.
5. Davis TT, Bae HW, Mok JM, Rasouli A, Delamarter RB. Lumbar plexus anatomy within the psoas muscle: implications for the transpsoas lateral approach to the L4–L5 disc. J Bone Joint Surg Am. 2011; 93(16): 1482–7.
6. Guerin P, Obeid I, Gille O, Bourghli A, Luc S, Pointillart V, Cursolle JC, Vital J-M. Safe working zones using the minimally invasive lateral retroperitoneal transpsoas approach: a morphometric study. Surg Radiol Anat. 2011; 33: 665–71.
7. Kepler CK, Sharma AK, Huang RC. Lateral transpsoas interbody fusion (LTIF) with plate fixation and unilateral pedicle screws: a preliminary report. J Spinal Disord Tech. 2011; 24: 363–7.
8. Lowitz EH, Yanni DS, Chwajol M, Starke RM, Perin NI. Evaluation of indirect decompression of the lumbar spinal canal following minimally invasive lateral transpsoas interbody fusion: radiographic and outcome analysis. Minim Invasive Neurosurg. 2011; 54(5–6): 201–6.
9. Le TV, Smith DA, Greenberg MS, Dakwar E, Baaj AA, Uribe JS. Complications of lateral plating in the minimally invasive lateral transpsoas approach. J Neurosurg Spine. 2012; 16: 302–7.
10. Le TV, Vivas AC, Dakwar E, Baaj AA, Uribe JS. The effect of the retroperitoneal transpsoas minimally invasive lateral interbody

fusion on segmental and regional lumbar lordosis. Sci World J. 2012; 2012: Article ID 516706, 7 pages.
11. Mayer HM. A new microsurgical technique for minimally invasive anterior lumbar interbody fusion. Spine. 1997; 22: 691–700.
12. Moller DJ, Slimack NP, Acosta FL, Koski TR, Fessler RG, Liu JC. Minimally invasive lateral lumbar interbody fusion and transpsoas approach-related morbidity. Neurosurg Focus. 2011; 31(4), E4.
13. Sharma AK, Kepler CK, Girardi FP, Cammisa FP, Huang RC, Sama AA. Lateral lumbar interbody fusion: clinical and radiographic outcomes at 1 year: a preliminary report. J Spinal Disord Tech. 2011; 24: 242–50.
14. Silvestre C, Mac-Thiong JM, Hilmi R, Roussouly P. Complications and morbidities of mini-open anterior retroperitoneal lumbar interbody fusion: oblique lumbar interbody fusion in 179 patients. Asian Spine J. 2012; 6: 89–97.
15. Sofianos DA, Briseno MR, Abrams J, Patel AA. Complications of the lateral transpsoas approach for lumbar interbody arthrodesis: a case series and literature review. Clin Orthop Relat Res. 2012; 470: 1621–32.
16. Malham GM, Ellis NJ, Parker RM, Seex KA. Clinical outcome and fusion rates after the first 30 extreme lateral interbody fusions. Sci World J. 2012; 2012: Article ID 246989, 7 pages. doi: 10.1100/2012/246989.
17. Gragnaniello C, Seex KA. Anterior to psoas fusion of the lumbar spine. Neurosurg Focus. 2013; 35(2 Suppl): Video 13. doi: 10.3171/2013.V2.FOCUS13207.
18. Akbarnia BA, Mundis Jr GM, Moazzaz P, Kabirian N, Bagheri R, Eastlack RK, Pawelek JB. Anterior column realignment (ACR) for focal kyphotic spinal deformity using a lateral transpsoas approach and ALL release. J Spinal Disord Tech. 2014; 27(1): 29–39.
19. Pimenta L, Forti F, Oliveira L, Marchi L, Jensen R, Coutinho E, Amaral L. Anterior column realignment following lateral interbody fusion for sagittal deformity correction. Eur J Orthop Surg Traumatol. 2015; 25 Suppl 1: S29–33.
20. Malham GM, Ellis NJ, Parker RM, Blecher CM, White R, Goss B, et al. Maintenance of segmental lordosis and disc height in Standalone and Instrumented Extreme Lateral Interbody Fusion (XLIF). Clin Spine Surg. 2016 May 26 (Epub ahead of print).

（祁　敏/译　翟　骁/校）

第16章 胸膜后入路胸椎微创手术

Jay Rhee, C. Rory Goodwin, and Daniel M. Sciubba

关键点

- 关键在于需要将患者处于真正90°的侧卧位，从而获得高质量的正位及侧位片。
- 切开肋骨时要避免损伤下方胸膜壁层，在暴露侧方椎体时要注意清理其前方的肺部，避免造成术后发生气胸。
- 手术入路侧将受病变节段和轴位解剖影像的显著影响。
- 必须仔细解剖节段性血管，并将其从主动脉至少分离出2 cm，从而避免出现大出血。

16.1 前言

胸椎手术入路可以采用前入路、后入路或前后联合入路。通常根据病变部位以及外科医生的习惯决定术中具体采用哪种入路。后入路（如椎板切除术）最初用于胸椎病变，如胸椎间盘突出症；然而，因为存在一些无法接受的并发症，该术式不断发展，甚至已被其他术式取代[1]。胸廓切开术可以治疗各种胸椎疾病，因为这种方法可以充分暴露脊柱腹侧，获得良好的视野，在处理椎体前部病变时不需要干扰脊髓[2–4]。但是，大面积皮肤切口、肺塌陷、肋骨切除和肌肉剥离等的联合作用，增加了术后肺功能的异常、疼痛以及开胸手术的发生率[5–7]。胸腔镜入路是为了减少开胸手术的发生；然而，该手术需要使肺部塌陷（类似开胸术），缺乏三维可视化图像，学习曲线较陡峭，同时需要术后留置胸管，因此也存在诸多缺点。在过去几十年中，微创技术的出现使胸椎腹侧病变的治疗术后并发症发生率下降，临床效果得到了改善[3, 8–10]。这些微创的术式从小切口、经皮，到经椎弓根、经小关节、经椎间孔的内镜入路[11–13]。

McCormick报道了经侧胸膜后的开胸手术，可以避免传统开胸手术及胸腔镜检查中并发症[14]。胸膜后入路治疗胸廓疾病较为常见，因为通过前路进行微创暴露，类似胸腔镜及开胸手术，能够提供良好的术野；同时能够避免后入路中对脊髓的干扰。这项技术也减少了大血管损伤的风险及交感神经丛的损伤，而且由于经胸膜外入路，也降低了脑脊液漏的风险[14-16]。此外，这种技术通常利用一个独立的小切口，如果外科医生有倾向性的话还可以使用手术显微镜，而且这样的操作对肌肉和韧带的破坏及影响较小，相应的术后由于操作引起的疼痛也较少[17]。

16.2 前方入路

需要经前方入路进行手术的胸椎疾病病例，仅适用于前方病变或需要行360°减压病例的辅助。在某些情况下，T1和极少部分T2的病例可以在不行胸骨或胸骨柄切开的情况下经前入路进入。胸骨切开术通常可以达到T4，这通常需要一名普外科专科医生辅助。因为前方入路存在大血管损伤的风险，所以这将限制在T4以下病变病例中的应用。

16.3 后方入路

胸椎后方入路允许进入胸椎后方解剖结构以及椎体的侧面和前外侧，包括椎板切除术、经椎弓根手术、外侧腔外入路肋骨切除术等，这些术式可以经单侧或双侧入路实施。完全经前路减压可以通过双侧后外侧入路进行。椎弓根螺钉和前方放置的椎间融合器可以经此入路达到360°稳定并固定多个节段。后侧及后外侧入路的缺点包括需要广泛的肌肉剥离、需要前路减压器械、术后疼痛严重、易发生脊髓损伤、大量失血，此外切除肋骨时有损伤胸膜及神经血管束的风险。胸神经根损伤经常发生在行胸椎体切除术和前方融合器置入时，但患者对这种情况的耐受常常很好。由后方入路，将钙化的中央型突出椎间盘切除具有一定的挑战性，这容易导致胸脊髓损伤。

16.4 侧方入路

传统的侧方入路需要开胸以及暴露从尾侧至T4的侧方椎体。此外，会有肩胛骨阻挡，不能进入肋骨。在上胸椎（T5～T6），最好采用右侧入路，这样可以避免损伤主动脉弓。在T6以下节段双侧入路均可采用，但任何一侧都需要仔细研读术前轴位片，判断主动脉与纵隔和脊柱邻近的位置。胸腰段相邻节段水平从左侧入路进入相对容易，可以避免对肝脏的牵拉[18]。

侧方经胸廓入路的解剖包括穿过背阔肌和斜方肌，肋骨最多切除15 cm，并且将胸廓撑开便于观察。对于T8及以上椎体，通常需要切除目标节段尾侧一节的肋骨，如果尾端有更多目标节段，那么需要往尾端水平切除两节肋骨。涉及头侧胸椎的病例可能需要同侧肺收缩。开放的侧方入路会使患者面临胸膜、肺、肋间神经血管束、主动脉和（或）奇静脉损伤的风险。术后开胸疼痛偏重侧，可与相应侧的损伤风险增加相关。

16.5 手术技术和解剖注意事项

16.5.1 术前计划

术前进行全面检查，包括个体化的生化检验、神经系统检查及影像学评估等。对目标节段进行MRI和CT扫描，可具体评估神经及骨性解剖。脊柱侧凸以及动力位片可能有助于Cobb角以及脊柱畸形病例椎体排列的测量。对于有骨质疏松危险因素的患者，需要进行骨密度评估。

通常根据具体病例选择手术入路，但在无法决定的情况下，重点考虑解剖因素。在轴位片上，从侧方定位降主动脉，考虑胸椎左侧的暴露出现困难的可能性。在下胸椎，经左侧入路通常更容易也更安全，可以避免在肝脏周围操作以及下腔静脉较薄血管壁的损伤。

16.5.2　准备及患者定位

实施标准的单腔气管插管和神经监测。通过术中透视，将患者以真正90°侧卧位放置于透视床。注意正确垫好所有体表凸出受压部位和关节处。床的摆放要使麻醉医生对着患者头部，C臂机放置在前方，外科医生在患者后方定位。按照梅奥标准，进行术前消毒，外科医生朝向患者足侧，在患者身后消毒。在切开之前获得目标椎体节段高质量的正侧位片至关重要。获得椎体正位片后，用2 in（约5 cm）的丝绸胶带或带子将患者固定在手术床上（图16.1）。

16.5.3　手术入路

将C臂机调整为侧位，在目标椎间隙的上方放置一个标记物。对于单节段融合，在目标椎间隙水平上方标记一个4～5 cm切口。对于两个节段或者单节段椎体切除，在两个目标椎间隙之间的椎体中部标记一个切口。切开皮肤，钝性分离下方肌肉组织，直接暴露出覆盖在目标椎间隙上方的肋骨。谨慎起见，在下肋上方做切口，防止组织下坠进入肋间空间。用咬骨钳从肌肉及附着的顶叶胸膜上剥离大约4 cm的肋骨。必须小心避免肋骨表面的胸膜及肋间血管神经的损伤。

将手指插入胸膜后间隙握住后胸壁，将肺部用海绵棒向前剥离直至侧方椎体暴露出来。选择合适尺寸的牵开器叶片并且在直视下将其放置在正确的椎间隙。牵开器的位置可以在正位片上进行确认。作者使用了SynFrame牵开器系统（DePuy Synthes, Raynham, MA），它是在切口正上方的一个环形装置，一端固定于手术床，另一端连接并固定撑开器叶片。通常使用三个叶片：一个用于前方牵拉肺部，两个用于将头侧和尾侧的牵拉（图16.2）。同时可以在手术床以类似的方式安装腹膜后腰椎侧方入路的牵开器用于胸椎手术（图16.3）。

一旦完成暴露并且放置好牵开器，透视确认已暴露的节段是否正确。从侧方看，参照椎体大小，可发现椎间隙高度有所抬高。用Penfield解剖器械接触椎间隙来确认是否在正确的节段后，外科医生可以开始进行椎间盘切除术。对于椎体切除术，先切除椎体的上下椎间盘，随后再进行椎体切除。节段动脉在椎体中间位置是由前内侧向后外侧走行。在分离血管之前要用双极电凝解剖、夹持并灼烧该血管。当节段动脉直接从主动脉降支处升起时，至少要在主动脉远端2 cm处分离血管。如果动脉在离主动脉太近的地方被切断，并且没有经过充分的夹持或电凝，它可能会因为主动脉收缩产生的压力造成大量出血。椎体的前方边界可以用Penfield解剖器械进行触诊。神经孔为椎体后缘标记。通过椎间盘切除确定了头侧/尾侧边界后，外科医生可以开始进行椎体切除术。

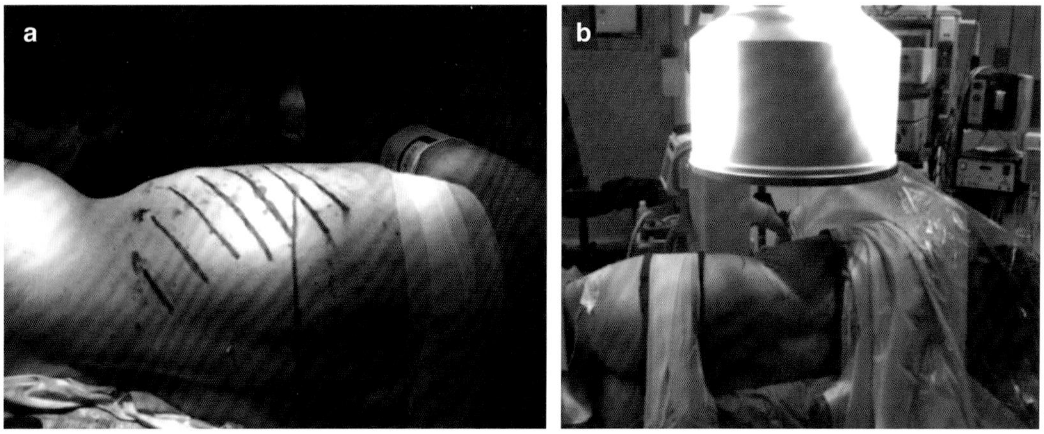

图16.1　a. 术前患者以真正90°侧卧位摆放，将肋骨及相关手术节段标记出来。b. 用2 in（约5 cm）的丝带将患者固定在床上，获得椎体的X线图像

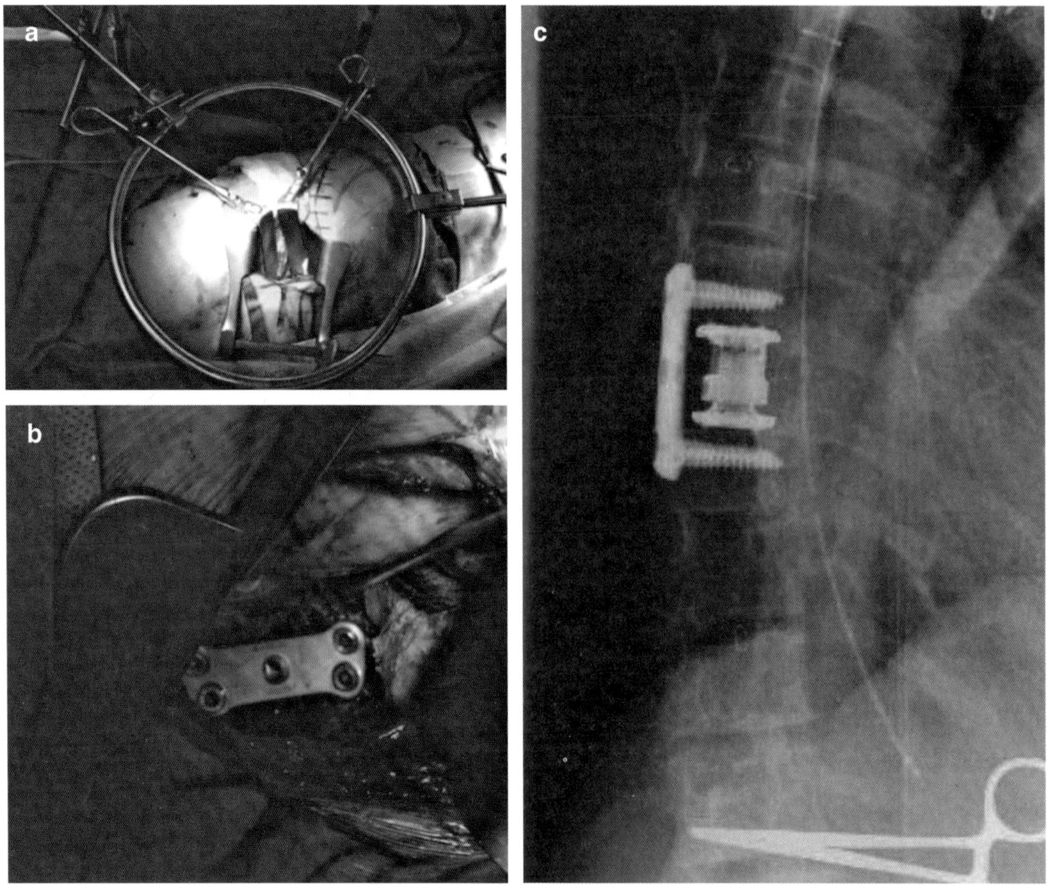

图16.2 a. SynFrame牵开器系统（DePuy Synthes, Raynham, MA）在切口正上方使用一个环形装置，该装置固定于手术床，连接并固定撑开器叶片。b. 通过SynFrame牵开器系统直视下看到胸椎椎体。c. 椎体次全切除术后在X线片上显示T8人工椎体及融合器

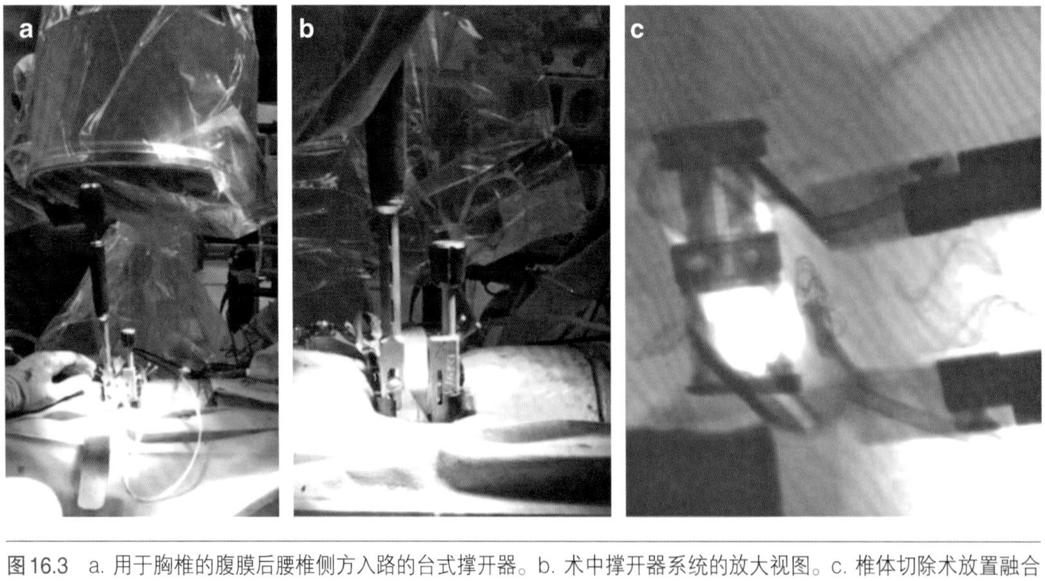

图16.3 a. 用于胸椎的腹膜后腰椎侧方入路的台式撑开器。b. 术中撑开器系统的放大视图。c. 椎体切除术放置融合器后的正位X线图像

当主要步骤完成后，彻底检查胸膜表面。如果胸膜受损或有明显的残余出血，放置10号胸管，胸管从切口下方几根肋骨的上方穿出。移除撑开器叶片以使肺向后胸壁扩张。覆盖在被切除肋骨上的肌肉重新对合后用0号线间断缝合，其余切口以标准方式缝合。

16.5.4 术后护理

胸管就位后，将其连接到水封罐的液平面在−20 cm水平，这取决于胸膜损伤的严重程度。所有患者在麻醉苏醒后都要即刻接受术后X线的检查。如果放置了胸管或者在术后胸部X线片上发现了气胸，那么需要在术后第2天行X线片随访从而对病情进行监测。

可以在病情允许的情况下取出胸管。鼓励患者术后第1天坐在椅子上或者下地行走。所有患者都持续性应用加压装置并且使用肝素，从而预防深静脉血栓的形成。

16.6 应用微创前外侧入路的疗效

当撰写本章时，笔者回顾了两项对胸膜后入路微创手术疗效及并发症进行的研究。2011年，Karikari等报道了他们利用MaXcess牵开器（NuVasive, San Diego, CA）[19]对22例患有不同疾病的患者行经侧方入路微创胸椎及胸腰椎椎体融合术的病例。他们报道47个节段中融合成功率为95.5%，其中没有出现神经、血管或肺损伤相关的并发症。在另一项研究中，Meredith等报道利用MaXcess牵开器行经侧方入路微创胸椎及胸腰椎椎体融合术的18例患者当中，只有1例患者融合失败[20]，6例患者中发生了7种非肺部的并发症，没有涉及神经或血管。虽然需要进行大规模的研究以进行进一步的评估，但这些早期报道仍然可以表明，经前外侧入路微创手术可以安全治疗各种胸椎疾病，且融合成功率较高。

16.7 微创侧方入路手术的优势

目前，没有大型队列研究报道对微创胸椎侧方入路与传统开胸手术两种术式的疗效进行对比。然而，经胸膜后外侧入路手术的一些潜在优势包括：

- 不用选择入路方式。
- 小切口。
- 较少的肋骨切除及肌肉的剥离。
- 较少的肋骨牵拉。
- 避免单肺通气。
- 减少肺部收缩和术后肺不张。
- 较少的疼痛。
- 缩短了住院时间。
- 减少了出血量。

16.8 微创侧方入路手术的局限性

- 应用透视时增加了术中的辐射暴露。
- 学习曲线较陡。
- 暴露较小。
- 更长的工作通道需要更长的设备。

16.9 总 结

对于仅限于1～3个胸椎节段的前侧和前外侧疾病，微创侧方入路能够提供充分的暴露，并且能够降低并发症的发生率。

参·考·文·献

1. Logue V. Thoracic intervertebral disc prolapse with spinal cord compression. J Neurol Neurosurg Psychiatry. 1952; 15(4): 227–41.
2. Anand N, Regan JJ. Video-assisted thoracoscopic surgery for thoracic disc disease: classification and outcome study of 100 consecutive cases with a 2-year minimum follow-up period. Spine. 2002; 27(8): 871–9.
3. Burke TG, Caputy AJ. Treatment of thoracic disc herniation: evolution toward the minimally invasive thoracoscopic technique. Neurosurg Focus. 2000; 9(4), e9.
4. Dickman CA, Mican CA. Multilevel anterior thoracic discectomies and anterior interbody fusion using a microsurgical thoracoscopic approach. Case report. J Neurosurg. 1996; 84(1): 104–9.
5. Currier BL, Eismont FJ, Green BA. Transthoracic disc excision and fusion for herniated thoracic discs. Spine. 1994; 19(3): 323–8.
6. Fessler RG, Sturgill M. Review: complications of surgery for thoracic disc disease. Surg Neurol. 1998; 49(6): 609–18.
7. Mulier S, Debois V. Thoracic disc herniations: transthoracic, lateral, or posterolateral approach? A review. Surg Neurol. 1998; 49(6): 599–606; discussion-8.
8. Chi JH, Dhall SS, Kanter AS, Mummaneni PV. The mini-open transpedicular thoracic discectomy: surgical technique and assessment. Neurosurg Focus. 2008; 25(2), E5.
9. Jho HD. Endoscopic microscopic transpedicular thoracic discectomy. Technical note. Neurosurg Focus. 1998; 4(2), e7.
10. Perez-Cruet MJ, Kim BS, Sandhu F, Samartzis D, Fessler RG. Thoracic microendoscopic discectomy. J Neurosurg Spine. 2004; 1(1): 58–63.
11. Choi KY, Eun SS, Lee SH, Lee HY. Percutaneous endoscopic thoracic discectomy; transforaminal approach. Minim Invasive Neurosurg MIN. 2010; 53(1): 25–8.
12. Eichholz KM, O'Toole JE, Fessler RG. Thoracic microendoscopic discectomy. Neurosurg Clin N Am. 2006; 17(4): 441–6.
13. Isaacs RE, Podichetty VK, Sandhu FA, et al. Thoracic microendoscopic discectomy: a human cadaver study. Spine. 2005; 30(10): 1226–31.
14. McCormick PC. Retropleural approach to the thoracic and thoracolumbar spine. Neurosurgery. 1995; 37(5): 908–14.
15. Bohlman HH, Zdeblick TA. Anterior excision of herniated thoracic discs. J Bone Joint Surg Am. 1988; 70(7): 1038–47.
16. Park MS, Deukmedjian AR, Uribe JS. Minimally invasive anterolateral corpectomy for spinal tumors. Neurosurg Clin N Am. 2014; 25(2): 317–25.
17. Kasliwal MK, Deutsch H. Minimally invasive retropleural approach for central thoracic disc herniation. Minim Invasive Neurosurg MIN. 2011; 54(4): 167–71.
18. Ronderos JF, Sonntag VKH. Approaches to the thoracic spine. Tech Neurosurg. 1996; 1(4): 222–9.
19. Karikari IO, Nimjee SM, Hardin CA, et al. Extreme lateral interbody fusion approach for isolated thoracic and thoracolumbar spine diseases: initial clinical experience and early outcomes. J Spinal Disord Tech. 2011; 24(6): 368–75.
20. Meredith DS, Kepler CK, Huang RC, Hegde VV. Extreme Lateral Interbody Fusion (XLIF) in the thoracic and thoracolumbar spine: technical report and early outcomes. HSS J Musculoskelet J Hosp Spec Surg. 2013; 9(1): 25–31.

（刘彦斌/译　翟　骁/校）

第17章 腰肌的处理

Patrick Reid and Andrew A. Sama

17.1 前言

腰椎融合已经不是新鲜的概念。融合的适应证通常包括需要对功能运动节段进行重排序列和稳定。从后路和前路对腰神经根进行直接和间接减压也得到广泛推广。在过去10年中，为解决腰椎的各种病变，侧方入路也逐渐得到普及。该入路已被证明是一种侵袭性较小且功能强大的手术方式，可以有效地进入腰椎和胸椎的多个层面进行序列重排和融合。

在讨论侧方入路时，腹膜后结构损伤的风险值得关注，特别是对于腰丛/股神经和大血管的保护。了解该区域的大体三维解剖对于安全地进行侧方入路至关重要。术前和术中影像学是一个重要的起点，但术中对于腰大肌和位于其中的腰丛神经，以及腰大肌前方和深部血管的识别与操作对手术的安全性也至关重要。

对腰肌本身的理解特别重要，包括局部大体解剖，但更重要的是对于肌肉和隐藏在其中神经的牵拉或分离操作的影响及其潜在的并发症。本章将对腰肌进行深入探讨。

17.2 腰大肌的大体解剖

髂腰肌由三种不同的肌肉组成：髂肌、腰小肌和腰大肌（图17.1）。腰小肌在40%的人群中是缺如的，腰小肌近端附着在T12和L1椎体，向前、向内走行至腰大肌，远端止于无名骨和髂筋膜的髂耻隆起处。髂肌附着于髂嵴和腰骶韧带的上方，形成一块附着于腰大肌外侧筋膜下方的三角形肌肉，在L5～S2的水平处穿过腹股沟韧带并附着于小转子，汇入腰大肌。腰大肌近端附着于横突下缘、椎体和椎间盘，以及椎间肌腱弓，从T12的下缘至L5椎体。它的远端平行腰椎行进并深穿腹股沟韧带直至髋关节囊的浅表，最终远端直达股骨小转子。髂腰肌隔层被横向与横筋膜外侧、胸内筋膜上部、阔筋膜下部相连的筋膜层所覆盖[10, 23]。虽然这些筋膜层可在技术上与腹膜后间隙隔开，但由于腰大肌与重要腹膜后结构的局部关系，仍通常被称为腹膜后结构[10]。

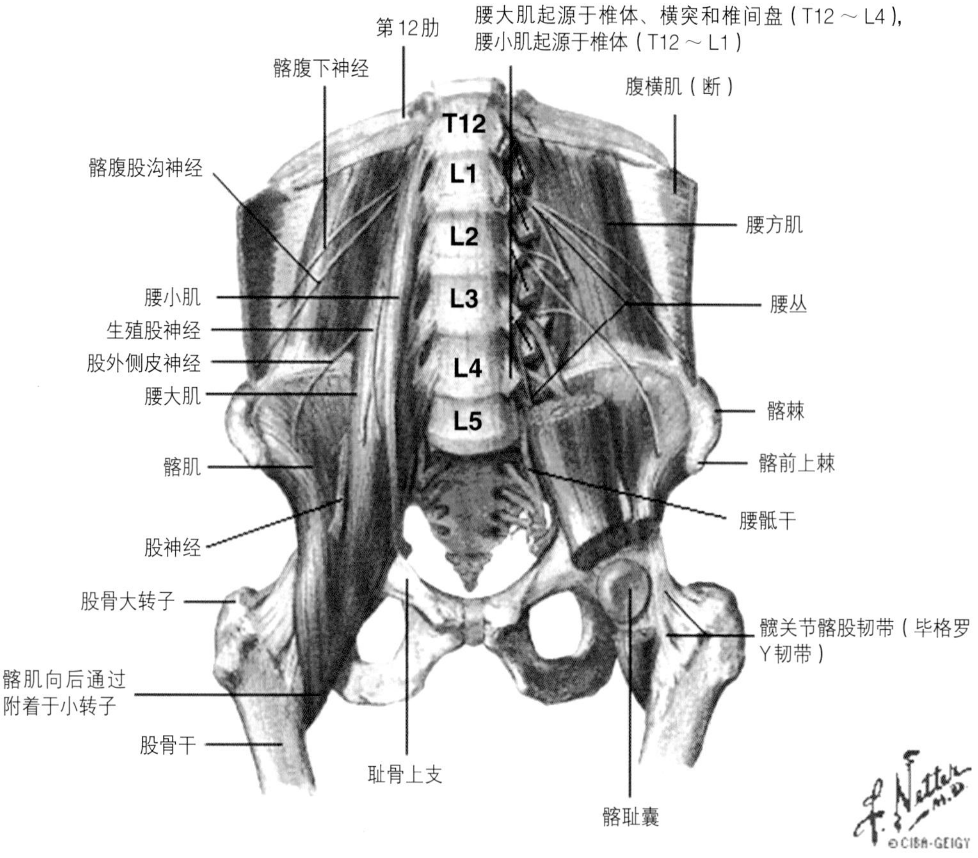

图17.1　腰肌和髂肌

腰大肌主要由L1～L3神经根发出的腹侧原始支支配，有着丰富的血液供应，包括腰动脉、髂腰动脉、闭孔动脉、髂外动脉和股动脉。腰肌通常是由髂内发出的髂腰动脉的腰支供应[7]。

腰肌的主要功能是屈髋。根据体位不同，它还可以协助髋关节的内收和外旋。而其对于腰椎的“稳定”功能仍具争议，但生物力学研究显示其辅助竖立腰椎和在腰椎下平面辅助其轴向去旋转[17, 21]。

腰丛位于腰大肌内。部分丛的分支穿过并走行于腰肌筋膜浅表，包括前侧的生殖股神经、股外侧皮神经、外侧的髂腹下和髂腹股沟神经，以及腰肌内侧的闭孔神经和腰干[5]。

腰肌的精细解剖及其相关结构因人而异。形态测量研究已经证实了不同患者间主动脉、下腔静脉、髂总动静脉和腰丛的分布，以及腰大肌本身形状均存在变异。这种变异的存在十分重要，因为所谓的安全工作区在较低的腰椎水平范围内缩小，从而在腹膜后入路中只允许较小的空间误差[5, 8, 24]。对于具有旋转畸形的患者，这种变异可能更成问题。术前成像和风险结构的识别是脊柱侧方入路安全导航的关键[13, 24]（图17.2）。

17.3　经腰肌对比ATP

一旦遇见腰肌，术者面临着分离进入腰大肌，或是在肌肉前椎体上进行表浅锚定，还是向后牵拉以进入椎间隙的选择。每种方法都有其自身的风险和益处（图17.3）。

穿过腰肌的入路方法具有经腰大肌侧方入路的优点，最大限度地减少了椎间盘切除和椎间融合器植入过程中椎间隙前方或后方破裂的风险，同时降低了对于后方椎管内容物和前方腹膜后血管的危

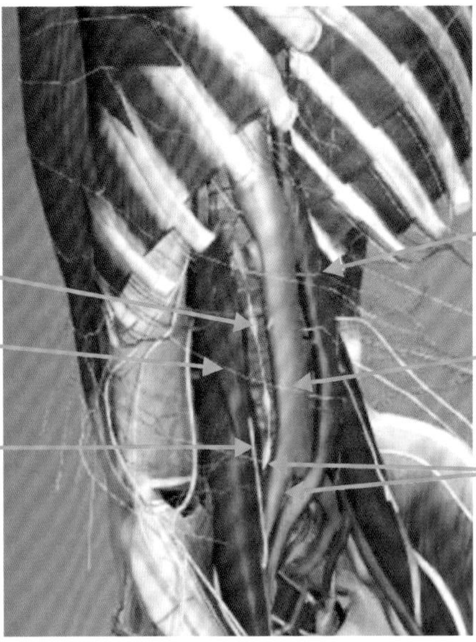

图17.2　外侧经腰大肌入路时，外科医生必须注意脊柱附近的重要血管和神经结构

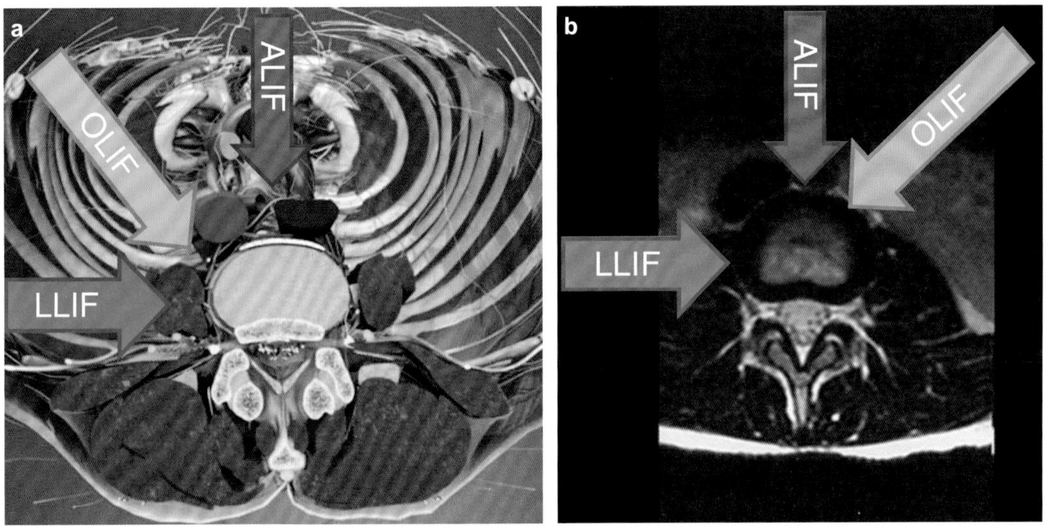

图17.3　a、b. 动画横轴位（a）和T2 MRI（b）显示了常见前入路时椎间盘相对于重要结构的位置关系

险。这种进入椎间隙方法的代价是切开与牵拉腰肌所产生的风险。对肌肉的操作本身常常会导致暂时的肌无力。更重要的风险是从L1～L5水平发出包含在腰大肌中的腰丛神经。如何建立通过腰肌的工作通道已成为许多研究的主题。

多项尸体和影像学研究已注意到腰丛神经从L1向L5的腹侧移行。这一观察结果被Uribe等定义为“安全工作区”。当在L1～L4间盘平面之间进行腰肌切开时，通过椎体中后1/4处（“3区”）进行切开；当在L4/L5平面进行腰肌切开时，椎体前后缘中点是安全的切开区域[5, 24]。

通过L1～L4水平面的椎体中后1/4（“3区”）和L4/L5椎体中点进行切开可以最大限度地减少后方腰丛和前方生殖股神经的损伤风险。但即使在这些所谓“安全区”进行作业时，也必须在切开和牵拉肌肉时采取谨慎措施，以尽量减少对神经结构的损害。

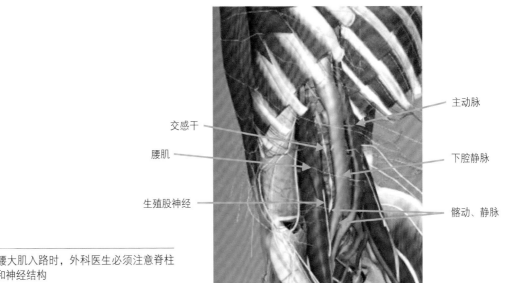

腰肌前方表浅锚定并向后分离能够避免后方腰

丛的损伤，但仍需注意尽量减少对L2/L3水平腰肌前1/4处由L3向下走行位于肌肉前方生殖股神经的搔扰或损伤。此外，表浅锚定技术最大限度地减少了对肌肉本身的损伤，有效地避免了肌无力以及防止与上方腰丛和神经根损伤诊断的混淆。

此外，当腰肌入路向前旋转手术通道时，皮肤切口更为靠前。由于这种方法需要更前方的皮肤切口和肌肉分离，因此不太可能对髂腹下神经、髂腹股沟神经和肋下神经造成损伤。这有效降低了直接侧方入路的已知并发症，包括腹壁不对称、假疝或生殖器麻木[3,6,11]。

前方锚定具有经常需要反复搔扰甚至损伤前方血管结构以及交感神经链的风险。与更直接的侧向和横向分离相比，椎间隙的斜入路增加了对侧神经根（下侧）的风险，这可能出现于在操作区域深处进行椎间盘切除或植骨材料放置时。通过旋转工作套管进行椎间盘切除和植骨材料的表浅锚定技术，也可能增加椎管内结构损伤的风险[9]。而使用香蕉形的椎间融合器可以降低这些风险[6]。

17.4 横穿腰大肌

如上所述，为进入椎间隙而对腰大肌分离和回缩伴有腰丛损伤的风险。各类不同技术的不断发展可以将这种风险最小化。

在最新的经皮XLIF技术中，使用连续扩张来穿过腰大肌。使用受激离散阈值EMG探索潜在工作区——在L1～L4水平的后中象限，在L4/L5水平的椎体中线——停靠在椎间隙上。一旦用X线确认电极线的位置，即使用EMG检测附近神经组织，使用增加口径的扩张器扩张腰肌，直至获得合适的工作通道。自始至终使用主动和被动神经监测来识别对腰丛神经钝性剥离或牵拉的潜在损伤[18]。

尽管解剖学知识和神经监测最大限度地减少了腰丛损伤的风险，但它们并不完美[4]。表浅锚定技术为直接观察腰肌肌肉分离创造可能，从而消除了钝器穿过肌肉创造工作通道的盲区。直视下操作可以明确判断神经和血管的位置，避免被撑开器损伤[1,22]（图17.4）。

不同形式的神经监测也将对邻近神经的损伤减到最小化。虽然trEMG最为常见，但是spEMG、MEP或SSEP的辅助使用有助于检测钝性损伤，或是更为常见的过度牵拉导致的牵拉损伤。

牵拉时间的最小化也相当重要。神经牵拉有可能造成伤害，并且可能随着时间的延长而加重。这些损伤监测可能无法被监测到[19]。快速的椎间盘切除和椎间融合器的置入将最大限度地减小神经牵拉及其风险。避免电灼是另一种降低风险方法[25]。对神经的热损伤通常难以预见，尤其是单极烧灼，这是另一种可避免的潜在并发症[2,16]。

即使在没有神经结构损伤的情况下，腰大肌的分离仍可能导致髋关节屈曲无力。这种肌无力是暂时的，并在数小时至数月不等的时间内自我恢复，但对于患者恢复运动而言仍不是最理想的结果，且此种并发症还易与神经损伤相混淆[14]。在肌肉分离期间避免创伤并将牵张时间缩短也可以减少肌源性肌无力的发生率。据报道，静脉注射类固醇可降低这类肌无力的发生率，并且在肌肉手术部位局部使用类固醇或麻醉剂也可降低腰大肌无力的发生率[12,15,20]。

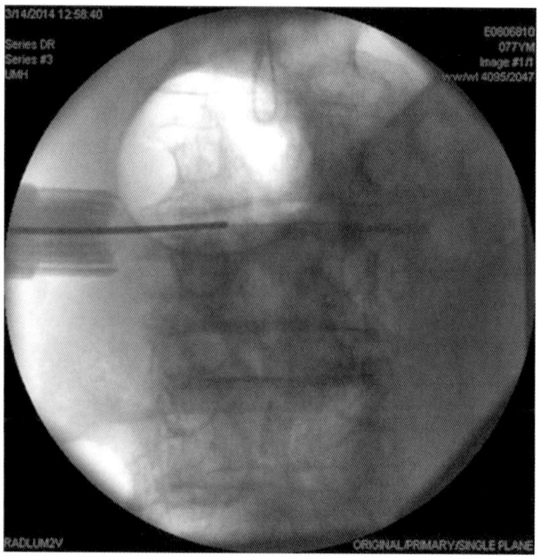

图17.4　该图显示了一张前后位X线片，其中撑开器固定在椎间隙水平，导丝在位

总之，腰椎侧方入路需要熟练掌握腰肌、周围神经、血管和内脏结构的三维局部解剖。三维三角测量的概念，类似于关节镜的使用，对允许安全进入椎间隙区域以优化结果和最小化风险是至关重要的。

参·考·文·献

1. Acosta FL, Drazin D, Liu JC. Supra-psoas shallow docking in lateral interbody fusion. Neurosurgery. 2013. doi: 10.1227/NEU.0b013e318288a202.
2. Ahlering TE, Eichel L, Skarecky D. Evaluation of longterm thermal injury using cautery during nerve sparing robotic prostatectomy. Urology. 2008; 72(6): 1371–4. doi: 10.1016/j.urology.2007.11.101.
3. Ahmadian A, Deukmedjian AR, Abel N, Dakwar E, Uribe JS. Analysis of lumbar plexopathies and nerve injury after lateral retroperitoneal transpsoas approach: diagnostic standardization. J Neurosurg Spine. 2013; 18(3): 289–97. doi: 10.3171/2012.11. SPINE12755.
4. Banagan K, Gelb D, Poelstra K, Ludwig S. Anatomic mapping of lumbar nerve roots during a direct lateral transpsoas approach to the spine: a cadaveric study. Spine (Phila Pa 1976). 2011; 36(11): E687–91. doi: 10.1097/BRS.0b013e3181ec5911.
5. Benglis DM, Vanni S, Levi AD. An anatomical study of the lumbosacral plexus as related to the minimally invasive transpsoas approach to the lumbar spine. J Neurosurg Spine. 2009; 10(2): 139–44. doi: 10.3171/2008.10.SPI08479.
6. Bina RW, Zoccali C, Skoch J, Baaj AA. Surgical anatomy of the minimally invasive lateral lumbar approach. J Clin Neurosci. 2015; 22(3): 456–9. doi: 10.1016/j. jocn.2014.08.011.
7. Cronin CG, Lohan DG, Meehan CP, Delappe E, McLoughlin R, O'Sullivan GJ, McCarthy P. Anatomy, pathology, imaging and intervention of the iliopsoas muscle revisited. Emerg Radiol. 2008; 15(5): 295–310. doi: 10.1007/s10140-008-0703-8.
8. Davis TT. Lumbar plexus anatomy within the psoas muscle: implications for the transpsoas lateral approach to the L4–L5 disc. J Bone Joint Surg. 2011; 93(16): 1482. doi: 10.2106/JBJS.J.00962.
9. Davis TT, Hynes RA, Fung DA, Spann SW, MacMillan M, Kwon B, Liu J, Acosa F, Drochner T. Retroperitoneal oblique corridor to the L2–S1 intervertebral discs in the lateral position: an anatomic study. J Neurosurg Spine. 2014; 21: 785–93.
10. Van Dyke J, Holley C, Anderson D. Review of iliopsoas and pathology anatomy. Radiographics. 1987; 7(1): 53–84.
11. Galan TV, Mohan V, Klineberg EO, Gupta MC, Roberto RF, Ellwitz JP. Case report: incisional hernia as a complication of extreme lateral interbody fusion. Spine J. 2012; 12(4): e1–6. doi: 10.1016/j.spinee.2012.02.012.
12. Jang CH, Cho YB, Choi CH. Effect of ginkgo biloba extract on recovery after facial nerve crush injury in the rat. Int J Pediatr Otorhinolaryngol. 2012; 76(12): 1823–6. doi: 10.1016/j.ijporl.2012.09.009.
13. Kepler CK, Bogner EA, Herzog RJ, Huang RC. Anatomy of the psoas muscle and lumbar plexus with respect to the surgical approach for lateral transpsoas interbody fusion. Eur Spine J. 2011; 20(4): 550–6. doi: 10.1007/s00586-010-1593-5.
14. Lee YP, Regev GJ, Chan J, Zhang B, Taylor W, Kim CW, Garfin SR. Evaluation of hip flexion strength following lateral lumbar interbody fusion. Spine J. 2013; 13(10): 1259–62. doi: 10.1016/j.spinee.2013.05.031.
15. Mohammadi R, Azad-Tirgan M, Amini K. Dexamethasone topically accelerates peripheral nerve repair and target organ reinnervation: a transected sciatic nerve model in rat. Injury. 2013; 44(4): 565–9. doi: 10.1016/j.injury.2012.10.013.
16. Mucnsterer OJ. Genitofemoral nerve injury after laparoscopic varicocelectomy in adolescents. J Urol. 2008; 180(5): 2155–8. doi: 10.1016/j.juro.2008.07.068.
17. Neumann DA, Garceau LR. A proposed novel function of the psoas minor revealed through cadaver dissection. Clin Anat. 2015; 28(2): 243–52. doi: 10.1002/ ca.22467.
18. Ozgur BM, Aryan HE, Pimenta L, Taylor WR. Extreme Lateral Interbody Fusion (XLIF): a novel surgical technique for anterior lumbar interbody fusion. Spine J. 2006; 6(4): 435–43. doi: 10.1016/j. spinee.2005.08.012.
19. Pumberger M, Hughes AP, Huang RR, Sama AA, Cammisa FP, Girardi FP. Neurologic deficit following lateral lumbar interbody fusion. Eur Spine J. 2012; 21(6): 1192–9. doi: 10.1007/ s00586-011-2087-9.
20. Rodgers WB, Gerber EJ, Patterson J. Intraoperative and early postoperative complications in extreme lateral interbody fusion: an analysis of 600 cases. Spine (Phila Pa 1976). 2011; 36(1): 26–32. doi: 10.1097/ BRS.0b013e3181e1040a.
21. Santaguida PL, McGill SM. The psoas major muscle: a three-dimensional geometric study. J Biomech. 1995; 28(3): 339–45. doi: 10.1016/0021-9290(94)00064-B.
22. Tender GC, Serban D. Genitofemoral nerve protection during the lateral retroperitoneal transpsoas approach. Neurosurgery. 2013; 73 Suppl 2: 192–7. doi: 10.1227/01.neu.0000431473.49042.95.
23. Torres GM, Cernigliaro JG, Abbitt PL, Mergo PJ, Hellein VF, Fernandez S, Ros PR. Iliopsoas compartment: normal anatomy and pathologic processes. Radiographics. 1995; 15(6): 1285–97.
24. Uribe JS, Arredondo N, Dakwar E, Vale FL. Defining the safe working zones using the minimally invasive lateral retroperitoneal transpsoas approach: an anatomical study. J Neurosurg Spine. 2010; 13(2): 260–6. doi: 10.3171/2010.3.SPINE09766.
25. Uribe JS, Isaacs RE, Youssef JA, Khajavi K, Balzer JR, Kanter AS, Küelling FA, Peterson MD. Can triggered electromyography monitoring throughout retraction predict postoperative symptomatic neuropraxia after XLIF? Results from a prospective multicenter trial. Eur Spine J. 2015; 24(S3): 378–85. doi: 10.1007/s00586-015-3871-8.

（陈　锴/译　罗贝尔/校）

第 4 篇

不同疾病的侧方入路手术

第18章 极外侧微创入路治疗单纯退行性腰椎间盘疾病

Antonino Raco and Massimo Miscusi

18.1 前　言

过去10年里，脊柱外科手术技术取得明显进步，但现有文献提示在退行性椎间盘疾病采用椎间融合的指征上仍存有争议[1-7]。一些针对退行性腰椎间盘疾病融合术式的随机临床研究报道中对效果予以肯定，其VAS改善22%～77%，ODI改善19%～79%[7,8]。

作者认为退行性腰椎间盘疾病融合指征及时机有待明确，部分是由于开放手术的侵袭性，与通过保守治疗而获益相比更体现其过于激进[9]。然而微创脊柱外科技术的出现和普及不断改变腰椎退行性椎间盘疾病的手术指征，因为单个或多个节段的椎间融合促进快速康复，同时降低并发症发生率。

腰椎侧方微创入路可完成L5以上节段的椎间融合。侧方椎间融合（lateral interbody fusion, LIF）最早于2001年由Pimenta等提出，因其较前、后路手术具有一定的优势，现已在脊柱外科医生之间广泛使用[10-12]。

现有关于腰椎退行性疾病患者侧方椎间融合术后的短、中期较好随访结果的研究较少，但手术获益包括组织剥离少，尽可能保留骨和韧带结构，切口小，失血少，手术时间及住院周期短，术后疼痛程度低。此外，放置的融合器通常大于PLIF或TLIF入路而具有更高的融合率[11, 13-23]。手术的主要风险包括损伤沿着椎体侧面走行穿过腰肌的神经，因为术中肌肉常常被破坏剥离。

LIF并不适用于所有的患者，选择合适病例、熟悉腰椎神经分布以及术中神经电生理监测可有效避免并发症发生。

18.2 罗马共识

作者回顾了2010年1月到2013年12月单个医疗机构纳入的L5-S1以上平面采用LIF技术治疗单纯退行性腰椎疾病患者。患者术前影像学检查包括腰椎MRI、CT平扫及动力位片。所有患者的影像学均有腰椎间盘水分丢失＞50%、椎间隙塌陷，伴或不伴有终板的Modic改变，但均无明显畸形。非对称性椎间盘塌陷导致节段性冠状面畸形合并单个或多个椎间孔侧方轴向狭窄不属于排除标准。所有患者术前均有慢性轴性腰痛，久站及活动后加重，经过6个月保守治疗未见明显效果。由椎间盘突出或滑脱引起急性放射痛，侧方和（或）中央型狭窄均不纳入本研究。

在临床干预前及术后常常采用VAS、ODI、SF-36量表对生活质量进行评估，且纳入本研究的患者随访时间至少18个月。统计学分析采用SPSS15.0（Chicago, IL, USA），以$P < 0.01$为差异有统计学意义。

18.2.1 外科技术

手术在全麻下操作，在插管期间采用快速起效神经肌肉阻断剂，神经监测期间采用非神经肌肉阻断剂。患者麻醉后在摆好体位前放置好EMG监测电极针。

患者侧卧位于Jackson床或类似手术床，髂嵴顶点悬于手术床上方，腰部衬一软垫，大腿屈曲以放松肌肉。避免软组织挤压伤，四肢之间软垫保护，胶带固定维持患者体位：① 髂嵴下方；② 胸以上；③ 从髂嵴经膝到手术床；④ 从手术床经膝到踝再固定于手术床。调整手术床，扩张椎间隙及增加下肋和髂嵴之间的距离。前后位及侧位片明确责任节段，通过椎弓根投影到棘突是否等距及终板双或单边影来检查患者侧卧体位。

标记皮肤切口。对于单节段而言，以椎间盘中央体表投影做3～4 cm水平，垂直或斜切口。对于多节段而言，可以采用多个切口或者一个长纵行切口，保证经腰肌入路可以达到各个节段。

切皮后依次分离皮下层和外斜筋膜，组织剪或者手指进行钝性分离，经过外斜、内斜及横向肌群，当失去阻力提示已打开腹横筋膜进入腹膜后间隙，示指分离前方腹膜，随之后腹膜壁，方肌，到达横突顶端，再逐渐穿过腰肌。每个分离步骤均应避免过快以防进入腹腔。

到达腰肌后放置扩张器，采用侧位及前后位影像学定位扩张器及预期节段：准确的位置是椎间盘的中心或略靠后。下一步建立经腰肌通路。腰椎神经根位于肌肉后方1/3，因此分离时尽可能在肌肉的前中1/3。在EMG监测下进入腰肌直视神经根，可减少术后神经根损伤发生率。侧方入路有多种神经监测系统，但作者在手术室更青睐受过全面培训的神经生理学家，采用自动运行电生理监测和神经刺激机器辅助和指导手术。双侧均采用铂铱电极。如果手术区域有神经穿过，可通过神经刺激调整手术路径。同样，术中如放置扩张器、撑开牵开器等操作时EMG提示部分肌肉有反应，可调整手术操作、抗炎药物或暂时终止手术。

用Penfield或Cobb剥离子分离和吸引，始终记住神经根位于手术区域后方。进入椎间隙后透视确认，神经电生理监测下扩张器撑开腰肌，并将牵开器刀片置于脊柱侧方。X线透视确认器械位置，牵开器扩张到预期孔径；扩张尽可能在前方以避开后方密集的神经根。

直视下以椎间隙前半部分为中心切除椎间盘，使用标准化手术器械（如垂直咬骨钳、刮匙、刮刀等）。切除椎间盘应包括对侧纤维环，但后方纤维环仍需保留。处理好终板后撑开椎间隙，试模，测量融合器大小。最后植入填塞骨粒的融合器并定位，前后位及侧位评估位置，较为理想是均位于椎间隙中央。冲洗术野，逐渐撤出牵开器，精细止血，关闭筋膜、皮下及皮肤。

18.3 结　果

本研究纳入21例患者（9例男性，12例女性，平均年龄47.7岁），12例为单纯腰椎间盘退变性疾病，9例继发于以前的腰椎手术（椎间盘切除、椎板切除、后外侧融合失败）以及腰椎内固定术后的邻近椎间隙退变（adjacent segment disease, ASD）。4例患者为L2～L3（12.1%），19例患者为L3～L4（57.6%），10例患者为L4～L5（30.3%）。12例患者存在2个节段的腰椎退变性疾病。

21例患者采用LIF技术处理了31个节段。所有患者均采取微创入路实现融合，15例患者采取了经皮椎弓根螺钉固定，4例单节段患者采取了棘突间固定，另外2例患者是椎弓根螺钉固定术后翻修但不附加任何后路手术。表18.1汇总了患者的一般临床情况。

患者术后均无严重并发症，53%患者有不同程度屈髋无力和一过性大腿上方麻木，主要与手术入路神经短暂损伤。这些并发症多在术后4～6周缓解，只有1例L4神经根损伤的患者，术后持续1年直至完全修复。

70%的患者出现疼痛及大腿屈曲内翻功能受损，这些症状使用非甾体抗炎药及肌松剂均可在2～4周缓解。表18.2为术后早期入路相关的并发症。

平均随访时间为32个月（范围为18～48个月）。表18.3总结了临床生存质量评分，包括VAS、ODI和SF-36。在术前、术后（30天）及末次随访时分别完成统计。

18.3.1 典型病例

18.3.1.1 病例1

51岁男性，慢性轴性腰背痛6月余，保守治疗未见明显效果，MRI提示为L4-L5椎间盘退变，动力位X线片未提示不稳，术前评估：ODI=54 %，VAS=7.1，SF-36心理=33.68，SF-36躯体=35.23。他接受了L4～L5平面LIF手术，并做了后方棘突间固定（图18.1）。

18.3.1.2 病例2

77岁女性，长期剧烈腰背疼痛，10年前因退变性滑脱行L4～L5固定（Steffee内植物）。X

表18.1 流行病学和临床数据

流行病学资料		
病例（n）	21	
性别（男/女）	9/12	
平均年龄（岁）	47.7	
临床资料		
退变性椎间盘疾病	单 纯	12（57.1%）
	翻 修	9（42.9%）
节 段[a]	L2～L3	4（12.1%）
	L3～L4	19（57.6%）
	L4～L5	10（30.3%）
后方融合[b]	经皮椎弓根螺钉固定	15（78.9%）
	棘突间固定	4（21.1%）

注：[a]12例患者表现为双节段病变；[b]19例患者仅需后方融合。

表18.2 并发症

死 亡	0
屈髋无力	3（11.1%）
大腿上方麻木	9（42.9%）
根性痛	1（4.8%）

表 18.3　评估指标

ODI			VAS			SF-36		
术前	0～20	0（0%）	术前	0～2	0（0%）			
	40	2（9.5%）		4	3（11.1%）	心理	术前	37.50%
	60	8（38.1%）		6	8（38.1%）		术后	56.35%
	80	9（42.9%）		8	9（42.9%）		末次	60.22%
	100	2（9.5%）		10	1（4.8%）	*P*值		0.001 2
	平均	65.7		平均	6.97	躯体	术前	29.72%
*P*值		0.000 1	*P*值		0.000 5		术后	42.58%
术后	改进	13（61.9%）	术后	改进	11（57.1%）		末次	55.15%
	稳定	8（38.1%）		稳定	9（42.9%）	*P*值		0.009
	加重	0（0%）		加重	0（0%）			
	平均	37.5		平均	4.97			
*P*值		0.000 5	*P*值		0.001 2			
随访	改进	20（95.2%）	随访	改进	21（100%）			
	稳定	1（4.8%）		稳定	0（0%）			
	加重	0（0%）		加重	0（0%）			
	平均	16.8		平均	2.35			
*P*值		0.001 3	*P*值		0.002			

线片提示L5右侧椎弓根螺钉断裂、椎间隙结构塌陷，术前评估：ODI=84 %, VAS=8.2, SF-36 心理=31.32，SF-36 躯体=31.45。她接受了L4～L5平面LIF，重建椎间孔高度，但患者术后主诉有一过性大腿上方麻木（图18.2）。

18.3.1.3　病例3

39岁女性，进行性下腰痛，采取广泛的物理治疗及认知治疗症状未见改善，MRI提示L4–L5椎间盘退变，间接征象表明有微小不稳，X线动力位片未见明显不稳，术前评估：ODI=63%，VAS=6.1，SF-36心理=39.37，SF-36躯体=35.40。她采取了后路L4～L5平面经皮椎弓根螺钉固定及XLIF，术后症状得到完全缓解（图18.3）。

18.4　讨　论

极外侧入路在治疗胸腰椎退变性疾病方面获得了满意疗效，但其手术指征存有争议并缺乏长期临床随访相关文献报道[24]。尽管椎间盘退变性疾病行XLIF患者队列研究报道较少，但严格筛选患者和术前影像学及症状评估是微创手术入路取得满意疗效的决定性因素。

Marchi等的研究中，22例患者采取XLIF，术后融合率为93%，70%的患者腰背痛症状缓解，53%的患者ODI指标改善。本研究中患者手术时间短（平均72分钟），平均出血量低（50 mL），住院

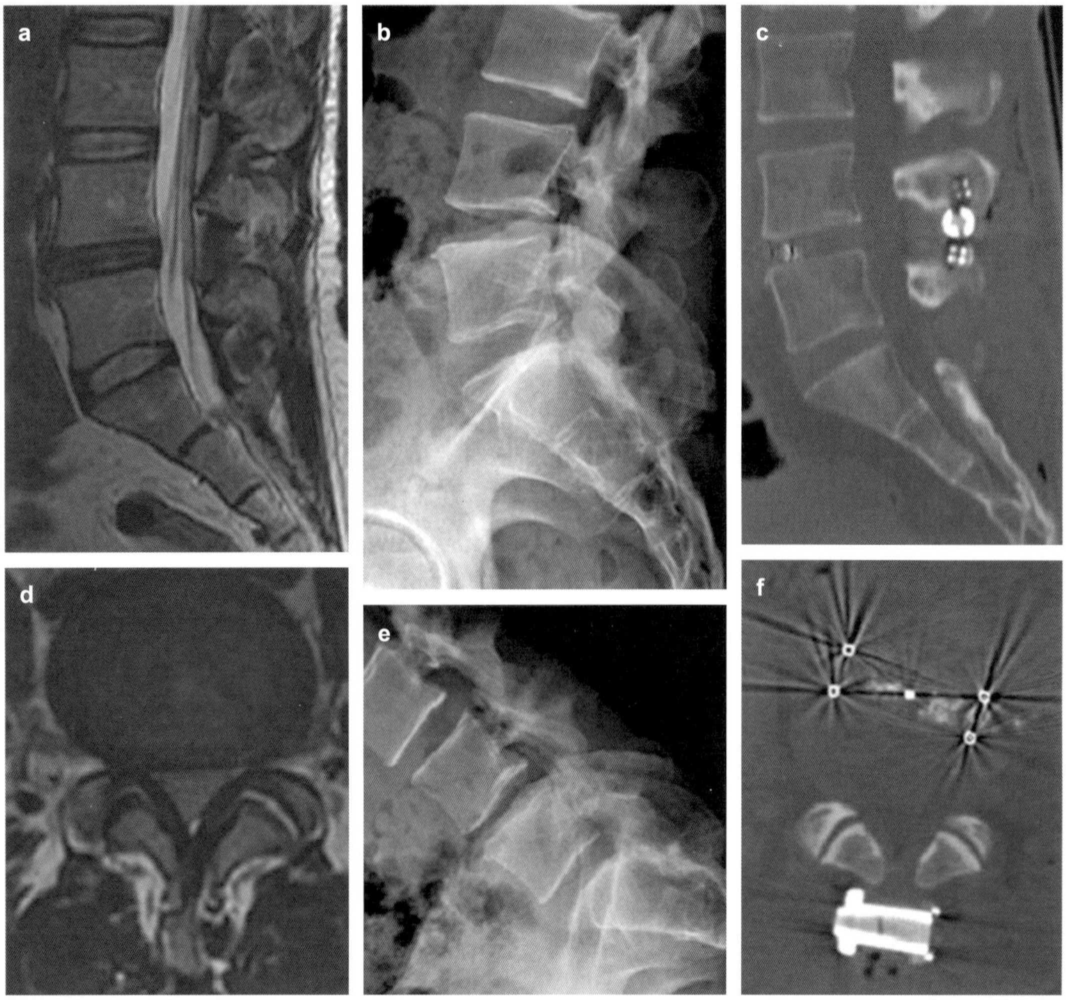

图18.1　a～f.病例1

周期1天[21]。Berjano等报道的97例患者中，80%的患者术前确诊为退变性椎间盘疾病，临床症状缓解为61.3%，腿痛改善为64%，ODI提高了55%。有少数并发症报道，如L4神经根一过性无力，但在1个月左右时缓解；11例患者出现一过性小腿或大腿感觉减退[22]。

有趣的是，Khajavi等将采用XLIF辅以微创后路与Gassman等采用标准开放手术患者的结果进行比较，XLIF治疗的患者在末次随访时（术后24个月）临床指标改善，其ODI为46%，腰痛65%，腿痛55%，SF-36躯体为45%。除ODI以外，前组患者在其他评分上均优于后路标准开放手术[8,25,26]。

结果表明XLIF是治疗退变性椎间盘疾病的另一种较为安全的术式，在选择的L5以上节段退变性椎间盘疾病患者可作为外科手术策略的一部分，以达到关节周围融合的目的。手术使前柱固定并且冠状面排序良好，但必须要辅以后方微创入路，如经皮椎弓根或棘突间融合固定。

单节段患者可以选择棘突间的融合固定，而多节段的患者建议采用后路椎弓根螺钉固定，特别是存在冠状面畸形者。作者认为，退变性椎间盘疾病与冠状面畸形有关，由于椎间盘的不对称性塌陷，伴或不伴有椎间孔的狭窄，均是XLIF的适应证。在有冠状面畸形的患者中，通常采用凸侧行XLIF的入路，通过融合器的植入可以恢复冠状面排列及椎间孔的垂直高度。

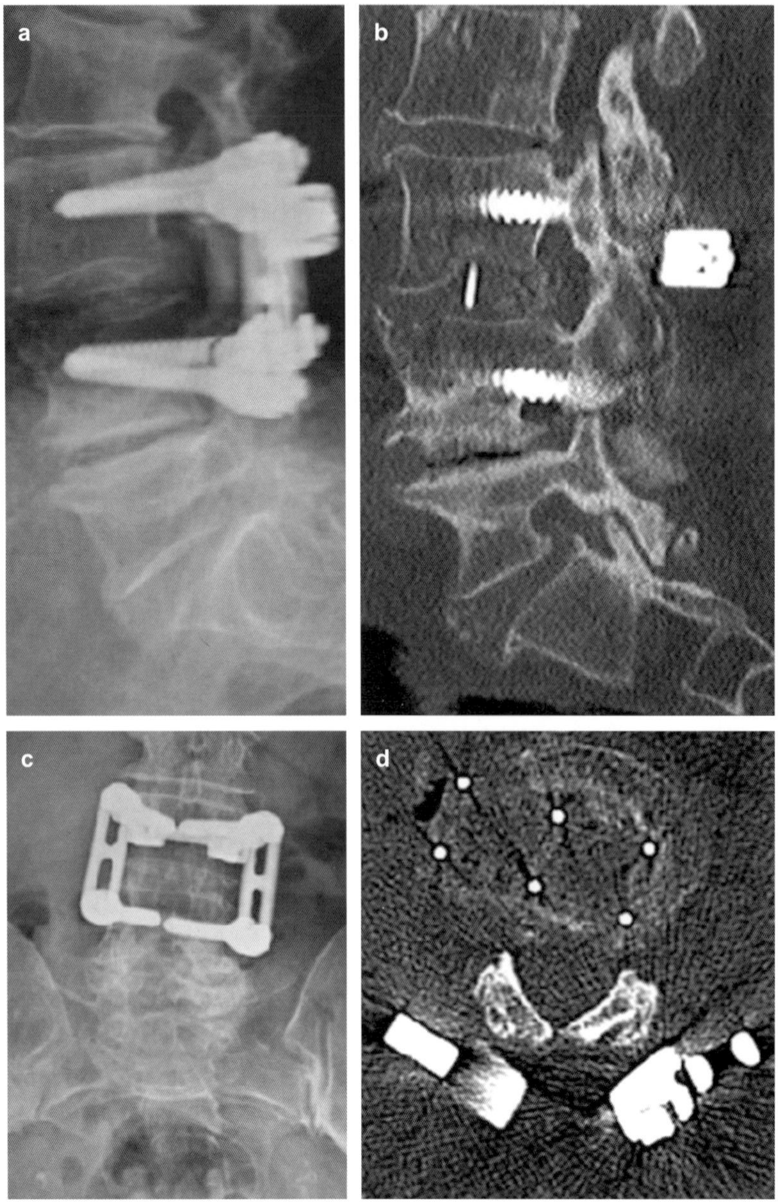

图18.2　a～d. 病例2

临床上，对于有轴性痛和久站、轴向负荷可诱导加重的单或多节段退变性椎间盘疾病患者，作者更倾向于采用侧方入路。此外，患者至少进行6个月的保守治疗但效果不佳才考虑手术。

侧方入路的主要优点在于通路中不止局限于直视单个手术节段，在多节段退变性椎间盘疾病中更优于其他微创入路。相反，作者现有的经验是对于单节段的退变性椎间盘疾病，特别是有放射痛，TLIF是前柱融合的首选。椎间盘突出（椎管内或椎间孔内）引起的急性根性痛或腰椎管狭窄引起的神经源性跛行是侧方入路的两大禁忌证。此类情况下，作者更愿意选择TLIF实现椎间融合，因其可获得更为直观的术野，便于神经根和硬膜囊的减压。

尽管如此，文献中报道侧方入路治疗中央型或椎间孔狭窄相关的单节段退变性椎间盘疾病，可以有效重建椎间隙和椎间孔高度，神经根直接减压而改善症状[12, 20, 27]。特别是Oliveira等介绍了一小部

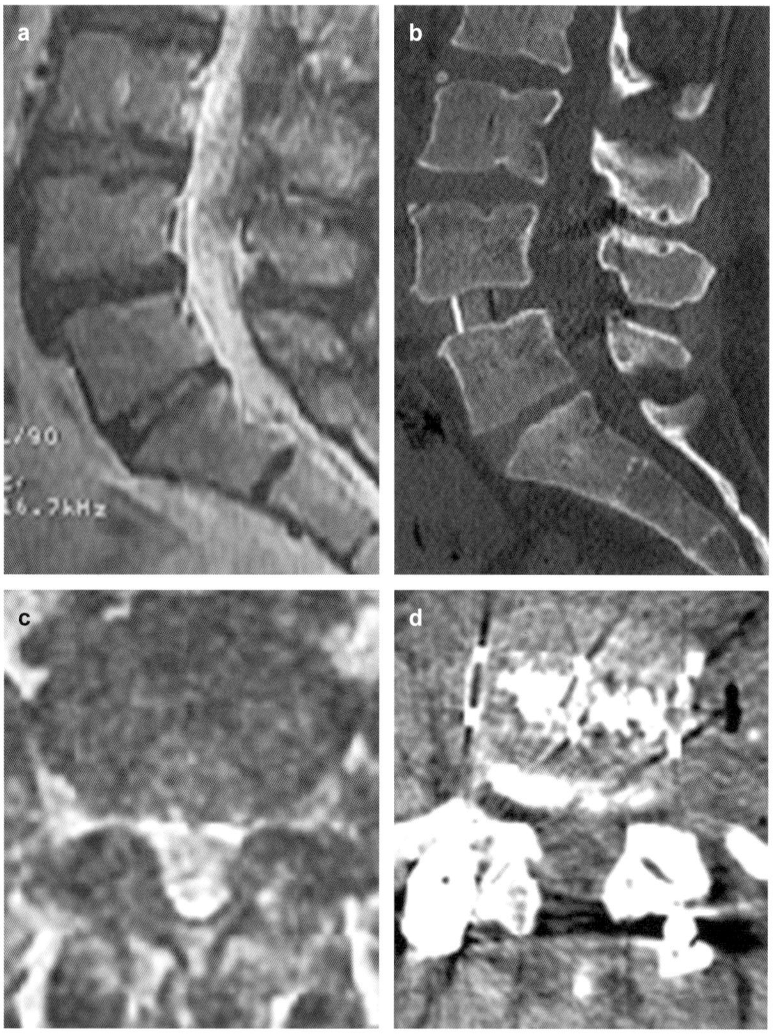

图18.3　a～d. 病例3

分患者存在退变性椎间盘疾病及狭窄，15例单独侧方植入融合器患者影像学参数有明显改善，但另有2例（13%）患者需要进行二次后路减压手术。所以作者指出XLIF可能不适用于先天性椎管狭窄，而单独使用仅局限于狭窄及内植物的下沉[20]。

文献报道侧方入路适用于退变性腰椎间盘疾病的另一指征是“翻修手术”[28]。接受过腰椎间盘切除、椎板切除或者既往后外侧固定患者，侧方入路相比其他后方入路具有明确的优势。因为侧方入路避开了瘢痕组织，通过一个未被破坏的解剖路径进入，防止椎旁肌萎缩和纤维化进一步加重。Khajavi等报道了一组72例采用侧方入路做邻近节段退变或者椎板切除后综合征患者的翻修手术，其结果较后路开放手术具有明显的优势[8, 25]。在本研究中，22例患者中有9例经过侧方入路翻修手术。2例患者数年前接受神经外科的后路标准开放手术，这一结论与文献报道吻合。接受单节段侧方入路的患者常常是翻修手术，因为单节段不需要本手术技术。

侧方入路也是一种治疗邻近节段退变的术式。Wang等报道了一组患者采取微创LIF和融合的方法直接减压固定而不使用椎弓根螺钉。腰椎侧方入路的主要并发症基于解剖学考虑。解剖结构的特点限制了侧方入路的适应证。作者认为L1～L5可以完成操作，而L5～S1由于髂嵴和骶骨的阻挡很难实现。经腰肌通路易损伤神经，且是术中最严重并发症，一些研究试图定义腰肌内操作的“安全区”，在操作和分离时不损伤神经。总体上来讲，L2 ～ L3至L4 ～ L5椎间隙，肌肉内神经丛总体上逐渐向腹侧移行并靠近椎间盘，分离腰背肌肉应在前3/4[29-31]。

解剖学研究表明，L4 ～ L5平面大约有15%的标本提示神经根接近椎间盘中心，因此分离腰肌植入融合器会造成神经根损伤和牵拉高风险[32]。虽然Ozgur等2006年报道的最初13例患者没有并发症的发生，但是大腿不适和麻木的发生率高达74%。在L4 ～ L5平面的侧方入路时发生率最为接近[33,34]。

Knight 等在2009年发表了58例由退变引起的椎间盘疾病患者实施单节段或者双节段融合手术，整体并发症的发生率为22.4%，大多数为手术相关并发症。有2例患者术后1年仍然存在L4神经根损伤引起的运动障碍，但是对临床结果未详细讨论[31]。Papanastassiou等报道了14例患者采用XLIF技术后有2例患者出现对侧股神经受压的并发症[35]。Rodgers等报道了迄今病例最多（600例）的XLIF手术相关并发症，其早期并发症发生率为6.2%（6周）[28]，特别提到的是，4例患者出现暂时的非永久性神经损伤。

在作者的研究中，有患者出现暂时性的神经损伤。在L4 ～ L5节段手术入路中，有8例（38.1%）出现了并发症。随着学习曲线的延伸，作者改变了L4 ～ L5节段的手术指征，目前TLIF仍然是作者的首选。有趣的是，在手术入路的对侧出现暂时神经损伤的电生理改变，可能是敲击融合器植入的原因。在分离腰肌时为避免腰丛损伤，建议在直视下进行，并配备专有的神经电生理监测。Hardenbrook的研究提示手术入路时直视下操作的重要性，65例患者（平均年龄57岁，女性34例）干预了87个腰椎节段，通过直视下经腰肌操作且无神经电生理监测，平均手术出血量为255 mL（40 ～ 1 200 mL），患者平均住院日3.2天（1 ～ 10天）。治疗后评估患者腰背痛VAS改善了48%，ODI改善了34%，所有患者无神经、血管及腹腔内损伤[36]。

关于电生理监测，作者使用的EMG是由厂家生产的更完善的具有侧方监测的仪器，有多达40个频道来监测双下肢主要肌肉，以获得振幅及诱发肌肉电位潜伏期，在刺激时还可上调12个频道，根据作者的需要设置触发的强度、长度和时间间隔。

侧方入路的另一重要问题是预防术后腰背肌的损伤及结构完整性的破坏，造成持续数周的疼痛及大腿屈曲、内旋功能障碍。根据作者的经验，腰肌的痉挛主要是由于术中操作，尤其是肌肉肿胀及血液积滞。为降低术后肌肉原因引起症状，建议直视下轻柔分离肌肉，术后放置引流避免血液积滞，采取上述操作发现可以显著减少术后腰肌疼痛及功能障碍。同时建议避免双极电凝的过度烧灼，造成血流重建困难引起肌肉退变。

结　论

侧方腹膜后入路是一种较好的治疗退变性椎间盘疾病的术式。作者的研究及长期随访证实了这一结论。仔细术前评估，注重术中细节使得该术式解决多节段退变性腰椎间盘退变疾病成为可能。

参·考·文·献

1. Chou R, Baisden J, Carragee EJ, Resnick DK, Shaffer WO, Loeser JD. Surgery for low back pain: a review of the evidence for an American Pain Society Clinical Practice Guideline. Spine (Phila Pa 1976). 2009; 34(10): 1094–109. doi: 10.1097/BRS.0b013e3181a105fc.
2. Rao PJ, Loganathan A, Yeung V, Mobbs RJ. Outcomes of anterior lumbar interbody fusion surgery based on indication: a prospective study. Neurosurgery. 2015; 76(1): 7–23. doi: 10.1227/NEU.0000000000000561 ; discussion 23–4.
3. Kishen TJ, Diwan AD. Fusion versus disk replacement for degenerative conditions of the lumbar and cervical spine: quid est testimonium? Orthop Clin North Am. 2010; 41(2): 167–81. doi: 10.1016/j.ocl.2009.12.002. Review.
4. Nakai S, Yoshizawa H, Kobayashi S. Long-term follow- up study of posterior lumbar interbody fusion. J Spinal Disord. 1999; 12(4): 293–9.
5. Chen BL, Wei FX, Ueyama K, Xie DH, Sannohe A, Liu SY. Adjacent segment degeneration after single- segment PLIF: the risk factor for degeneration and its impact on clinical outcomes. Eur Spine J. 2011; 20(11): 1946–50. doi: 10.1007/s00586-011-

1888-1. Epub 2011 Jul 1., 2.
6. Resnick DK, Choudhri TF, Dailey AT, et al. Guidelines for the performance of fusion procedures for degenerative disease of the lumbar spine. Part 2: assessment of functional outcome. J Neurosury Spine. 2005; 2: 639–46.
7. Phillips FM, Slosar PJ, Youssef JA, Andersson G, Papatheofanis F. Lumbar spine fusion for chronic low back pain due to degenerative disc disease: a systematic review. Spine. 2013; 38: E409–22.
8. Khajavi K, Shen A, Lagina M, Hutchison A. Comparison of clinical outcomes following minimally invasive lateral interbody fusion stratified by preoperative diagnosis. Eur Spine J. 2015; 24 Suppl 3: 322–30. doi: 10.1007/s00586-015-3840-2. Epub 2015 Mar 27.
9. Madigan L, Vaccaro AR, Spector LR, Milam RA. Management of symptomatic lumbar degenerative disk disease. J Am Acad Orthop Surg. 2009; 17(2): 102–11.
10. Pimenta L. Lateral endoscopic transpsoas retroperitoneal approach for lumbar spine surgery. Paper presented at the VIII Brazilian Spine Society Meeting. May 2001. Belo Horizonte, Minas Gerais, Brazil.
11. Ozgur BM, Aryan HE, Pimenta L, Taylor WR. Extreme Lateral Interbody Fusion (XLIF): a novel surgical technique for anterior lumbar interbody fusion. Spine J. 2006; 6: 435–43.
12. Youssef JA, McAfee PC, Patty CA, Raley E, DeBauche S, Shucosky E, Chotikul L. Minimally invasive surgery: lateral approach interbody fusion: results and review. Spine (Phila Pa 1976). 2010; 35: S302–11. doi: 10.1097/BRS.0b013e3182023438.
13. Peterson M, Youssef JA. Extreme lateral interbody fusion (XLIF): lumbar surgical technique. In: Goodrich J, Volcan I, editors. Extreme lateral interbody fusion (XLIF). St. Louis: Quality Medical Publishing (QMP); 2013. p. 159–78.
14. Berjano P, Lamartina C. Minimally invasive lateral transpsoas approach with advanced neurophysiologic monitoring for lumbar interbody fusion. Eur Spine J. 2011; 20: 1584–6.
15. Berjano P, Damilano M, Lamartina C. Sagittal alignment correction and reconstruction of lumbar posttraumatic kyphosis via MIS lateral approach. Eur Spine J. 2012; 21: 2718–20.
16. Berjano P, Lamartina C. Far lateral approaches (XLIF) in adult scoliosis. Eur Spine J. 2013; 22 Suppl 2: S242–53.
17. Hu WK, He SS, Zhang SC, et al. An MRI study of psoas major and abdominal large vessels with respect to the X/DLIF approach. Eur Spine J. 2011; 20: 557–62.
18. Pumberger M, Hughes AP, Huang RR, Sama AA, Cammisa FP, Girardi FP. Neurologic deficit following lateral lumbar interbody fusion. Eur Spine J. 2012; 21: 1192–9.
19. Deluzio KJ, Lucio JC, Rodgers WB. Value and cost in less invasive spinal fusion surgery: lessons from a community hospital. SAS J. 2010; 4: 37–40.
20. Oliveira L, Marchi L, Coutinho E, Abdala N, Pimenta L. The use of rh-BMP2 in standalone extreme lateral interbody fusion (XLIF®): clinical and radiological results after 24 months follow-up. World Spinal Column J. 2010; 1: 19–25.
21. Marchi L, Oliveira L, Amaral R, et al. Lateral interbody fusion for treatment of discogenic low back pain: minimally invasive surgical techniques. Adv Orthop. 2012; 2012: 282068.
22. Berjano P, Balsano M, Buric J, Petruzzi M, Lamartina C. Direct lateral access lumbar and thoracolumbar fusion: preliminary results. Eur Spine J. 2012; 21 Suppl 1: S37–42.
23. Billinghurst J, Akbarnia BA. Extreme lateral interbody fusion-XLIF. Curr Orthop Pract. 2009; 20: 238–51. 210.1097/BCO.1090b1013e3181a1032ead.
24. Arnold PM, Anderson KK, McGuire Jr RA. The lateral transpsoas approach to the lumbar and thoracic spine: a review. Surg Neurol Int. 2012; 3 Suppl 3: S198–215. doi: 10.4103/2152-7806.98583. Epub2012Jul17.
25. Djurasovic M, Glassman SD, Howard JM, Copay AG, Carreon LY. Health-related quality of life improvements in patients undergoing lumbar spinal fusion as a revision surgery. Spine. 2011; 36: 269–76.
26. Glassman SD, Carreon LY, Djurasovic M, et al. Lumbar fusion outcomes stratified by specific diagnostic indication. Spine J. 2009; 9: 13–21.
27. Alimi M, Hofstetter CP, Tsiouris AJ, Elowitz E, Härtl R. Extreme lateral interbody fusion for unilateral symptomatic vertical foraminal stenosis. Eur Spine J. 2015; 24 Suppl 3: 346–52. doi: 10.1007/ s00586-015- 3940-z. Epub 2015 Apr 18.
28. Rodgers WB, Cox CS, Gerber EJ. Minimally invasive treatment (XLIF) of adjacent segment disease after prior lumbar fusions. Internet J Minim Invasive Spinal Technol. 2009; 3(4): 1–7.
29. Houten JK, Alexandre LC, Nasser R, Wollowick AL. Nerve injury during the transpsoas approach for lumbar fusion. J Neurosurg Spine. 2011; 15: 280–4.
30. Guérin P, Obeid I, Gille O, Bourghli A, Luc S, Pointillart V, et al. Safe working zones using the minimally invasive lateral retroperitoneal transpsoas approach: a morphometric study. Surg Radiol Anat. 2011; 33: 665–71.
31. Knight RQ, Schwaegler P, Hanscom D, Roh J. Direct lateral lumbar interbody fusion for degenerative conditions: early complication profile. J Spinal Disord Tech. 2009; 22: 34–7.
32. Park DK, Lee MJ, Lin EL, Singh K, An HS, Phillips FM. The relationship of intrapsoas nerves during a transpsoas approach to the lumbar spine: anatomic study. J Spinal Disord Tech. 2010; 23(4): 223–8. doi: 10.1097/BSD.0b013e3181a9d540.
33. Anand N, Rosemann R, Khalsa B, Baron EM. Midterm to long-term clinical and functional outcomes of minimally invasive correction and fusion for adults with scoliosis. Neurosurg Focus. 2010; 28(3): E6.
34. Cummock MD, Vanni S, Levi AD, Yu Y, Wang MY. An analysis of postoperative thigh symptoms after minimally invasive transpsoas lumbar interbody fusion. J Neurosurg Spine. 2011; 15(1): 11–8.
35. Papanastassiou ID, Eleraky M, Vrionis FD. Contralateral femoral nerve compression: an unrecognized complication after extreme lateral interbody fusion (XLIF). J Clin Neurosci. 2011; 18(1): 149–51. doi: 10.1016/j.jocn.2010.07.109. Epub 2010 Oct 20.
36. Hardenbrook MA, Miller LE, Block JE. TranS1 VEO system: a novel psoas-sparing device for transpsoas lumbar interbody fusion. Med Devices (Auckl). 2013; 6: 91–5. doi: 10.2147/MDER.S43746. Print 2013.

（徐海栋/译　李　博/校）

第19章 侧方入路治疗腰椎滑脱症

Stephen J. Johans, Paul D. Ackerman , Paul Park,
Junichi Ohya, Beejal Y. Amin,
and Praveen V. Mummaneni

19.1 前 言

脊柱滑脱指的是一个椎体相对于邻近尾段椎体的前移（图19.1和图19.2）。虽然潜在病因是可变的，但最常见的原因是进行性节段性的退变性脊柱滑脱。脊柱滑脱根据移位的严重程度及其潜在病因进行分类。Meyerding公布了最常用的分级系统（表19.1），它是依据一个椎体相对于邻近尾段椎体的半脱位程度制订的[15]。半个多世纪前，Wiltse根据移位的潜在病因发表了他对脊椎滑脱的分类（表19.2）[26, 27]。除急性创伤外，脊柱外科医生通常还评估患有2型峡部或3型退行性脊柱滑脱的患者。

脊椎滑脱患者的典型临床表现为背部、腿部疼痛或神经源性跛行。特别是在有椎体不稳的患者中，背痛常被描述为由轴向负荷甚至是生理负荷引起的机械性下腰痛。腿痛可能是根性痛与相关神经根走行区受压有关。神经源性跛行的典型表现是由中央椎管狭窄导致的步行或久站诱发的双侧或单侧小腿、臀部或大腿疼痛。

19.2 治 疗

据大型多中心随机前瞻性临床试验报道，减压融合手术可以改善症状性脊柱滑脱患者的预后[24]。早期可以采用NSAIDs、物理治疗、局

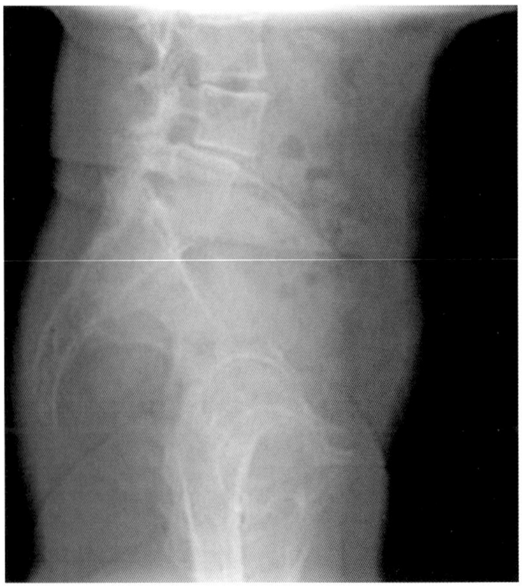

图19.1 L4/L5 Ⅰ度滑脱患者术前侧位X线片

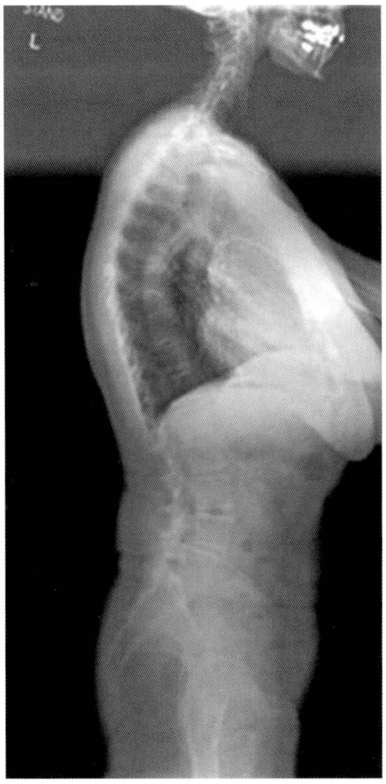

图19.2　L4/L5 Ⅰ度滑脱患者术前脊柱弯曲侧位X线片

表 19.1　腰椎滑脱的 Meyerding 分级系统

Ⅰ级	矢状位25%的椎体前移
Ⅱ级	矢状位50%的椎体前移
Ⅲ级	矢状位75%的椎体前移
Ⅳ级	矢状位100%的椎体前移
Ⅴ级	脊柱失衡：> 100%的矢状位脱位

表 19.2　腰椎滑脱的 Wiltse 分类[27]

1型	发育不良或先天性脊柱滑脱
2型	峡部滑脱（isthmic spondylolisthesis, IS）：峡部缺损
2A	断裂：峡部的疲劳性骨折
2B	细长峡部：这可能是峡部断裂后在分散部位愈合的结果
2C	急性骨折：创伤性峡部骨折
3型	退行性滑脱（degenerative spondylolisthesis, DS）：由长期不稳定造成的
4型	创伤性滑脱：峡部以外的后方结构（椎弓根、椎板，或关节突）的急性骨折
5型	病理性滑脱：结构性改变，继发于如骨肿瘤或其他骨骼疾病过程中
6型	术后

部注射、减肥、运动疗法等保守治疗来控制症状。若保守治疗无效，手术治疗能够可靠缓解症状[25]。

不止一代人认为，采用包括双侧椎体关节面切除的后路减压是治疗脊柱滑脱神经压迫症状的关键[9]。最新研究表明，如此广泛的后路骨切除及肌肉解剖，容易导致进行性畸形、脊柱不稳和症状复发。脊柱减压融合术已经成为治疗症状性脊柱滑脱的标准[8, 14, 20]。

自2005年以来，一些研究比较了各种技术的效果，其中一些研究介绍了腰椎椎体间装置的放置。迄今为止，缺乏一级研究证明疗效，使它很难指导护理标准[17, 18]。微创手术技术也已经应用于症状性脊柱滑脱患者的治疗。其中一种技术，XLIF或直接外侧椎体间融合术（direct lateral interbody fusion, DLIF）已被证明是一种安全有效的替代传统开放手术治疗脊柱滑脱的微创手术方案[2, 16, 19]。

19.3　手术技术

LLIF包括XLIF和DLIF，是一种真正的腹膜后外侧脊柱入路，它可以保证较大体内移植物的放置和优异的椎间盘恢复高度，并在狭窄运动节段提供间接减压[4]。患者右侧卧位，左侧向上。由于主动脉和髂动脉比腔静脉和髂静脉更坚固，而且更不易因术中操作损伤，因此选择左侧入路更安全。脊柱侧凸患者的主动脉可能位于椎体的外侧，因此选择右侧入路。

透视定位手术节段，标记手术部位后消毒铺单，注意无菌操作，准备EMG监测，沿着皮肤切口小心地钝性分离腹部肌肉组织，在尽可能少破坏周围组织的前提下穿过腹膜后间隙。随着操作接近腰肌，腰骶神经丛通过自动电生理监测定位。定向EMG用于确保外科医生将牵开器固定在股神经前面[22]。穿过腰大肌建立安全通道，需要依靠影像学、实时EMG、对手术区域解剖结构及其变异的掌握以及外科医生的经验。在接近L4–L5椎间盘时，入口通道比对侧稍靠前。然而，对于滑脱的患者，其局部解剖结构可能会发生改变，这强调了定向EMG作为导航工具的重要性[21]。

保留前、后纵韧带结构及避开神经孔是LLIF技术治疗症状性脊柱滑脱的关键，暴露是通过一个可撑开的三叶牵开器实现的，便于在可视化条件下完成椎间盘切除和使用大型承重植入物完成前柱稳定性重建。在椎间盘切除和椎体间植骨后，融合是通过椎体螺钉和钢板的放置或后侧椎弓根螺钉固定来实现的（图19.3和图19.4）。对于严重的脊柱滑脱，通过采用椎间盘切除及融合器放置通常只能部分减少滑脱；其余的矫正可能需要通过后路的牵引复位来实现[2]。

另一种选择是OLIF，这是一种替代传统的ALIF的术式，同时便于采用微创侧方入路。利用

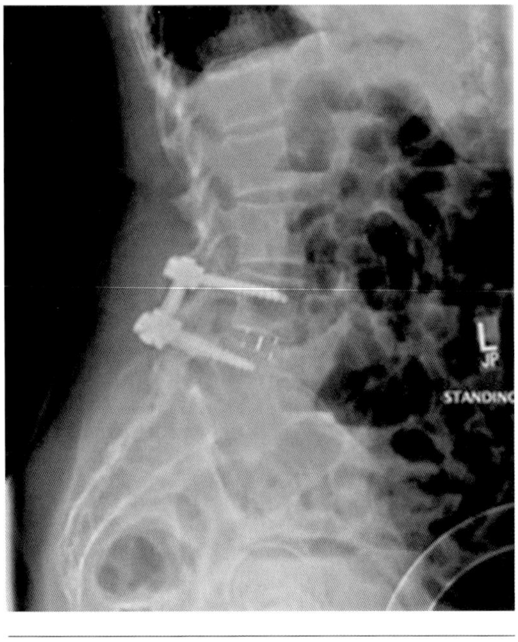

图19.3　L4/L5椎体滑脱患者LLIF术后中立位侧位X线片

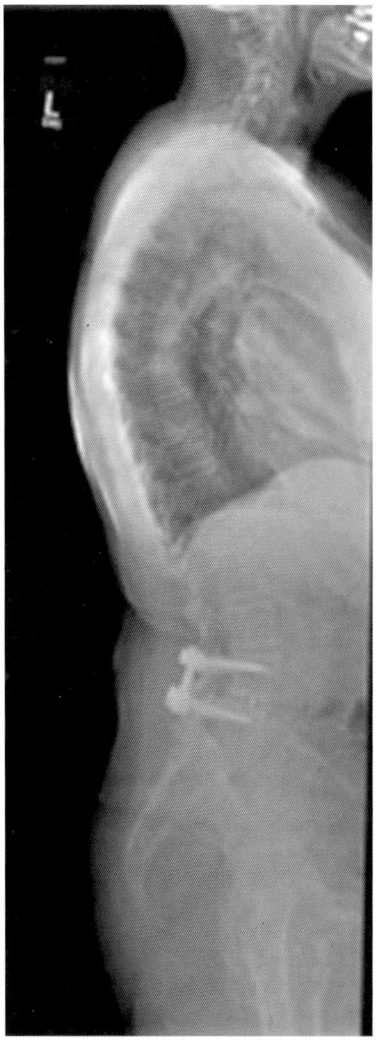

图19.4　L4/L5椎体滑脱患者LLIF术后脊柱弯曲侧位X线片

斜侧向轨迹（图19.5）来远离腰大肌内的后方神经，该术式可以替代依赖于神经监测来横过腰大肌的传统方法。该术式利用脊柱的斜外侧入路，可以将较大的椎间融合器置入椎间隙（图19.6），以支撑前柱和恢复节段矢状面序列，同时最小化与传统直接外侧入路相关的神经、肌肉和骨损伤等术后并发症。同时，这种术式也避免了传统的前路手术对主动脉、髂血管和泌尿生殖系统的损伤[7]。

19.4 结　果

一些研究，尽管样本量有限，但已经报道了关

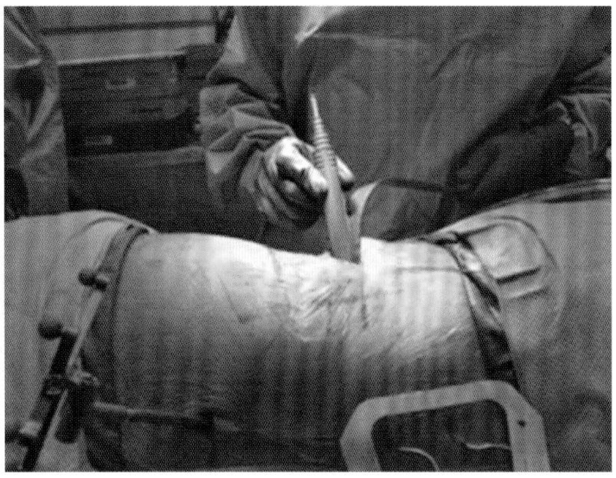

图19.5　斜位腰椎椎间融合术中取得椎间隙入路

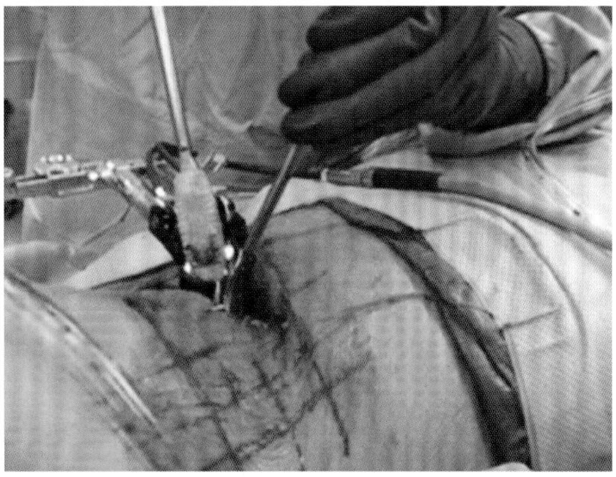

图19.6　斜位腰椎椎间融合术中椎间融合器的植入

于LLIF治疗症状性脊柱滑脱患者的良好的影像学和临床结果。这些研究通过发表如估计失血量、手术时间、住院时间、结构完整性、并发症、融合率和LLIF VAS的改善等临床结果，并将LLIF结果与其他融合术进行比较，包括ALIF、PLIF和TLIF。与许多其他微创技术一样，与类似的开放手术相比，LLIF具有更少失血、更短住院时间和更早下地活动等优势。

LLIF的其他优点包括能够通过对椎管的间接减压来完成神经减压，并在不破坏稳定的脊柱后部结构的情况下恢复椎间盘高度。LLIF的另一个优点是可以放置较大的椎间融合器，可以提高融合率，恢复椎间盘高度，改善腰椎前凸。ALIF和LLIF都能够通过使用较大的椎间融合器恢复椎间盘高度，使节段性腰椎前凸得到改善。与ALIF不同，LLIF不需要收缩大血管。PLIF和TLIF等传统技术的一个挑战是椎间融合器的植入，这对节段性腰椎前凸的恢复至关重要[3]。

Ahmadian等回顾性分析了2008年至2011年选择采用LLIF治疗的Ⅰ级和Ⅱ级L4/L5腰椎滑脱患者。L4/L5腰椎滑脱患者中Ⅰ级有26例，Ⅱ级有5例，在术中没有触碰后路结构的情况下（椎板切除术、椎间孔扩大术、关节突切除术）进行了选择性LLIF和后路经皮椎弓根螺钉固定。没有患者出现运动无力或永久性神经功能损伤，但有22.5%的患者术后出现一过性的大腿前部麻木。所有患者在术后6个月行X线或者CT检查均提示获得了有效的融合[2]。

在另一项研究中，63例患者为Ⅱ级腰椎滑脱合并椎管狭窄，采用LLIF辅助后路椎弓根螺钉固定，随访达12个月。术后早期的一过性大腿上部疼痛和髋关节屈曲无力是常见的，这是腰大肌手术创伤的可预期后果，但这些症状并不持久，无神经系统损伤。总队列中有2例（3.4%）患者在1年内进行了进一步的手术：均为邻近节段病变，1例采用后路融合，另1例采用LLIF。术后12个月，影像学上没有出现不稳定表现，动态X线片显示所有患者的椎间隙融合区似乎都有骨桥穿过[19]。

LLIF之后，后路椎弓根螺钉的固定提供了一种在抗植入物沉降的同时促进环形融合的结构[10]。LLIF在不破坏后方肌肉及小关节的情况下进入椎间隙，允许在谨慎选择的患者群体中使用单独的侧方入路。一些作者提出的数据表明，对于那些没有术前不稳定，或者行传统手术或微创-开放混合手术存在较高的手术/麻醉风险的患者，可以考虑独立的微创LIF。对于动态片上呈现活动性脊柱滑脱或关节间隙缺损的患者，单独的侧方入路是禁忌的。Marchi 等认为单独的侧方入路技术只适用于（Meyerding Ⅰ/Ⅱ级）的滑脱患者，13%的翻修率主要与植入物的沉降和持续性失稳相关[13]。高度滑脱（Ⅲ级）的患者应避免侧方融合，特别是仅前路融合，因为存在椎体劈裂骨折和椎间融合器移位的罕见病例。有研究表明，LLIF本身的间接减压对于老年患者神经源性症状有效[1]，直接减压可能会导致矢状面畸形的进展，这与患者先前存在并发症，从而导致更高的并发症发生率有关。

19.5 并发症

尽管LLIF已被有效地用于治疗成人退行性脊柱畸形，但人们仍然担心侧方入路在穿过腰大肌时是否会损伤腰骶神经丛。腰骶神经丛发出的神经部分穿过腰大肌肌纤维，在经椎体入路进入脊柱时可能在不知不觉中受到损伤。其术后常见表现为大腿症状如麻木、疼痛和无力，特别是涉及L4～L5水平时[6, 23]。各项研究表明出现大腿症状的发生率从0.7%到62.7%不等[5, 6, 11, 12]。

根据Le等为期3年的研究案例系列报道提示，由同一外科医生操作，术后同侧大腿麻木发生率为19.7%。经验随着时间增加，最近的术后麻木发生率降低至10.7%。术后同侧大腿麻木的患者35.7% 3个月症状缓解，57.1% 6个月缓解，64.3% 1年缓解。其余患者中，1例患者的症状在12～24个月消失，4例（28.6%）持续2年以上。所有出现麻木的患者均采用了L4～L5的融合治疗。

71例患者中有39例（54.9%）术后出现髂腰肌相关的运动无力，所有患者术后均完全恢复。39例患者中36例（92.3%）术后3个月完全缓解，37例（94.9%）术后6个月完全缓解，38例（97.4%）术后1年完全缓解，全部患者于术后2年完全缓解[11]。

结　论

LLIF是一种微创术式，脊柱外科医生可以通过这种术式治疗有症状的脊柱滑脱。基于相关的临床和影像学随访数据，有越来越多的证据表明，LLIF为患者提供良好的影像学结果。长期的随访证实了采用LLIF治疗脊柱滑脱症患者效果明显，这些证据将纳入当前文献。

参·考·文·献

1. Ahmadian A, Bach K, Bolinger B, Malham GM, Okonkwo DO, Kanter AS, Uribe JS. Stand-alone minimally invasive lateral lumbar interbody fusion: multicenter clinical outcomes. J Clin Neurosci. 2015; 22: 740–6.
2. Ahmadian A, Verma S, Jr Mundis GM, Jr Oskouian RJ, Smith DA, Uribe JS. Minimally invasive lateral retroperitoneal transpsoas interbody fusion for L4-5 spondylolisthesis: clinical outcomes. J Neurosurg Spine. 2013; 19: 314–20.
3. Alimi M, Hofstetter CP, Cong GT, Tsiouris AJ, James AR, Paulo D, Elowitz E, Hartl R. Radiological and clinical outcomes following extreme lateral interbody fusion. J Neurosurg Spine. 2014; 20: 623–35.
4. Amin BY, Mummaneni PV, Ibrahim T, Zouzias A, Uribe J. Four-level minimally invasive lateral interbody fusion for treatment of degenerative scoliosis. Neurosurg Focus , 2013; 35 , Video 10.
5. Cahill KS, Martinez JL, Wang MY, Vanni S, Levi AD. Motor nerve injuries following the minimally invasive lateral transpsoas approach. J Neurosurg Spine. 2012; 17: 227–31.
6. Cummock MD, Vanni S, Levi AD, Yu Y, Wang MY. An analysis of postoperative thigh symptoms after minimally invasive transpsoas lumbar interbody fusion. J Neurosurg Spine. 2011; 15: 11–8.
7. Davis TT, Hynes RA, Fung DA, Spann SW, MacMillan M, Kwon B, Liu J, Acosta F, Drochner TE. Retroperitoneal oblique corridor to the L2-S1 intervertebral discs in the lateral position: an anatomic study. J Neurosurg Spine. 2014; 21: 785–93.
8. Gibson JN, Grant IC, Waddell G. The Cochrane review of surgery for lumbar disc prolapse and degenerative lumbar spondylosis. Spine (Phila Pa 1976). 1999; 24: 1820–32.
9. Gill GG, Manning JG, White HL. Surgical treatment of spondylolisthesis without spine fusion; excision of the loose lamina with decompression of the nerve roots. J Bone Joint Surg Am. 1955; 37-A: 493–520.
10. Kretzer RM, Molina C, Hu N, Umekoji H, Baaj AA, Serhan H, Cunningham BW. A Comparative biomechanical analysis of stand alone versus facet screw and pedicle screw augmented lateral interbody arthrodesis: an in vitro human cadaveric model. J Spinal Disord Tech. 2013; 1: 40–7. PMID: 22425888.
11. Le TV, Burkett CJ, Deukmedjian AR, Uribe JS. Postoperative lumbar plexus injury after lumbar retroperitoneal transpsoas minimally invasive lateral interbody fusion. Spine (Phila Pa 1976). 2013; 38: E13–20.
12. Lykissas MG, Aichmair A, Hughes AP, Sama AA, Lebl DR, Taher F, Du JY, Cammisa FP, Girardi FP. Nerve injury after lateral lumbar interbody fusion: a review of 919 treated levels with identification of risk factors. Spine J. 2014; 14: 749–58.
13. Marchi L, Abdala N, Oliveira L, Amaral R, Coutinho E, Pimenta L. Stand-alone lateral interbody fusion for the treatment of low-grade degenerative spondylolisthesis. Sci World J. 2012; 2012: 456346.
14. Martin CR, Gruszczynski AT, Braunsfurth HA, Fallatah SM,

O'Neil J, Wai EK. The surgical management of degenerative lumbar spondylolisthesis: a systematic review. Spine (Phila Pa 1976). 2007; 32: 1791–8.
15. Meyerding HW. Spondylolisthesis; surgical fusion of lumbosacral portion of spinal column and interarticular facets; use of autogenous bone grafts for relief of disabling backache. J Int Coll Surg. 1956; 26: 566–91.
16. Ozgur BM, Aryan HE, Pimenta L, Taylor WR. Extreme lateral interbody fusion (XLIF): a novel surgical technique for anterior lumbar interbody fusion. Spine J. 2006; 6: 435–43.
17. Resnick DK, Choudhri TF, Dailey AT, Groff MW, Khoo L, Matz PG, Mummaneni P, Watters 3rd WC, Wang J, Walters BC, Hadley MN, American Association of Neurological Surgeons/Congress of Neurological, S. Guidelines for the performance of fusion procedures for degenerative disease of the lumbar spine. Part 9: fusion in patients with stenosis and spondylolisthesis. J Neurosurg Spine. 2005; 2: 679–85.
18. Resnick DK, Watters 3rd WC, Sharan A, Mummaneni PV, Dailey AT, Wang JC, Choudhri TF, Eck J, Ghogawala Z, Groff MW, Dhall SS, Kaiser MG. Guideline update for the performance of fusion procedures for degenerative disease of the lumbar spine. Part 9: lumbar fusion for stenosis with spondylolisthesis. J Neurosurg Spine. 2014; 21: 54–61.
19. Rodgers WB, Lehmen JA, Gerber EJ, Rodgers JA. Grade 2 spondylolisthesis at L4-5 treated by XLIF: safety and midterm results in the "worst case scenario". Sci World J. 2012; 2012: 356712.
20. Turner JA, Ersek M, Herron L, Deyo R. Surgery for lumbar spinal stenosis. Attempted meta-analysis of the literature. Spine (Phila Pa 1976). 1992; 17: 1–8.
21. Uribe JS, Arredondo N, Dakwar E, Vale FL. Defining the safe working zones using the minimally invasive lateral retroperitoneal transpsoas approach: an anatomical study. J Neurosurg Spine. 2010; 13: 260–6.
22. Uribe JS, Vale FL, Dakwar E. Electromyographic monitoring and its anatomical implications in minimally invasive spine surgery. Spine (Phila Pa 1976). 2010; 35: S368–74.
23. Wang MY, Vasudevan R, Mindea SA. Minimally invasive lateral interbody fusion for the treatment of rostral adjacent-segment lumbar degenerative stenosis without supplemental pedicle screw fixation. J Neurosurg Spine. 2014; 21: 861–6.
24. Weinstein JN, Lurie JD, Tosteson TD, Hanscom B, Tosteson AN, Blood EA, Birkmeyer NJ, Hilibrand AS, Herkowitz H, Cammisa FP, Albert TJ, Emery SE, Lenke LG, Abdu WA, Longley M, Errico TJ, Hu SS. Surgical versus nonsurgical treatment for lumbar degenerative spondylolisthesis. N Engl J Med. 2007; 356: 2257–70.
25. Weinstein JN, Lurie JD, Tosteson TD, Zhao W, Blood EA, Tosteson AN, Birkmeyer N, Herkowitz H, Longley M, Lenke L, Emery S, Hu SS. Surgical compared with nonoperative treatment for lumbar degenerative spondylolisthesis. four-year results in the Spine Patient Outcomes Research Trial (SPORT) randomized and observational cohorts. J Bone Joint Surg Am. 2009; 91: 1295–304.
26. Wiltse LL. Etiology of spondylolisthesis. Clin Orthop. 1957; 10: 48–60.
27. Wiltse LL, Newman PH, Macnab I. Classification of spondylolysis and spondylolisthesis. Clin Orthop Relat Res. 1976; 23–9.

（徐海栋/译 李 博 张秋林/校）

第20章 侧方入路腰椎椎间融合术治疗成人脊柱畸形

Joseph M. Zavatsky, David Briski, and
Juan S. Uribe

20.1 前言

通常，成年患者的脊柱冠状位Cobb角 > 10°定义为成人脊柱侧凸（adult scoliosis, AS）畸形。尽管脊柱侧凸可以由青少年特发性脊柱侧凸（idiopathic scoliosis, IS）发展而来，但更多情况下成人脊柱侧凸随着年龄的增加、退变加重而成，常常导致椎间盘不对称塌陷、椎体楔形改变、小关节退变、椎体滑脱以及旋转性半脱位等。这种退化机制可能导致椎管狭窄、脊柱不稳并矢状位及冠状位畸形加重、腰椎前凸角消失以及矢状位的失平衡。患者的症状可表现为神经根性症状、神经源性跛行以及腰背痛等[1]。

在过去的50年时间里，随着医疗技术以及护理水平的显著提高，美国人的预期寿命大幅度延长。随着老年人口的增加，包括成人退变性脊柱侧凸（adult degenerative scoliosis, ADS）在内的退行性疾病发生率也在逐步增加。尽管之前的报道认为成人脊柱侧凸的发生率在2% ～ 32%，但最近的一项针对老年志愿者的报道显示脊柱侧凸的患病率超过60%[2]。随着美国老年人口的增加以及对患者生活质量的逐渐重视，成人脊柱侧凸已经成为一个相当严峻的健康相关问题。

成人脊柱侧凸不仅影响患者美观，而且还能导致明显的疼痛以及功能障碍[3]。有人认为影像学参数与患者的临床症状有关联[1,4]。正常腰椎前凸角的消失可导致脊柱矢状位的不平衡，并可能导致疼痛的增加及生活质量的下降[1,5]。通过手术恢复患者脊柱矢状位的平衡可以显著提高生活质量[6]。ADS手术治疗的主要目的是神经减压、恢复整体矢状位及冠状位的平衡以及骨融合。恢复脊柱的平衡与改善预后密切相关，是ADS手术的主要目的之一。

手术干预需要评估每例患者的目的和独特的需求。ADS手术是具有挑战性的手术，且患者需要承受较大的风险，特别是对于那些年老体弱且有内科并发症的患者。据报道，手术并发症高达61%，且可随手术方式的变化而变化。更复杂的手术方式，包括长节段的融合以及截骨术可导致更高的手术并发症[7]。并发症发生率随着年龄增加而增加[8]，据报道，70岁以上的患者并发症发生率高达95%[9]。而且越来越多的老年患者有多种合并症，这导致美国麻醉医师协会（American Society of Anesthesiologists, ASA）评分更高，较高的ASA评分与围手术期的并发症发生率增加有关[10, 11]。并发症可导致患者发病率、再次入院以及再次手术的概率增加[12, 13]，这可能对健康相关的生活质量（healthrelated quality of life, HRQOL）结果产生负面影响[12]。尽管ADS手术并发症发生率很高，但患者的HRQOL和功能在术后都得到了提高，甚至在年龄更大的患者中也是如此[14]。

治疗脊柱畸形的传统手术包括前路手术以及单纯后路手术，两种手术方式都被证明是有效的[15-17]。但是，传统的开胸以及开腹手术并发症发生率高达40%，并发症包括切口疼痛、腹痛、血管损伤、肠梗阻、逆行射精、输尿管和膀胱损伤、髂腹股沟和髂腹神经损伤等[17, 18]。而开放后路手术解剖多涉及脊柱后方的肌肉肌腱等结构，可造成大面积的开放性损伤，造成失血较多。椎弓根螺钉固定、椎板切除术、椎间融合、截骨术需要在完全暴露的情况下进行。一般来说，通过ALIF、PLIF或TLIF都可实现椎体间植骨融合。

近10年来，通过微创手术方式进行椎管减压以及融合变得越来越流行，而最近更是用来治疗成人脊柱畸形。脊柱微创外科手术（minimally invasive surgery, MIS）不仅意味着使用更小的手术切口治疗，而且力求降低与手术入路相关的围手术期并发症，以及传统开放手术引起的发病率[19-21]。脊柱微创手术通过小切口不仅可降低软组织损伤，而且还能减少术中出血。这不仅可以降低手术并发症的发生率，包括手术部位感染、术后疼痛和麻醉消耗，而且还可使术后患者更快地进行功能锻炼[22]。围手术期并发症发生率与治疗脊柱侧凸手术复杂程度以及患者特有的合并症有关[23-26]。Smith等报道了ADS手术的结果，发现老年患者术后改善情况比年轻患者更显著[14]，随着老年患者的增加，脊柱微创技术可提供合适的患者更安全可行的手术方式。

随着手术技术以及手术器械的发展，可以更微创地实行长节段的脊柱融合并允许逐个节段操作[27]。后路椎弓根钉可以进行经皮切口，无须剥开附着在脊柱的软组织就能置入螺钉。经皮微创置钉常常很难实行后侧或后外侧融合，这就需要行椎间融合。先前的报道显示，如果不是在每个椎体间进行植骨融合，微创脊柱融合术可能导致较高的假关节发生率[28-31]。椎体间融合可以通过ALIF、TLIF、LLIF提供椎体前方结构的支撑，帮助畸形矫正，增加腰椎生理前凸，而且能增加融合率[32-36]。

LLIF相比于传统的ALIF、PLIF和TLIF提供了一种选择方法。LLIF的理论优势使得它成为一种非常吸引人的技术，包括在冠状面强大的畸形矫正效果，减少术中失血，椎间盘切除更彻底，可植入更大面积的融合器以减少椎体塌陷及提高融合率，以及避免进入椎管从而降低了神经和硬脊膜损伤的风险。虽然进行LLIF并非没有风险，但它使用的手术工作通道确实可以保护椎体前后方的重要结构。进行微创侧方入路椎间融合术可以减少传统前路手术的并发症发病率，而且也能降低后路手术方式所导致的创伤。本章将重点解释微创侧方入路融合术治疗成人退变性脊柱侧凸的优点和缺点。

20.2 微创侧方入路椎间融合术的治疗流程

青少年特发性脊柱侧凸（adolescent idiopathic scoliosis, AIS）手术干预时机主要取决于脊柱弯曲的程度，而与青少年特发性脊柱侧凸不同，ADS手术治疗时机主要基于临床症状，包括生活质量下降以及剧烈的疼痛[37]。ADS曲线主要位于腰椎，与AIS曲线相反，后者通常有胸椎畸形。ADS椎体可有旋转以及小关节旋转半脱位，而顶椎通常位于L3～L4（图20.1）。

此外，患者还可能出现正常的腰椎前凸消失，并可能出现椎体矢状位不平衡以及身体前倾。患者

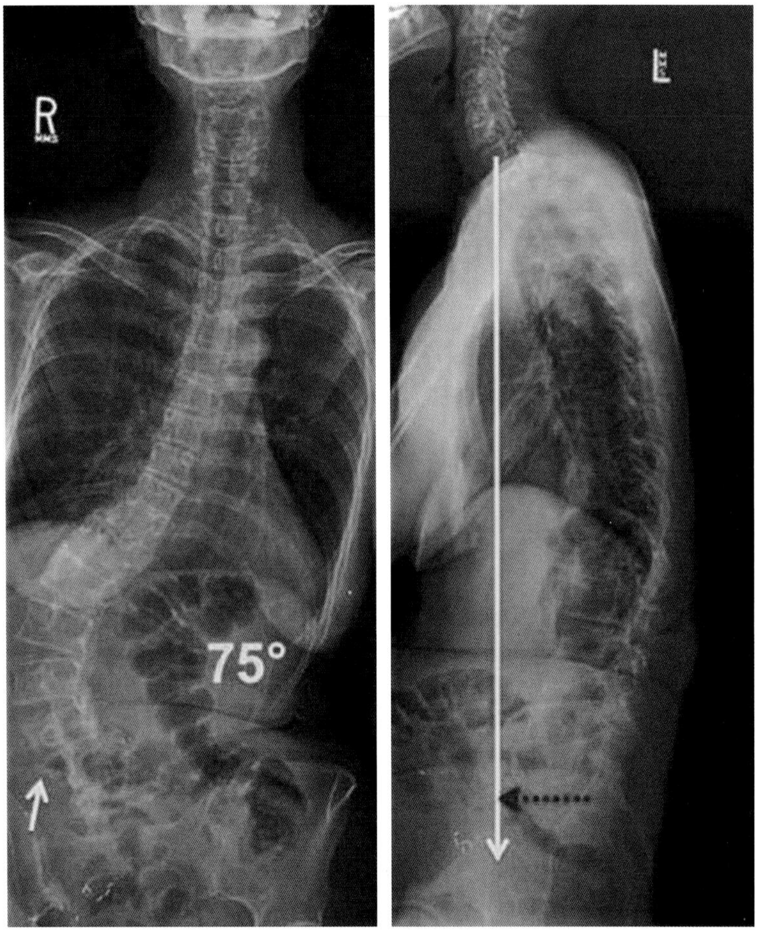

图20.1　脊柱畸形患者正位全长片显示明显的冠状位失平衡（75°）和旋转畸形，并沿着L3～L4出现旋转半脱位（黄色箭头）。侧位X线片显示正常腰椎前凸角消失，脊柱矢状轴（SVA）为+7 cm

为了补偿和恢复平衡使得自己可以尽量站直并使得头部与骨盆在同一垂线上，他们会尽可能使骨盆后旋，髋部伸展。在一些脊柱矢状位严重失平衡的案例中，患者会屈曲膝部使自己尽可能直立。患者若出现＞+5 cm矢状位失平衡通常会有明显的功能下降，因为其需要额外的能量来维持脊柱矢状位的自平衡。患者会容易疲劳，难以持久站立，通过其他关节进行代偿行走。这种持续的髋部伸展肌群和股四头肌反常收缩会导致肌肉疲劳和对大多数活动的不耐受。

了解成人脊柱侧凸患者的病因、解剖特征和临床表现对确定合适的手术方法是非常重要的。

然而，并非所有的成人脊柱畸形患者都可以使用脊柱微创手术治疗。先前的报道指出脊柱微创手术在充分矫正以及恢复脊柱矢状位的平衡中具有局限性，如果不是在每个腰椎水平进行椎间融合，则假关节发生率也会增加[28-31, 38, 39]。选择合适的成人脊柱畸形患者进行微创矫正技术治疗对于得到最理想的手术结果是非常重要的。此手术相对的禁忌证包括曾行腹膜后剥离术、既往有化脓性肾感染，或腹膜后感染。这些情况可能导致肾、腹膜、肠和血管的粘连。此外，不良的解剖结构可能限制既定手术操作方案。

在手术前应完善包括能获得从颅底到股骨头之间的脊柱全长X线片、MRI及CT。自行研究影像学检查可以减少手术节段中可能出现的任何障碍。髂棘过高可能挡住L4～L5的手术通道，这一般可以在术前X线片上观察到，但也可以在术中透视下鉴别。在CT下可识别出是否有小关节融合，若出现小关节肥大、骨赘形成或融合，可能限制LLIF恢复椎间盘高度、恢复腰椎前凸以及矫正Cobb角的作用。此外，若术前未发现小关节融合，在进行切除椎间盘以及置入融合器时可能导致椎体终板以及环骨骺损伤，导致矫形不满意以及未达到充分的间接减压（图20.2）。

脊柱畸形导致的椎体旋转情况可能改变正常的解剖结构，使神经、内脏器官、血管结构置于手术区域中，使其在术中易受损伤（图20.3）。在手术前应完善轴位MRI检查，因为它能识别任何异常的解剖结构并帮助制订手术方案（图20.4）。患者是否有解剖变异、骨密度、椎体旋转和广泛的骨赘形成在制订手术方案中是非常重要的。这种手术方案非常依赖完善的术前影像学检查，以此做出正确的手术方式，来确保手术安全性。在一些病例，特别是出现椎体旋转的脊柱侧凸患者中，若不能清楚地确定其腰丛位置可行磁共振神经学检查（magnetic resonance neurography, MRN），因为其能通过MRI独特的水成像特性予选择性显示神经以确定神经的解剖位置（图20.5）。

退行性侧凸通常随时间发展而进展。随着主弯

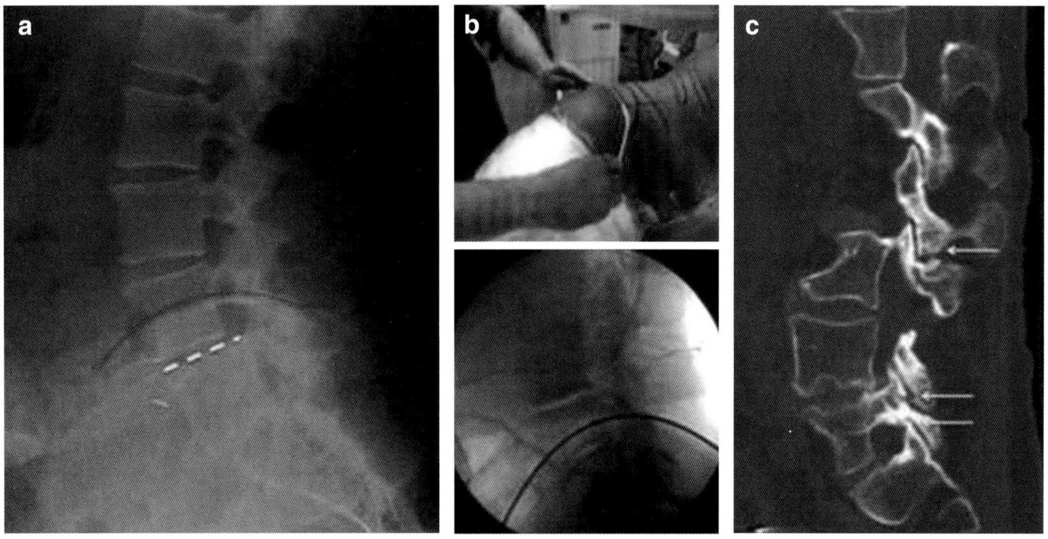

图20.2　a. 术前站立位X线片显示髂嵴（红线）阻挡L4–L5椎间盘间隙（黄线）。b. 术中透视X线，用一根细导丝固定在患者皮肤上，勾勒出其阻挡了L4～L5的通路的髂嵴轮廓。c. 腰椎CT示小关节肥厚、骨赘增生、关节突关节强直，这可能限制椎间盘高度、前凸和畸形矫正的恢复；箭头示小关节肥厚、骨赘性增生、关节突关节强直，这可能限制利用LLIF进行椎间盘高度、前凸和畸形矫正的恢复

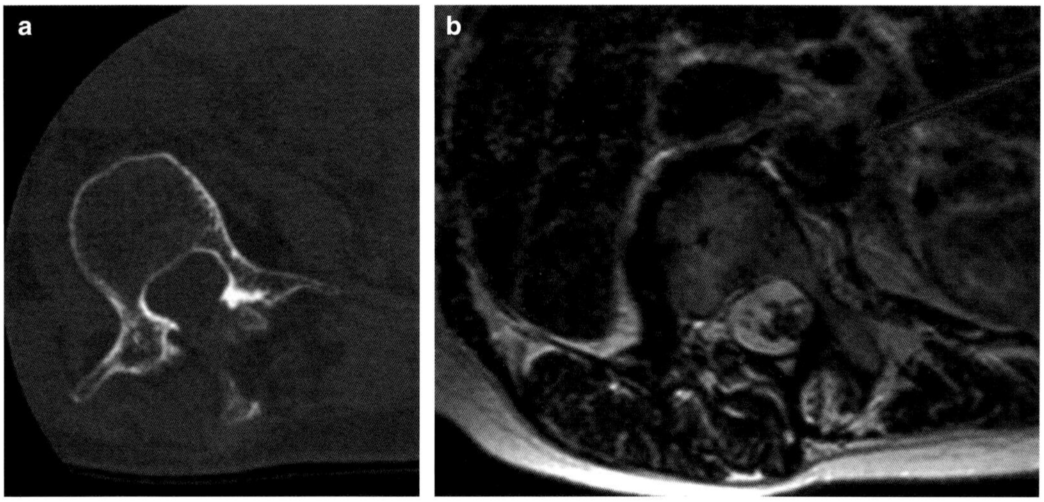

图20.3　a. 腰椎轴向CT扫描显示脊柱旋转畸形。b. 轴向的腰椎MRI显示在椎体前1/3最佳手术入路区域（箭头所指），因为腰椎旋转畸形导致大血管毗邻手术区域，有损伤大血管的风险

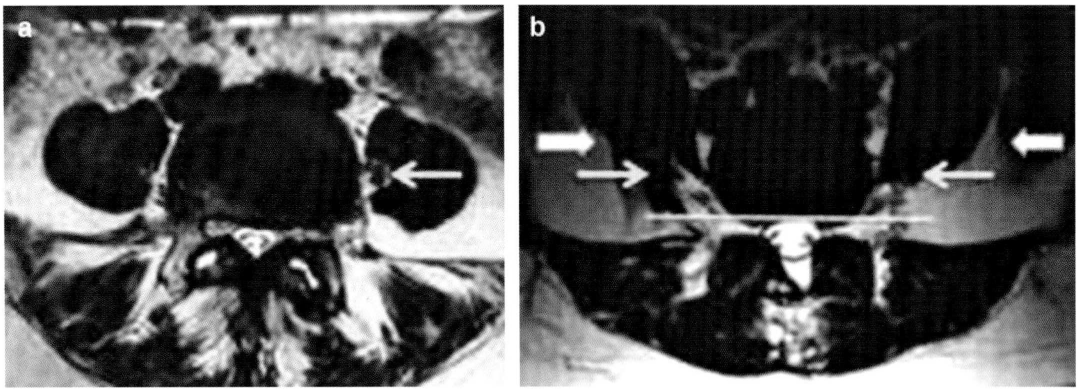

图20.4 a. L4 ~ L5水平轴位MRI显示位于椎间盘间隙中部L4神经位置偏前，可能阻碍术中安全进入该水平。b. L4 ~ L5轴位MRI显示腰大肌征象升高或像米老鼠耳朵。腰大肌（白色箭头）正从脊柱上升并远离，不是在它的典型位置，即脊柱的侧面。这与腰丛（黄色箭头）在整个腰椎从头侧向尾侧方向逐渐向腹侧移动的趋势一致，这使神经处于更容易损伤的位置

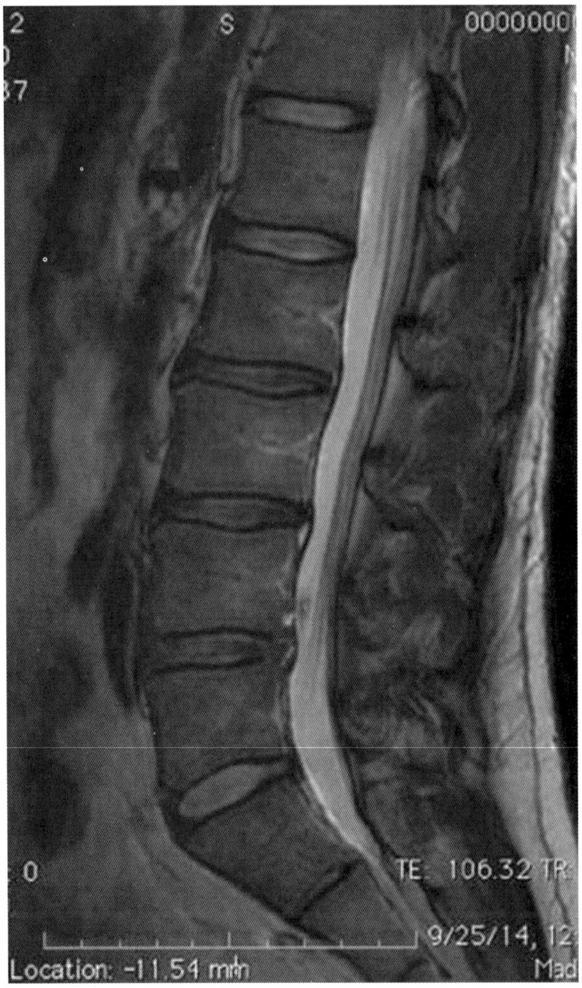

图20.5 MRN是一种通过优化对神经特有的MRI水性质的选择性来直接成像神经的技术，在复杂的脊柱侧凸病例中，或在腰大肌位置升高等特殊解剖情况下，它可能有助于描述腰丛的解剖结构

进展恶化，患者脊柱在冠状位水平失去平衡，他们常通过调整头部重心位于骨盆水平上以代偿脊柱不稳。但这种代偿机制可能使得在脊柱主弯上方或下方出现另一代偿性侧凸。随着年龄增长，脊柱侧凸会恶化，变得更僵硬。在腰椎主弯下形成的侧凸称为次弯，它通常位于主弯凹侧的对侧腰骶交界处。由于严重的变形、先天畸形或腿长不等，L5 ~ S1的倾斜实际上可能是主要的畸形，在其上方可出现严重的代偿性腰弯。尽管代偿性僵硬型胸椎侧凸并不是LLIF的禁忌证，但以下情况应注意。如果术前不能充分认识到胸椎侧凸的僵硬性及代偿能力，术后可能导致患者冠状位不平衡情况加重（图20.6）。若对僵硬的胸段侧凸的患者进行LLIF手术，可使他们脊柱的冠状位进一步失平衡。此外，如果在L5 ~ S1椎间融合在主弯凹侧的同侧，可使其脊柱冠状面进一步不稳。

选择合适的患者是使用脊柱微创技术治疗成人脊柱畸形的关键。无论采用传统开放技术还是微创手术，治疗成人脊柱畸形的目标都是相同的，包括神经减压、建立和维持矢状面和冠状面平衡、融合。在使用脊柱微创技术治疗成人脊柱畸形时，需要解决以下几个问题：第一，进行脊柱微创手术时是否能对患者进行充分的神经减压；第二，是否可使用脊柱微创技术进行脊柱内固定；第三，能否充分恢复患者脊柱冠状面和矢状面平衡；最后，是否

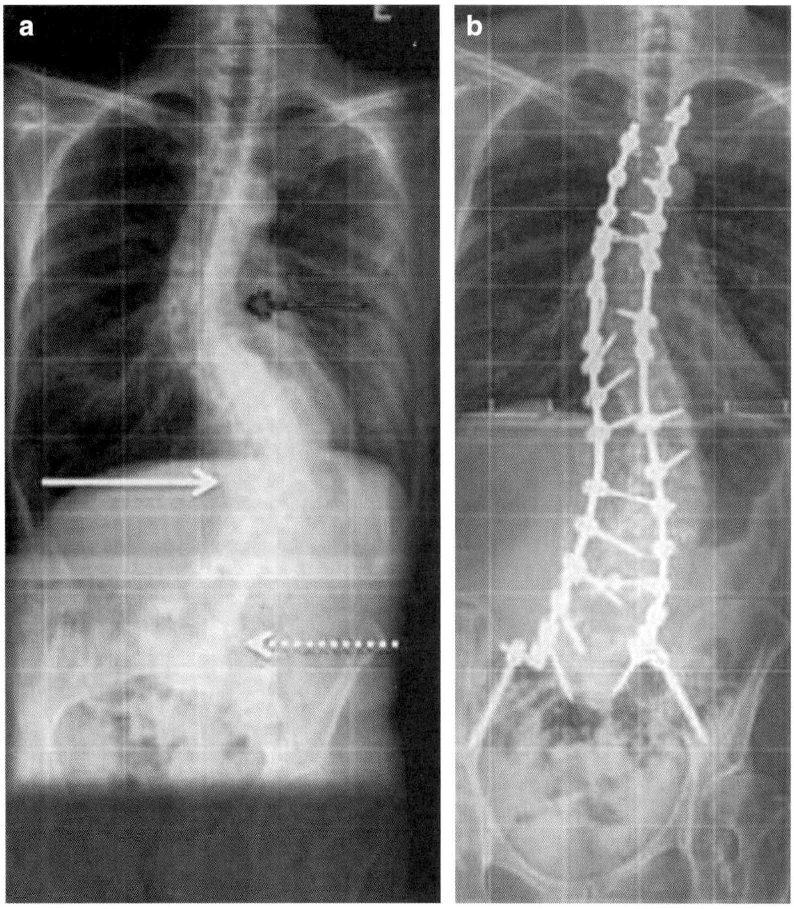

图20.6　a. 术前脊柱侧凸的正位X线片显示青少年特发性脊柱侧凸进展到成年的图像。其Bending位X线片显示患者僵硬的脊柱右胸弯（红色箭头）和主要的胸腰椎侧凸（黄色实线）。分叉曲线位于腰骶交界处（黄色虚线）。患者左侧冠状面不平衡。b. 在其脊柱右侧凸面（黄色虚线对面）处进行了5个节段LLIF（T12～L1、L1～L2、L2～L3、L3～L4、L4～L5）和L5～S1 TLIF后行X线平扫。患者的冠状面失衡情况轻微加重

可行坚强的融合。

包括治疗分级在内的一些分型用于指导治疗成人脊柱畸形[21]。2010年，Silva和Lenke根据临床和影像学研究，发表了一份治疗指南，详细描述了脊柱畸形传统开放手术治疗的6个治疗级别（根据脊柱畸形严重程度）[41]。

在6个Lenke-Silva治疗水平中，Ⅰ～Ⅳ治疗水平可以很好地利用现有的微创手术进行治疗[28,29,31]。

Mummaneni和他的同事修改了Lenke-Silva的方案，制订了一种微创手术治疗脊柱畸形的流程，被称为MiSLAT（Mummaneni, Wang, Silva, Lenke, Amin, Tu）流程[42]（图20.7）。作者想对在MiSLAT分级为Ⅰ～Ⅳ的患者行更合适的微创手术治疗。但是，在MiSLAT治疗级别Ⅴ和Ⅵ中出现严重僵硬的脊柱畸形需要传统的开放手术方法以保证可靠地矫正畸形。

Mummaneni的MiSLAT分类用于指导脊柱微创手术治疗脊柱畸形非常麻烦，并且在观察者间和观察者内的可靠性都很低。他的团队随后创建了一个相对简单的方案——MISDEF流程，以帮助脊柱外科医生为脊柱畸形患者选择合适的手术方法[43]。

MISDEF流程结合了患者术前的放射学参数并将其简单归纳到三种一般的手术方法，从脊柱微创手术直接或间接减压到开放性截骨矫形手术。这种简单的方法得到了大部分观察者间和观察者内的认可。

第一类手术方法包括脊柱微创手术或单纯小切口减压术或单节段的微创融合术，此类手术不考虑顶椎情况。第一种手术方法通过小型固定管式牵开器（MIS）或通过Wiltse肌间隙入路或侧方入路放置可扩张管道牵开器（小切口手术）进行。操作器械可通过可扩张管道牵开器或经皮方式放置。第二类方法需要对顶椎或主弯的整个冠状位Cobb角

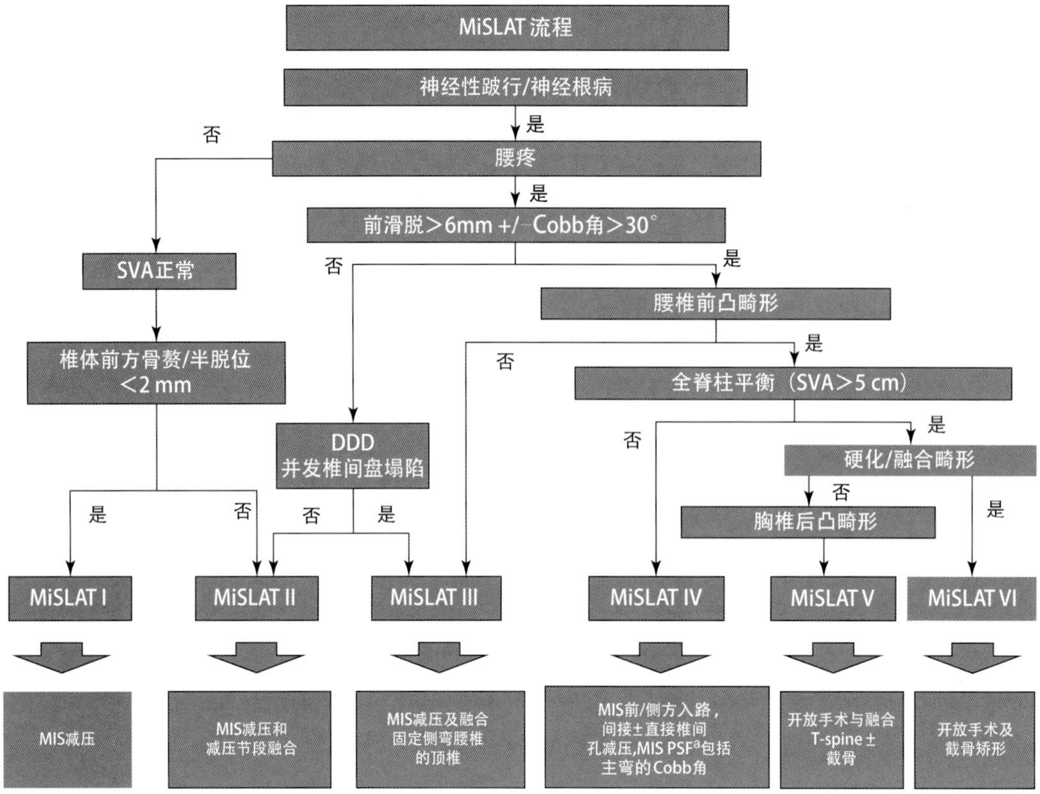

图20.7 MiSLAT流程用于成人退行性畸形的MIS治疗。MiSLAT Ⅰ＝仅减压；MiSLAT Ⅱ＝用后外侧植骨或TLIF减压和有限椎弓根螺钉固定部分节段；MiSLAT Ⅲ＝采用后外侧植骨或TLIF/极外侧方入路椎间融合术（XLIF）/直接侧方入路椎间融合术（DLIF）减压及椎弓根螺钉固定；MiSLAT Ⅳ＝采用TLIF/XLIF/DLIF椎弓根螺钉减压固定腰椎，包括椎体侧凸的节段；MiSLAT Ⅴ＝减压、椎弓根螺钉固定和融合扩展为胸椎区域的脊柱侧凸±截骨术；MiSLAT Ⅵ＝三柱或多面截骨和多节段椎弓根融合术治疗胸腰椎侧凸。对于长度大于L2～S1的结构，建议置入髂骨螺钉（经允许引自Mummaneni等[42]）

进行MIS或小开口减压和椎体间融合治疗。第三类方法包括传统的开放性手术治疗，包括截骨术和（或）延伸至胸椎的融合内固定术。矫形的流程是基于理想骨盆参数和全脊柱平衡得到的。一般来说，逐渐加重的脊柱畸形需要更高级别的手术方式。

并不是所有的脊柱畸形患者都可以通过MIS治疗。由于MIS在治疗明显的矢状面不平衡的情况中存在局限性，因此用MIS不能很容易地纠正Ⅲ级畸形，因为此类患者通常需要进行截骨术，而使用MIS可能会难以实现。MISDEF流程可以为脊柱外科医生在治疗成人脊柱畸形时，提供一种可靠的、可重复性的工具，以达到他们所期望的手术目标。

20.3 手术技术

使用LLIF治疗存在冠状位畸形以及旋转畸形的患者可能较为困难。不仅由于骨性解剖的改变导致影像学辨认存在挑战性，而且重要的组织可能由于椎体旋转而置于正常的手术通路中，使它们在术中容易被损伤。LLIF手术与传统的ALIF相比还是有很大优势。开胸腹腔入路出现切口疼痛、腹痛、血管损伤、肠梗阻、逆行射精、输尿管和膀胱损伤、髂腹股沟和髂腹神经损伤等并发症的风险高达40%[17, 18]。适当的LLIF可实现椎间盘切除以及对侧纤维环的松解术。前纵韧带可以维持椎体稳定，但它也可以限制正常脊柱前凸的恢复。更彻底的椎间盘切除，使其可准备更大的植骨床便于LLIF中可植入更大的内植物，使其有更大的接触面积促进椎体融合。合适大小的融合器可以跨越椎体骨骺环，即终板最坚固的部分[44]。椎体骨皮质的外侧缘比ALIF和TLIF融合器放置在更靠中央、支撑力较弱的终板位置更结实（图20.8）。

除了可制备更大面积的用于放置内植物的终板外，Tatsumi和同事发现，与TLIF相比，LLIF能显著降低终板破坏的风险（4% *vs.* 48%）[45]。如果在切除椎间盘过程中没有损伤终板且融合器适当跨越骨骺环，这可以促进脊柱畸形矫正，间接减压椎管和神经孔，以及促进椎体间融合。

当使用LLIF应用于成人畸形的治疗时，在实行手术之前，有很多关键因素需要考虑。对患者术前的影像学检查经过严格筛选后，他们已经确定了一种最理想的方法，来矫正脊柱畸形，合适的患者体位和术中透视X线是获得安全、成功的手术结果的必要条件。

20.3.1 患者术中体位和手术床位置

在行LLIF治疗脊柱畸形时，患者体位非常重要，但常常被术者忽视。将患者放在手术床之前，可以在手术床体的底部放置一个延长部件。在床体下放入延长件时，手术床就可以旋转或翻转，这可使患者的头被放置在手术床末端的延长部件上。尽量延长手术床的长度，可给予外科医生更多的操作空间。床体尽可能离开手术床中心金属床柱（在患者麻醉后）。床底延长器的放置以及适当的旋转及翻转手术床，可使手术床尾部有更多的空间操作和减少手术床柱对C臂机术中透视的约束。这有助于更好地看清尾端腰椎和相关的骨性解剖标志（图20.9）。

患者为侧卧位，其髂嵴置于手术床的反折处并在患者骨性突出物下方放置缓冲垫。患者标准的侧卧位对于手术非常重要。在腹膜后空间的腹膜分离过程中，这种体位可以使腹腔内容物更容易向前和远离腰肌，进一步增加腹膜后的空间，从而降低对腹膜及其内容物的损伤风险。将患者的髂嵴放置在手术床的反折处，这样可以有更好的视野以进入腰椎尾侧节段，尤其是L4～L5节段。如果手术入路是位于腰椎畸形的凹侧，也可以帮助矫正脊柱冠状位畸形。大多数外科医生在进行LLIF时都是站在患者的背侧，所以患者的背部应该靠近手术床的后边缘，使得外科医生身体不必过度向前倾就能有较好的术野。需要注意的是，不要把患者放置太靠近手术床后边缘，这样患者的脊柱就会与手术床下的金属条重叠。这使得当床旋转以拍摄术中脊柱侧凸患者的正侧位X线片时会相当困难。因为将患者向后旋转会使患者手术床下方的金属条一起旋转，可能会阻碍C臂透视效果（图20.10）。

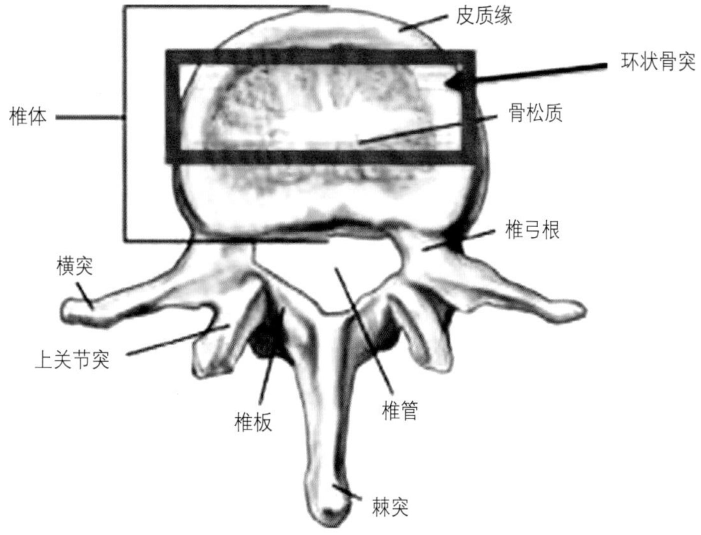

图20.8 椎体环形突起是椎体终板最坚固的部分，由周围排列致密的骨皮质构成。红色矩形显示了LLIF融合器的最佳位置，它位于跨越环形突起的椎间盘空间的前1/3

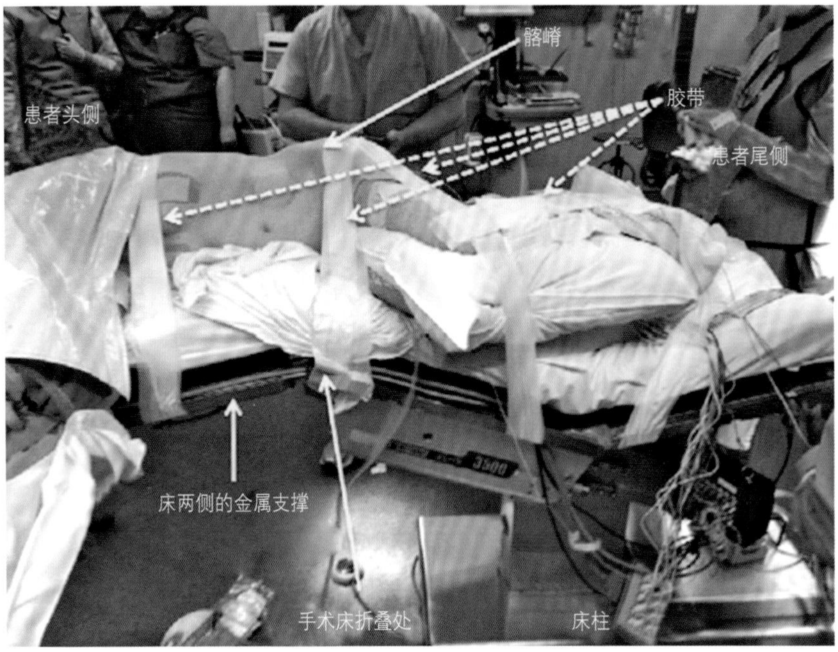

图20.9 麻醉后应最大限度地翻转手术床，以便为C臂透视腰椎的正确位置显示留出空间。患者的髂骨被放置在手术床折叠处，髋部和膝关节弯曲。胶带穿过胸部和骨盆，以及大腿和腿部

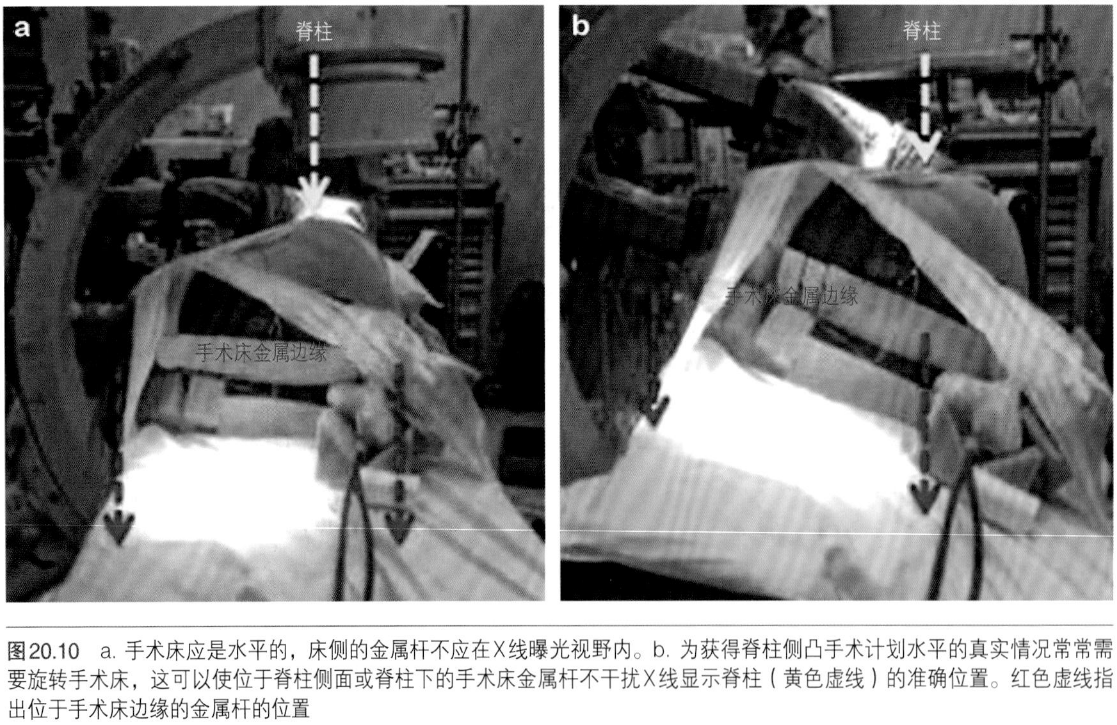

图20.10 a. 手术床应是水平的，床侧的金属杆不应在X线曝光视野内。b. 为获得脊柱侧凸手术计划水平的真实情况常常需要旋转手术床，这可以使位于脊柱侧面或脊柱下的手术床金属杆不干扰X线显示脊柱（黄色虚线）的准确位置。红色虚线指出位于手术床边缘的金属杆的位置

患者的髋部和膝盖应该各弯曲约60°和90°，降低腰大肌的张力，因为腰丛在腰大肌里。过度反折手术床可使腰大肌和腰丛伸展，并可增加在L4～L5节段发出的股神经牵拉损伤的风险。

O'Brien及其同事在一个尸体模型中证明，当接近L4～L5时，手术台反折导致股神经前移[46]。

手术床在骨盆位置反折40°的时候，神经前移约1.5 mm，与手术床反折0°相比，神经损伤率最高（平均6%～7%）。对于两种反折角度（40°和0°），股神经的损伤都随着髋屈曲的增加而减小。屈髋和屈膝以放松腰大肌和神经，最大限度地减少手术床反折带来的负面影响。另外，屈曲髋部和膝盖可增加腰大肌和腰丛的移动度，从而在牵开器放置和打开时允许更多的位移，减少牵拉导致的可能神经损伤。

应放置腋下圆柱垫以防止臂丛神经损伤。垫子应放在手术台和下方受压的腿之间，以保护腓神经和皮肤免受骨性突出物的压迫。枕头应放在患者的两腿之间。此外，应放置一块扶手板以支撑患者的下臂。可以放置手臂支架或枕头以支撑患者的上臂。一旦临时摆好体位，应将胶带穿过患者的上胸部和下髋部以将其固定到计划的手术区域外的手术台上。这可以防止患者在术中移位或旋转。还应将胶带固定患者的大腿和小腿使其屈曲（图20.9）。胶带可以使用多根，甚至在患者和手术台周围使用，以防止患者在手术操作期间移位。

一旦患者固定在手术台上，就可以在髂嵴位置折叠手术台，以获得L4～L5的最佳透视效果。手术台应延伸到患者的足部，以防止髋部和膝盖过度伸展。手术台放置在头高脚低位，以补偿手术床的折叠，以平衡患者的躯干。

20.3.2　透视成像

鉴于脊柱侧凸常见的节段性畸形，手术台和透视检查通常需要在每个节段进行调整，以确保最佳影像图（图20.11）。作者的建议是，应调整手术台而不是C臂机，以获得每个单独手术节段的真正的前后位和侧位X线片。当C臂机锁定在0°时，床可以旋转直到获得正确的前后位图像，并且每个节段的棘突处于两个椎弓根之间的完美中线位置并且终板是平行的（图20.12）。当C臂机锁定在90°时，床可以倾斜或反倾斜（头低脚高位与头高脚低位），

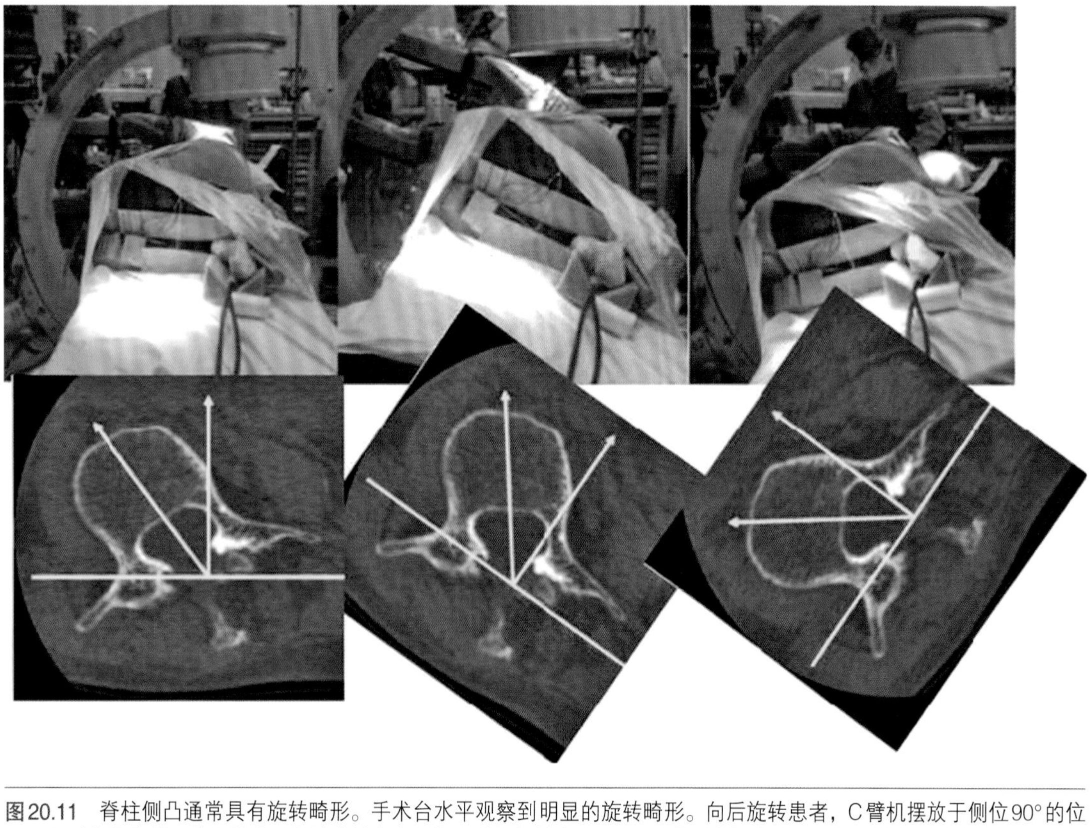

图20.11　脊柱侧凸通常具有旋转畸形。手术台水平观察到明显的旋转畸形。向后旋转患者，C臂机摆放于侧位90°的位置可得到脊柱的前后位X线片。向前旋转患者，将C臂机保持在90°，可以获得脊柱真正的侧位X线片

直到获得真正的侧位图像，终板平行，椎弓根和小关节重叠（图20.13）。移动手术台而不是C臂机可以让外科医生更易获得一个真正的前后位X线片（外科医生的手完全水平并平行于地板）和侧位X线片（外科医生的手完全垂直并垂直于地板）。真正的侧位片可以帮助防止在椎间盘准备和植入物放置期间损伤终板，避免抵消LLIF畸形矫正和间接减压的优点。更令人担忧的是，没有真正的前后位 X线片，椎体旋转可导致植入物向后方移位，引起神经孔和神经损伤，或向前移位造成严重血管损伤。

用10×10中单覆盖手术区域，可以用乙醇准备皮肤。在切口之前，每个计划的LLIF水平应该参考真正的前后位片和侧位片，以确保所有计划的手术节段都可视并可进入。可以触摸到肋骨并在皮肤上标记。柔软的不透射线的定位针可用于识别每个计划手术节段的椎间盘，同时勾勒出皮肤上的髂

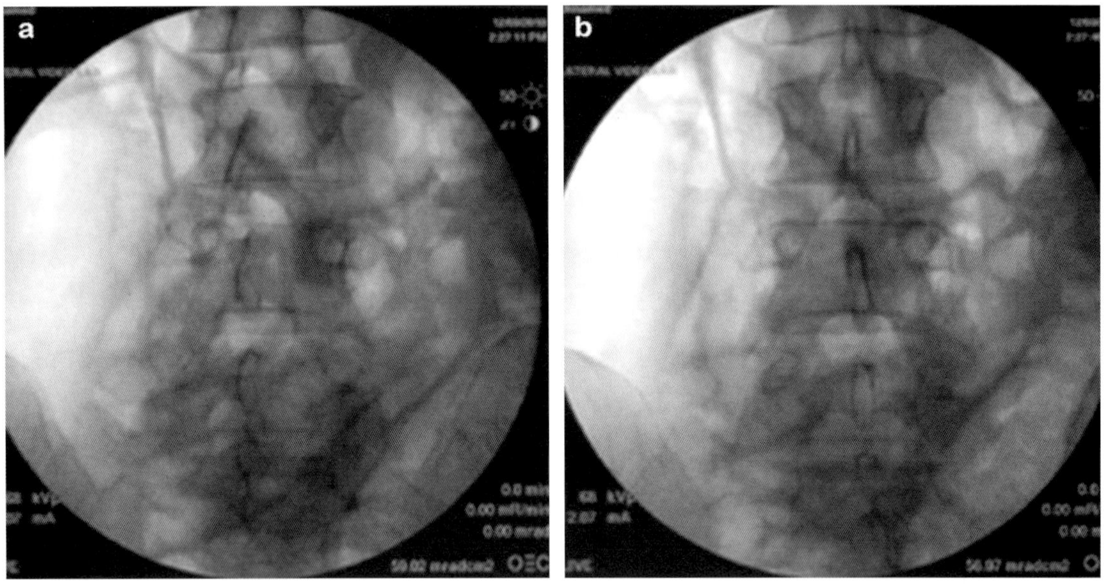

图20.12　a. 旋转的脊柱。b. 真正的前后位片，L4的棘突将椎弓根平分，而且上下终板平行

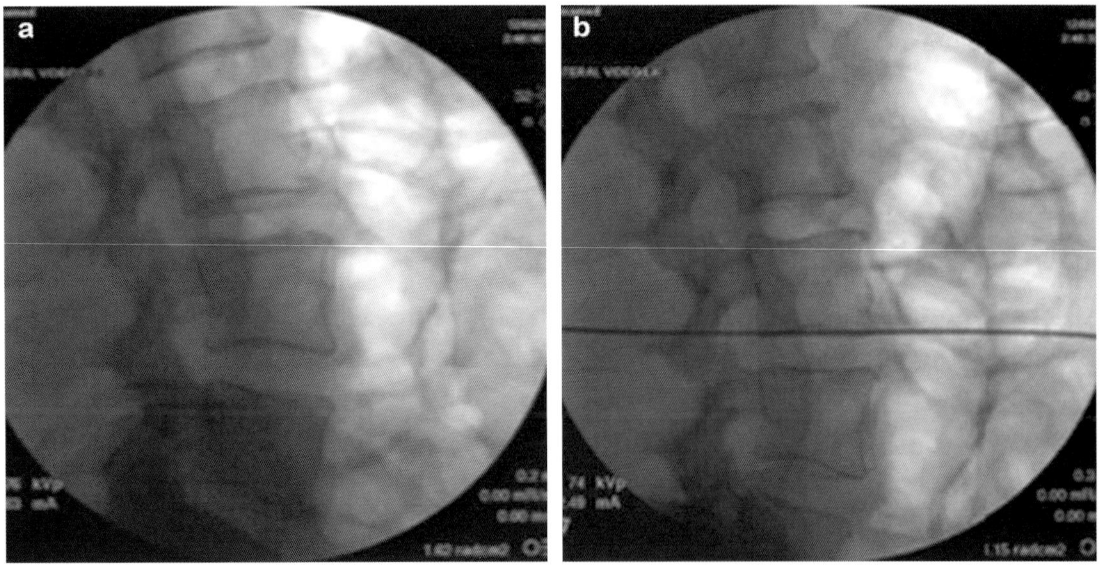

图20.13　a. 视差导致终板双密度。b. 真正的侧位X射线，具有平行和重叠的终板、椎弓根和小关节

嵴以识别任何骨性阻挡，特别是限制进入L4～L5的髂嵴（图20.14）。

胶带可用于标记地板，相对C臂机的位置，这使得C臂机可以精确地移入和移出操作区域（图20.15）。此外，可以用胶带标记C臂机来识别真正的前后位片和侧位片的位置，并标记相应手术节段（图20.16）。这种术前皮肤标记可以最大限度地减少皮肤切口，用胶带标记地板和C臂机可以加快每个计划手术节段的术中定位过程，并为其他最开始不在场的技师提供可重复的指导。

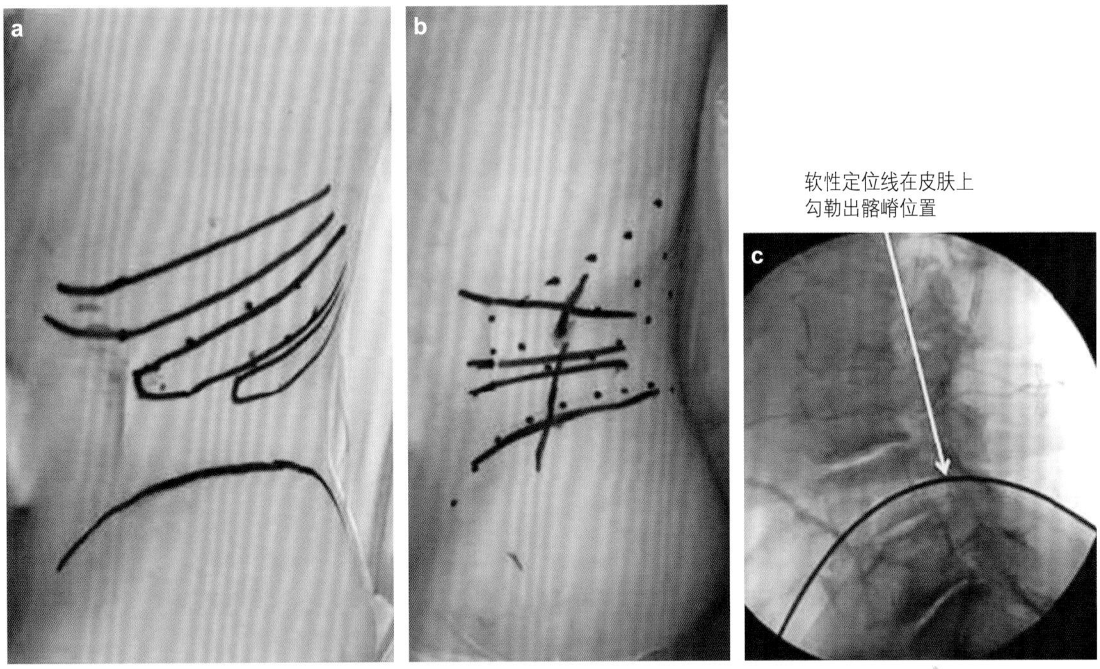

图20.14　a～c. 皮肤标记，定位手术节段和可能的进入限制。使用C臂机将4个手术节段、肋骨和髂嵴标记在皮肤上。沿髂嵴放置可弯曲的导丝，并使用透视识别L4～L5的入路

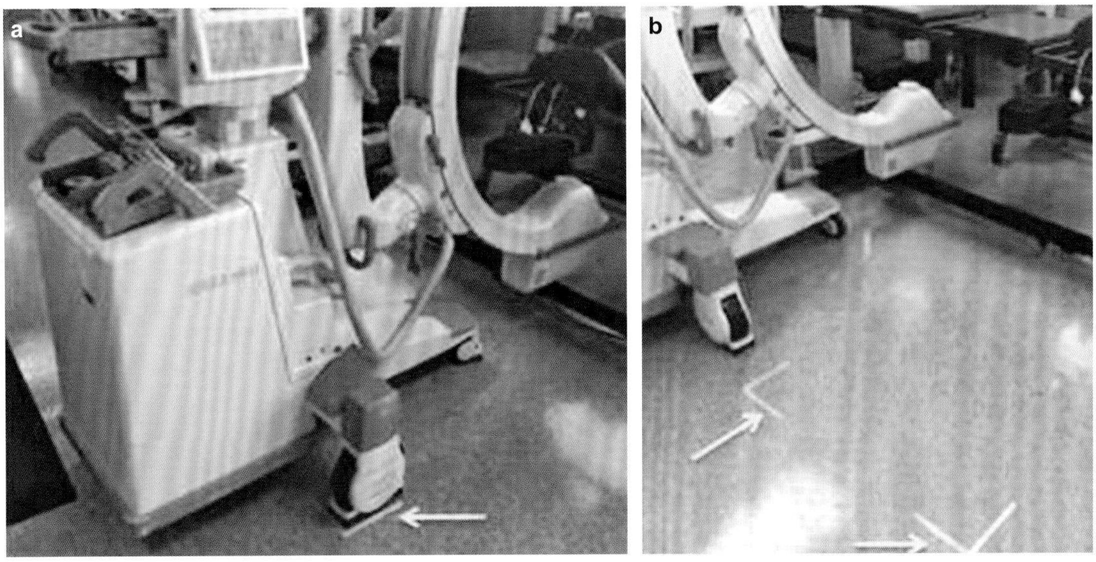

图20.15　a、b. 标记手术室地板位置的胶带（黄色箭头），该位置能获得真正的前后位片和侧位片，以允许有效和可重复地进出操作区域

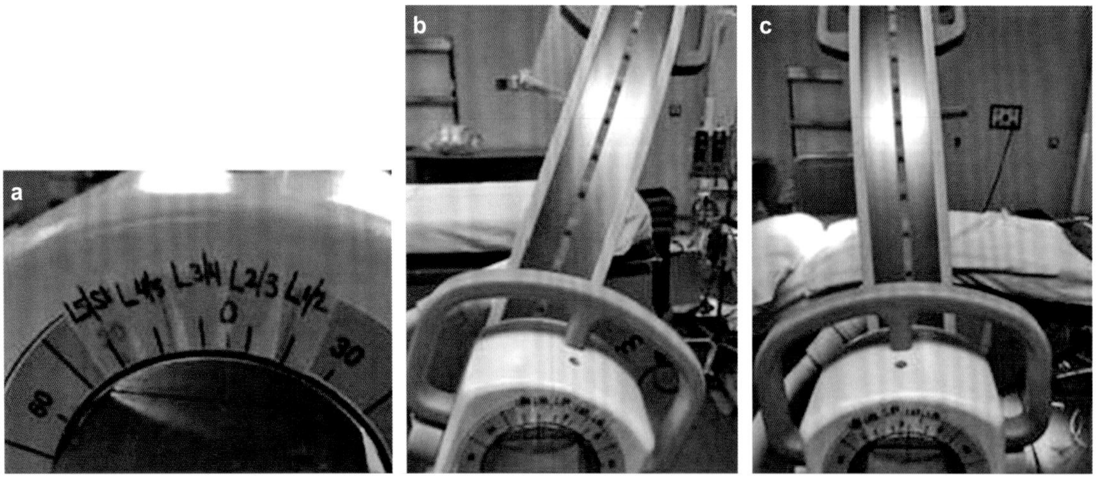

图20.16 a～c. 用胶带标记C臂架标记手术腰椎的每个节段。这为术中每个计划手术节段的透视提供了可重复的指导，即使对于不同的技师也是如此

20.3.3 进入腰大肌

可以使用单切口或双切口技术进入腰椎侧方。无论采用何种技术，首先进行计划手术节段以上的皮肤切口，暴露皮下脂肪，将其切开并暴露手术区域。腹外斜（external oblique, EO）肌是第一个遇到的肌肉，其肌纤维斜向脐部。可以直接钝性分离该肌肉层以暴露腹内斜（internal oblique, IO）肌，其肌肉纤维垂直于EO肌。可以在每个腰椎间盘水平上钝性分离腹内斜肌，显示腹横肌，或者直接切断。必须注意钝性分离腹内斜肌，以避免伤害肋下、髂腹下和髂腹股沟神经，这些神经起源于T12和L1神经根，并且向前和向下，从中穿过并支配腹壁肌肉组织。任何这些神经的损伤都可能使腹壁瘫痪导致腹部隆起或下垂，这可能是永久性的或者暂时性的，取决于神经损伤的程度（图20.17）。Cahill及其同事报道，术后腹壁隆起的发生率为4.2%，这与腹外侧运动神经的永久性损伤有关[47]。分离腹内斜肌后，能看到腹横（transverse abdominal, TA）肌并进行分离。正如其名称所述，TA肌纤维横向或横向延伸。TA肌深层即是腹横筋膜。这种腱膜比较特别，位于TA肌的内表面和腹膜的外侧之间。一旦解剖后，可以观察到腹膜后脂肪。

也可以通过双切口技术进入。直接在计划的手术椎间盘上方的第一切口之后，如上所述解剖到腹横筋膜上。然后可以将第二个小切口放置在第一个切口后面的一个手指长度处，并且可以用作腹膜后间隙的直接进入点。一旦切开第二个切口，在后方对腹横筋膜进行钝性分离，然后用弯钳进入腹膜后间隙（图20.18）。通过第二个后切口，钝性手指分离可剥离腹膜、脂肪和腹横筋膜和腰肌的任何粘连。横突是一个骨性标志，可以触及定位，确定腹膜后间隙的位置。一旦进行钝性分离，可以将相同的手指指向第一切口，并用作横切筋膜解剖标记，确保进入腹膜后间隙。然后使用第二切口中的手指将初始扩张器通过第一切口放置，将扩张通道引导至腹膜后间隙和腰大肌。

腹膜后脂肪可以向前清理，以显示包围腰大肌的筋膜。生殖股（genitofemoral, GF）神经直接位于腰肌筋膜的顶部。生殖股神经起源于腰丛神经的上L1～L2节段，并且从尾侧经过并从腰大肌的前表面出现。它可以在LLIF手术区域的中心遇到，通常在L3～L4处。神经继续向下并分成两个分支，即生殖分支和股骨分支。生殖分支穿过深腹股沟环并进入腹股沟管。生殖分支继续向下并支配男性的阴囊皮肤，或伴随子宫的圆韧带终止于女性耻骨和大阴唇的皮肤。股骨分支通过腹股沟韧带下方，靠近髂外动脉，支配大腿前上部和腹股沟皮

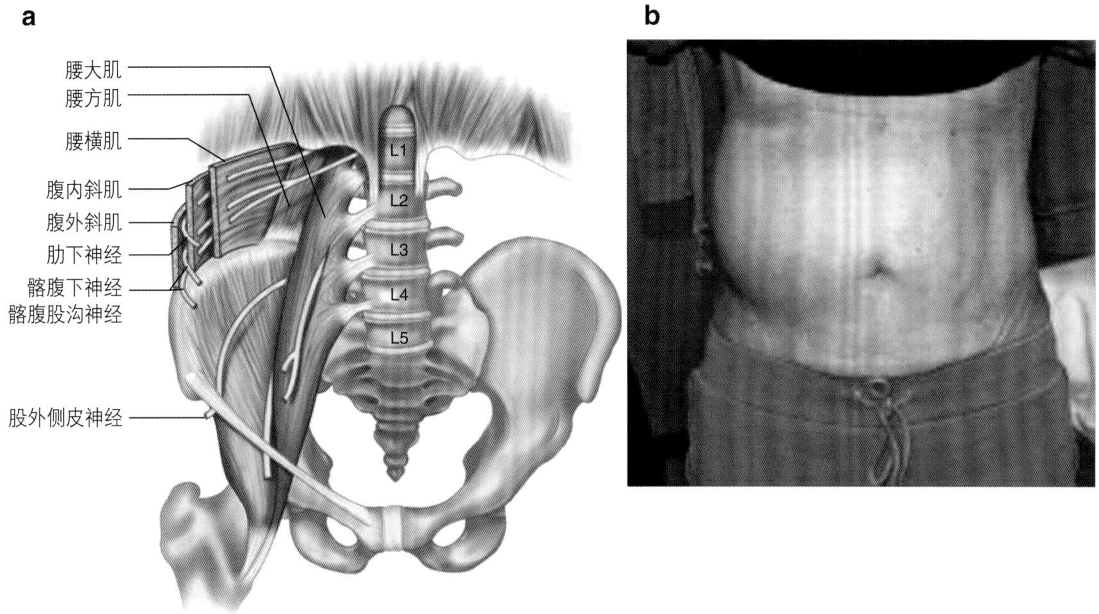

图20.17　a. 腹壁及其神经发布。肋下、腹部下和髂腹股沟神经被标记。b. LLIF 6个月后出现右侧腹部麻痹患者

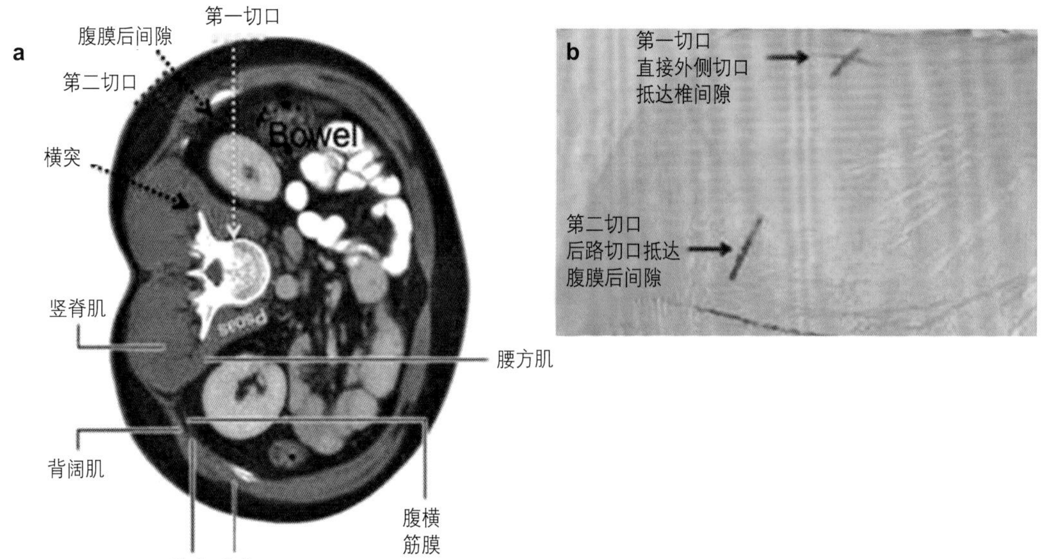

图20.18　a、b. 双切口技术。第一切口允许到达LLIF节段。第二切口允许到达腹膜后间隙并经引导扩张通道从第一切口到达腰大肌

肤。为了更好地观察，不管是逐节段的钝性分离肌肉层和筋膜，还是切开小切口到达每个手术节段，都应充分分离腰大肌筋膜以暴露其下方的肌肉纤维。使用“不看”的入路，将初始扩张器在头部和尾部移动2～3 mm，与肌纤维一致，当扩张器进入腰肌并停靠时，可以分离筋膜（图20.19）。这可以降低牵拉腰大肌筋膜和生殖股神经进入腰大肌的风险，从而减少扩张器牵拉或挤压神经导致神经损伤和大腿前侧症状。将初始扩张器在头部和尾部滑移超过2～3 mm可能会导致神经损伤。

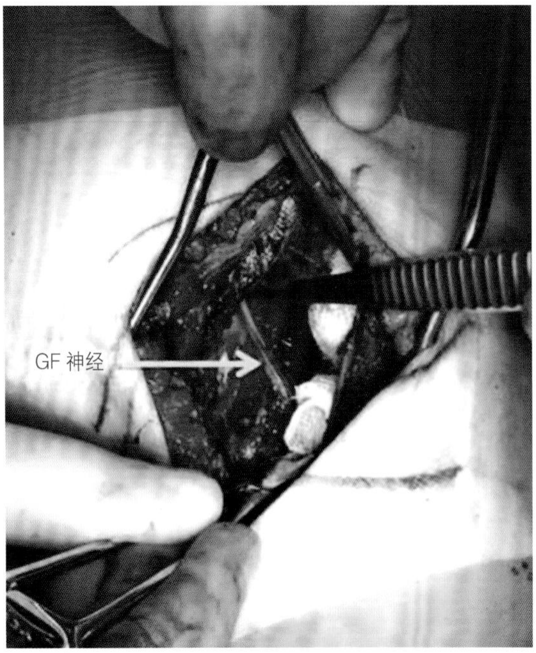

图20.19 生殖股（GF）神经在L3/L4间隙穿过腰大肌。腰肌筋膜已经剥离，暴露腰大肌纤维，在扩张器插入前分离生殖股神经

20.3.4 经腰大肌入路

对每个计划的手术节段进行逐级扩张至腰大肌，使用双平面透视和定向EMG或MMG神经监测。初始扩张器穿过腰大肌并停靠在椎间盘的前1/3处，在那里用导丝固定并用侧位X线片确认。对腰大肌进行连续扩张，然后放置牵开器，将牵开器固定在手术台上。应使用定向EMG或MMG监测。观察是否触发的EMG或MMG的神经监测警报，如果有，重新定位扩张器和牵开器以避免神经损伤。大多数神经损伤与L4～L5节段使用内固定有关[48-52]。

外科医生开始手术的时候可以设置15～20 mA的阈值，这可以提供更安全的经腰大肌通道。如果获得响应，则可以降低毫安直到不引起反应。操作者可以通过观察肢体肌肉抽搐和神经监测，阈值< 5 mA通常表明直接神经接触[53]。5～10 mA之间的阈值响应表明非常接近，> 10 mA的响应通常表示远离运动神经，表明是一个安全入路[54, 55]。

在放置牵开器之前，可以剪下无菌手套的手指并将其套在牵开器上，使牵开器打开，同时防止腹膜后脂肪和腰大肌进入手术区域。另外，把自由臂抬起垂直可以施加额外的向下压力，提供更好的稳定，减少牵开器移动，可能可以减少在椎间盘中使用骨性固定针（图20.20）。这可以防止牵开器移位和腰大肌的移动。椎体叶片固定针可导致无法识别的骨出血或节段性动脉损伤，并且椎间盘垫片固定在牵开器后部分叶片上，与腰丛紧邻，容易受伤。前后位片和侧位X线片用来确定工作通道的位置。

一旦牵开器放置好，并用X线片确认安全的工

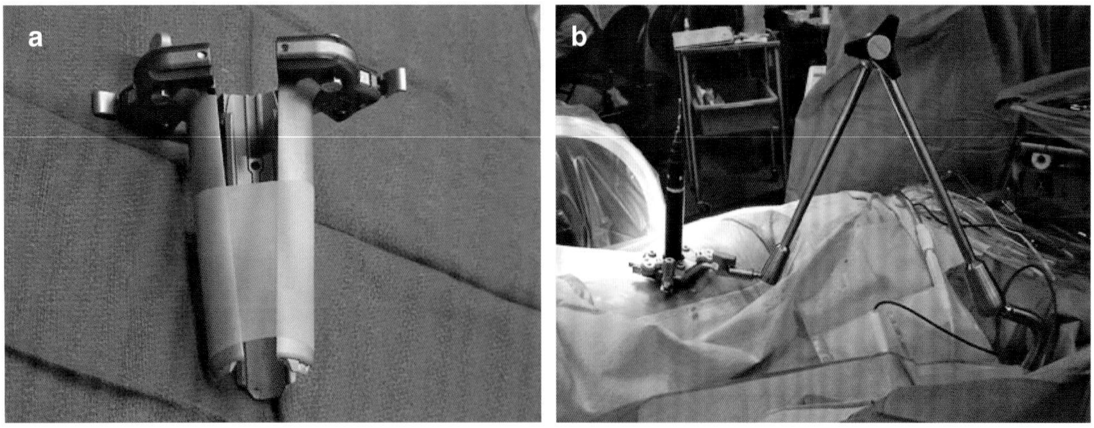

图20.20 a. 从无菌手套上剪下手指套并放在牵开器叶片上。这可以防止腹膜后脂肪和肌肉进入手术区域，同时仍允许牵开器打开。b. 垂直抬高自由臂可施加额外的向下压力，防止牵开器移位，并可减少对骨性固定针或椎间盘垫片的需要

作通道，就可以进行椎间盘切除术。尽量减少牵开器开口，以防止腰丛牵拉伤或椎体中部的节段血管的损伤（图20.21）。

牵开器刚好够进行充分的视野显露和cage放置，其限制通常位于上下终板。另外，要意识到过度的向后侧牵开可能会挤压位于后方牵开器叶片与横突之间的神经。快速完成手术以减少因长期腰大肌牵拉导致的神经受压或缺血性损伤的风险。在一项前瞻性多中心试验中，Uribe及其同事评估了触发EMG监测是否可以在LLIF过程中预测整个牵拉过程中的术后症状性神经萎缩（symptomatic neuropraxia, SN）。术后，323例（4.03%）患者中有13例出现新发的运动无力，这与入路侧腰丛的SN表现一致。SN患者比非SN患者的牵拉时间明显延长（32.3 min *vs*. 22.6 min，$P=0.031$）[56]。Chaudhary等观察到MEPs减少，不是在最初放置牵开器的时候，而是在因长时间牵开器牵拉后出现术后运动神经损伤患者身上。长时间的机械挤压和拉伸被认为是损伤的机制[57]。这一主张得到了大量研究的支持，这些研究表明，随着手术时间的增加，神经损伤的可能性更高[31]。

尽管小心地放置扩张器和牵开器，神经和腰大肌搔扰仍是潜在的负面影响，即使在单节段LLIF中。降低神经损伤风险的建议包括术前给予加巴喷丁或普瑞巴林，以及10 mg静脉注射地塞米松可预防神经和肌肉组织炎症反应，减轻损伤程度[58, 59]。在需要较大程度牵开腰大肌的情况下，例如在多节段畸形病例中，松掉牵开器并允许肌肉和软组织松弛可以降低这种损伤的可能性。最后，用骨剥对腰大肌进行剥离，直视下看到腰丛后再放置扩张通道[60]。

与大多数微创技术一样，需要克服一段学习曲线。我们和其他人一样，发现神经损伤的风险随着经验的增加而稳步下降[61]。Le等报道，在3年内随着技术的应用逐渐成熟，术后麻木发生率显著降低近60%（26.1%～10.7%）[62]。外科医生技术的经验和发展可以最大限度地降低医源性神经损伤的风险，显著改善患者预后。

20.3.5　椎间盘准备

放置好牵开器并打开的情况下，移除扩张通道，将导丝留在原位。导丝可以为纤维环切开提供参考点。使用EMG或MMG探头，刺激纤维环和残留在导丝和牵开器叶片周围少量的腰大肌肌肉束，确保没有神经穿越手术区域。双极电刀和剥离子可用于帮助分离剩余的肌肉束，从而清楚地识别纤维环。然后可以用手术刀垂直切开纤维环，包括导丝的背侧和腹侧，勾勒出前后位工作通道，以便插入椎间融合器（图20.22）。

纤维环切开的大小是基于LLIF椎间融合器的宽度进行选择。椎间融合器宽度范围为18～27 mm，但更常见的宽度包括18 mm、21 mm和22 mm。Marchi等回顾了单纯放置两种不同宽度（22 mm和18 mm）的融合器无辅助内固定的1或2

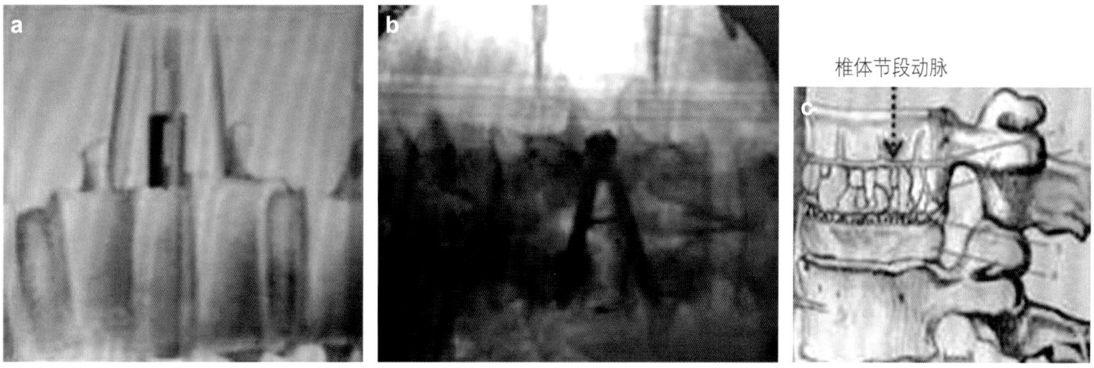

图20.21　a～c. 过度打开牵开器可导致腰丛的拉伸和挤压和（或）对节段血管的损伤

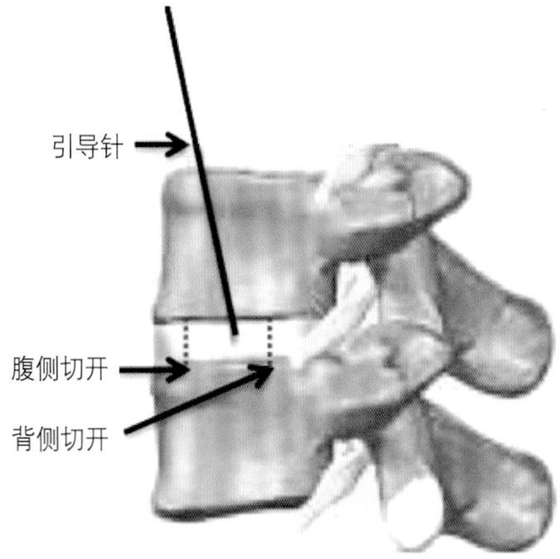

图20.22　将导丝留在原位直到腹侧和背侧纤维环切开完成，为下一步定位提供了参考点

切开纤维化后，拔出导丝，用垂直咬骨钳剥离纤维环。可以用Cobb剥离子或者椎间盘切刀剥离软骨，优点是可以剥离干净，缺点是会破坏终板，尤其是骨密度很低的患者。此外，可以用钝性椎间盘铰刀（6、8、10、12和14 mm）来剥离椎间盘，直到感觉有来自终板的阻力（图20.24）。

这种技术比Cobb剥离子或者切刀的优点是可以充分地剥离椎间盘而不破坏终板，椎间盘碎片可以用髓核钳咬除，软骨可以用各种刮匙来刮除。用锉刀准备终板，可确保终板有良好的渗血。一旦终板准备好了，对侧纤维环就可以咬除了。对侧纤维环在椎间盘切除术完全完成之前，不应切除。这样节段腰椎体间侧方入路融合患者的下沉发生率和影响[63]。具有更宽的22 mm椎间融合器的患者需要更大的脊柱前凸矫正，下沉的发生率和严重程度都更低。在12个月时，标准组（18 mm）中的70%和宽组（22 mm）中的89%具有0级或Ⅰ级下沉，标准组中30%和宽组中的11%具有Ⅱ级或Ⅲ级下沉（图20.23）。早期术后6周发现下沉，与VAS评分的短暂临床效果恶化相关。在6周的时间点后未观察到塌陷的加重。另外，下沉主要发生在下终板处（68%）。虽然融合率不受cage尺寸（$P > 0.999$）或下沉发生率（P=0.383）的影响，但大多数需要二次翻修脊柱手术的患者经历了Ⅱ级和Ⅲ级下沉（10例患者中的6例）。这说明了不破坏终板以预防沉降的重要性。

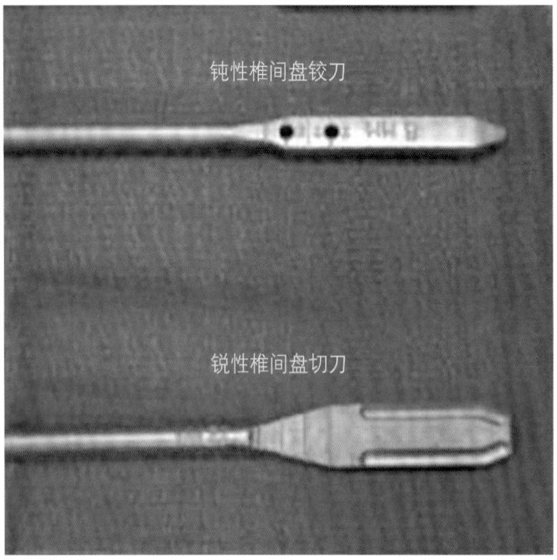

图20.24　钝性椎间盘铰刀（8 mm）切除椎间盘时可避免损伤终板，而锐性椎间盘切刀（12 mm）却相反

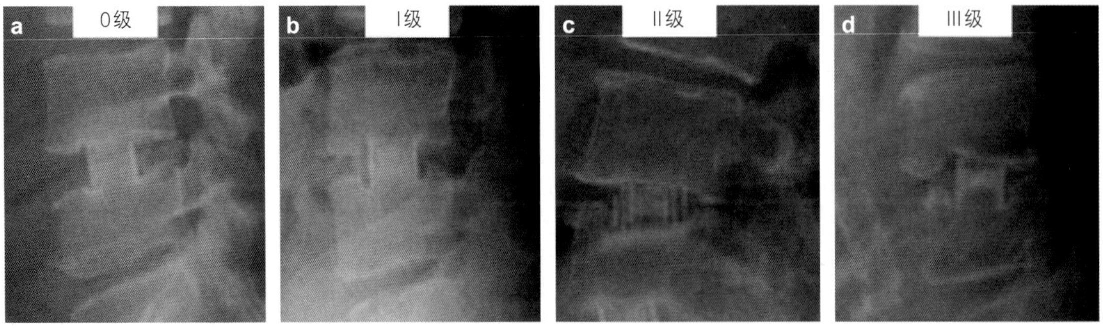

图20.23　a～d. 下沉分级，基于术后椎间隙高度丢失比。0级，丢失0～24%；Ⅰ级，丢失25%～49%；Ⅱ级，丢失50%～74%；Ⅲ级，丢失75%～100%

可以降低破碎椎间盘组织游离出去压迫对侧神经根而引发神经根病的风险。用Cobb剥离子松解对侧上下终板间的纤维环。Cobb剥离子穿透对侧纤维环之后，旋转大约30°，确保头尾两端完全切除，这样确保切除无误（图20.25）。这一步很关键，可以增加每节段椎间盘上下椎体的移动，这样就可以纠正椎间隙狭窄、脊柱侧凸、旋转及冠状面的畸形。

椎间盘彻底切除后，椎间盘铰刀可以间接测量cage的高度和长度（图20.26）。把cage放在终板最强部位和环状骨骺处，可以最大限度地矫正畸形，恢复椎间隙高度，并避免下沉，提高稳定性及融合率[44, 64]。cage长度比X线片上椎弓根间的长度大10 mm可以确保横跨整个环状骨骺，这样可以提高cage与终板间最大接触面积。X线片上椎弓根间距是一个更加可重复使用的影像学数据，因为脊柱侧凸大多数的患者会由于骨赘导致椎体边缘很难确定

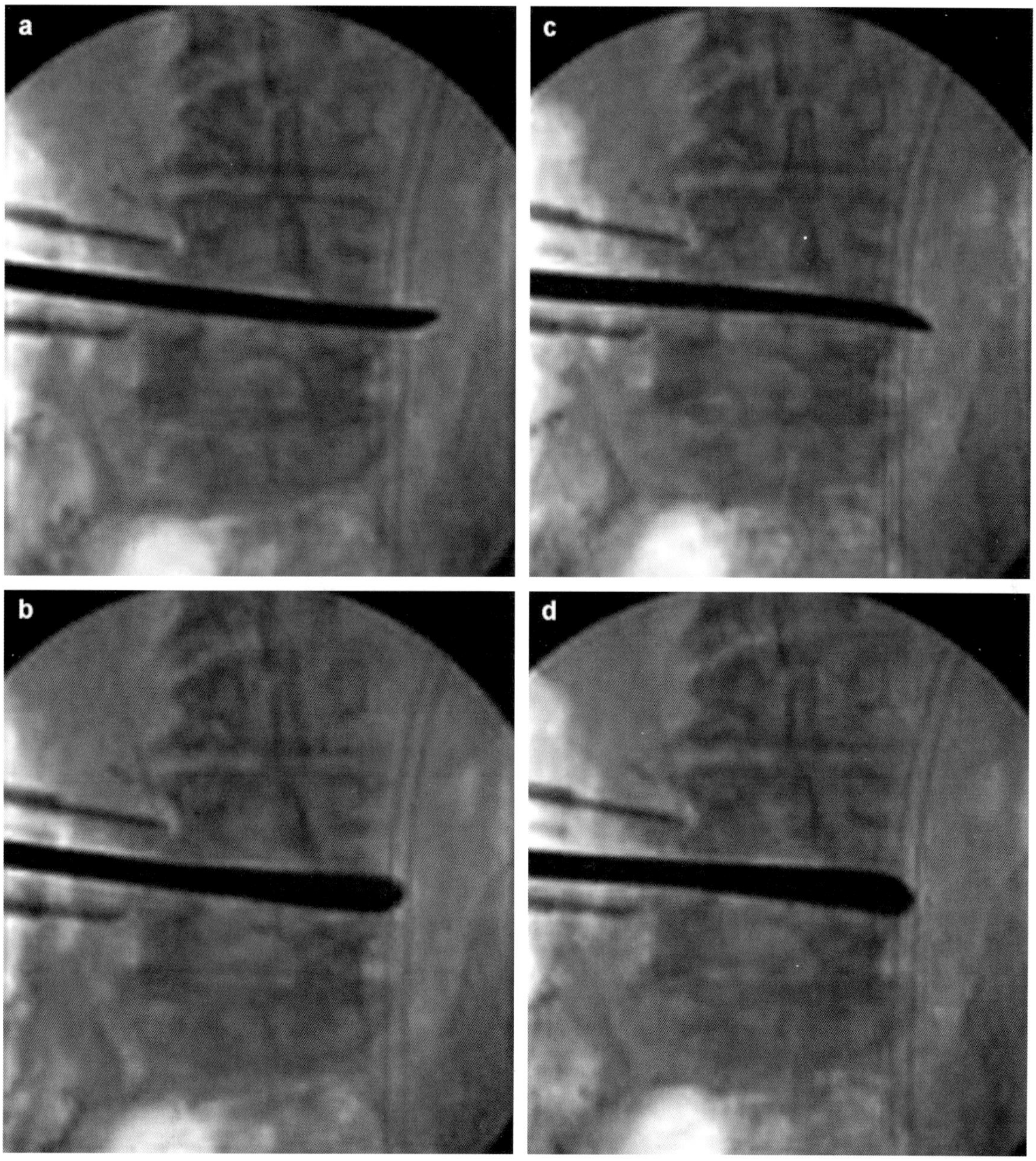

图20.25 a. Cobb剥离子松解头端纤维环。b. Cobb剥离子旋转30°最大限度松解。c. Cobb剥离子松解尾端纤维环。d. Cobb剥离子旋转30°最大限度松解

（图20.26）。

cage的高度取决于来自旋转铰刀时与终板阻力的大小。椎间盘内铰刀和环状骨骺应该恰如其分地匹配好，然后透视确认。旋转铰刀可能会导致终板的破裂。此外cage太大会导致相邻椎体的骨折[65–67]（图20.27）。

我们可以用试模来确保合适的cage尺寸，但是也可能造成终板损伤的风险。最终的cage可以仅仅通过铰刀确定尺寸后直接放入，而不需要试模，这样就可以减少终板破坏的风险。一旦最适cage确认，就可准备植骨材料。被掏空的椎间盘应彻底冲洗，不能留下半点髓核组织。在后前位X线透视下

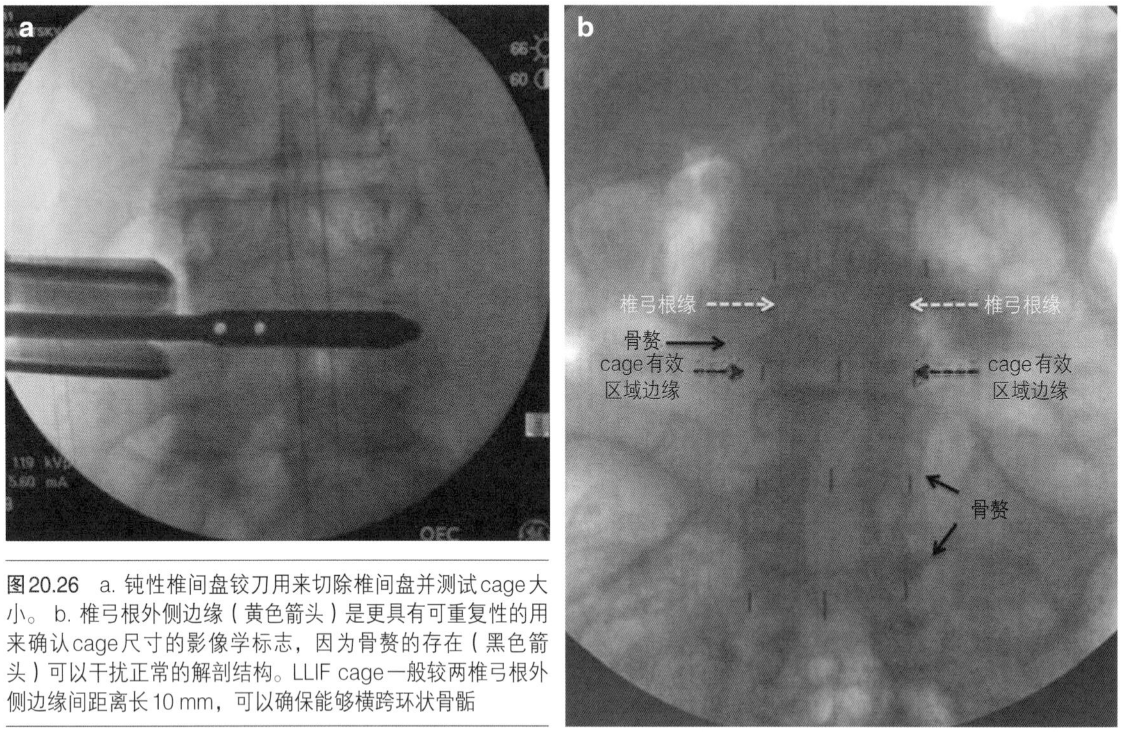

图20.26 a. 钝性椎间盘铰刀用来切除椎间盘并测试cage大小。b. 椎弓根外侧边缘（黄色箭头）是更具有可重复性的用来确认cage尺寸的影像学标志，因为骨赘的存在（黑色箭头）可以干扰正常的解剖结构。LLIF cage一般较两椎弓根外侧边缘间距离长10 mm，可以确保能够横跨环状骨骺

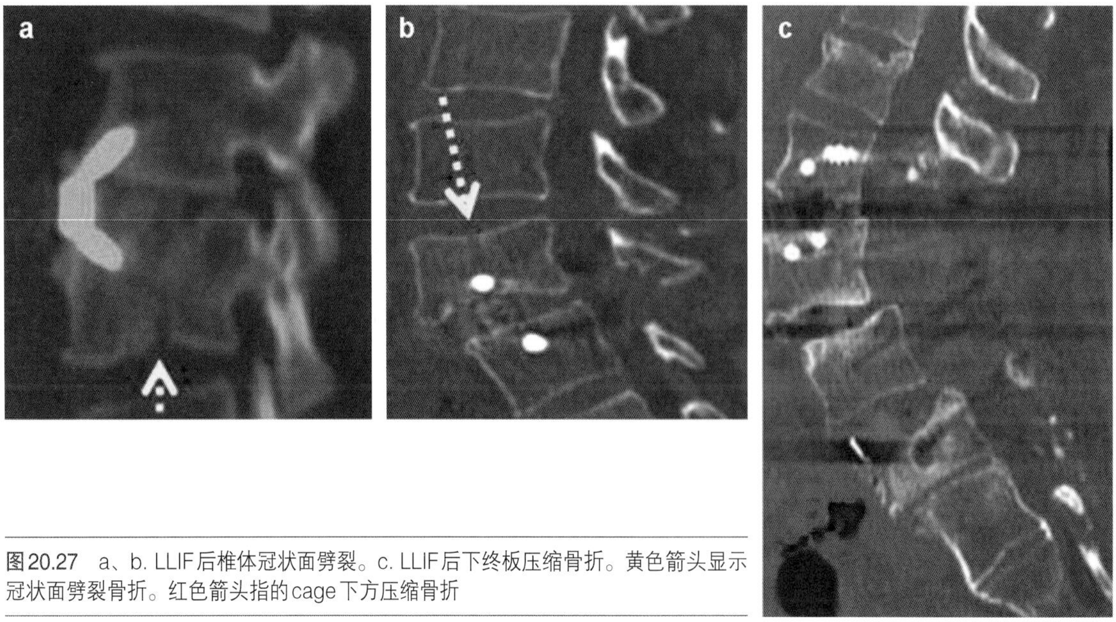

图20.27 a、b. LLIF后椎体冠状面劈裂。c. LLIF后下终板压缩骨折。黄色箭头显示冠状面劈裂骨折。红色箭头指的cage下方压缩骨折

将cage放入，确认未破坏终板。外科医生的手和cage手柄应垂直于地面，可以防止cage误入后方神经孔或椎体前方。cage挡片用于帮助把cage植入塌陷椎间隙，防止在敲打cage进入椎间盘时cage内植骨材料掉出来（图20.28）。cage一旦放置好，在移除撑开器之前，正侧位X线片用来评估cage植入位置，以便调整。

20.3.6　最大化矫正畸形

尽可能地矫正畸形是脊柱侧凸手术的主要目的，然而，如何在侧方入路通道下最大限度地矫正腰椎旋转、冠状畸形、脊柱前凸、矢状面铅垂线是一个备受争论的话题。不同的影像学结果可能是由于以前缺乏一个标准的椎间盘及纤维环切除技术。此外，最适cage的选择及放入位置可以影响到矫形效果。而且，缺乏通过其腰椎凸侧或凹侧来矫形的各自利弊的数据。

LLIF在纠正冠状畸形方面非常有效，但有报道称其在矢状面重构、脊柱前凸矫正和去旋转的效果不佳[38]。为了最大化重建脊柱前凸、冠状面矫正及去旋转，外科医生必须彻底地切除椎间盘却不损伤终板，完全切除对侧纤维环头尾部，植入适当大小的cage（图20.29）。有报道称用LLIF节段性矫正腰椎前凸可达2°～5°[35, 68]。在脊柱侧凸矫形中，把cage放在椎间盘前1/3可以最好地实现脊柱前凸重建。Kepler等曾报道在矫形节段，脊柱前

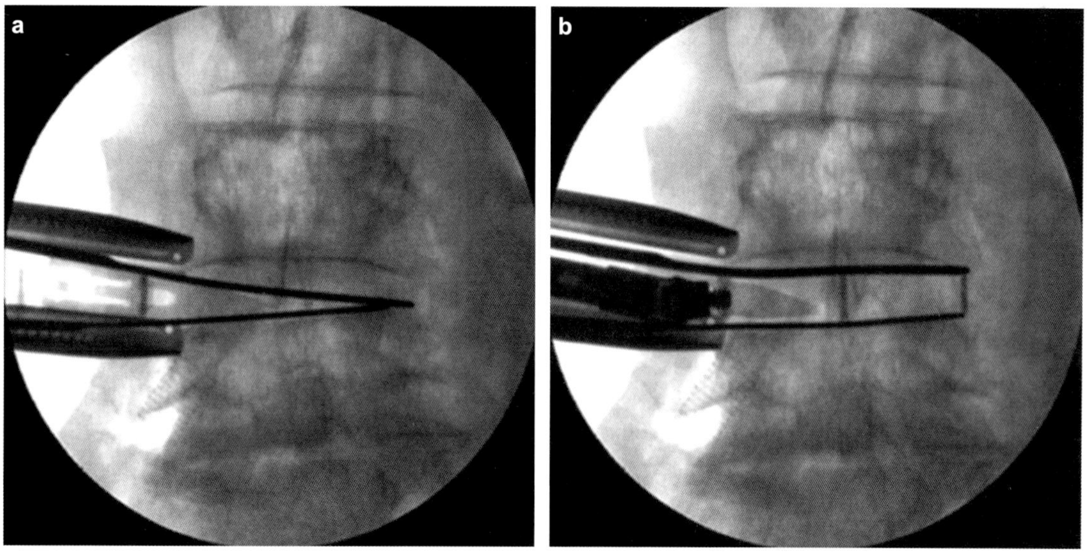

图20.28　a、b. 挡片可以用来辅助cage植入，减少损失终板的风险

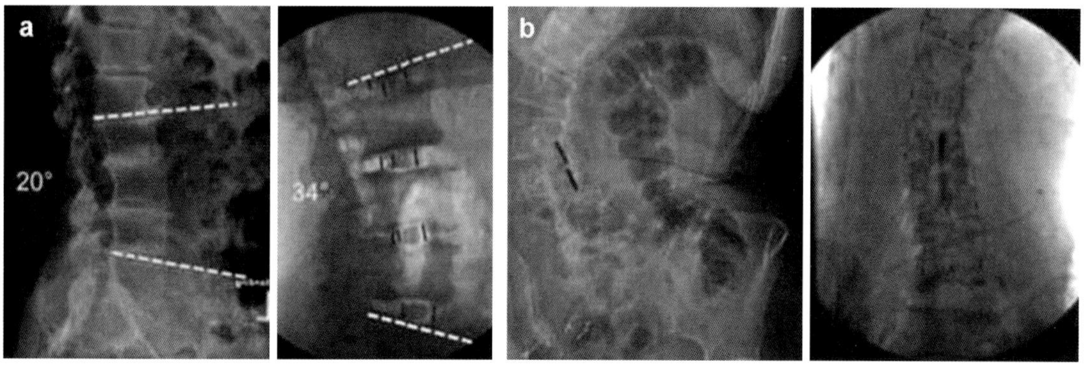

图20.29　a. 术前腰椎前凸 20°，4节段LLIF手术后腰椎前凸 34°。b. 术前冠状面 Cobb 75°，术后 40°，去旋转明显

凸从术前4.1°增加到术后7.8°，增幅达3.7°。cage放在椎间盘前1/3可以获得最大脊柱前凸（+7.4°/节段），而放置在中后2/3可能会导致脊柱后凸（−1.2°/节段）。所以cage放在椎间盘前1/3会增加脊柱前凸，而放置在中后2/3对脊柱矢状面影响却很少。

20.3.7 凹侧入路还是凸侧入路

对成年人胸腰椎退行性侧凸患者来说，从凸侧还是凹侧进入侧凸顶椎区域已成为争论的焦点。虽然有许多的研究证明了LLIF可以显著改善影像学结果，提高临床疗效和降低并发症[29, 69–72]，但是这些研究并没有报道他们到底是从侧凸哪侧进入，因此这方面数据是接近空白的。

Sheer等对LLIF在治疗成人脊柱侧凸中凸侧或凹侧入路相关并发症进行了一个回顾性研究，对比了两种通路的神经并发症及矫正程度[73]。32例患者按照通路分成了凸侧入路（VEX）组15例，以及凹侧入路（CAVE）组17例，平均年龄65.5岁，随访17个月。总共有8例患者发生了8次神经并发症（25%），还有6例患者进行了7次翻修手术[18.8%；凹侧4/17（23.5%）；凸侧2/15（13.3%）]。CAVE组有6个发生神经并发症[6/17（35.3%）；4例入路同侧，2例入路对侧缘]，VEX组有2例发生神经并发症[2/15（13.3%）；1例为入路同侧，1例为入路对侧；$P > 0.05$]。所有患者的局部及单节段的Cobb角除了胸椎T11～T12之外都有明显改善。两组在影像学参数方面没有显著差异（$P > 0.05$）。作者得出结论：两条入路都可以显著矫形，并无太大差异。然而，CAVE组患者术后并发更多的神经症状，因此他们建议外科医生在选择凹侧入路时要格外小心。脊柱的旋转会导致腰大肌及腰丛前移至凹侧，这样理论上撑开器更易损伤腰丛神经。当然，这项研究有其局限性，病例数太少，此外，CAVE组比VEX组有更多的患者做的是L4～L5的LLIF，以及后路截骨术。而这两个因素都会增加神经损伤风险，增加假阳性率。

当然在选择凹侧入路还是凸侧入路时还有其他因素需要考虑。对非侧凸的脊柱来讲，大血管在左侧更靠近腹侧，远离手术区，这样就为外科手术提供了一个在后方腰丛和前方血管间的大空间用于安放撑开器（图20.30）。虽然左侧膈肌比右侧低大约2 cm，如果从凹侧入路治疗左旋脊柱侧凸时，肝脏会把右侧的膈肌推到手术区。

旋转畸形会改变正常的解剖结构，会让一些神经、内脏器官及血管结构处在手术通路上，加大了损伤风险。重要的血管包括腹主动脉、髂动脉、髂静脉和腔静脉。Regev等总结了成年脊柱畸形患者的一些神经血管畸形[74]。当椎体向凸侧旋转时，血管（主动脉、髂静脉和动脉，以及腔静脉）偏向凹侧。腰大肌同样覆盖较少的椎体，位于凹侧的更后方。表面感觉神经包括股神经和股外侧皮神经同样如此，增加了损伤风险（图20.31）。

脊柱旋转角度越大，就越要重视术前影像学检查及术中X线透视，这样可以帮助选择更好的治疗方案来避免重要结构的损伤。一个详细的术前轴位MRI及CT是了解重要神经血管走行的基础，是LLIF必不可少的检查，为选择一个最安全的手术通路提供依据（图20.3和图20.32）。

不管是凹侧入路还是凸侧入路，哪种入路方式可以操作的节段多就有更好的矫形能力。腰丛损伤大多在L4～L5水平，所以选择两个节段的入路应要反复研究。此外，在上腰椎水平（T12～L1和L1～L2），凹侧入路可降低进入胸腔的风险（图20.33）。另外，把手术床进行折叠能使侧凸凹侧张开，有利于术中脊柱矫形。

我们建议凹侧入路有以下几个原因：因为侧凸畸形，多个椎间盘围绕同一个轴心近弧形排列，这样就为用一个小切口处理几个椎间盘提供了条件（图20.34）。髂骨会挡住从侧方到达L4～L5的入路。因此从凹侧进入会比从凸侧进入处理L4～L5更加容易（图20.33）。此外，凹侧常常有椎间孔隙狭窄，骨性压迫及软组织挛缩。从凹侧可进行更加全面的软组织及骨赘的松解已经被公认。从凹侧进入松解可以恢复椎间孔高度，间接减压及矫形作用却不破坏终板，尤其对于骨密度很低的患者。松解

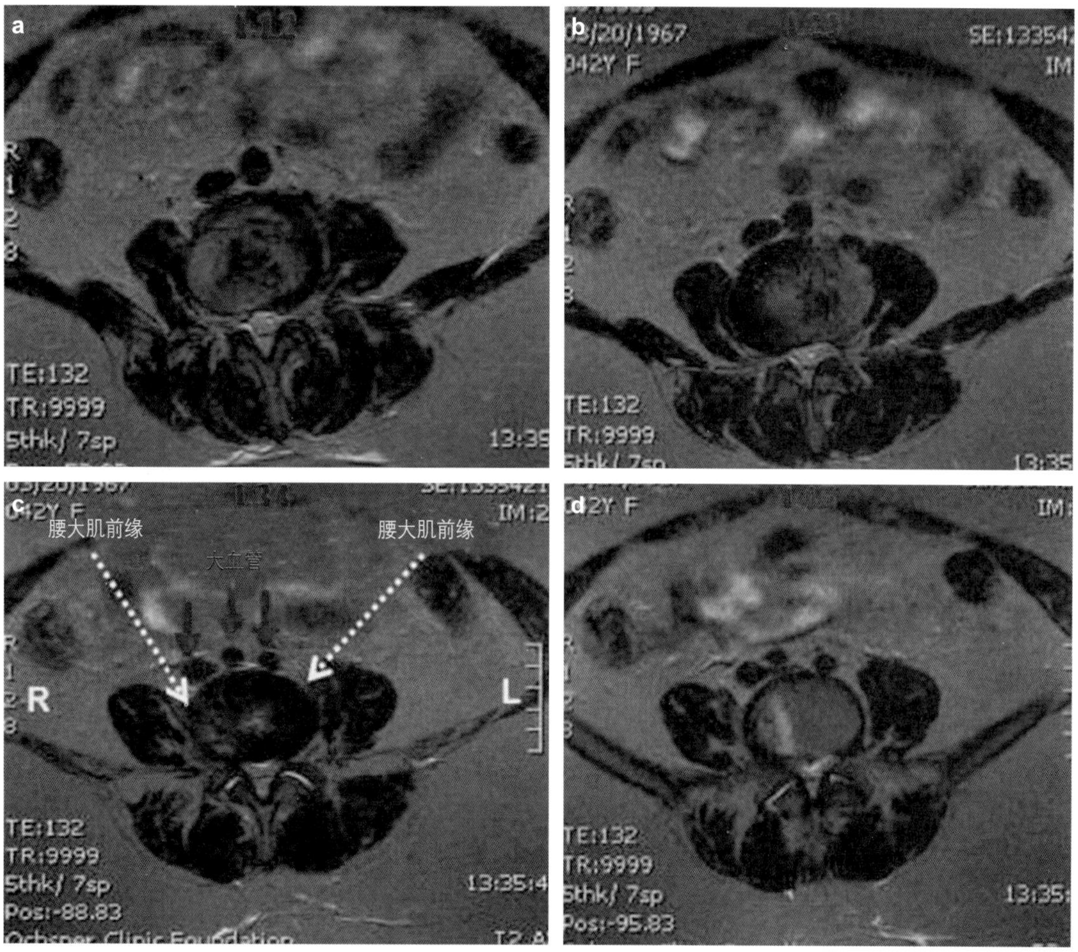

图20.30　a～d. MRI轴状面提示非侧凸腰椎大血管更接近腰大肌前缘

骨赘时要避免破坏环形骨骺及终板。在用骨刀松解骨赘时，前后位X线透视可以帮助降低骨性损伤。

20.3.8　LLIF椎间隙手术顺序

一旦决定凹侧手术入路，手术医生应该先确定端椎水平，而不是马上矫正顶椎畸形。在矫正冠状面畸形之前，上下端椎都是倾斜的，并且没有被肋骨和髂骨遮挡。如果先矫正顶椎畸形，则会使上端椎和下端椎分别被肋骨和髂骨遮挡（图20.35）。为了方便对倾斜的椎间隙进行操作，可以使用带角度的工具。一旦端椎矫形完毕，就可以对顶椎进行操作。

操作完所有的手术节段后，在退出通道前必须对术野进行充分的冲洗，以免残留的物质对神经产生刺激或伤及动静脉。Lykissas和他的同事们对行LLIF的患者（使用或不使用rhBMP-2）进行了回顾性分析，随访时间在6年以上[75]。曾行腰椎手术或者随访时间少于6个月的患者被排除在外。患者一共分成两组，Group1（使用rhBMP-2，共72例）和Group2（使用自体骨或同种异体骨，共72例）。两组间的手术时年龄、性别、体重、BMI、手术入路方向（左侧或右侧）、总的手术节段数、后方融合以及随访时间差异均无统计学意义。Group1有33例患者术后出现麻木症状，Group2则为35例（*OR*=0.895，90%可信区间为0.516～1.550，*P*=0.739）。截止至最后一次随访，Group1中的29例患者和Group2中的20例患者仍有持续性的麻木症状（*OR*=1.754，90 %可信区间为0.976～3.151；*P*=0.115）。Group1有37例患者术后出现运动功能障碍，Group2则为28

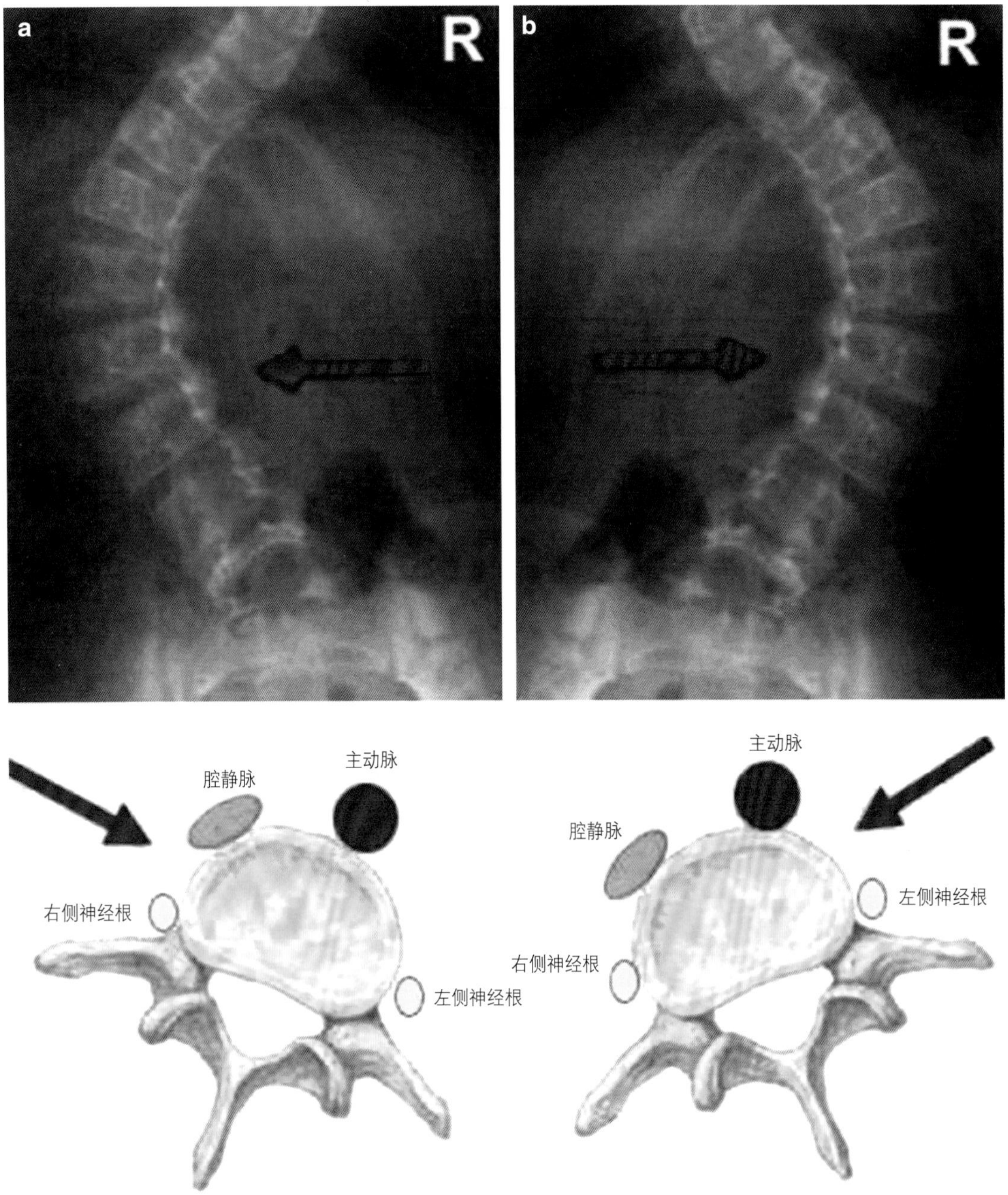

图20.31 a. 左侧图：顶椎位于左侧，顺时针方向椎体旋转，导致左侧神经根相对靠前，右侧血管和神经根相对靠后（红箭头指的侧凸凹侧）。b. 右侧图：顶椎位于右侧，逆时针椎体旋转，导致右侧神经根相对靠前，左侧血管和神经根相对靠后，从腰椎凹侧入路就会如红线示意图所示导致相应结构处于风险状态

例（*OR*=1.661，90%可信区间为0.953～2.895，*P*=0.133）。截止至最后一次随访，这两个数值变为35和17（*OR*=3.060，90%可信区间为1.681～5.571，*P* =0.002）。术后第一次查体时，Group1中的37例患者和Group2中的25例患者表示伴有大腿前方或腹股沟区的疼痛（*OR*=1.987，90%可信区间为1.133～3.488，*P*=0.045）。截止至最后一次随访，Group1中伴有大腿前方或腹股沟区疼痛的患者明显高于Group2（*OR*=16.470，90%可信区间为1.477～183.700，*P*=0.006）。作者认为，使用rhBMP-2后，患者出现神经损伤及大腿前方/腹股沟区疼痛的概率明显高于没有使用rhBMP-2的患

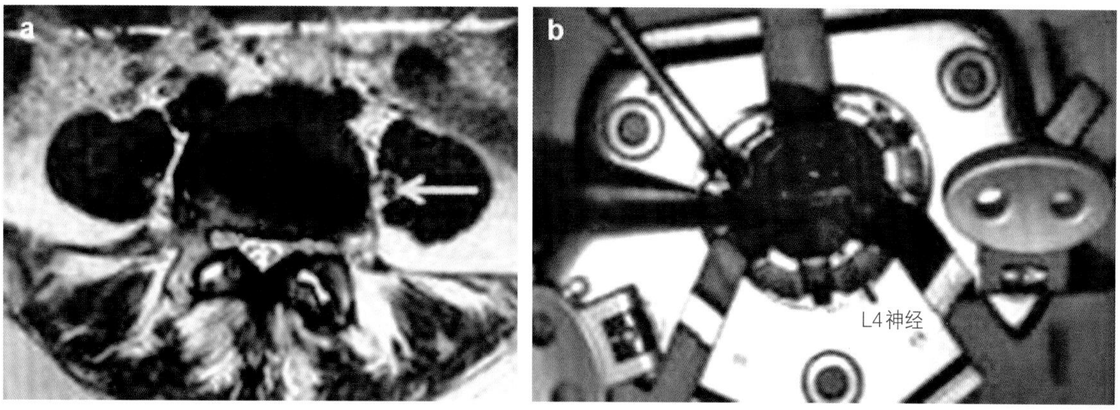

图20.32　a. 腰椎MRI显示位于椎间盘中间的左L4神经（黄色箭头）阻断了通道安全进入L4～L5。b. 通过侧牵开器向下看MRI上所见的L4神经无法得到安全MMG阈值，LLIF不得不中止，并进行了MIS TLIF手术

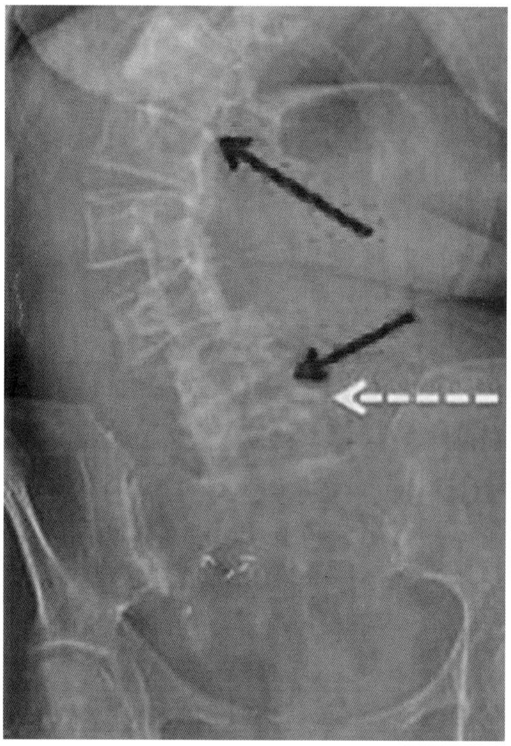

图20.33　当通过凹面接近时，尾端（通常是L4～L5）和头端（T12～L1或L1～L2）水平可能分别从髂骨和肋骨处显露，从而允许手术进入。在凸侧，骨盆阻碍了L4～L5的通路，T12～L1椎间盘必须通过打开胸腔和横膈膜才能进入，脊柱侧凸曲线呈现为由红色实线标识的头端和尾端的大部分LLIF水平。黄色虚线标识了髂嵴是如何阻挡通道进入L4～L5水平的

者。该结果为其他研究阐明了rhBMP-2可对神经周围产生有害的炎症反应，也证明了在术野充分冲洗的必要性，因为这样能去除可能会增加神经并发症风险的过量的rhBMP-2。

20.3.9　关闭切口

冲洗术野可以观察是否残留动静脉出血点。放置完融合器和对术野进行冲洗后，轻轻地合上撑开器，解除撑开器叶片对于腰大肌的压迫。可使用双极电凝或诸如FloSeal和SurgiFlo止血材料进行止血。使用完双极电凝后，可能仍会因为骨性终板或者腰大肌出血而从椎间隙中渗血。在纤维环和露出的融合器表面铺上止血材料，可以显著减少这种渗血，从而防止腰大肌血肿形成。止血材料也可以在退出操作通道时填塞，以对腰大肌产生压迫止血作用。如果腰大肌血肿过大，会因为对腰丛神经产生压迫或刺激，从而导致同侧的神经根症状。另外，如果没有充分止血，被遗漏的动脉出血可以导致严重的并发症（图20.36）。

冲洗术野及充分止血后，关闭切口时也应小心操作。闭合侧方切口时，必须逐层缝合，尤其是腹横筋膜层，以免疝气形成。如果每个手术节段均有相对应的小切口，必须确保每个切口均缝合好腹横筋膜层。必须注意不要伤及任何手术切口节段的肋下神经、髂腹股沟神经或髂腹下神经，以免术后发生神经痛或腹部麻木症状。

20.4　临床效果

许多研究已经评估了LLIF对于成人脊柱畸形

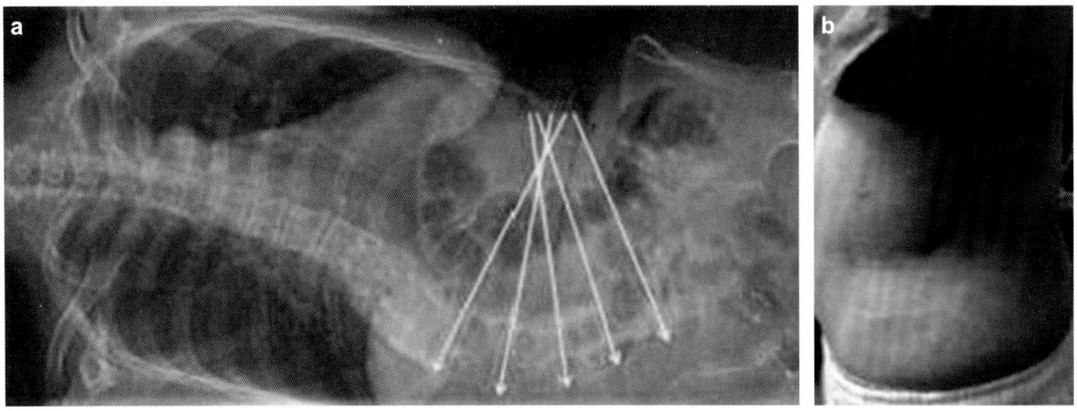

图20.34 a、b. 通过脊柱侧凸的凹侧进入畸形处通常呈现多个层面的一个同心圆的区域，允许较小的皮肤切口进行手术。该患者有5个水平（T12～L1，L1～L2，L2～L3，L3～L4，L4～L5），通过3 in（约7.6 cm）皮肤切口进入侧凸凹侧进行手术矫正

的治疗效果。与传统的开放手术相比，LLIF在影像学数据及临床资料均有显著成效，同时并发症发生率也较低。

Tormenti等报道了8例联合行LLIF与后路内固定术的患者和4例单纯行后路手术患者效果比较的回顾性分析。LLIF组患者术前术后的Cobb角为39°和13°，单纯后路组则为19°和11°。有1例术中发生了盲肠穿孔。有6例患者术后出现下肢麻木症状，2例患者出现下肢运动功能障碍。这些症状绝大部分都能在几个月内缓解。同时，作者还报道了1例患者出现感染和脑膜炎，1例肠梗阻，1例胸腔积液以及1例术后肺栓塞[30]。

Anand等报道了28例行3个或3个以上节段的LLIF加后路经皮椎弓根钉固定的病例，患者平均年龄为67.7岁，平均随访时间22个月。平均出血量为500 mL，平均手术时间为500分钟。截止至1年随访，VAS评分、治疗强度评分、SF36健康评分以及ODI障碍指数均较术前明显改善。术前平均冠状面Cobb角为22°，术后降至7.5°，但矢状面参数未见报道。术后1年，所有的患者在X线片上均可观察到稳固的融合。共23例患者出现术后并发症，大部分（17/23）是与手术入路有关的一过性大腿麻木症状，2例一过性的股四头肌无力，1例肾血肿以及1例脑出血[28]。

Dakwar等回顾性分析了23例行LLIF的退变性脊柱侧凸患者，手术节段为3个或以上，平均随访时间为11月。每个手术节段的平均出血量为53 mL，平均住院时长为6.2天。术后影像学参数（胸腰椎冠状面Cobb角）及临床效果（VAS和ODI）较术前明显改善。1例患者术后出现横纹肌溶解，需血液透析治疗；1例融合器塌陷；1例内固定失败。另外，有3例患者术后出现一过性的股前皮神经支配的大腿前方麻木症状[29]。

Wang和Mummaneni回顾性分析了23例行LLIF手术的胸腰椎畸形患者。患者平均年龄为64.4岁，平均随访时间为13.4个月。平均出血量为477 mL。术后，冠状面Cobb角从31.4°降至11.5°，腰椎前凸角从37.4°增加至47.5°。有16例患者的所有手术节段均可观察到牢固的融合。有7例患者并不是每个节段都融合，同时，7例里面有2例出现假性关节。有7例出现与手术入路有关的大腿麻木、疼痛、肌力下降以及触痛感。仅有1例的症状术后未缓解。另外有1例术后出现心房颤动，1例气胸（需胸腔闭式引流），1例脑脊液漏，1例因S1椎弓根螺钉松动而行翻修手术[31]。

Isaacs等对107例来自多中心的脊柱畸形患者进行了前瞻性的随机分配研究。患者平均年龄为68.4岁，24.3%的患者行单纯放置融合器无内固定的LLIF，75.7%的患者行LLIF联合后路开放或经皮椎弓根钉内固定术。平均手术时间是177.9分钟。62.5%的患者出血量少于100 mL，只有8.4%的患者出血量大于300 mL。并发症发生率为24.3%。行

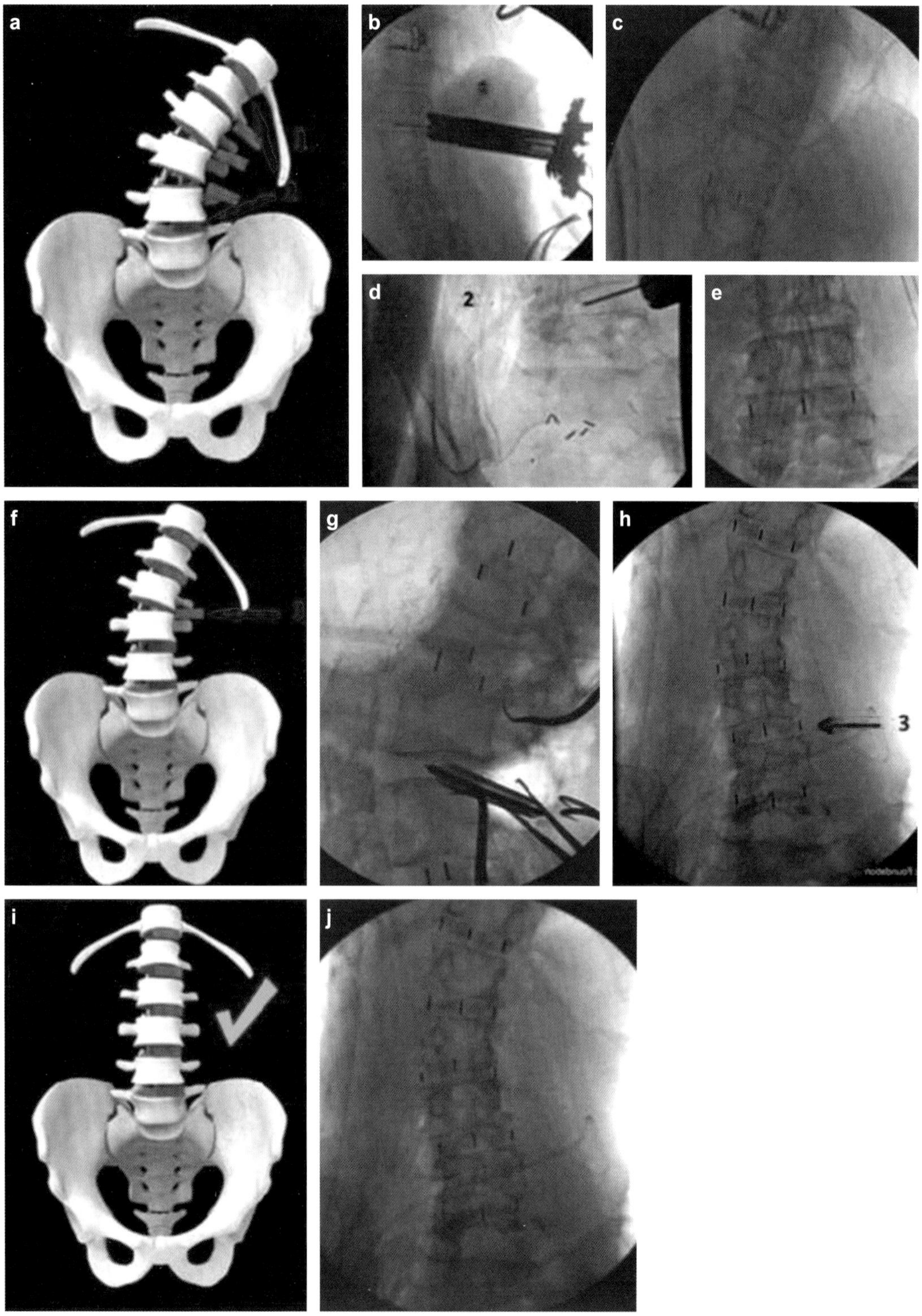

图20.35 图像说明了LLIF通道经侧凸凹面进入的建议顺序。a ～ e. 当畸形处分别从肋骨和髂骨显露出来时，首先在头端（1）或尾端（2）的最顶端放置通道。f ～ h. 完成头端和尾端手术减压后，在畸形顶椎的水平放置通道（3）。i、j. 利用这一技术可以最大限度地获得水平和冠状面畸形矫正效果。在畸形的顶椎水平放置通道并减压后可以使脊柱变直，使头端和尾端的水平无法放置通道

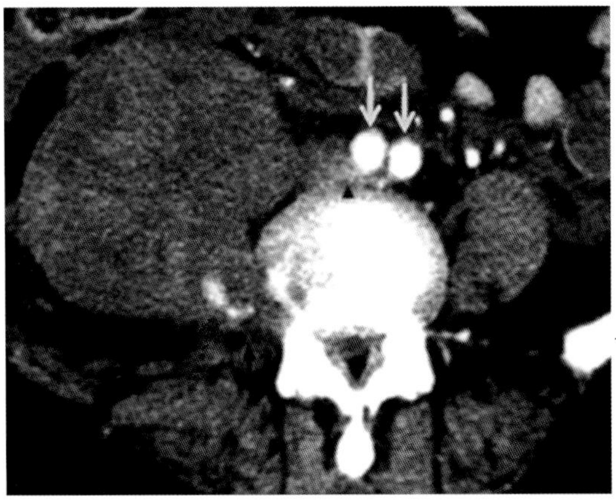

图20.36　静脉注射后的轴向CT图像。黄色实箭头显示腰椎前大血管的正常对比。红色虚线显示的是右腰肌造影剂渗漏或外溢导致的血肿

单纯融合Stand-alone LLIF和LLIF联合经皮椎弓根钉内固定术的患者，并发症发生率为9%，明显低于加行后路开放手术的患者（20.7%）。最主要的手术并发症是术后神经刺激症状（7例患者出现持续性的大腿感觉迟钝、麻木、肌力下降、疼痛症状）。除了术前平均冠状面Cobb角为24.3°外，作者并未报道其余影像学数据[70]。

2010年，Mundis等报道了微创侧方入路对退变性脊柱畸形的治疗效果。大部分研究均表明术后影像学参数及临床效果较术前明显改善。不同研究报道的并发症发生率各不相同，但总体并发症发生率较低。LLIF最经常被报道的并发症是大腿感觉迟钝，但在大部分病例中都是一过性的。作者认为微创侧方入路是治疗脊柱畸形的一种安全有效的手术方式[76]。

Acosta回顾性分析了36例采用LLIF治疗退变性腰椎疾病患者的冠状面和矢状面参数。8例患者术前诊断为退变性脊柱侧凸，术前腰椎局部Cobb角为21.4°，术后降至9.7°。术前平均冠状面序列偏移为19.1 mm，术后降至12.5 mm（$P < 0.05$）。矢状面上，术前平均手术节段Cobb角为−5.3°，术后下降至−8.2°（$P < 0.000\ 1$）。术前平均腰椎前凸角为42.1°，术后为46.2°（$P > 0.05$）。术前平均矢状面序列SVA为41.5 mm，术后升至42.4 mm（P=0.7）。术后ODI和VAS评分较术前明显改善。融合率未见报道。该研究表明LLIF在矢状面矫形上存在局限性[38]。

在另一篇报道中，Anand等回顾性分析了71个采用MIS对2个或2个以上节段矫形的病例。术前诊断为退变性腰椎侧凸的有54例，11例是先天性侧凸，6例是医源性侧凸。对所有患者联合采用3种MIS技术：直接侧方椎间融合（66例）、轴性腰骶椎间融合[34]以及后方固定[67]。36例患者先行侧方手术，3天后再行后路内固定和轴性腰骶椎间融合手术。患者平均年龄为64岁（20～84岁）。平均随访时间为39个月（24～60个月）。在同一天行联合手术的患者平均出血量为412 mL，平均手术时间为291分钟。分期手术的患者平均出血量为314 mL，侧方入路手术平均手术时间为183分钟，后路手术平均出血量和手术时间分别为357 mL和243分钟。平均住院时间为7.6天（2～26天）。术前平均Cobb角为24.7°（8.3°～65°），术后矫正至9.5°（0.6°～28.8°）。术前平均冠状面偏移为25.5 mm，术后矫正至11 mm。术前平均矢状面平衡为+31.7 mm，术后矫正至+10.7 mm。术前顶椎平均偏移为24 mm，术后矫正至12 mm。14例患者出现了需干预的严重并发症：4例假关节形成，4例持续性的椎管狭窄，2例切口裂开，1例迟发性切口感染，1例骨髓炎，1例邻椎椎间盘炎，1例近端交界性后凸，1例螺钉松动，1例自发性的小脑出血。作者认为联合使用这三种MIS技术，能够较好地矫正脊柱畸形，具有较低的假关节形成率，术后影像学参数跟临床效果明显改善，早期以及长期随访并发症发生率低[77]。

Caputo等分析了采用LLIF治疗成人脊柱畸形的影像学数据及并发症。30例患者入选研究，平均随访时间14.3个月。侧方融合后均加行后路内固定术。分别收集患者术前、术后及最后一次随访的影像学资料，记录以上3个时间点的测量冠状面Cobb角、顶椎偏移、手术节段前凸角、腰椎前凸角、椎间隙高度、椎间孔高度以及椎间孔宽度。所有患者术后1年均行CT扫描以观察融合情况。术后多种影像学数据较术前均有明显改善。冠状面Cobb

角、顶椎偏移、椎间孔高度以及椎间孔宽度较术前明显改善。L4～L5手术节段前凸角增加了14.1%，腰椎前凸角增加了11.5%。与术后即刻相比，最后一次随访时矫形效果没有明显丢失。行LLIF手术节段的假关节形成率为11.8%。并发症包括侧方切口疝（1例）、前纵韧带破裂（2例）、切口裂开（2例）、心脏疾病（1例）、螺钉断裂（1例）以及因不融合而翻修手术（1例）。作者认为LLIF可以明显改善退变性脊柱侧凸患者的冠状面畸形。他们同样发现了LLIF具有矫正矢状面畸形的优点，但对矫正下腰椎畸形效果最明显[69]。

最近，Uribe与国际脊柱研究小组ISSG合作分析了3种手术方式［全微创手术（circumferential MIS, cMIS），杂交手术（hybrid, HYB，微创侧方入路联合后路椎弓根钉固定）和传统开放手术（OPEN）］各自的并发症。从两个多中心数据库收集行手术治疗的ASD患者，至少随访1年。共有280例患者符合以上条件，其中85例患者行cMIS或者HYB，195例患者行开放手术。根据手术方式将患者分为3组，尽量匹配组间的年龄、术前SVA、后路融合节段数和腰椎冠状面Cobb角（coronal Cobb angle, CCA），以便单独分析手术本身的作用。两个数据库的入选标准是相似的，包括年龄＞45岁，CCA＞20°，3个或3个以上的融合节段，以及至少随访1年。为了减少组间差异，OPEN组中CCA＞75°的患者被排除在外。最终3组均有20例患者入选研究。MIS组与HYB组和OPEN组相比，出血量较少，但只有与OPEN组比较时差异才有统计学意义（669 *vs.* 2 322，P=0.001）。MIS组和HYB组比OPEN组椎间融合节段更多（4.5和4.1 *vs.* 1.6，P＜0.001）。OPEN组与MIS组和HYB组相比，手术时间更短，但只有与HYB组相比时，差异才有统计学意义（367 *vs.* 665，P＜0.001）。3组间住院时长无明显差异。在有完整数据的患者中，总并发症发生率为45.5%（25/55）。cMIS、HYB与OPEN组3组间的并发症概率并无显著性差异（30%，47%，63%，P=0.147）。MIS组人数的100%、HYB组人数的5.3%、OPEN组总人数的25%未发生术中并发症（P＜0.03）。cMIS总人数的30%、HYB的47%、OPEN组的50%出现了至少一种术后并发症。MIS总人数的30%、HYB的47%、OPEN组的63%出现了一种术后并发症（P=0.147）。所有患者术后的ODI障碍指数和VAS评分均较术前明显改善（P＜0.001），但cMIS组的患者术后腿痛症状改善不明显。并发症对ODI障碍指数评分无影响。随着手术入路造成的创伤减少，术中并发症的发生率也在减少。作者认为他们的研究表明手术入路会对并发症产生影响，在同样能达到ASD手术目的的前提下，应该选择创伤较少的手术入路方式[78]。

最近，Park与ISSG合作，比较了两种前后路手术治疗ASD的效果，即HYB和cMIS。入选标准为年龄＞45岁，冠状面Cobb角＞20°，至少随访1年。患者共分为两组，HYB组（62例）与cMIS组（43例）。组间的平均年龄（60.7岁 *vs.* 61.0岁）、椎间融合节段数（3.6 *vs.* 4.0）差异均无统计学意义。HYB组平均后路融合节段为6.9，cMIS组为5.1（P=0.003）。HYB组平均随访时间为31.3个月，cMIS组为38.3个月。两组间术前ODI障碍指数与VAS评分差异无统计学意义。术后HYB组腰椎冠状面Cobb角减少了13.5°，腰椎前凸角（lumbar lordosis, LL）增加了8.2°，SVA减少了2.2 mm，LL与骨盆入射角差值减少了8.6°。术后cMIS组腰椎冠状面Cobb角减少了10.3°，LL增加了3.0°，SVA减少了2.1 mm，LL与骨盆入射角差值减少了2.2°。两组间的这些影像学参数差异无统计学意义。但是HYB组的并发症发生率（55%）比cMIS组（33%）高（P=0.024）。作者指出虽然两组间在影像学上矫正度数差异无统计学意义，但HYB组在腰椎冠状面Cobb角矫正度、增加LL、减少SVA以及减少LL-PI上具有优势。尽管HYB组并发症发生率较高，但从ODI障碍指数和VAS评分来看，两组都能显著改善临床症状[79]。

研究结果表明LLIF在治疗成人脊柱畸形方面具有明显成效。术后影像学参数较术前明显改善，更重要的是，与传统开放手术相比，不止临床效果好，而且并发症发生率低。

结　论

尽管有许多研究表明LLIF能够明显改善ASD患者的影像学参数和临床症状，但不是所有伴有脊柱畸形的患者均适合采用这种手术方式或其他微创术式。LLIF是有缺陷的，尤其是整体矢状面矫形。慎重地选择手术指征是成功治疗成人脊柱畸形的前提条件。选择合适的手术方式治疗成人脊柱畸形通常都很复杂。MISDEF流程可以帮助医生治疗成人脊柱畸形时选择合适的方法。完整病史、体格检查和术前影像学评估对于排除LLIF手术禁忌证和确保患者影像学评估符合MISDEF Ⅰ级和Ⅱ级参数是至关重要的。

由于冠状面畸形和旋转畸形，将LLIF应用于脊柱侧凸的矫形是相当复杂的。从摆放体位到关闭切口均按标准步骤执行，可以获得最佳的影像学和临床疗效。正确摆放体位以及术中透视对手术获得成功不可或缺。从凹侧进行手术可以通过一个小切口对多个节段进行操作，同时还可以进行更广泛的神经减压、软组织松解和骨赘清除。在凹侧，上下端椎均未被遮挡，因此必须优先处理。在矫正顶椎畸形前先处理上下端椎。采用标准步骤处理椎间盘以及松解对侧纤维环，可以最大限度地为矫正冠状面和旋转畸形创造条件。通过在椎间隙前1/3的位置放置一个宽大、带前凸角并跨越双侧环状骨骺的融合器，可以帮助实现最大限度的前凸矫正以及预防融合器下沉。通过反复操作以及累积经验，主刀医生的技术可以不停地进步，在改善影像学和临床效果的同时，还能够降低并发症发生率。

参·考·文·献

1. Glassman SD, Berven S, Bridwell K, Horton W, Dimar JR. Correlation of radiographic parameters and clinical symptoms in adult scoliosis. Spine. 2005; 30(6): 682–8.
2. Schwab F, Dubey A, Gamez L, El Fegoun AB, Hwang K, Pagala M, Farcy JP. Adult scoliosis: prevalence, SF-36, and nutritional parameters in an elderly volunteer population. Spine. 2005; 30(9): 1082–5.
3. Bess S, Boachie-Adjei O, Burton D, Cunningham M, Shaffrey C, Shelokov A, Hostin R, Schwab F, Wood K, Akbarnia B, International Spine Study Group. Pain and disability determine treatment modality for older patients with adult scoliosis, while deformity guides treatment for younger patients. Spine. 2009; 34(20): 2186–90.
4. Schwab F, Farcy JP, Bridwell K, Berven S, Glassman S, Harrast J, Horton W. A clinical impact classification of scoliosis in the adult. Spine. 2006; 31(18): 2109–14.
5. Glassman SD, Bridwell K, Dimar JR, Horton W, Berven S, Schwab F. The impact of positive sagittal balance in adult spinal deformity. Spine. 2005; 30(18): 2024–9.
6. Blondel B, Schwab F, Ungar B, Smith J, Bridwell K, Glassman S, Shaffrey C, Farcy JP, Lafage V. Impact of magnitude and percentage of global sagittal plane correction on health-related quality of life at 2-years follow-up. Neurosurgery. 2012; 71(2): 341–8.
7. Smith JS, Sansur CA, Donaldson III WF, Perra JH, Mudiyam R, Choma TJ, Zeller RD, Knapp Jr DR, Noordeen HH, Berven SH, Goytan MJ. Short-term morbidity and mortality associated with correction of thoracolumbar fixed sagittal plane deformity: a report from the Scoliosis Research Society Morbidity and Mortality Committee. Spine. 2011; 36(12): 958–64.
8. Daubs MD, Lenke LG, Cheh G, Stobbs G, Bridwell KH. Adult spinal deformity surgery: complications and outcomes in patients over age 60. Spine. 2007; 32(20): 2238–44.
9. Lonergan T, Place H, Taylor P. Acute complications following adult spinal deformity surgery in patients aged 70 years and older. J Spinal Disord Tech. 2012.
10. Tang H, Zhu J, Ji F, Wang S, Xie Y, Fei H. Risk factors for postoperative complication after spinal fusion and instrumentation in degenerative lumbar scoliosis patients. J Orthop Surg Res. 2014; 9(1): 1–6.
11. Fu KM, Smith JS, Polly Jr DW, et al. Correlation of higher preoperative American Society of Anesthesiology grade and increased morbidity and mortality rates in patients undergoing spine surgery. J Neurosurg Spine. 2011; 14: 470–4.
12. Scheer JK, Tang JA, Smith JS, et al. Reoperation rates and impact on outcome in a large prospective multicenter adult spinal deformity database. J Neurosurg Spine. 2013; 19: 464–70.
13. Mok JM, Cloyd JM, Bradford DS, et al. Reoperation after primary fusion for adult spinal deformity: rate, reason, and timing. Spine (Phila Pa 1976). 2009; 34: 832–9.
14. Smith JS, Shaffrey CI, Glassman SD, et al. Riskbenefit assessment of surgery for adult scoliosis: an analysis based on patient age. Spine (Phila Pa 1976). 2011; 36: 817–24.
15. Good CR, Lenke LG, Bridwell KH, et al. Can posterior-only surgery provide similar radiographic and clinical results as combined anterior (thoracotomy/ thoraco-abdominal)/posterior approaches for adult scoliosis? Spine. 2010; 35: 210–8.
16. Dorward IG, Lenke LG. Osteotomies in the posterioronly treatment of complex adult spinal deformity: a comparative review. Neurosurg Focus. 2010; 28: E4.
17. Kim YB, Lenke LG, Kim YJ, et al. The morbidity of an anterior thoracolumbar approach: adult spinal deformity patients with greater than five-year follow-up. Spine. 2009; 34: 822–6.

18. Simpson AK, Harrod C, White AP. Lateral lumbar trans-psoas interbody fusion. Tech Orthop. 2011; 26(3): 156–65.
19. Aebi M. The adult scoliosis. Eur Spine J. 2005; 14: 925–48.
20. Dickerman RD, East JW, Winters K, Tackett J, Hajovsky-Pietla A. Anterior and posterior lumbar interbody fusion with percutaneous pedicle screws: comparison to muscle damage and minimally invasive techniques. Spine. 2009; 34: E923–5.
21. Mummaneni PV, Tu TH, Ziewacz JE, Akinbo OC, Deviren V, Mundis GM. The role of minimally invasive techniques in the treatment of adult spinal deformity. Neurosurg Clin N Am. 2013; 24: 231–48.
22. Isaacs RE, Podichetty VK, Santiago P, Sandhu FA, Spears J, Kelly K, Rice L, Fessler RG. Minimally invasive microendoscopy-assisted transforaminal lumbar interbody fusion with instrumentation. J Neurosurg Spine. 2005; 3(2): 98–105.
23. Cheh G, Bridwell KH, Lenke LG, Buchowski JM, Daubs MD, Kim Y, Baldus C. Adjacent segment disease following lumbar/thoracolumbar fusion with pedicle screw instrumentation: a minimum 5-year follow-up. Spine. 2007; 32: 2253–7.
24. Faciszewski T, Winter RB, Lonstein JE, Denis F, Johnson L. The surgical and medical perioperative complications of anterior spinal fusion surgery in the thoracic and lumbar spine in adults. A review of 1223 procedures. Spine. 1995; 20: 1592–9.
25. Kim YJ, Bridwell KH, Lenke LG, Rhim S, Cheh G. Pseudarthrosis in long adult spinal deformity instrumentation and fusion to the sacrum: prevalence and risk factor analysis of 144 cases. Spine. 2006; 31: 2329–36.
26. Oldridge NB, Yuan Z, Stoll JE, Rimm AR. Lumbar spine surgery and mortality among Medicare beneficiaries, 1986. Am J Public Health. 1994; 84: 1292–8.
27. Wang MY, Anderson DG, Poelstra KA, Ludwig SC. Minimally invasive posterior fixation for spinal deformities. Neurosurgery. 2008; 63(3 Suppl): 197–204.
28. Anand N, Rosemann R, Khalsa B, Baron EM. Midterm to long-term clinical and functional outcomes of minimally invasive correction and fusion for adults with scoliosis. Neurosurg Focus. 2010; 28(3): E6.
29. Dakwar E, Cardona RF, Smith DA, Uribe JS. Early outcomes and safety of the minimally invasive, lateral retroperitoneal transpsoas approach for adult degenerative scoliosis. Neurosurg Focus. 2010; 28(3): E8.
30. Tormenti MJ, Maserati MB, Boneld CM, Okonkwo DO, Kanter AS. Complications and radiographic correction in adult scoliosis following combined transpsoas extreme lateral interbody fusion and posterior pedicle screw instrumentation. Neurosurg Focus. 2010; 28(3): E7.
31. Wang MY, Mummaneni PV. Minimally invasive surgery for thoracolumbar spinal deformity: initial clinical experience with clinical and radiographic outcomes. Neurosurg Focus. 2010; 28(3): E9.
32. Gelalis ID, Kang JD. Thoracic and lumbar fusions for degenerative disorders: rationale for selecting the appropriate fusion techniques. Orthop Clin N Am. 1998; 29: 829–42.
33. Gupta MC. Degenerative scoliosis. Options for surgical management. Orthop Clin N Am. 2003; 34: 269–79.
34. Ouellet JA, Johnston CE. Effect of grafting technique on the maintenance of coronal and sagittal correction in anterior treatment of scoliosis. Spine. 2002; 27: 2129–36.
35. Kepler CK, Huang RC, Sharma AK, Meredith DS, Metitiri O, Sama AA, Girardi FP, Cammisa FP. Factors influencing segmental lumbar lordosis after lateral transpsoas interbody fusion. Orthop Surg. 2012; 4(2): 71–5.
36. Waddell B, Zavatsky JM. Does spanning the ring apophysis affect lateral lumbar interbody fusion rates: a preliminary report. Spine J. 2013; 13(9, Suppl): S149–50.
37. Schwab F, Dubey A, Pagala M, Gamez L, Farcy JP. Adult scoliosis: a health assessment analysis by SF-36. Spine. 2003; 28(6): 602–6.
38. Acosta FL, Liu J, Slimack N, Moller D, Fessler R, Koski T. Changes in coronal and sagittal plane alignment following minimally invasive direct lateral interbody fusion for the treatment of degenerative lumbar disease in adults: a radiographic study. J Neurosurg Spine. 2011; 15: 92–6.
39. Karikari IO, Nimjee SM, Hardin CA, Hughes BD, Hodges TR, Mehta AI, et al. Extreme lateral interbody fusion approach for isolated thoracic and thoracolumbar spine diseases: initial clinical experience and early outcomes. J Spinal Disord Tech. 2011; 24: 368–75.
40. Voyadzis JM, Felbaum D, Rhee J. The rising psoas sign: an analysis of preoperative imaging characteristics of aborted minimally invasive lateral interbody fusions at L4–5: report of 3 cases. J Neurosurg Spine. 2014; 20(5): 531–7.
41. Silva FE, Lenke LG. Adult degenerative scoliosis: evaluation and management. Neurosurg Focus. 2010; 28(3): E1.
42. Mummaneni PV, Wang MY, Silva FE, et al. Minimally invasive evaluation and treatment for adult degenerative deformity using the MiSLAT algorithm. SRS E-Text: Scoliosis Research Society; 2013. Available: http: //etext.srs.org/book/.
43. Mummaneni PV, Shaffrey CI, Lenke LG, Park P, Wang MY, La Marca F, Smith JS, Mundis Jr GM, Okonkwo DO, Moal B, Fessler RG. The minimally invasive spinal deformity surgery algorithm: a reproducible rational framework for decision making in minimally invasive spinal deformity surgery. Neurosurg Focus. 2014; 36(5): E6.
44. Briski DC, Waddell BS, Cook BW, Zavatsky JM. Would Resting a Lateral Interbody Cage across the Ring Apophysis in the Lumbar Spine Mitigate Endplate Violation? Global Spine Journal. 2015; 5(S 01): A249.
45. Tatsumi R, Lee YP, Khajavi K, Taylor W, Chen F, Bae H. In vitro comparison of endplate preparation between four mini-open interbody fusion approaches. Eur Spine J. 2015; 24(3): 372–7.
46. O'Brien J, Haines C, Dooley ZA, Turner AW, Jackson D. Femoral nerve strain at L4–L5 is minimized by hip flexion and increased by table break when performing lateral interbody fusion. Spine. 2014; 39(1): 33–8.
47. Cahill KS, Martinez JL, Wang MY, Vanni S, Levi AD. Motor nerve injuries following the minimally invasive lateral transpsoas approach: clinical article. J Neurosurg Spine. 2012; 17(3): 227–31.
48. Benglis DM, Vanni S, Levi AD. An anatomical study of the lumbosacral plexus as related to the minimally invasive transpsoas approach to the lumbar spine. Laboratory investigation. J Neurosurg Spine. 2009; 10: 139–44.
49. Kepler CK, Bogner EA, Herzog RJ, Huang RC. Anatomy of the psoas muscle and lumbar plexus with respect to the surgical approach for lateral transpsoas interbody fusion. Eur Spine J. 2011; 20: 550–6.
50. Moro T, Kikuchi S, Konno S, Yaginuma H. An anatomic study of the lumbar plexus with respect to retroperitoneal endoscopic surgery. Spine (Phila Pa 1976). 2003; 28: 423–8.
51. Uribe JS, Arredondo N, Dakwar E, Vale FL. Defining the safe working zones using the minimally invasive lateral retroperitoneal transpsoas approach: an anatomical study. Laboratory investigation. J Neurosurg Spine. 2010; 13: 260–6.
52. Lykissas MG, Aichmair A, Hughes AP, Sama AA, Lebl DR, Taher

F, Du JY, Cammisa FP, Girardi FP. Nerve injury after lateral lumbar interbody fusion: a review of 919 treated levels with identification of risk factors. Spine J. 2014; 14(5): 749–58.
53. Calancie B, Madsen P, Lebwohl N. Stimulus-evoked EMG monitoring during transpedicular lumbosacral spine instrumentation. Initial clinical results. Spine. 1994; 19: 2780–6.
54. Tohmeh AG, Rodgers WB, Peterson MD. Dynamically evoked, discrete-threshold electromyography in the extreme lateral interbody fusion approach. J Neurosurg Spine. 2011; 14: 31–7.
55. Uribe JS, Vale FL, Dakwar E. Electromyographic monitoring and its anatomical implications in minimally invasive spine surgery. Spine. 2010; 35: S368–74.
56. Uribe JS, Isaacs RE, Youssef JA, Khajavi K, Balzer JR, Kanter AS, Küelling FA, Peterson MD, SOLAS Degenerative Study Group. Can triggered electromyography monitoring throughout retraction predict postoperative symptomatic neuropraxia after XLIF? Results from a prospective multicenter trial. Eur Spine J. 2015; 24(3): 378–85.
57. Chaudhary K, Speights K, McGuire K, White AP. Trans-cranial motor evoked potential detection of femoral nerve injury in trans-psoas lateral lumbar interbody fusion. J Clin Monit Comput. 2015; 29(5): 549–54.
58. Buvanendran A, Thillainathan V. Preoperative and postoperative anesthetic and analgesic techniques for minimally invasive surgery of the spine. Spine. 2010; 35(26S): S274–80.
59. Rodgers WB, Gerber EJ, Patterson J. Intraoperative and early postoperative complications in extreme lateral interbody fusion: an analysis of 600 cases. Spine. 2011; 36(1): 26–32.
60. Acosta Jr FL, Drazin D, Liu JC. Supra-psoas shallow docking in lateral interbody fusion. Neurosurgery. 2013; 73: 48–52.
61. Rodgers WB, Lehmen JA, Gerber EJ, Rodgers JA. Grade 2 spondylolisthesis at L4-5 treated by XLIF: safety and midterm results in the “worst case scenario” . Sci World J. 2012; 2012.
62. Le TV, Burkett CJ, Deukmedjian AR, Uribe JS. Postoperative lumbar plexus injury after lumbar retroperitoneal transpsoas minimally invasive lateral interbody fusion. Spine. 2013; 38(1): E13–20.
63. Marchi L, Abdala N, Oliveira L, Amaral R, Coutinho E, Pimenta L. Radiographic and clinical evaluation of cage subsidence after stand-alone lateral interbody fusion: clinical article. J Neurosurg Spine. 2013; 19(1): 110–8.
64. Waddell B, Briski D, Qadir R, Godoy G, Houston AH, Rudman E, Zavatsky J. Lateral lumbar interbody fusion for the correction of spondylolisthesis and adult degenerative scoliosis in high-risk patients: early radiographic results and complications. Ochsner J. 2014; 14(1): 23–31.
65. Kwon YK, Jang JH, Lee CD, Lee SH. Fracture of the L-4 vertebral body after use of a stand-alone interbody fusion device in degenerative spondylolisthesis for anterior L3–4 fixation: case report. J Neurosurg Spine. 2014; 20(6): 653–6.
66. Dua K, Kepler CK, Huang RC, Marchenko A. Vertebral body fracture after anterolateral instrumentation and interbody fusion in two osteoporotic patients. Spine J. 2010; 10(9): e11–5.
67. Chou D, Lu DC, Weinstein P, Ames CP. Adjacentlevel vertebral body fractures after expandable cage reconstruction. Report of 4 cases. J Neurosurg Spine. 2008; 8(6): 584–8.
68. Sharma AK, Kepler CK, Girardi FP, Cammisa FP, Huang RC, Sama AA. Lateral lumbar interbody fusion: clinical and radiographic outcomes at 1 year: a preliminary report. J Spinal Disord Tech. 2011; 24(4): 242–50.
69. Caputo AM, Michael KW, Chapman TM, Jennings JM, Hubbard EW, Isaacs RE, Brown CR. Extreme lateral interbody fusion for the treatment of adult degenerative scoliosis. J Clin Neurosci. 2013; 20(11): 1558–63.
70. Isaacs RE, Hyde J, Goodrich JA, et al. A prospective, nonrandomized, multicenter evaluation of extreme lateral interbody fusion for the treatment of adult degenerative scoliosis: perioperative outcomes and complications. Spine (Phila Pa 1976). 2010; 35: S322–30.
71. Khajavi K, Shen AY. Two-year radiographic and clinical outcomes of a minimally invasive, lateral, transpsoas approach for anterior lumbar interbody fusion in the treatment of adult degenerative scoliosis. Eur Spine J. 2014; 23: 1215–23.
72. Phillips FM, Isaacs RE, Rodgers WB, et al. Adult degenerative scoliosis treated with XLIF: clinical and radiographical results of a prospective multicenter study with 24-month follow-up. Spine (Phila Pa 1976). 2013; 38: 1853–61.
73. Scheer JK, Khanna R, Lopez AJ, Fessler RG, Koski TR, Smith ZA, Dahdaleh NS. The concave versus convex approach for minimally invasive lateral lumbar interbody fusion for thoracolumbar degenerative scoliosis. J Clin Neurosci. 2015; 22(10): 1588–93.
74. Regev GJ, Chen L, Dhawan M, Lee YP, Garfin SR, Kim CW. Morphometric analysis of the ventral nerve roots and retroperitoneal vessels with respect to the minimally invasive lateral approach in normal and deformed spines. Spine. 2009; 34(12): 1330–5.
75. Lykissas MG, Aichmair A, Sama AA, Hughes AP, Lebl DR, Cammisa FP, Girardi FP. Nerve injury and recovery after lateral lumbar interbody fusion with and without bone morphogenetic protein-2 augmentation: a cohort-controlled study. Spine J. 2014; 14(2): 217–24.
76. Mundis GM, Akbarnia BA, Phillips FM. Adult deformity correction through minimally invasive lateral approach techniques. Spine. 2010; 35: S312–21.
77. Anand N, Baron EM, Khandehroo B, Kahwaty S. Long-term 2- to 5-year clinical and functional outcomes of minimally invasive surgery for adult scoliosis. Spine. 2013; 38(18): 1566–75.
78. Uribe JS, Deukmedjian AR, Mummaneni PV, et al. Complications in adult spinal deformity surgery: an analysis of minimally invasive, hybrid, and open surgical techniques. Neurosurg Focus. 2014; 36(5): E15.
79. Park P, Wang MY, Lafage V, et al. Comparison of two minimally invasive surgery strategies to treat adult spinal deformity. J Neurosurg Spine. 2015; 22: 374–80.

（陈兴捷 廖家炜 陈 虎 杨 轩/译 易红蕾/校）

第21章 肿瘤

Hsuan-Kan Chang and Jau-Ching Wu

21.1 前 言

脊柱肿瘤主要分为原发肿瘤和转移性肿瘤。此外，可依据解剖部位将肿瘤分为硬膜外肿瘤、髓外硬膜下肿瘤以及髓内肿瘤。

脊柱原发肿瘤相对少见，在美国每年的总体发病率为（2.5～8.5）/10万人[7]。总体来看，脊柱原发肿瘤占全部脊柱肿瘤的10%以下，远少于转移性肿瘤[66]。脊柱原发性肿瘤在美国每年新发病例数为7 500左右。

根据组织学特征，脊柱原发肿瘤包括了良性和恶性肿瘤。原发良性肿瘤主要包括动脉瘤样骨囊肿（aneurysmal bone cyst, ABC）、血管瘤、骨样骨瘤、成骨细胞瘤、骨软骨瘤、成软骨细胞瘤和骨巨细胞瘤等。成人最常见的脊柱原发良性骨肿瘤是血管瘤，在尸检报告中发病率超过10%[3, 21, 39]。另外，脊柱原发恶性肿瘤的诊断包括软骨肉瘤、骨肉瘤、尤因肉瘤和浆细胞瘤（如多发性骨髓瘤）。一项长期的流行病学研究报道，多发性骨髓瘤和软组织浆细胞瘤是最常见的脊柱原发恶性肿瘤，占总数的26%[33]。

脊柱是恶性肿瘤最常见的骨转移部位。美国每年脊柱转移瘤新发病例达90 000人[7]，明显多于脊柱原发肿瘤患者。并且，超过70%的肿瘤患者会发生脊柱转移[10]。5%～14%的肿瘤患者会出现转移后的脊髓压迫，转移瘤引起的脊髓压迫可产生明显的症状和神经并发症，包括疼痛、活动受限及马尾综合征[12, 29, 32]。最常出现脊柱转移的肿瘤包括肺癌、乳腺癌、前列腺癌、肾癌以及胃肠道肿瘤[32]。胸椎以及胸腰段是肿瘤最常转移的部位，颈椎转移最少见[75]。

21.2 临床特征

脊柱肿瘤患者最常见的症状是疼痛（85%～95%）和下肢无力[76, 77]。疼痛较为剧烈，夜间痛明显，休息或平卧难以缓解。近40%的患者会出现肌力下降，起病隐匿，常在疼痛出现后数月，部分患者在数年内逐渐显现。有时因神经压迫可出现感觉功能障碍。起初为温度觉、振动觉和本体感觉的减退，后可出现浅触觉的减退。自主神经功能障碍可产生其他临床症状，包括大小便失禁、直立性低血压及性功能障碍等。

神经系统检查方面，胸椎和上段腰椎因肿瘤引起的脊髓压迫可产生相应体征，如霍夫曼征阳性、下肢痉挛性无力及反射亢进、双侧巴宾斯基征阳性以及步态不稳等。在严重脊髓压迫的患者中，可出现损伤平面以下的截瘫；脊髓压迫综合征并不罕见，如脊髓前索损伤、布朗-塞卡综合征（Brown-Sequard syndrome）和马尾综合征等。

21.3 诊 断

脊柱肿瘤常见的诊断工具包括脊柱X线片、放射性核素骨扫描、CT及MRI等。对于血管性病变患者可考虑进行血管造影，如动脉瘤样骨囊肿、血管瘤、富血供病灶或者包绕重要血管的肿瘤等。血管造影可显示肿瘤滋养血管的走行，包括脊髓前动脉、根最大动脉等。了解肿瘤的血供对于制订手术计划十分有价值，并可进行肿瘤的术前血管栓塞[47, 63, 68]。

脊柱X线片常可显示溶骨性或成骨性的脊柱肿瘤。然而，对脊柱骨质结构侵袭较少或软组织来源的肿瘤，骨质破坏常不明显，因此脊柱X线片易漏诊。据报道，骨小梁骨质丧失近50%时才会出现骨质破坏的影像学表现[53]。无骨质疏松或骨量减少的患者出现椎体压缩性骨折，多是因为肿瘤造成病理性骨质侵袭。

放射性核素骨扫描是一项核医学检查，可敏感地发现肿瘤造成的骨质破坏[78]。虽然放射性核素骨扫描灵敏度高，但特异度较差。除肿瘤外，感染、炎症、创伤性骨折等可出现假阳性结果。因此，其经常用于筛查或治疗后的随访。

CT是一种准确、有效的脊柱肿瘤评估方法，尤其是累及脊柱骨质结构时。脊柱的CT平扫可显示肿瘤引起的骨质破坏范围、终板以及血管结构等[32]。虽然CT在评估软组织方面的影像学质量不及MRI，但是在评估骨结构方面更具优势，因此可协助制订手术计划、明确肿瘤分期。CT的冠状位和矢状位影像学重建可为术前制订内固定重建策略提供有效信息（图21.1）。在过去10年里，CT脊髓造影由于创伤性较大、对操作要求较高而逐渐少用。近年来CT脊髓造影逐渐被MRI替代。

MRI被认为是脊柱肿瘤影像学的金标准，可对感染、炎症及肿瘤进行鉴别诊断。此外，MRI有助于对不同病理类型的肿瘤进行鉴别诊断。MRI在软组织和神经结构影像的细节显示上发挥着不可替代的作用。术前，MRI影像可清晰显示脊髓压迫和肿瘤范围。术后，MRI可在评估切除范围、神经减压效果、肿瘤复发等方面提供重要信息。MRI的软组织影像学质量和分辨率优于CT，而CT评估骨组织和血管结构效果突出。因此，在术前方案和术后随访中CT和MRI应当互为补充[78]。我们推荐综合采用上述两种手段进行患者评估和手术规划。

其他的影像学检查，如PET，胸部、腹部、盆腔CT可协助评估全身肿瘤转移情况[32]。除影像学检查外，脊柱原发肿瘤应进行组织病理学活检[32]。脊柱肿瘤的组织病理学类型对治疗策略的选择和手术方案具有指导作用，具体内容将在后续章节讨论。脊柱肿瘤常需进行术前经皮CT引导下活检以明确诊断[78]。总体诊断准确率可达90%，溶骨性病灶进行活检的诊断准确性为93%[43]。当影像学检查怀疑恶性病灶时，应当对活检通道进行标记并在手术时一并切除，以达到肿瘤完整切除的目的[32]。

21.4 原发脊柱肿瘤

侧方入路是治疗胸腰椎脊柱原发肿瘤的常用入路。多种典型的胸腰椎原发性肿瘤，如动脉瘤样骨囊肿、血管瘤、巨细胞瘤、神经纤维瘤、脊膜瘤、浆细胞瘤或多发性骨髓瘤以及骨肉瘤等，可通过侧方入路微创手术（minimally invasive surgery, MIS）的方式进行治疗[15, 61, 75]。

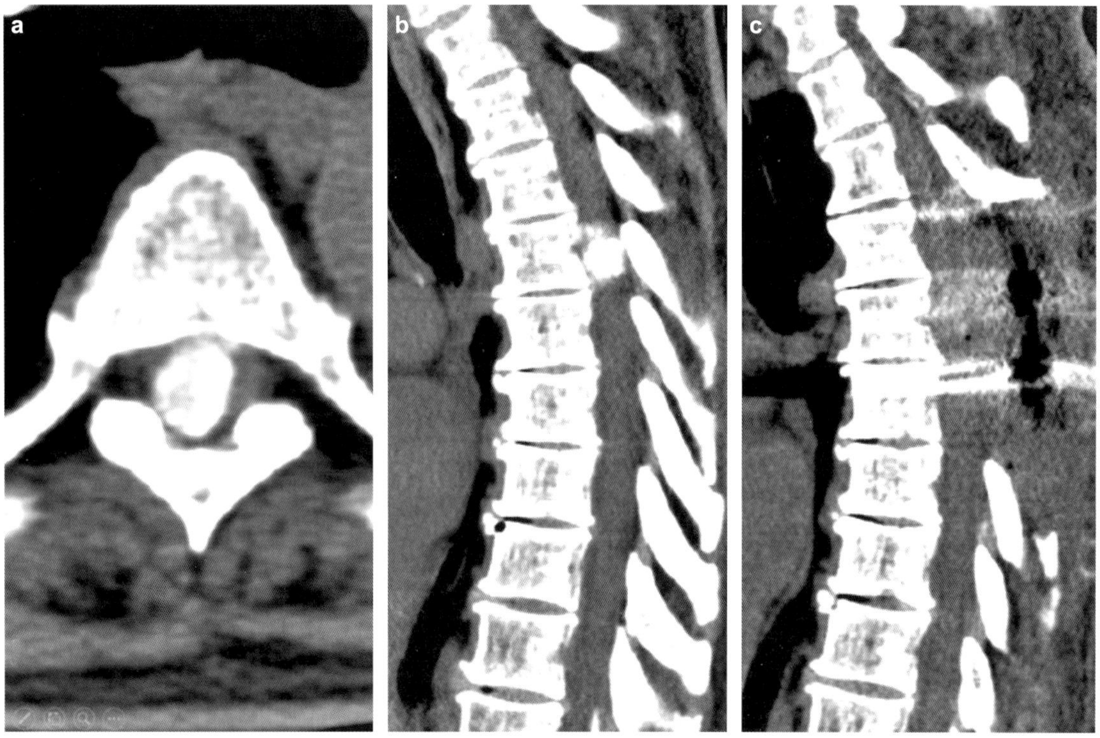

图21.1 1例胸椎砂粒体型脊膜瘤的CT表现。a. 术前横断面影像，肿瘤位于脊髓腹外侧，密度高，提示钙化。b. 术前矢状位影像。c. 术后矢状位影像，肿瘤完全消失

21.4.1 动脉瘤样骨囊肿

ABC的年发病率为（0.14～0.32）/10万人[6,66]。据估计，ABC占所有脊柱原发肿瘤的10%～20%[22]。特殊的是，ABC常发生于20岁以下的人群，中位年龄为13岁[41]。

组织学上，ABC表现为充血性囊腔以及薄壁骨性间隔[20]。因此CT和MRI可以显示多发性间隔，囊腔内可见陈旧性出血的液-液平面[27,28,66]（图21.2）。胸椎是最常见的发病部位，常累及后方结构，前方椎体结构也可被累及[36,58]。

ABC的传统治疗方式包括手术（刮除、经病灶切除或整体切除）、选择性动脉栓塞（selective arterial embolization, SAE），或者术前栓塞联合手术治疗[6,36]。一项多中心研究比较了上述3种治疗策略，结果显示不同治疗方式在局部复发、生存期比较中无明显差异。因此该研究得出结论，脊柱ABC可采用病灶内切除、整体切除或者SAE等治疗[6]。一般认为，术前栓塞可有效减少经病灶切除的术中出血量。

21.4.2 血管瘤

血管瘤是成年人最常见的脊柱原发良性肿瘤。尸检提示，血管瘤占所有脊柱原发肿瘤的10%以上[3,21,39]。然而，多数血管瘤患者无症状，常在检查中偶然发现。血管瘤常为累及椎体的孤立性病灶[66]。

血管瘤的组织学特征为骨小梁内毛细血管异常增生，可伴有骨质破坏[20]。CT横断面和矢状位影像上，血管瘤常表现为粗大的骨小梁，如“蜂巢征”或“原点征”[50]。MRI在T1和T2加权像上常为高信号。血管瘤的诊断常需要CT和MRI的联合使用。

虽然多数血管瘤患者无临床症状，但肿瘤的扩张可产生疼痛、脊髓压迫、出血、病理性骨折等[21]。上述现象的产生同样和妊娠相关[8]。

椎体成形术或后凸成形术可有效治疗疼痛性血管瘤以及不伴有神经功能障碍、脊髓压迫的病理性

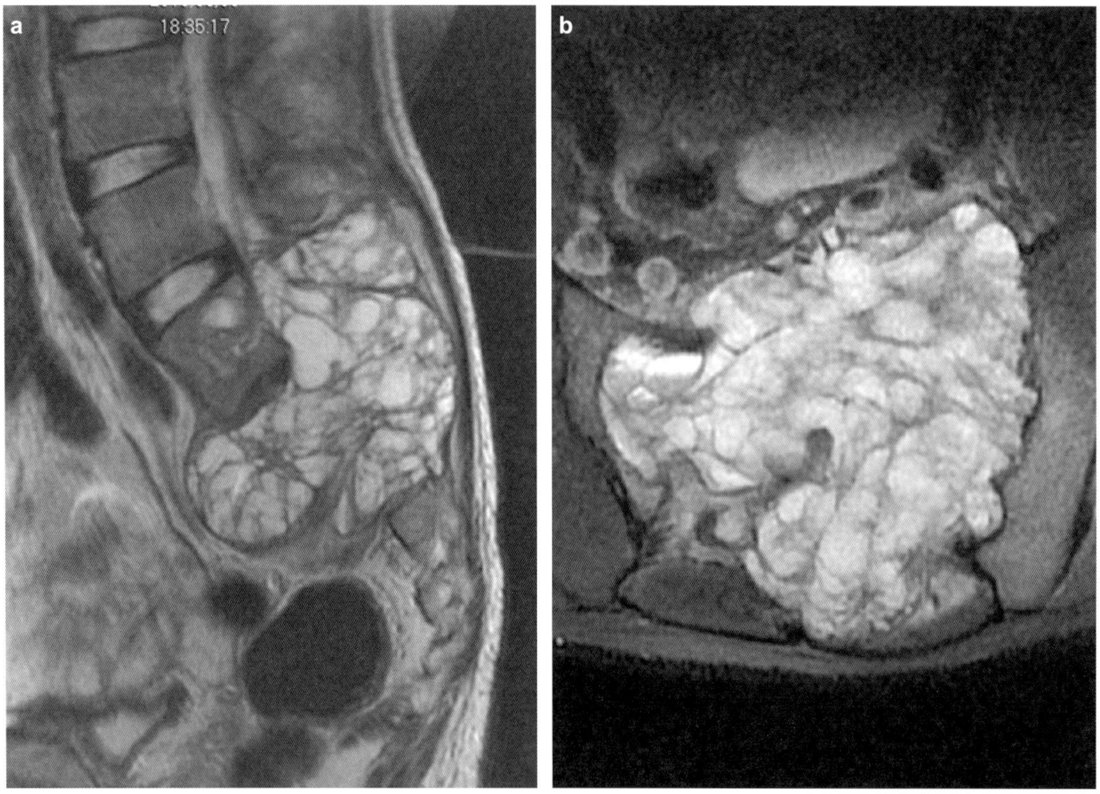

图21.2 骶骨动脉瘤样骨囊肿，间隔和囊腔内液-液平面。a. T2加权矢状位MRI。b. T2加权轴位MRI

骨折[1]。对于出现神经功能障碍加重、脊髓压迫综合征的患者常需手术治疗。术前血管造影可用于评估肿瘤血管分布，明确是否可行血管栓塞减少术中出血[1,21]。

21.4.3 骨肉瘤

骨肉瘤是最常见的骨原发恶性肿瘤。脊柱的骨肉瘤包括脊柱原发性骨肉瘤、转移性骨肉瘤以及放疗后或者佩吉特病（Paget's disease）后出现的继发性骨肉瘤[2]。骨肉瘤程双峰年龄分布，第一个高峰出现在10～14岁，常累及长骨；第二个高峰出现在65岁以后，常与佩吉特病相关[55]。据报道，脊柱骨肉瘤仅占1%～2%，主要累及椎体[50,67]。

脊柱骨肉瘤主要表现为疼痛、病理性骨折或肿瘤侵袭进入椎管引起的脊髓压迫[78]。

组织学检查骨肉瘤表现为多形核的典型梭形细胞[20]。肿瘤内可见骨样组织或骨组织。骨肉瘤的CT影像表现为溶骨性的骨质破坏，并伴有基质钙化。骨肉瘤的MRI影像表现为T1加权像的低信号和T2加权像的高信号[65]。此外，MRI增强扫描可提供周围软组织侵袭、脊髓压迫程度等详细信息[78]。

骨肉瘤的治疗包括手术和化疗。恶性肿瘤的整体切除是肿瘤控制的理想手段，部分切除常导致肿瘤复发和转移。由于脊柱骨肉瘤整体切除困难，传统认为骨肉瘤患者预后差。然而，随着新辅助化疗、辅助化疗、手术以及放疗等多学科治疗策略的进步，骨肉瘤的长期生存率显著提升[18,19]。

21.4.4 骨巨细胞瘤

骨巨细胞瘤（giant cell tumor, GCT）好发于骶骨，是骶骨最常见的原发良性肿瘤，脊柱其他节段偶有发病[14,31,75]。一般认为，GCT好发于30～50岁，女性发病率稍高[64,65,69]。

GCT的常见表现包括局部疼痛、神经压迫引起的功能障碍。巨大的GCT可引起瘫痪、感觉障碍，以及由脊髓或神经根压迫造成的马尾综合征。

GCT的组织学表现为梭形细胞间质以及破骨细胞来源的多核巨细胞。间质细胞可见核分裂象，是肿瘤的增殖成分。GCT在MRI表现为T1和T2加权像的低信号影，可向椎旁蔓延，偶有出血区域，同时常需要进行钆增强后不均匀强化[44, 65]。一般来说，GCT为大的溶骨性病灶，破坏骨皮质并向周围组织蔓延[44]。

虽然被划分为良性肿瘤，GCT有时表现出局部侵袭性。因此，广泛的整体切除是GCT治愈性的手术方式，经病灶切除联合或不联合辅助放疗可能增加复发风险[40]。GCT多有丰富的血管，因此术前栓塞可能减少术中出血。11%接受放疗的原发性或复发性GCT患者可发生放疗后肉瘤变[40]。

21.4.5　浆细胞瘤和多发性骨髓瘤

多发性骨髓瘤（multiple myeloma, MM），或者浆细胞瘤是累及脊柱最常见的原发肿瘤。多发性骨髓瘤是一类淋巴细胞异常增生性肿瘤，可伴有造血、肾脏、骨骼等多系统受累。浆细胞瘤常指或特指位于软组织的病变或孤立性病变[4]。该肿瘤的好发年龄为60岁，男性发病率较高。多发性骨髓瘤的年发病率为（0.5 ～ 0.7）/100万人[17, 38]。

多发性骨髓瘤或浆细胞瘤的典型CT表现为单个或多个椎节的弥漫性溶骨性病变，骨质“穿凿样”改变。MM和浆细胞瘤常累及脊柱的前柱，有时MM出现症状后才被诊断。MM患者也常伴有弥漫性骨质疏松以及多发的压缩骨折[65]。

组织学上，骨髓瘤细胞来源于B淋巴细胞，有粉红色或蓝色的胞质。病理学特征可见异型性细胞以及双核细胞。骨髓检查可显示正常或异形浆细胞增生[20, 65]。

MM多对放疗敏感，因此推荐单纯放疗作为MM的首选治疗方式[35]。椎体成形术和后凸成形术可有效缓解疼痛、恢复椎体病理性骨折后的脊柱序列[45, 79]。对于伴有椎管侵袭、神经功能障碍加重或者脊柱不稳的患者，可采取整体全椎节切除术并进行内固定重建。

21.4.6　脑（脊）膜瘤

脑膜瘤占颅内肿瘤的近25%，是最常见的脑良性肿瘤之一。然而，原发于脊柱的脊膜瘤相较于颅内脑膜瘤少见，约占脑（脊）膜瘤总数的12%。硬膜下肿瘤中25% ～ 45%是脊膜瘤，脊膜瘤的年发病率为（0.5 ～ 2）/10万人，女性高发。脊膜瘤的发病高峰在60 ～ 80岁，胸椎最常见，其次是颈椎和腰椎[25, 71]。

脊膜瘤为良性肿瘤，生长缓慢。组织学来源尚不明确，多认为来源于蛛网膜细胞[71]。MRI可显示肿瘤的部位、肿瘤与神经之间的关系、软组织解剖关系以及肿瘤自身特征，是常用的术前诊断技术。

文献回顾显示脊膜瘤的复发率在0% ～ 14.7%，肿瘤复发的预测因素包括软脊膜的侵袭、Simpson切除分级、肿瘤的组织学分级等[34, 62, 71]。初次治疗完整切除是脊膜瘤的标准治疗方式（图21.3）。病理学1级脊膜瘤接受Simpson 1级切除并非必须。然而，对于非典型以及高级别脊膜瘤患者应严格达到Simpson 1级切除，以降低局部复发率[51, 71]。一项平均随访时间达12.2年的研究显示，Simpson 2级切除后脊膜瘤复发率达32%，而Simpson 1级切除后未见复发[51]。因此，手术切除的方式和脊膜瘤的复发率密切相关。

21.4.7　神经鞘瘤

神经鞘瘤（nerve sheath tumor, NST），如神经瘤、神经纤维瘤，是最常见的脊柱肿瘤，占脊柱原发肿瘤的1/3[30]。NST发病无性别差异[15]。50 ～ 60岁是NST好发年龄段[42]。根据NST的解剖部位可分为髓外硬膜下、硬膜外以及二者兼具的哑铃型肿瘤[57]（图21.4）。目前认为该肿瘤起源于神经根施万细胞的前体细胞[30]。多数NST患者表现为疼痛和感觉异常。偶有患者因肿瘤巨大压迫脊髓而产生运动功能障碍[30]。

NST的完整切除是治疗的金标准，虽然有时难以达到[13, 15, 30]。胸椎NST常见的手术方式包括开

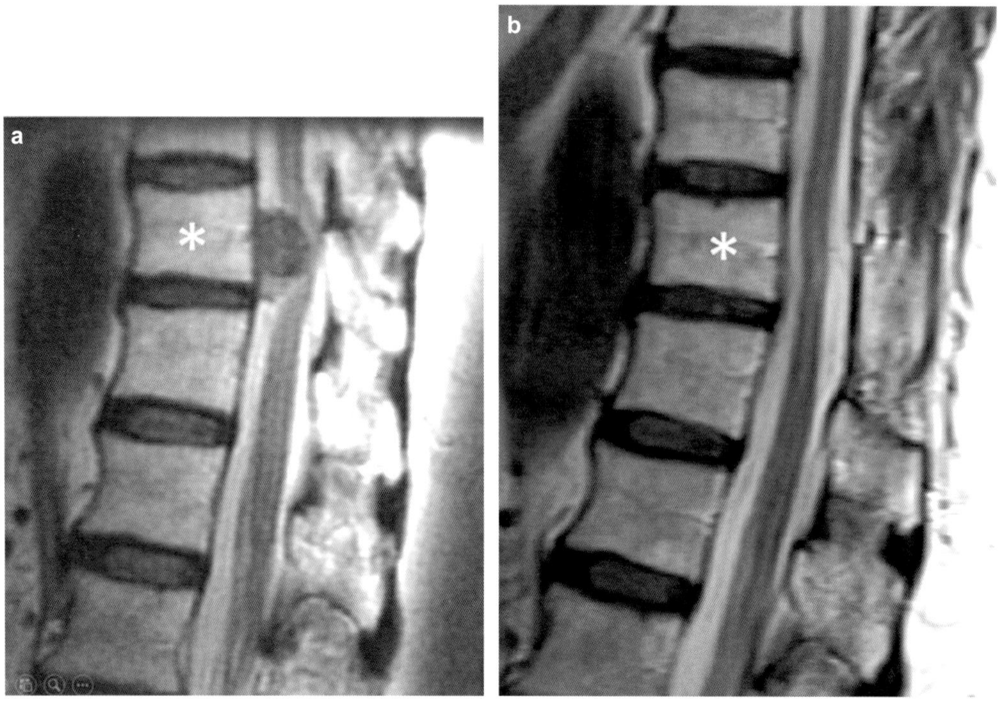

图21.3 T11脊膜瘤（钙化）的MRI T2加权像。a. 术前矢状位影像，肿瘤位于脊髓腹侧。b. 术后矢状位影像，肿瘤完整切除。*T11椎体

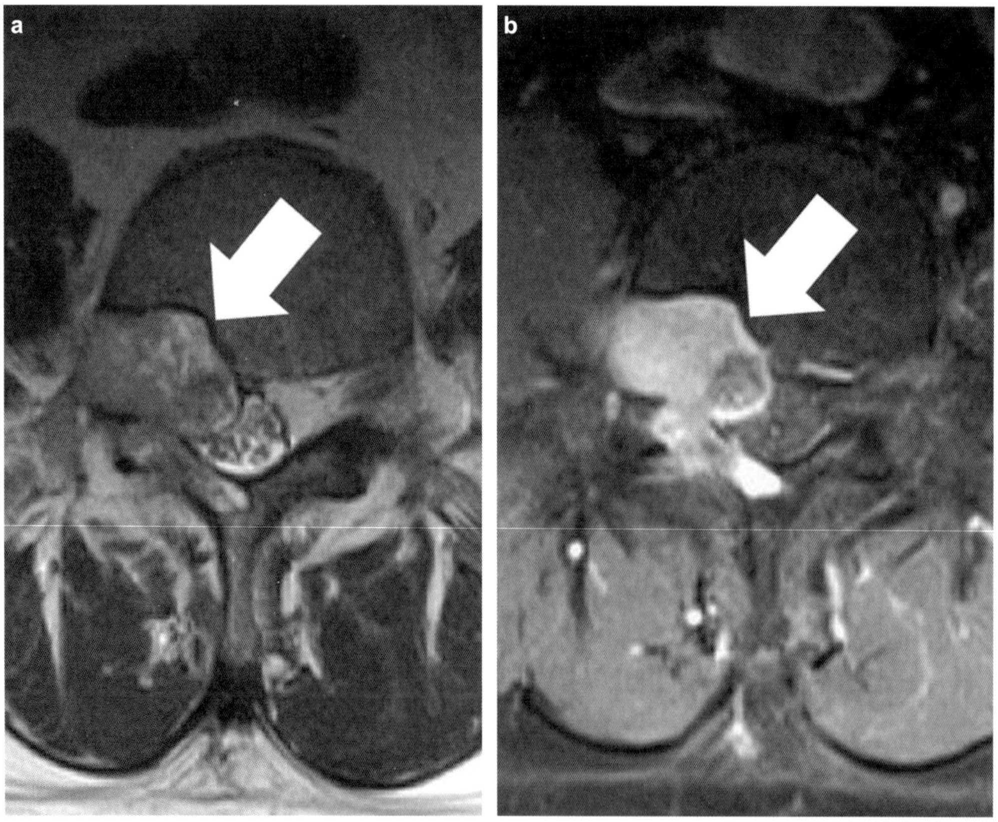

图21.4 腰椎神经纤维瘤的MRI。a. MRI增强扫描的T2加权横断面影像。b. MRI增强扫描的T1加权横断面影像。箭头指向肿瘤

胸手术、电视辅助胸腔镜手术、肋骨横突切除术或上述术式的联合使用。此外，腰椎NST可通过后方椎板切除、后外侧入路部分或全关节突切除、侧方经腰大肌入路等进行手术切除。与其他肿瘤切除相同，如果切除方式，如关节突切除破坏了脊柱稳定性，肿瘤切除后应当行脊柱固定融合[15]。

21.5 原发或转移性脊柱肿瘤的手术治疗

脊柱肿瘤的手术方式包括椎体成形术[16]、前路开胸手术或腹膜后入路[23, 26]、开放性后方入路（经椎弓根入路、肋骨横突切除术）、胸腔镜联合入路[26]以及微创入路[52, 80]。

21.5.1 开放手术

胸椎、腰椎肿瘤的传统开放手术治疗适应证包括内科治疗难以缓解的疼痛、脊髓压迫和脊柱不稳[32]。手术目的是达到肿瘤完全切除、控制局部复发并最终控制疾病进展。治疗策略的制订主要依据患者的肿瘤病史。不同诊断，如原发恶性肿瘤、原发良性肿瘤、转移性肿瘤、其他脊柱骨肿瘤有不同的治疗策略和目标。

对于脊柱原发恶性肿瘤，标准的手术方式是整体切除并辅以辅助放疗[11, 32]。另外，原发良性肿瘤经病灶切除后辅以放疗多可有效控制[24, 32]。多项研究指出，对于原发恶性肿瘤，整体全椎节切除肿瘤控制率更高，复发率更低，患者的无病生存期更长[5, 9, 11, 49, 70, 72–74]。Boriani等报道软骨肉瘤经整体切除（22.4%）相较于非整体切除（100%）复发率较低[5]。Talac等的一项研究表明，对于原发肉瘤，“切缘阴性的整体切除”复发率较低为11%，“切缘阴性的部分切除”复发率为33%，“切缘阳性的切除”复发率为70%[73]。Sciubba等研究表明尤因肉瘤、成骨肉瘤经整体切除后局部肿瘤控制率明显提高[70]。此外，Ozaki等报道对于脊柱骨肉瘤患者，扩大切除的患者相较于非扩大切除的患者（活检或经病灶切除）生存率明显更高[56]。

整体切除技术具有挑战性，有时需要牺牲部分神经组织。因此，整体切除的实施有赖于经验丰富的骨科或神经外科医生，采用前路和侧后方联合入路并非罕见。主要的围手术期并发症包括脊髓损伤，硬脊膜损伤，主动脉、腔静脉等血管损伤。手术较为复杂，常导致脊柱不稳，需要稳定性重建，内固定融合等。

对于脊柱转移性肿瘤，手术可有效缓解症状、提高生活质量。手术减压或切除肿瘤组织可更好缓解疼痛，恢复或保持运动功能，提高括约肌功能[29]。对于脊柱转移性肿瘤，手术多为姑息性，手术患者的预计生存期不少于3个月[10]。虽然患者预后主要受原发肿瘤状态的影响，手术对于缓解顽固性疼痛、恢复脊柱稳定性、减轻神经症状常十分有效。

脊柱转移性肿瘤的手术方式包括经病灶切除、整体切除等。手术入路多样，包括后路直接减压进行或不进行侧后方融合、肋骨横突入路行椎体次全切除后椎体重建以及后外侧植骨融合、开胸椎体切除并行融合重建、腹膜后入路以及椎体成形术、后凸成形术等[32]。Patchell等的研究具有里程碑意义，证实了脊柱转移癌脊髓压迫的患者，直接减压和术后放疗相较于单纯放疗效果更好。减压手术可促进患者活动能力的恢复，减轻疼痛，减少糖皮质激素的用量[60]。

脊柱肿瘤的最佳治疗规范尚不明确。Cloyd等对脊柱原发、转移癌治疗后患者预后的相关文献进行了荟萃分析和系统回顾。原发肿瘤的中位复发时间为113个月，转移性肿瘤为24个月。原发肿瘤1年、5年、10年的无病生存率分别为92.6%、63.2%和43.9%；转移性肿瘤1年、5年、10年的无病生存率分别为61.8%、37.5%和0%[11]。此外，该综述指出了肿瘤复发的危险因素，如高龄、男性、既往转移肿瘤病史以及病理类型为骨肉瘤等。具有上述特征的患者更容易发生肿瘤的复发[11]。

21.5.2 微创手术侧方入路

微创手术（minimally invasive surgery, MIS）已成为治疗脊柱退行性疾病、减少术后并发症的选项之一。MIS亦可应用于脊柱肿瘤性疾病，尤其是胸腰椎病变。传统开放的脊柱肿瘤手术可分为前方入路和后方入路，可出现不同并发症。后方入路可出现软组织切除造成的出血量增加、腹侧病变暴露有限、椎体重建以及后凸畸形矫正困难。前方入路如传统开胸手术常采用大切口，需进入胸腔，因此可造成肺部并发症（如肺不张、气胸或者血胸、胸腔积液）。多数脊柱外科医生并不熟悉胸腔镜及相关技术，另外，侧方入路MIS可减少上述入路相关并发症。例如，胸腰椎侧方入路MIS可减少肌肉损伤、出血量、切口疼痛以及住院日，但是可同样完成肿瘤的完全切除并重建脊柱稳定性[75]。通道技术、扩张式牵开器、专业工具、纤维可视光源的进步使得侧方入路MIS广泛应用[59]。

侧方入路MIS技术也存在一些不足，如胸腰椎侧方入路MIS操作距离较长、视野狭窄、需要透视引导等。该技术学习曲线较长，需要有经验的术者。由于空间有限，多节段病灶手术难以通过单一通道完成。多数研究报道侧方入路MIS的处理限于3个椎体[15, 37, 46, 61, 75]。此外，侧方入路MIS常需要后方经皮椎弓根螺钉固定以恢复脊柱稳定性，因此需要单独的后方皮肤切口。在少部分患者中，可见严重的组织粘连以及转移性肿瘤引起的炎性渗出，组织分离可能十分困难，危险性较大[59]。因此，侧方入路MIS并非适用于所有类型以及解剖部位的脊柱肿瘤。侧方入路MIS更容易处理椎体肿瘤以及位于腹侧和外侧的硬膜下肿瘤。处理后柱或椎弓根的肿瘤通过后方或经椎间孔入路更为方便。多数专家建议上胸椎肿瘤由于纵隔和腋下的解剖结构限制，处理应当以后方入路为基础[59, 75]。

侧方入路MIS应用于脊柱肿瘤治疗相对较新，文献报道有限。肿瘤病理学家报道通过侧方入路MIS可治疗神经纤维瘤[15, 75]、脊膜瘤[75]、浆细胞瘤或多发性骨髓瘤[61, 75]、血管瘤[75]、骨肉瘤[75]、巨细胞瘤[75]、动脉瘤样骨囊肿[61]以及多种转移瘤[37, 46, 48, 59, 61, 75]。一项病例报道显示，通过侧方入路（腹膜后、胸膜后），MIS完成了3例硬膜外椎间孔神经纤维瘤的切除[15]。手术采用扩张通道撑开器（MaXcess, NuVasive, San Diego, CA, USA），3例患者均成功完成肿瘤切除，术后疼痛症状完全消失，运动功能恢复。其中2例患者肿瘤完全切除，另一例患者肿瘤切除后有微小残留。由于手术并未破坏骨质及重要韧带结构，肿瘤切除后并不需要内固定重建。术后影像学随访未发现脊柱不稳。Kossmann等于2001年最早以病例系列的形式报道采用SynFrame（Stratec Medical, Oberdorf, Switzerland）多用途脊柱拉钩[37]治疗6例转移性肿瘤，其中胸椎病灶采用小切口经胸入路，腰椎病灶采用小切口腹膜后入路。患者未出现微创入路相关的术中或术后并发症，也未出现血管及内脏并发症。然而，该研究并未提供中期或长期随访结果。另一项2008年的病例系列报道汇总了37例接受侧方入路MIS治疗的患者，均为胸腰椎病灶，诊断包括创伤性爆裂性骨折或椎体肿瘤[61]。采用SynFrame（Stratec Medical, Oberdorf, Switzerland）台式固定多用途脊柱拉钩，11例患者经胸腔（T5 ～ T11）、经胸腔横膈（T12 ～ L2）以及经腹膜后（L3 ～ L4）微创入路完成了肿瘤的单节段椎体次全切除。上述患者多为转移性肿瘤，如乳腺、肝脏、肾脏和肺脏来源的恶性肿瘤。除转移性肿瘤外，另有2例多发性骨髓瘤患者和1例动脉瘤样骨囊肿患者。11例肿瘤患者中9例采用了后方固定重建，其他2例患者因为后方结构未被累及仅进行前方椎间融合。术后6个月随访影像学检查显示所有患者恢复脊柱稳定，无须再次手术治疗。术后24个月随访，部分患者报告轻微疼痛，多数患者神经功能恢复或者未进一步恶化。37例前方入路手术的患者中有6例发生了围手术期并发症，如硬脊膜损伤、气胸、短暂的麻痹性肠梗阻、持续性或短暂的腹股沟区感觉减退以及切口感染。然而，该项研究并未提供肿瘤的长期治疗结果。

一项病例系列研究报道了5例骨质疏松或者转移性肿瘤（非特殊类型）并发压缩性骨折以及疼痛性后凸畸形的患者，采用极外侧方椎间融合（XLIF, NuVasive, San Diego, CA, USA）的方式治疗胸腰椎病变。5例患者均进行了单节段的椎体次全切除以及相邻节段的椎间盘切除。4例患者随访发现骨性融合，1例患者因肿瘤多发转移于术后2个月死亡。本研究同样未报道长期的肿瘤相关结局[46]。目前为止，Uribe等[75]报道了最大样本量侧方入路MIS治疗脊柱肿瘤的病例系列，连续性纳入了XLIF（NuVasive, San Diego, CA, USA）系统治疗的21例胸椎肿瘤患者，包括多种病理类型，如神经纤维瘤、脊膜瘤、浆细胞瘤、血管瘤、骨肉瘤、骨巨细胞瘤以及转移性肿瘤等。手术入路包括了小切口经胸腔入路以及胸膜外入路。76%的患者为原发性肿瘤，仅24%为转移性肿瘤患者。手术适应证包括疼痛、脊柱不稳、脊髓压迫以及神经功能障碍。依据肿瘤的病理类型确定手术切除的范围，对转移性肿瘤可以进行部分切除。平均手术时间为117分钟（40～284分钟），平均出血量为291 mL（25～1 650 mL）。平均住院日为2.9天。21例患者中5例神经功能有所恢复，其他不伴有神经功能障碍的患者症状稳定。术后患者的VAS以及ODI均有所改善。所有患者均未出现术中并发症，1例患者出现围手术期并发症气胸，所有患者均未出现术后气胸。研究平均随访时间为21个月（6～24个月），2例患者发现肿瘤残留（多发性骨髓瘤和脊膜瘤），2例患者因为肿瘤转移分别在术后6个月和12个月死亡。

胸腰椎病变的侧方入路MIS旨在减少传统开放手术造成的入路相关性并发症。显然，MIS减少了肌肉和软组织损伤、减少出血、减轻术后疼痛、缩短住院时间并促进了术后早期活动，是脊柱外科发展的趋势[54]。迄今为止，侧方入路MIS治疗胸腰椎肿瘤被证实安全有效，具有上述优势[59]。虽然目前缺乏肿瘤的长期随访数据以及和传统开放手术比较的高质量研究，MIS的方式随技术进步将不断推广。相信在不久的将来，更加丰富的临床证据将会证明侧方入路MIS是治疗胸腰椎肿瘤可行且有效的手术选择。

参·考·文·献

1. Acosta Jr FL, Sanai N, Chi JH, Dowd CF, Chin C, Tihan T, et al. Comprehensive management of symptomatic and aggressive vertebral hemangiomas. Neurosurg Clin N Am. 2008; 19: 17–29.
2. Barwick KW, Huvos AG, Smith J. Primary osteogenic sarcoma of the vertebral column: a clinicopathologic correlation of ten patients. Cancer. 1980; 46: 595–604.
3. Barzin M, Maleki I. Incidence of vertebral hemangioma on spinal magnetic resonance imaging in Northern Iran. Pak J Biol Sci. 2009; 12: 542–4.
4. Bilsky MH, Azeem S. Multiple myeloma: primary bone tumor with systemic manifestations. Neurosurg Clin N Am. 2008; 19: 31–40.
5. Boriani S, De Iure F, Bandiera S, Campanacci L, Biagini R, Di Fiore M, et al. Chondrosarcoma of the mobile spine: report on 22 cases. Spine (Phila Pa 1976). 2000; 25: 804–12.
6. Boriani S, Lo SF, Puvanesarajah V, Fisher CG, Varga PP, Rhines LD, et al. Aneurysmal bone cysts of the spine: treatment options and considerations. J Neurooncol. 2014; 120: 171–8.
7. Chi JH, Bydon A, Hsieh P, Witham T, Wolinsky JP, Gokaslan ZL. Epidemiology and demographics for primary vertebral tumors. Neurosurg Clin N Am. 2008; 19: 1–4.
8. Chi JH, Manley GT, Chou D. Pregnancy-related vertebral hemangioma. Case report, review of the literature, and management algorithm. Neurosurg Focus. 2005; 19: E7.
9. Chi JH, Sciubba DM, Rhines LD, Gokaslan ZL. Surgery for primary vertebral tumors: en bloc versus intralesional resection. Neurosurg Clin N Am. 2008; 19: 111–7.
10. Choi D, Crockard A, Bunger C, Harms J, Kawahara N, Mazel C, et al. Review of metastatic spine tumour classification and indications for surgery: the consensus statement of the Global Spine Tumour Study Group. Eur Spine J. 2010; 19: 215–22.
11. Cloyd JM, Acosta Jr FL, Polley MY, Ames CP. En bloc resection for primary and metastatic tumors of the spine: a systematic review of the literature. Neurosurgery. 2010; 67: 435–44; discussion 444–35.
12. Cole JS, Patchell RA. Metastatic epidural spinal cord compression. Lancet Neurol. 2008; 7: 459–66.
13. Conti P, Pansini G, Mouchaty H, Capuano C, Conti R. Spinal neurinomas: retrospective analysis and long-term outcome of 179 consecutively operated cases and review of the literature. Surg Neurol. 2004; 61: 34–43; discussion 44.
14. Dahlin DC. Giant-cell tumor of vertebrae above the sacrum: a review of 31 cases. Cancer. 1977; 39: 1350–6.
15. Dakwar E, Smith WD, Malone KT, Uribe JS. Minimally invasive lateral extracavitary resection of foraminal neurofibromas. J Clin Neurosci. 2011; 18: 1510–2.
16. Deramond H, Depriester C, Galibert P, Le Gars D. Percutaneous vertebroplasty with polymethylmethacrylate. Technique, indications, and results. Radiol Clin N Am. 1998; 36: 533–46.
17. Dimopoulos MA, Moulopoulos LA, Maniatis A, Alexanian R. Solitary plasmacytoma of bone and asymptomatic multiple myeloma. Blood. 2000; 96: 2037–44.
18. Eilber F, Giuliano A, Eckardt J, Patterson K, Moseley S, Goodnight J. Adjuvant chemotherapy for osteosarcoma: a randomized prospective trial. J Clin Oncol. 1987; 5: 21–6.
19. Ferguson WS, Goorin AM. Current treatment of osteosarcoma.

Cancer Invest. 2001; 19: 292–315.
20. Fletcher CDM. Diagnostic histopathology of tumors. Edinburgh: Churchill Livingstone; 1995.
21. Fox MW, Onofrio BM. The natural history and management of symptomatic and asymptomatic vertebral hemangiomas. J Neurosurg. 1993; 78: 36–45.
22. Gasbarrini A, Cappuccio M, Donthineni R, Bandiera S, Boriani S. Management of benign tumors of the mobile spine. Orthop Clin N Am. 2009; 40: 9–19.
23. Gokaslan ZL, York JE, Walsh GL, McCutcheon IE, Lang FF, Putnam Jr JB, et al. Transthoracic vertebrectomy for metastatic spinal tumors. J Neurosurg. 1998; 89: 599–609.
24. Harrop JS, Schmidt MH, Boriani S, Shaffrey CI. Aggressive "benign" primary spine neoplasms: osteoblastoma, aneurysmal bone cyst, and giant cell tumor. Spine (Phila Pa 1976). 2009; 34: S39–47.
25. Helseth A, Mork SJ. Primary intraspinal neoplasms in Norway, 1955 to 1986. A population-based survey of 467 patients. J Neurosurg. 1989; 71: 842–5.
26. Huang TJ, Hsu RW, Liu HP, Shih HN, Liao YS, Hsu KY, et al. Video-assisted thoracoscopic surgery to the upper thoracic spine. Surg Endosc. 1999; 13: 123–6.
27. Hudson TM. Fluid levels in aneurysmal bone cysts: a CT feature. AJR Am J Roentgenol. 1984; 142: 1001–4.
28. Hudson TM, Hamlin DJ, Fitzsimmons JR. Magnetic resonance imaging of fluid levels in an aneurysmal bone cyst and in anticoagulated human blood. Skelet Radiol. 1985; 13: 267–70.
29. Ibrahim A, Crockard A, Antonietti P, Boriani S, Bunger C, Gasbarrini A, et al. Does spinal surgery improve the quality of life for those with extradural (spinal) osseous metastases? An international multicenter prospective observational study of 223 patients. Invited submission from the Joint Section Meeting on Disorders of the Spine and Peripheral Nerves, March 2007. J Neurosurg Spine. 2008; 8: 271–8.
30. Jinnai T, Koyama T. Clinical characteristics of spinal nerve sheath tumors: analysis of 149 cases. Neurosurgery. 2005; 56: 510–5; discussion 510–5.
31. Junming M, Cheng Y, Dong C, Jianru X, Xinghai Y, Quan H, et al. Giant cell tumor of the cervical spine: a series of 22 cases and outcomes. Spine (Phila Pa 1976). 2008; 33: 280–8.
32. Kaloostian PE, Zadnik PL, Etame AB, Vrionis FD, Gokaslan ZL, Sciubba DM. Surgical management of primary and metastatic spinal tumors. Cancer Control. 2014; 21: 133–9.
33. Kelley SP, Ashford RU, Rao AS, Dickson RA. Primary bone tumours of the spine: a 42-year survey from the Leeds Regional Bone Tumour Registry. Eur Spine J. 2007; 16: 405–9.
34. Klekamp J, Samii M. Surgical results for spinal meningiomas. Surg Neurol. 1999; 52: 552–62.
35. Knobel D, Zouhair A, Tsang RW, Poortmans P, Belkacemi Y, Bolla M, et al. Prognostic factors in solitary plasmacytoma of the bone: a multicenter Rare Cancer Network study. BMC Cancer. 2006; 6: 118.
36. Koci TM, Mehringer CM, Yamagata N, Chiang F. Aneurysmal bone cyst of the thoracic spine: evolution after particulate embolization. AJNR Am J Neuroradiol. 1995; 16: 857–60.
37. Kossmann T, Jacobi D, Trentz O. The use of a retractor system (SynFrame) for open, minimal invasive reconstruction of the anterior column of the thoracic and lumbar spine. Eur Spine J. 2001; 10: 396–402.
38. Kyle RA, Rajkumar SV. Epidemiology of the plasmacell disorders. Best Pract Res Clin Haematol. 2007; 20: 637–64.
39. Lang Jr EF, Peserico L. Neurologic and surgical aspects of vertebral hemangiomas. Surg Clin North Am. 1960; 40: 817–23.
40. Leggon RE, Zlotecki R, Reith J, Scarborough MT. Giant cell tumor of the pelvis and sacrum: 17 cases and analysis of the literature. Clin Orthop Relat Res. 2004; 423: 196–207.
41. Leithner A, Windhager R, Lang S, Haas OA, Kainberger F, Kotz R. Aneurysmal bone cyst. A population based epidemiologic study and literature review. Clin Orthop Relat Res. 1999; 363: 176–9.
42. Levy WJ, Latchaw J, Hahn JF, Sawhny B, Bay J, Dohn DF. Spinal neurofibromas: a report of 66 cases and a comparison with meningiomas. Neurosurgery. 1986; 18: 331–4.
43. Lis E, Bilsky MH, Pisinski L, Boland P, Healey JH, O'Malley B, et al. Percutaneous CT-guided biopsy of osseous lesion of the spine in patients with known or suspected malignancy. AJNR Am J Neuroradiol. 2004; 25: 1583–8.
44. Manaster BJ, Graham T. Imaging of sacral tumors. Neurosurg Focus. 2003; 15: E2.
45. McDonald RJ, Trout AT, Gray LA, Dispenzieri A, Thielen KR, Kallmes DF. Vertebroplasty in multiple myeloma: outcomes in a large patient series. AJNR Am J Neuroradiol. 2008; 29: 642–8.
46. Meredith DS, Kepler CK, Huang RC, Hegde VV. Extreme Lateral Interbody Fusion (XLIF) in the thoracic and thoracolumbar spine: technical report and early outcomes. HSS J. 2013; 9: 25–31.
47. Meyer S, Reinhard H, Graf N, Kramann B, Schneider G. Arterial embolization of a secondary aneurysmatic bone cyst of the thoracic spine prior to surgical excision in a 15-year-old girl. Eur J Radiol. 2002; 43: 79–81.
48. Muhlbauer M, Pfisterer W, Eyb R, Knosp E. Minimally invasive retroperitoneal approach for lumbar corpectomy and anterior reconstruction. Technical note. J Neurosurg. 2000; 93: 161–7.
49. Mukherjee D, Chaichana KL, Parker SL, Gokaslan ZL, McGirt MJ. Association of surgical resection and survival in patients with malignant primary osseous spinal neoplasms from the Surveillance, Epidemiology, and End Results (SEER) database. Eur Spine J. 2013; 22: 1375–82.
50. Murphey MD, Andrews CL, Flemming DJ, Temple HT, Smith WS, Smirniotopoulos JG. From the archives of the AFIP. Primary tumors of the spine: radiologic pathologic correlation. Radiographics. 1996; 16: 1131–58.
51. Nakamura M, Tsuji O, Fujiyoshi K, Hosogane N, Watanabe K, Tsuji T, et al. Long-term surgical outcomes of spinal meningiomas. Spine (Phila Pa 1976). 2012; 37: E617–23.
52. Nzokou A, Weil AG, Shedid D. Minimally invasive removal of thoracic and lumbar spinal tumors using a nonexpandable tubular retractor. J Neurosurg Spine. 2013; 19: 708–15.
53. O'Mara RE. Bone scanning in osseous metastatic disease. JAMA. 1974; 229: 1915–7.
54. Oppenheimer JH, DeCastro I, McDonnell DE. Minimally invasive spine technology and minimally invasive spine surgery: a historical review. Neurosurg Focus. 2009; 27: E9.
55. Ottaviani G, Jaffe N. The epidemiology of osteosarcoma. Cancer Treat Res. 2009; 152: 3–13.
56. Ozaki T, Flege S, Liljenqvist U, Hillmann A, Delling G, Salzer-Kuntschik M, et al. Osteosarcoma of the spine: experience of the Cooperative Osteosarcoma Study Group. Cancer. 2002; 94: 1069–77.
57. Ozawa H, Kokubun S, Aizawa T, Hoshikawa T, Kawahara C. Spinal dumbbell tumors: an analysis of a series of 118 cases. J Neurosurg Spine. 2007; 7: 587–93.
58. Papagelopoulos PJ, Currier BL, Shaughnessy WJ, Sim FH, Ebsersold MJ, Bond JR, et al. Aneurysmal bone cyst of the spine. Management and outcome. Spine (Phila Pa 1976). 1998; 23: 621–8.
59. Park MS, Deukmedjian AR, Uribe JS. Minimally invasive

anterolateral corpectomy for spinal tumors. Neurosurg Clin N Am. 2014; 25: 317–25.
60. Patchell RA, Tibbs PA, Regine WF, Payne R, Saris S, Kryscio RJ, et al. Direct decompressive surgical resection in the treatment of spinal cord compression caused by metastatic cancer: a randomised trial. Lancet. 2005; 366: 643–8.
61. Payer M, Sottas C. Mini-open anterior approach for corpectomy in the thoracolumbar spine. Surg Neurol. 2008; 69: 25–31; discussion 31–2.
62. Peker S, Cerci A, Ozgen S, Isik N, Kalelioglu M, Pamir MN. Spinal meningiomas: evaluation of 41 patients. J Neurosurg Sci. 2005; 49: 7–11.
63. Prabhu VC, Bilsky MH, Jambhekar K, Panageas KS, Boland PJ, Lis E, et al. Results of preoperative embolization for metastatic spinal neoplasms. J Neurosurg. 2003; 98: 156–64.
64. Randall RL. Giant cell tumor of the sacrum. Neurosurg Focus. 2003; 15: E13.
65. Ropper AE, Cahill KS, Hanna JW, McCarthy EF, Gokaslan ZL, Chi JH. Primary vertebral tumors: a review of epidemiologic, histological and imaging findings, part II: locally aggressive and malignant tumors. Neurosurgery. 2012; 70: 211–9; discussion 219.
66. Ropper AE, Cahill KS, Hanna JW, McCarthy EF, Gokaslan ZL, Chi JH. Primary vertebral tumors: a review of epidemiologic, histological, and imaging findings. Part I: benign tumors. Neurosurgery. 2011; 69: 1171–80.
67. Sansur CA, Pouratian N, Dumont AS, Schiff D, Shaffrey CI, Shaffrey ME. Part II: spinal-cord neoplasms – primary tumours of the bony spine and adjacent soft tissues. Lancet Oncol. 2007; 8: 137–47.
68. Schirmer CM, Malek AM, Kwan ES, Hoit DA, Weller SJ. Preoperative embolization of hypervascular spinal metastases using percutaneous direct injection with n-butyl cyanoacrylate: technical case report. Neurosurgery. 2006; 59: E431–2, author reply E431–2.
69. Schutte HE, Taconis WK. Giant cell tumor in children and adolescents. Skelet Radiol. 1993; 22: 173–6.
70. Sciubba DM, Okuno SH, Dekutoski MB, Gokaslan ZL. Ewing and osteogenic sarcoma: evidence for multidisciplinary management. Spine (Phila Pa 1976). 2009; 34: S58–68.
71. Setzer M, Vatter H, Marquardt G, Seifert V, Vrionis FD. Management of spinal meningiomas: surgical results and a review of the literature. Neurosurg Focus. 2007; 23: E14.
72. Stener B. Complete removal of vertebrae for extirpation of tumors. A 20-year experience. Clin Orthop Relat Res. 1989; 245: 72–82.
73. Talac R, Yaszemski MJ, Currier BL, Fuchs B, Dekutoski MB, Kim CW, et al. Relationship between surgical margins and local recurrence in sarcomas of the spine. Clin Orthop Relat Res. 2002; 397: 127–32.
74. Tomita K, Kawahara N, Murakami H, Demura S. Total en bloc spondylectomy for spinal tumors: improvement of the technique and its associated basic background. J Orthop Sci. 2006; 11: 3–12.
75. Uribe JS, Dakwar E, Le TV, Christian G, Serrano S, Smith WD. Minimally invasive surgery treatment for thoracic spine tumor removal: a mini-open, lateral approach. Spine (Phila Pa 1976). 2010; 35: S347–54.
76. Weinstein JN. Surgical approach to spine tumors. Orthopedics. 1989; 12: 897–905.
77. Weinstein JN, McLain RF. Primary tumors of the spine. Spine (Phila Pa 1976). 1987; 12: 843–51.
78. Winn HR, Youmans JR. Youmans neurological surgery. 5th ed. Philadelphia: W.B. Saunders; 2004. p. 4. v. (lxiv, 5296, cviii) ill. (some col.) 5228 cm. + 5291 CD-ROM (5294 5293/5294 in.).
79. Yeh HS, Berenson JR. Myeloma bone disease and treatment options. Eur J Cancer. 2006; 42: 1554–63.
80. Zairi F, Arikat A, Allaoui M, Marinho P, Assaker R. Minimally invasive decompression and stabilization for the management of thoracolumbar spine metastasis. J Neurosurg Spine. 2012; 17: 19–23.

（杨明磊/译　李小龙/校）

第22章 侧方入路微创手术治疗脊柱创伤

Joseph Pyun, Tristan Weir, Kelley Banagan,
and Steven C. Ludwig

22.1 前 言

胸腰椎创伤患者的治疗对脊柱外科医生是一个独特的挑战，手术目的是预防原发性或继发性神经损伤，促进神经康复，稳定神经促进脊柱早期活动，减少手术并发症。微创手术已成为脊柱外科医生治疗骨折患者的重要手段，它是传统开放手术的替代，可以降低相关的出血量和感染率[1,2]。特别是，近来侧方入路微创脊柱外科手术（minimally invasive spine surgery, MISS）已成为此类患者的一种治疗选择。微创技术的发展使得外科医生通过早期减压或稳定能够更好地治疗脊柱创伤患者，同时尽可能减少手术相关的并发症。本章我们将讨论胸腰椎脊柱脊髓损伤的流行病学，以及侧方入路MISS和传统前路开放手术的适应证。侧方入路MISS技术以及优点和缺点将会被阐述。最后，通过一个案例详细说明侧方入路MISS在临床实践中的应用。

22.2 创伤中胸腰段脊髓损伤的流行病学

胸腰椎损伤较为常见，每年骨折发病率在15万～16万例，其中10%为严重损伤[3,4]。90%的胸腰椎骨折发生在胸腰椎交界处，其中10%～20%为爆裂性骨折[5]。爆裂性骨折最常发生于20～30岁男性，原因常常是高能量创伤，如车祸或高度坠落[6]。胸腰椎损伤常常给个人和社会造成重大损失，包括治疗费用和劳动力丧失。这些患者的神经损伤发生率在10%～75%，不完全神经损伤有一定的功能恢复潜力[7]。大约19.4%的爆裂性骨折与神经功能障碍相关，尤其是那些椎管狭窄超过33%的骨折患者[8]。脊髓损伤的水平也与恢复的可能性相关。马尾神经水平的损伤最有可能恢复，其次分别是脊髓圆锥和脊髓[7]。胸腰椎损伤的治疗目标是防止神经功能恶化，促进神经功能恢复，稳定骨折促进康复，防止后期疼痛和畸形。

22.3 前路手术的适应证

在选择胸腰椎骨折的最佳手术入路时，应考虑以下因素：骨损伤和（或）韧带损伤的类型、神经功能状态、医生经验、合并症、体质、基础功能水平、既往有放疗或手术史、软组织状况。前路手术的相对适应证包括严重的椎体粉碎、不完全的神经功能障碍，骨折脱位合并爆裂性骨折后方复位和稳定后继发的神经压迫。Sasso等的一项研究显示，91%的神经不完全损伤患者至少改善了一个改良Frankel分级，95%的患者前路减压和重建后获得了稳定的融合[9]。与后路或侧方入路减压相比，前路减压治疗合并有神经功能不全的胸腰椎骨折患者，神经功能改善率及肠道膀胱功能恢复率更高[10]。有证据表明，与后路相比，由于前路手术具有更好的视野和更好的减压能力，可获得更好的神经功能恢复[11]。Esses等发现，后路撑开与前路减压固定相比，椎管压迫的改善程度分别为从44.5%到16.5%和58%到4%[12]。研究也证实了前入路对于创伤后脊柱后凸矫正的能力[9, 12, 13]。此外，生物力学研究表明，对于胸腰椎爆裂性骨折，前路椎体切除内固定术治疗优于后路手术[14-16]。McCormack等开发载荷分散评分（load-sharing score），根据损伤严重性，识别前柱重建手术有益的骨折类型。该评分已经过验证，其评分依据为椎体粉碎程度、骨折碎片移位、后凸矫正程度[17]。

22.4 前路和后路开放手术的并发症

尽管前路技术取得了成功，但仍有潜在的重要并发症。据报道，前路并发症发生率在17%～31%，包括肺炎、肺栓塞、胸导管损伤、交感神经离断、逆行射精、气胸、肺不张、移植骨痛、感觉异常性股痛、神经功能障碍加重、内固定失败、移植物移位、硬膜撕裂、伤口感染、卒中、大血管出血、内脏损伤、术后疝、膈肌损伤、感染、开胸后疼痛综合征和深静脉血栓形成[18-24]。根据胸腰椎交界处可能发生的损伤类型，某些骨折可能需要前后入路联合。这种方法的明显优点是理论上可以实现所有的手术目标，但这种更大侵袭性手术的病死率是一个缺点。前后入路的适应证包括前路减压融合后的后路稳定，后路固定后需要前柱支撑，治疗骨质疏松性骨折、360°减压和强直性疾病时需要额外的支持和融合区域。尽管前后路联合入路的假关节发生率低，但并发症发生率（16%～50%）和病死率（9%）较高[20, 25]。开胸和腹膜后入路也使病死率显著上升。由于上述并发症，外科医生寻求更微创的入路选择，以达到相同的手术目的，且病死率较低[26-33]。

22.5 侧方入路MISS的益处

MISS是一种强调软组织保护，但同时保持固定、减压、矫形原则的手术技术。胸腰椎外伤行MISS的适应证包括爆裂性骨折、牵张性损伤、骨折脱位、骨质疏松症和需要行脊柱骨盆固定的不稳定骶骨骨折。MISS的应用缺乏长期证据支持，但一些病例报道提供证据支持其在胸腰椎和腰椎创伤中的效用[34, 35]。微创后路固定在胸腰椎骨折治疗中的作用也已经被一些研究所支持[36-41]。尽管MISS似乎比传统的开放手术具有失血量更少和感染率更低等优点[1, 2]，但需要长期的数据来验证其优势。

外科医生在各种退变性腰椎疾病中利用微创侧方入路显露椎间隙和椎体。随着侧方入路技术手术工具的发展，创建安全的手术工作区使外科医生能够靶向显露骨折的椎体，行椎管减压，置入带移植骨的装置，并安全地置入内固定稳定脊柱。

22.6 侧方入路MISS技术

Smith等报道了以小切口侧方入路治疗胸腰椎

创伤[2]。L2 ~ L5损伤的手术入路与Ozgur等[42]提出的标准腹膜后经腰大肌入路相同，但要更注意避免过度侧屈，避免手术床的折叠和肋腹下衬垫的使用。此外，切口稍大可以使手术视野更大，椎体切除的操作空间也更大。T5 ~ T11采用经胸膜的侧方入路，并伴有同侧肺放气。T12 ~ L1损伤采用腹膜后入路，要在壁层胸膜和肋骨之间建立一个区域，将胸膜和横膈膜向前推。第12肋骨和髂嵴会分别限制上、下腰椎的暴露[42]。侧方入路需要连续的管状扩张，将可扩张的牵开器固定在前柱上，以确保腹侧有安全的工作区域，切除邻近骨折椎体的椎间盘，止血结扎节段血管，最后切除骨折椎体（图22.1）[2]。

椎体切除术后，有几种重建前柱的可选方法，包括使用异体骨移植和自体骨移植、静态或可扩张的融合器。可扩张的融合器有助于重建侧方入路微创椎体切除产生的椎体缺损。重建前柱后，可采用前外侧钢板或后路经皮椎弓根螺钉进行附加内固定。

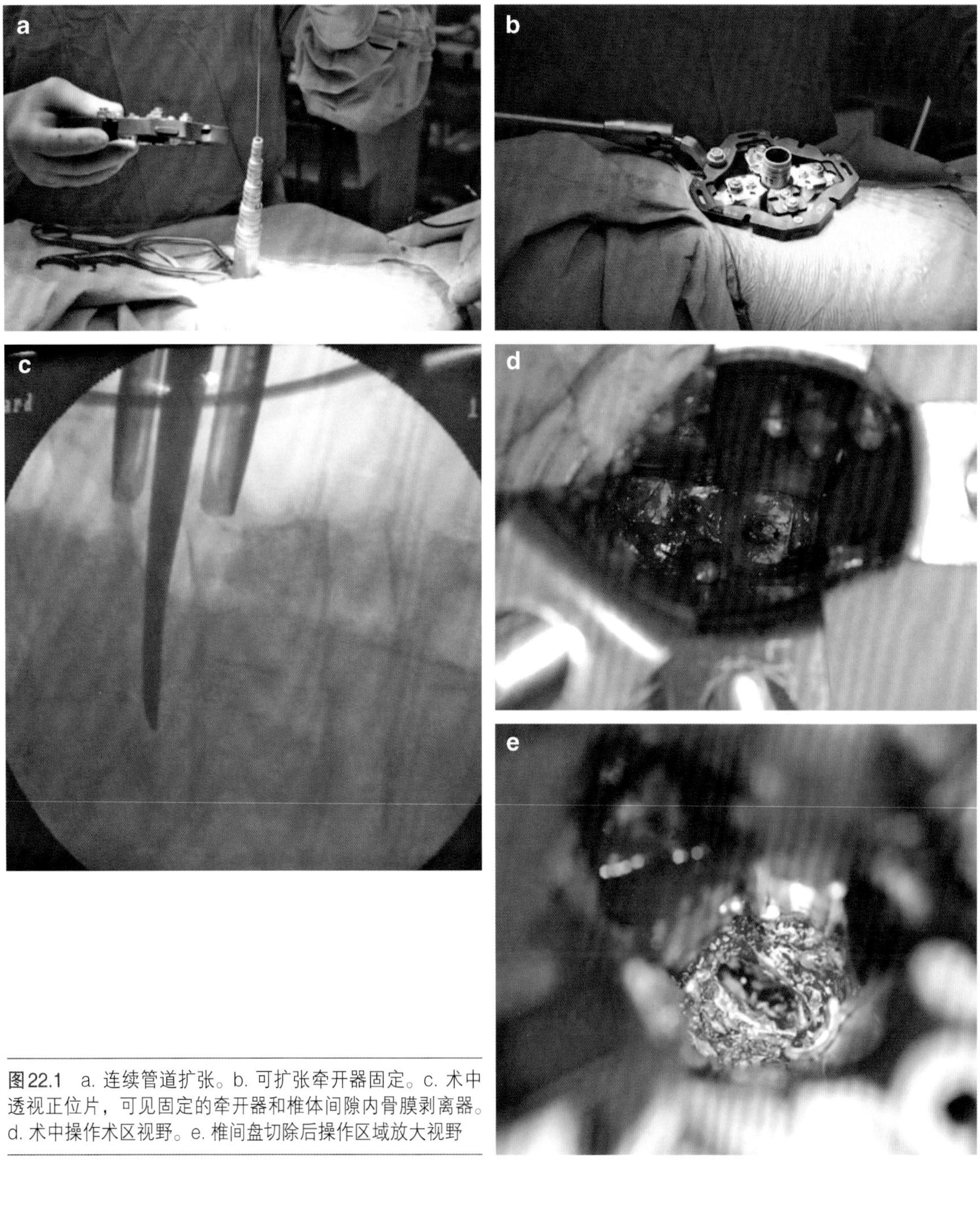

图22.1 a. 连续管道扩张。b. 可扩张牵开器固定。c. 术中透视正位片，可见固定的牵开器和椎体间隙内骨膜剥离器。d. 术中操作术区视野。e. 椎间盘切除后操作区域放大视野

Smith等[2]对胸腰椎骨折的侧方入路MISS进行了研究，纳入52例胸腰椎骨折患者，采用小切口侧方入路椎体切除，前外侧钢板或经皮椎弓根螺钉附加内固定。中位手术时间为128分钟，少于210～617分钟的开放手术时间[22, 43]。侧方入路MISS失血量约为300 mL，显著低于2～3 L的开放手术出血量[43, 44]。本研究显示并发症的发生率为可接受的15%，而开放手术文献报道的发生率差异较大[45]。中位住院时间为4天，而开放手术的平均住院时间为10～35天[5, 46]。前外侧钢板与经皮后路螺钉固定相比，手术效果无显著性差异。根据该研究的结果，侧方入路MISS似乎是创伤性脊柱损伤治疗的可行选择，特别是这些患者可能同时合并其他损伤，不适合更大的开放手术。

22.7　侧方入路MISS优点

关于胸腰椎外伤的MISS侧方入路的研究数据有限[5, 21, 47–49]。侧方入路可应用于所有胸腰椎，但L5～S1除外，因为其被髂嵴遮挡。侧方入路最常见的节段是L2～L4，它们没有胸椎和腰骶交界处的解剖困难[23]。除了上述MISS治疗胸腰椎创伤的优点外，侧方入路也有其独特的优点。侧方入路MISS允许将人工椎体放置在终板最坚固的部分——骨缘。椎体终板最大直径位于冠状面，侧方入路允许人工椎体利用这种骨性形态[23]。此外，侧方入路进行椎体切除术和放置椎体间支撑时可避免移动大血管。对腹部内容物操作较少则可较低的肠梗阻发生率[34]。损伤上腹下神经丛的可能性也使逆行射精的可能性降低[42]。此外，侧方入路MISS的手术时间和失血量也显著降低[38]。

微创和开放手术应用于短节段固定在效果和畸形矫正丢失方面无明显差异。在Smith等的研究中绝大多数的患者在24个月随访时神经功能得到维持或改善。这些结果与脊柱外伤性椎体切除术后神经功能的文献报道一致[50, 51]。此外，生物力学研究也表明，直接前路重建优于单纯后路固定[26, 29, 30, 32, 52]。

22.8　侧方入路MISS缺点

尽管侧方入路MISS据报道获得成功，但该技术也有使用缺陷包括陡峭的学习曲线，依赖影像和神经监测，费用增加，术中并发症处理的潜在困难，可视化程度降低，以及潜在的神经血管损伤[26, 29, 30, 32, 52]。特别是，该入路有导致交感神经干、生殖股神经、节段动脉和输尿管损伤的风险，因为这些结构都靠近显露路径[2, 42, 53]。然而，侧方入路最常见的并发症是短暂的大腿麻木、疼痛或无力，其发生率为1%～60%[54]。这可能是由于分离穿过腰大肌时，导致腰大肌损伤，以及对腰丛和生殖股神经的潜在损伤[42]。当远端操作时，由于神经在椎间盘上向前走行，椎间神经的损伤的风险增加[55]。由于这种入路涉及腹壁，因此，也有学者报道侧方入路MISS后出现了切口疝。为了避免疝气，作者建议切口尽可能靠后并使用钝性分离[56]。虽然侧方入路MISS有其缺点，但其并发症通常低于开放式手术。

22.9　案例：22岁，男性，胸腰椎损伤合并神经功能不全

22岁男性，车祸伤，引起多发伤包括蛛网膜下腔出血，双侧血气胸，右侧股骨开放性骨折，双侧肱骨骨折。临床症状表现为下肢神经功能不完全损伤，右侧近端肌群运动评分较高。患者有非连续性的脊柱损伤。影像学显示L3爆裂性骨折（图22.2和图22.3），伴后方带复合体（posterior ligamentous complex, PLC）断裂，以及T12～L1骨性韧带屈曲-牵张损伤（图22.4）。根据体格检查和影像学检查，确定他的神经功能不全是由于L3爆裂性骨折引起的，伴有90%的椎管压迫。对患者行后路MIS T11～L4内固定及小关节突关节融合，然后小切口行侧方入路L3椎体切除术，置入可扩张融合器，将切除的椎体原位植骨（图22.5）。术

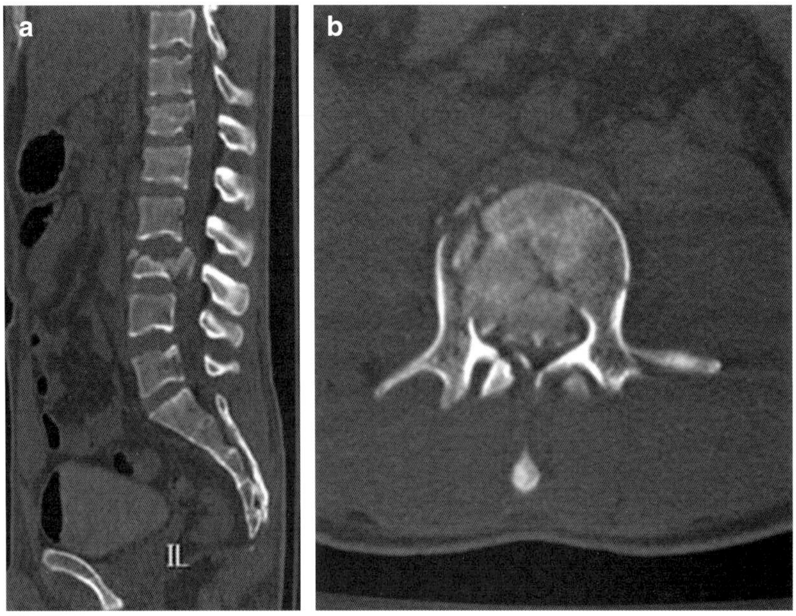

图22.2 a、b. 矢状位（a）和轴状位（b）CT显示L3爆裂骨折，椎体高度丢失大于50%，骨折后方移位，重度椎管狭窄

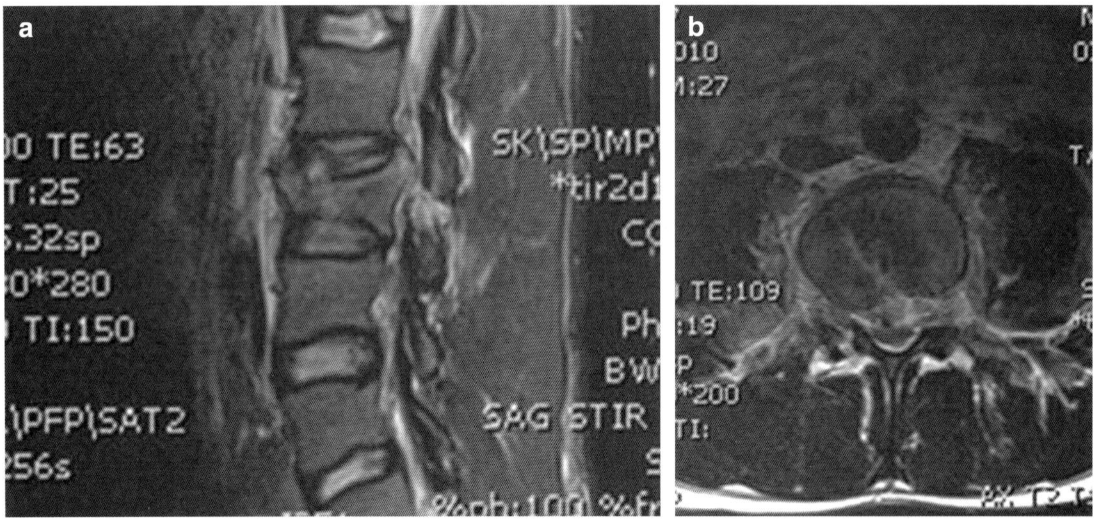

图22.3 a、b. 矢状位（a）和轴状位（b）T2像MRI显示L3爆裂骨折，椎体高度丢失大于50%，骨折后方移位，重度椎管狭窄和后方韧带复合体损伤

后患者神经功能恢复正常。

总　结

胸腰椎外伤患者通常伴有多发损伤。这些患者的手术治疗目标包括预防原发性或继发性神经损伤，促进神经康复，稳定脊柱以促进早期活动。降低治疗病死率的挑战促进了MISS的实施和发展。侧方入路MISS使外科医生能够将前路的优点与微创技术结合起来。侧方入路MISS对于特定的胸腰椎创伤很有意义，其与后路撑开相比能够获得前路减压的效益，包括改善直接减压的潜力，增加神经恢复的可能性和改善后凸矫正。侧方入路MISS还

有一个独特的优势，即能够骨突缘上置入椎体间支撑装置。MISS的缺点在于陡峭的学习曲线，导致早期手术的手术时间较长及并发症发生率较高。随着侧方入路MISS在胸腰椎创伤治疗应用的增加，新技术和对现有技术的改进将进一步发展。侧方入路MISS要得到普遍认可则需要进一步的研究，但正如病例所示，侧方入路MISS可能成为脊柱外科医生治疗胸腰椎骨折的重要工具。

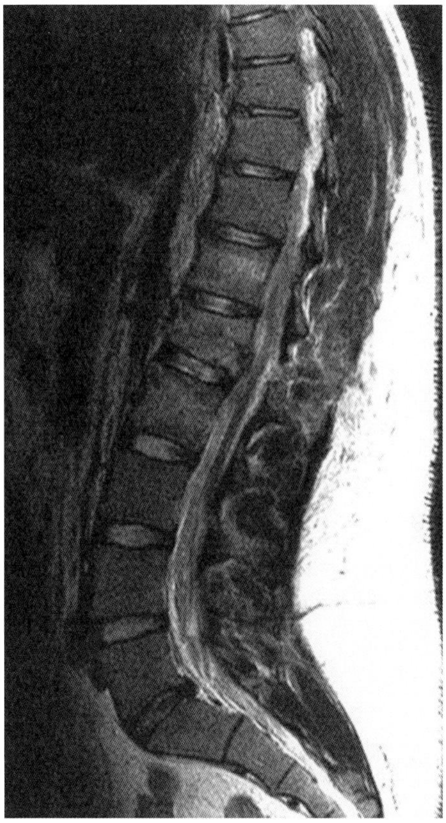

图22.4 矢状位MRI显示T12～L1 骨韧带的屈曲–牵张损伤

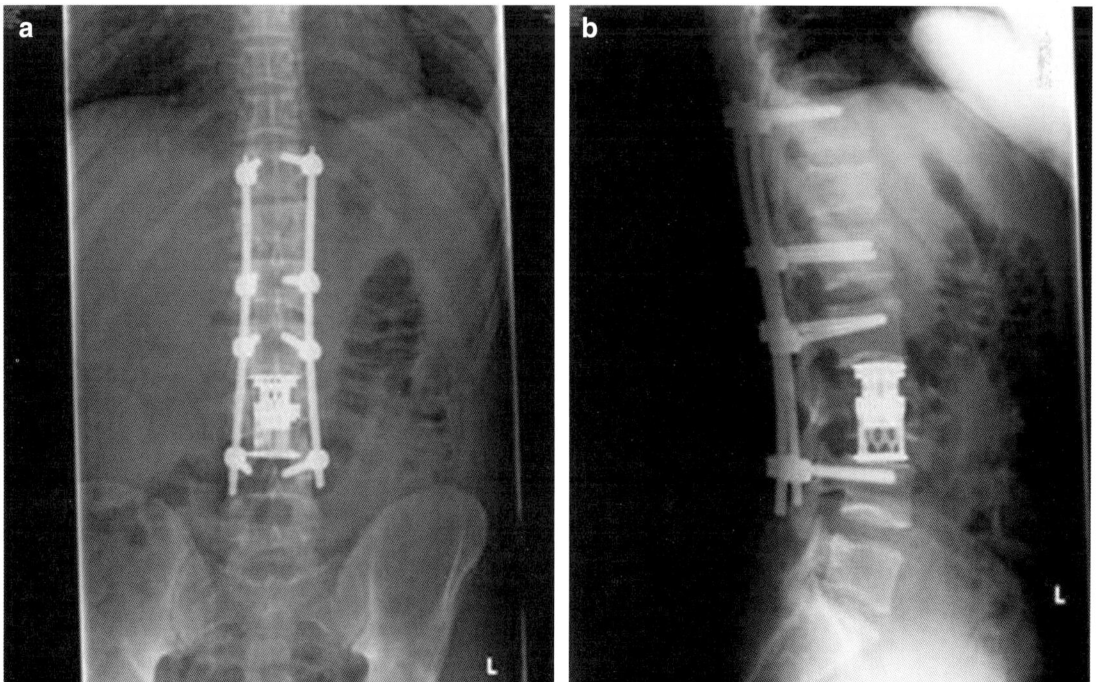

图22.5 a、b. 小切口侧方入路L3椎体切除术后正位（a）和侧位（b）X线片：钛网置入，T11～L4经皮椎弓根螺钉固定

参·考·文·献

1. O'Toole JE, Eichholz KM, Fessler RG. Surgical site infection rates after minimally invasive spinal surgery. J Neurosurg Spine. 2009; 11(4): 471–6.
2. Smith WD, Dakwar E, Le TV, Christian G, Serrano S, Uribe JS. Minimally invasive surgery for traumatic spinal pathologies: a mini-open, lateral approach in the thoracic and lumbar spine. Spine (Phila Pa 1976). 2010; 35(26 Suppl): S338–46.
3. Grazier K, Holbrook T, Kelsey J. The frequency of occurrence, impact, and cost of musculoskeletal conditions in the United States (1984). An overview of the incidences and costs of low back pain. Orthop Clin N Am. 1991; 22: 263–71.
4. Center NSCIS. Spinal cord injury facts and figures at a glance. Birmingham: The University of Alabama; 2011.
5. Wood KB, Bohn D, Mehbod A. Anterior versus posterior treatment of stable thoracolumbar burst fractures without neurologic deficit: a prospective, randomized study. J Spinal Disord Tech. 2005; 18(Suppl): S15–23.
6. Meves R, Avanzi O. Correlation among canal compromise, neurologic deficit, and injury severity in thoracolumbar burst fractures. Spine (Phila Pa 1976). 2006; 31(18): 2137–41.
7. Harrop JS, Maltenfort MG, Geisler FH, et al. Traumatic thoracic ASIA A examinations and potential for clinical trials. Spine (Phila Pa 1976). 2009; 34(23): 2525–9.
8. Caffaro MF, Avanzi O. Is there a difference between narrowing of the spinal canal and neurological deficits comparing Denis and Magerl classifications? Spinal Cord. 2011; 49(2): 297–301.
9. Sasso RC, Best NM, Reilly TM, McGuire RA. Anterioronly stabilization of three-column thoracolumbar injuries. J Spinal Disord Tech. 2005; 18(Suppl): S7–14.
10. Bradford DS, McBride GG. Surgical management of thoracolumbar spine fractures with incomplete neurologic deficits. Clin Orthop Relat Res. 1987; 218: 201–16.
11. Reinhold M, Knop C, Beisse R, et al. Operative treatment of 733 patients with acute thoracolumbar spinal injuries: comprehensive results from the second, prospective, internet-based multicenter study of the Spine Study Group of the German Association of Trauma Surgery. Eur Spine J. 2010; 19(10): 1657–76.
12. Esses SI, Botsford DJ, Kostuik JP. Evaluation of surgical treatment for burst fractures. Spine (Phila Pa 1976). 1990; 15(7): 667–73.
13. Ghanayem AJ, Zdeblick TA. Anterior instrumentation in the management of thoracolumbar burst fractures. Clin Orthop Relat Res. 1997; 335: 89–100.
14. Schultheiss M, Hartwig E, Kinzl L, Claes L, Wilke HJ. Thoracolumbar fracture stabilization: comparative biomechanical evaluation of a new video-assisted implantable system. Eur Spine J. 2004; 13(2): 93–100.
15. Gurr KR, McAfee PC, Shih CM. Biomechanical analysis of anterior and posterior instrumentation systems after corpectomy. A calf-spine model. J Bone Joint Surg Am. 1988; 70(8): 1182–91.
16. Gurwitz GS, Dawson JM, McNamara MJ, Federspiel CF, Spengler DM. Biomechanical analysis of three surgical approaches for lumbar burst fractures using short-segment instrumentation. Spine (Phila Pa 1976). 1993; 18(8): 977–82.
17. McCormack T, Karaikovic E, Gaines RW. The load sharing classification of spine fractures. Spine (Phila Pa 1976). 1994; 19(15): 1741–4.
18. Kirkpatrick JS, Wilber RG, Likavec M, Emery SE, Ghanayem A. Anterior stabilization of thoracolumbar burst fractures using the Kaneda device: a preliminary report. Orthopedics. 1995; 18(7): 673–8.
19. Carl AL, Tranmer BI, Sachs BL. Anterolateral dynamized instrumentation and fusion for unstable thoracolumbar and lumbar burst fractures. Spine (Phila Pa 1976). 1997; 22(6): 686–90.
20. Danisa OA, Shaffrey CI, Jane JA, et al. Surgical approaches for the correction of unstable thoracolumbar burst fractures: a retrospective analysis of treatment outcomes. J Neurosurg. 1995; 83(6): 977–83.
21. Wood KB, Buttermann GR, Phukan R, et al. Operative compared with nonoperative treatment of a thoracolumbar burst fracture without neurological deficit: a prospective randomized study with follow-up at sixteen to twenty-two years. J Bone Joint Surg Am. 2015; 97(1): 3–9.
22. Lu DC, Lau D, Lee JG, Chou D. The transpedicular approach compared with the anterior approach: an analysis of 80 thoracolumbar corpectomies. J Neurosurg Spine. 2010; 12(6): 583–91.
23. Härtl R, Korge A. Minimally invasive spine surgery: techniques, evidence, and controversies. Stuttgart, Germany: Thieme; 2012.
24. Dearborn JT, Hu SS, Tribus CB, Bradford DS. Thromboembolic complications after major thoracolumbar spine surgery. Spine (Phila Pa 1976). 1999; 24(14): 1471–6.
25. Dimar JR, Wilde PH, Glassman SD, Puno RM, Johnson JR. Thoracolumbar burst fractures treated with combined anterior and posterior surgery. Am J Orthop (Belle Mead NJ). 1996; 25(2): 159–65.
26. Khoo LT, Beisse R, Potulski M. Thoracoscopicassisted treatment of thoracic and lumbar fractures: a series of 371 consecutive cases. Neurosurgery. 2002; 51(5 Suppl): S104–17.
27. Rampersaud YR, Annand N, Dekutoski MB. Use of minimally invasive surgical techniques in the management of thoracolumbar trauma: current concepts. Spine (Phila Pa 1976). 2006; 31(11 Suppl): S96–102; discussion S104.
28. Kim DH, Jahng TA, Balabhadra RS, Potulski M, Beisse R. Thoracoscopic transdiaphragmatic approach to thoracolumbar junction fractures. Spine J. 2004; 4(3): 317–28.
29. McAfee PC, Regan JR, Zdeblick T, et al. The incidence of complications in endoscopic anterior thoracolumbar spinal reconstructive surgery. A prospective multicenter study comprising the first 100 consecutive cases. Spine (Phila Pa 1976). 1995; 20(14): 1624–32.
30. McAfee PC, Regan JR, Fedder IL, Mack MJ, Geis WP. Anterior thoracic corpectomy for spinal cord decompression performed endoscopically. Surg Laparosc Endosc. 1995; 5(5): 339–48.
31. Cunningham BW, Kotani Y, McNulty PS, et al. Video-assisted thoracoscopic surgery versus open thoracotomy for anterior thoracic spinal fusion. A comparative radiographic, biomechanical, and histologic analysis in a sheep model. Spine (Phila Pa 1976). 1998; 23(12): 1333–40.
32. Hertlein H, Hartl WH, Dienemann H, Schürmann M, Lob G. Thoracoscopic repair of thoracic spine trauma. Eur Spine J. 1995; 4(5): 302–7.
33. Kim SJ, Sohn MJ, Ryoo JY, Kim YS, Whang CJ. Clinical analysis of video-assisted thoracoscopic spinal surgery in the thoracic or thoracolumbar spinal pathologies. J Kor Neurosurg Soc. 2007; 42(4): 293–9.
34. Eck JC. Minimally invasive corpectomy and posterior stabilization for lumbar burst fracture. Spine J. 2011; 11(9): 904–8.
35. Tomycz L, Parker SL, McGirt MJ. Minimally invasive transpsoas L2 corpectomy and percutaneous pedicle screw fixation for osteoporotic burst fracture in the elderly: a technical report. J

Spinal Disord Tech. 2015; 28(2): 53–60.
36. Jiang XZ, Tian W, Liu B, et al. Comparison of a paraspinal approach with a percutaneous approach in the treatment of thoracolumbar burst fractures with posterior ligamentous complex injury: a prospective randomized controlled trial. J Int Med Res. 2012; 40(4): 1343–56.
37. Court C, Vincent C. Percutaneous fixation of thoracolumbar fractures: current concepts. Orthop Traumatol Surg Res. 2012; 98(8): 900–9.
38. Lee JK, Jang JW, Kim TW, Kim TS, Kim SH, Moon SJ. Percutaneous short-segment pedicle screw placement without fusion in the treatment of thoracolumbar burst fractures: is it effective? Comparative study with open short-segment pedicle screw fixation with posterolateral fusion. Acta Neurochir (Wien). 2013; 155(12): 2305–12; discussion 2312.
39. Ni WF, Huang YX, Chi YL, et al. Percutaneous pedicle screw fixation for neurologic intact thoracolumbar burst fractures. J Spinal Disord Tech. 2010; 23(8): 530–7.
40. Wang HW, Li CQ, Zhou Y, Zhang ZF, Wang J, Chu TW. Percutaneous pedicle screw fixation through the pedicle of fractured vertebra in the treatment of type A thoracolumbar fractures using Sextant system: an analysis of 38 cases. Chin J Traumatol. 2010; 13(3): 137–45.
41. Wild MH, Glees M, Plieschnegger C, Wenda K. Five-year follow-up examination after purely minimally invasive posterior stabilization of thoracolumbar fractures: a comparison of minimally invasive percutaneously and conventionally open treated patients. Arch Orthop Trauma Surg. 2007; 127(5): 335–43.
42. Ozgur BM, Aryan HE, Pimenta L, Taylor WR. Extreme Lateral Interbody Fusion (XLIF): a novel surgical technique for anterior lumbar interbody fusion. Spine J. 2006; 6(4): 435–43.
43. Spencer DL, DeWald RL. Simultaneous anterior and posterior surgical approach to the thoracic and lumbar spine. Spine (Phila Pa 1976). 1979; 4(1): 29–36.
44. Ragel BT, Kan P, Schmidt MH. Blood transfusions after thoracoscopic anterior thoracolumbar vertebrectomy. Acta Neurochir (Wien). 2010; 152(4): 597–603.
45. Lehmen JA, Gerber EJ. MIS lateral spine surgery: a systematic literature review of complications, outcomes, and economics. Eur Spine J. 2015; 24 Suppl 3: 287–313.
46. Sasso RC, Cotler HB. Posterior instrumentation and fusion for unstable fractures and fracture-dislocations of the thoracic and lumbar spine. A comparative study of three fixation devices in 70 patients. Spine (Phila Pa 1976). 1993; 18(4): 450–60.
47. Vaccaro AR, Lim MR, Hurlbert RJ, et al. Surgical decision making for unstable thoracolumbar spine injuries: results of a consensus panel review by the Spine Trauma Study Group. J Spinal Disord Tech. 2006; 19(1): 1–10.
48. Siebenga J, Leferink VJ, Segers MJ, et al. Treatment of traumatic thoracolumbar spine fractures: a multicenter prospective randomized study of operative versus nonsurgical treatment. Spine (Phila Pa 1976). 2006; 31(25): 2881–90.
49. Stadhouder A, Buskens E, Vergroesen DA, Fidler MW, de Nies F, Oner FC. Nonoperative treatment of thoracic and lumbar spine fractures: a prospective randomized study of different treatment options. J Orthop Trauma. 2009; 23(8): 588–94.
50. Stadhouder A, Buskens E, de Klerk LW, et al. Traumatic thoracic and lumbar spinal fractures: operative or nonoperative treatment: comparison of two treatment strategies by means of surgeon equipoise. Spine (Phila Pa 1976). 2008; 33(9): 1006–17.
51. McDonough PW, Davis R, Tribus C, Zdeblick TA. The management of acute thoracolumbar burst fractures with anterior corpectomy and Z-plate fixation. Spine (Phila Pa 1976). 2004; 29(17): 1901–8; discussion 1909.
52. Ringel F, Stoffel M, Stüer C, Totzek S, Meyer B. Endoscopy-assisted approaches for anterior column reconstruction after pedicle screw fixation of acute traumatic thoracic and lumbar fractures. Neurosurgery. 2008; 62(5 Suppl 2): ONS445–52; discussion ONS452-443.
53. Rodgers WB, Cox CS, Gerber EJ. Early complications of extreme lateral interbody fusion in the obese. J Spinal Disord Tech. 2010; 23(6): 393–7.
54. Patel VC, Park DK, Herkowitz HN. Lateral transpsoas fusion: indications and outcomes. ScientificWorldJournal. 2012; 2012: 893608.
55. Park DK, Lee MJ, Lin EL, Singh K, An HS, Phillips FM. The relationship of intrapsoas nerves during a transpsoas approach to the lumbar spine: anatomic study. J Spinal Disord Tech. 2010; 23(4): 223–8.
56. Galan TV, Mohan V, Klineberg EO, Gupta MC, Roberto RF, Ellwitz JP. Case report: incisional hernia as a complication of extreme lateral interbody fusion. Spine J. 2012; 12(4): e1–6.

（程亚军 / 译　杨明园　魏显招 / 校）

第23章 侧方入路微创手术治疗脊柱感染

Li-min Rong and Lei He

23.1 前 言

脊柱感染保守治疗无效或有神经损伤、脊柱畸形或不稳定时常常需要手术干预。脊柱感染手术的基本原则包括病灶切除、脓肿引流、神经减压和矫正畸形。在此基础上，必须进行细致的规划，选择适当的内植物和合理地长期使用抗生素。手术方法在很大程度上取决于感染的程度和部位、脊柱破坏、神经损伤情况、健康状况和合并症。由于椎体和终板受累最常见于脊柱感染，如肺结核或椎间盘炎病例，因此大多使用前路清创术。当病灶广泛涉及从前柱到后柱时，建议通过前-后联合方法进行清创。脓肿和病灶的引流主要通过前路手术进行，但最近有报道通过后外侧或经椎弓根入路。众所周知，充分的清创和引流可使神经结构的充分减压，而畸形矫正主要依赖于术中分离、内固定和脊柱感染病例中坚强融合的实现。目前，感染病灶的根治性切除很常见。大多数脊柱外科医生也接受在感染区域使用骨移植和坚强内固定。

被感染的脊柱比典型的退行性改变更加不稳，应该充分考虑使用器械固定。因此，使用内固定可实现脊柱的即刻稳定，从而防止术后移位，骨移植物断裂或塌陷，以及脊柱后凸畸形。由于早期功能锻炼和康复训练，内固定患者可以从中受益，特别是对于有神经损伤的患者，并且可以尽早地最大限度地改善神经功能。如先前的研究报道，由于内固定相关的并发症发生率低，故此对脊柱感染患者是安全有效的。

传统的椎间融合包括前路和后路术式。其中，脊柱后路融合最早开展。1911年，Hibbs和Albee独立报道了脊柱后路融合治疗脊柱结核。该手术可降低脊柱后凸的程度并缩短恢复时间。而且手术达到坚强融合并不困难，因此可确保实现脊柱的稳定。

此后，Hodgson等于1960年推荐对脊柱结核患者进行彻底清创、移植和关节融合，该手术也成功治疗了其他脊柱感染疾病。前路脊柱融合可通过前路牵引完成脊柱后凸矫正。随着椎体的压力转移到移植骨，这提供了骨骼生长的有利环境。此外，前路骨移植可填补骨缺损并消除无效腔。由于脊柱感染主要累及前柱，前路手术可直接处理病变区域，完全彻底清除病灶（包括脓肿、肉芽组织和干酪样坏死）和病变椎体。由于相邻前柱之间的骨移植物主要承受轴向压力，因此容易实现坚强骨融合。

关于治疗胸腰椎感染，主要包括3种术式：前路清创及椎间融合联合内固定术、后路清创及椎间融合联合内固定术、前路清创及椎间融合联合后路内固定术。Benli等对76例脊柱结核患者分别进行了4种不同的手术，包括前路彻底清创及器械融合、后外侧引流和后路融合术、前路引流和前方移植支撑、前路彻底清创和后路器械融合。4组在融合率、脊柱后凸畸形矫正、复发率和临床结果方面无显著差异。所有患者在最后一次随访时具有坚强融合，且没有看到活动病灶。

然而，后路手术导致椎旁肌、关节突关节和韧带的广泛剥离，加剧了椎间结构的不稳。硬膜囊或神经根的过度分离和椎管内手术均会同时导致术后硬膜外粘连。由于脊柱后凸患者在接受后路椎间融合术后的张力较高，因此不融合或假关节的发生率相对较高。相反，如果未能彻底消除病灶和控制前路椎间融合后的感染，则存在移植骨变成死骨的潜在风险。此外，如内脏损伤、大血管出血和性功能障碍等并发症在前路手术中也有报道。尝试该技术的外科医生要面临临床技术要求高、学习曲线陡峭以及对其持续要求等方面的挑战。

微创脊柱手术的特点是切口小、创伤小、术后疼痛少、住院时间短、恢复快。与传统手术效果相同，故近年来发展迅速。Ozgur报道了一种新的手术方法，并在2006年将其命名为极外侧椎间融合术（extreme lateral interbody fusion, XLIF），这与后路或前路手术明显不同。其也被称为直接侧方腰椎椎间融合术（direct lateral lumbar interbody fusion, DLIF）。这种微创脊柱入路允许腹膜后通路进行椎间盘切除术和放置移植物，并发症发生率低。它首先用于治疗退变性椎间盘疾病、退变性脊柱侧凸和人工椎间盘置换术。随着技术的发展和熟练，微创外侧腹膜后经腰大肌入路可用于治疗脊柱感染。

23.2　手术适应证和技术

23.2.1　适应证和禁忌证

23.2.1.1　适应证

椎体破坏和塌陷的腰椎感染，包括脊柱结核、非特异性脊柱感染，如急性/慢性化脓性感染、术后椎间隙感染，尤其是下列病例：

- 神经损伤或脊髓压迫。
- 冷脓肿、死骨或窦道形成。
- 脊柱不稳或畸形。
- 足量抗生素治疗下病情仍继续进展。

23.2.1.2　禁忌证

- 基本情况较差，如贫血、低蛋白血症和多器官功能障碍，不能耐受手术。
- 其他部位的活动性结核病灶。
- 超过两个节段的严重椎体破坏。
- 感染病灶突出到椎管内，需要后路直接减压。
- 既往腹膜后手术史。

23.2.2　手术技术

23.2.2.1　术前准备

通过实验室检查和影像学检查明确诊断，然后进行术前抗感染治疗。静脉抗生素常用于非特异性脊柱感染，而脊柱抗结核治疗由三联（异烟肼、利福平和吡嗪酰胺）或四联化疗（加乙胺丁醇）组成，通常为2周。服药期间要监测炎症指标（如ESR、CRP和WBC）是否接近正常水平或明显降低。同时给予患者术前支持疗法以改善一般状况。

23.2.2.2　手术步骤

清创和椎间融合可以通过微创侧方腹膜后经腰大肌入路。用刮匙和铰刀从一侧到另一侧完成对感染的椎间盘清除。同时彻底清除椎间隙中失活的终板、椎骨、死骨、干酪样坏死和肉芽，也应尽可能清除椎管附近失活的纤维环。然后轻轻地剥离残留的终板并用生理盐水冲洗伤口。接下来试验植入物以确定结构支撑所需的自体移植骨或融合器的大小，然后根据骨缺损情况选择材料重建前柱，选择包含髂骨、XLIF融合器和钛网。

填充有骨松质的融合器植入椎间隙以解决终板侵蚀。由于XLIF融合器比传统融合器大，接触面积更大，因此可以有效恢复椎间孔容积，分散轴承应力，创造更好的融合条件。大量现有文献报道，当彻底清除感染病灶后，使用移植骨或内植物与脊柱感染治疗中复发的风险增加无关。对于骨质严重破坏的病例，建议通过直接腹膜后外侧入路填充自体髂骨或钛网与自体髂骨进行结构重建。自体骨移植最常用于恢复椎间高度并为前柱提供支撑。以往的研究表明，同种异体骨的使用也可以达到良好的临床效果，可以避免取骨区术后疼痛、骨折等并发症。混合链霉素或其他敏感抗生素常随移植骨一并植入感染椎间隙。

内固定即刻提供良好的脊柱术后稳定性，防止移植骨或钛网移位或下沉，并可矫正和预防畸形。当有足够的健康椎体来容纳螺钉时，理论上可以通过相同的入路用钢板和螺钉进行侧方固定，从而无须改变位置和后方固定，更不会进行二次手术，减少了手术时间和创伤。如果剩余椎体强度不足，术前检查显示脊柱不稳，建议采用后路经皮椎弓根螺钉固定。正如生物力学研究表明，放置侧方椎间融合器后将稳定性实现最大化。如果椎体受到严重破坏，则建议跨过感染区域，并通过后路手术将器械暂时放置在邻近的健康椎体，当病变节段实现融合后取出内固定。

23.2.2.3 *术后治疗*

术后第二天，患者可以自行坐立并在床上翻身。根据切口疼痛缓解情况，患者可在术后2～5天佩戴腰部支具下床活动，支架应佩戴约3个月。术后X线片和CT平扫以评估内固定和减压的条件。患者术后1周出院，影像学评估应在术后1、3、6、12个月及术后每年1次进行。

术后需要连续监测炎症指标和肝肾功能。静脉抗生素给药6周，然后口服抗生素至少6周，直至CRP正常或接近正常，ESR趋于下降，临床症状显著改善，影像学显示既往感染区域开始融合。对于结核病例，抗结核药物包括异烟肼、利福平、吡嗪酰胺和乙胺丁醇，服药周期约为1年。建议术后静脉左氧氟沙星联合抗结核药物2周。

23.3 临床效果

后腹膜直接外侧入路具有暴露清晰的优势，可以将感染的椎间盘从一侧彻底清创到对侧，甚至是椎管旁或椎体前缘破坏的纤维环。对于感染病例，可经入路通道清除破坏的终板和部分椎体，通过清除坏死组织、神经根减压以及同时重建腰椎稳定性获益。然而，这种微创方法几乎不能完全切除病变椎间盘，特别是突出到椎管内的部位。由于手术入路的限制，多节段病变难以同时处理。当与较大的腰大肌脓肿并存时，可能出现内部神经解剖的变异，因此神经相关并发症的风险增加。

Shepard等报道了1例患有多种合并症（包括高血压和肺栓塞）的患者出现L1～L2和L2～L3水平的难治性椎间盘炎。考虑到患者基础状况差可能无法忍受前路重建的两级椎体切除术，他们选择通过微创腹膜后侧经腰大肌入路进行局部清创。术后L1～L2椎间盘内脓肿液培养对细菌和结核分枝杆菌呈阴性。复查腰椎MRI显示脓肿大小显著减少。患者术后用胸腰骶矫形器（thoracolumbar-sacral-orthosis, TLSO）维持并持续使用抗生素。患者症状明显缓解，ESR/CRP趋于正常。患者术后11个月能够依靠助步器行走，自述腰背部疼痛减轻，X线片提示以L1～L2水平为中心的轻度脊柱后凸。此病例表明通过微创腹膜后侧经腰大肌入路进行有限的清创可能是腰椎间盘炎/骨髓炎患者行积极清创的有效替代方案，否则就是次优的候选。

Madhavan等回顾性分析了10例腰椎间盘炎和骨髓炎的患者，均通过直接腹膜后外入路进行清创。其中9例涉及单个椎间盘和相邻的椎体（5例L2～L3，3例L3～L4，1例L1～L2），1例涉及两个节段（L3～L4和L4～L5）。髂嵴结构性自体骨移植用于前柱重建9例，其中1例骨性缺损较大的患者使用填充颗粒状自体骨的钛网。8例患者使用了后路椎弓根螺钉，2例患者未实施后路内固定手术，其中1例患者出现后凸畸形并接受二次后路手术。平均随访时间为680天，根据病史、体格检查、影像学检查和实验室检查，所有患者感染均治愈，1例患者在取髂骨区出现疼痛性神经瘤，另1例患者出现腹膜后血肿。所有患者均无入路相关神经损伤或术后手术部位感染。腰椎间盘炎和骨髓炎的直接侧方入路手术不需要干扰大血管而达到彻底清创和脊柱重建，被认为是前路开放手术的替代方法。作者还建议使用后路器械固定来防止脊柱后凸的发展。

作者应用腹膜后外侧入路治疗单节段椎间盘炎和腰椎结核，取得了满意的效果。所有病例均采用侧方钉棒或后路经皮椎弓根螺钉固定。随访期间，术后症状及影像学特征、ESR、CRP、日本骨科协会（Japanese Orthopedic Association Assessment, JOA）评分、ODI、VAS均有明显改善，无血管及神经损伤相关并发症。经手术入路清创和骨移植对终板、椎间盘侵蚀有一定疗效，体现了微创手术的优势。对于有严重骨破坏的病例，术中切除死骨和坏死组织具有可行性，同时用结构性自体髂骨移植或装有颗粒状自体骨的钛网填补空隙。中长期临床效果和安全性评估仍有待观察。

23.4 并发症

23.4.1 入路相关并发症

手术入路相关并发症包括血管、内脏和神经损伤。由于感染常伴有腹膜后粘连，因此在建立通路时细致区分解剖结构，尤其是脊髓结构。此外，扭曲的解剖结构使扩张器更容易插入坏死柔软的脊柱，导致神经损伤或节段性出血。用手指进行钝性分离，一旦损伤立即修复受损组织。应提前做好准备，精确定位扩张器和牵引器，仔细行术中透视和神经监测，以确保入路的安全性。术前MRI和CT检查对手术通路的制订具有重要意义。腰丛损伤主要表现为短暂的术后大腿疼痛或麻木以及下肢肌无力，6周内即可恢复，无需任何干预。结合非甾体抗炎药、类固醇和神经营养药物的治疗可以促进神经功能的恢复。

23.4.2 器械相关并发症

器械相关的并发症包括植入物的下沉和移位（椎间融合器、钛网和骨移植物）、内固定松动或断裂、延迟融合或非融合等。由于器械相关的并发症常导致再次手术，外科医生应彻底清除感染，积极采取抗感染治疗，并根据清创情况和脊柱稳定性选择合适的内植物。因此鼓励患者术后站立时佩戴支具有重要意义。

23.4.3 感染相关并发症

感染相关并发症包括清创不充分、感染扩散、复发、创面愈合不良、窦道形成等。为避免并发症的发生，术者应在手术过程中彻底清除感染灶，并根据微生物药敏试验选择合适的抗生素，采取联合用药方案。需要充分的抗感染治疗，非特异性感染至少4～6周静脉注射抗生素，6周口服抗生素，结核术前要1～2周，术后约1年。

23.5 病例研究

23.5.1 病例1

75岁男性，主诉腰痛5个月。运动时疼痛加重，并放射到臀部两侧。尽管进行了止痛和物理治疗，但在过去2周内，症状继续恶化，出现高热、恶心，无夜间盗汗。解热药能在一定程度上缓解症状。查体除L2～L3棘突有压痛、叩击痛及活动范围缩小外，未见明显异常。疼痛评分如下：腰痛VAS为7分，腿痛VAS为0分，ODI为28%，JOA评分为18分。患者反复发热，体温波动在38～39℃。血样显示白细胞增多，红细胞沉降率及C反应蛋白升高。考虑脊柱化脓性感染的可能性，我们采用左氧氟沙星治疗，该药物使用后很快见效。手术在体温恢复正常后进行。首先，我们通过腹膜后外侧入路清除L2～L3椎旁脓肿、椎间隙及相邻椎体。然后将融合器植入病变椎间隙，并经相同方法行外侧固定。在病灶培养中发现链球菌，病理报告支持化脓性炎症的诊断。经静脉注射抗生素4周后口服抗生素6周，患者恢复良好。腰痛VAS评分降至1分，无腿痛。出院时血样未见异常（图23.1）。

23.5.2 病例2

25岁女性，进行性腰痛2年，且活动受限持续恶化，未出现发热或盗汗。体格检查发现L1～L2周围压痛和叩击痛，同时检查了腰椎活动度。腰背疼痛VAS评分为7分。血样提示ESR和CRP无增多和异常，考虑脊柱结核的可能性，给予异烟肼、利福平、吡嗪酰胺、乙胺丁醇等抗结核药物治疗约2周。之后我们清理腰肌脓肿和邻近的L1～L2椎体。取髂骨植骨，植入病变椎间隙，后路经皮椎弓

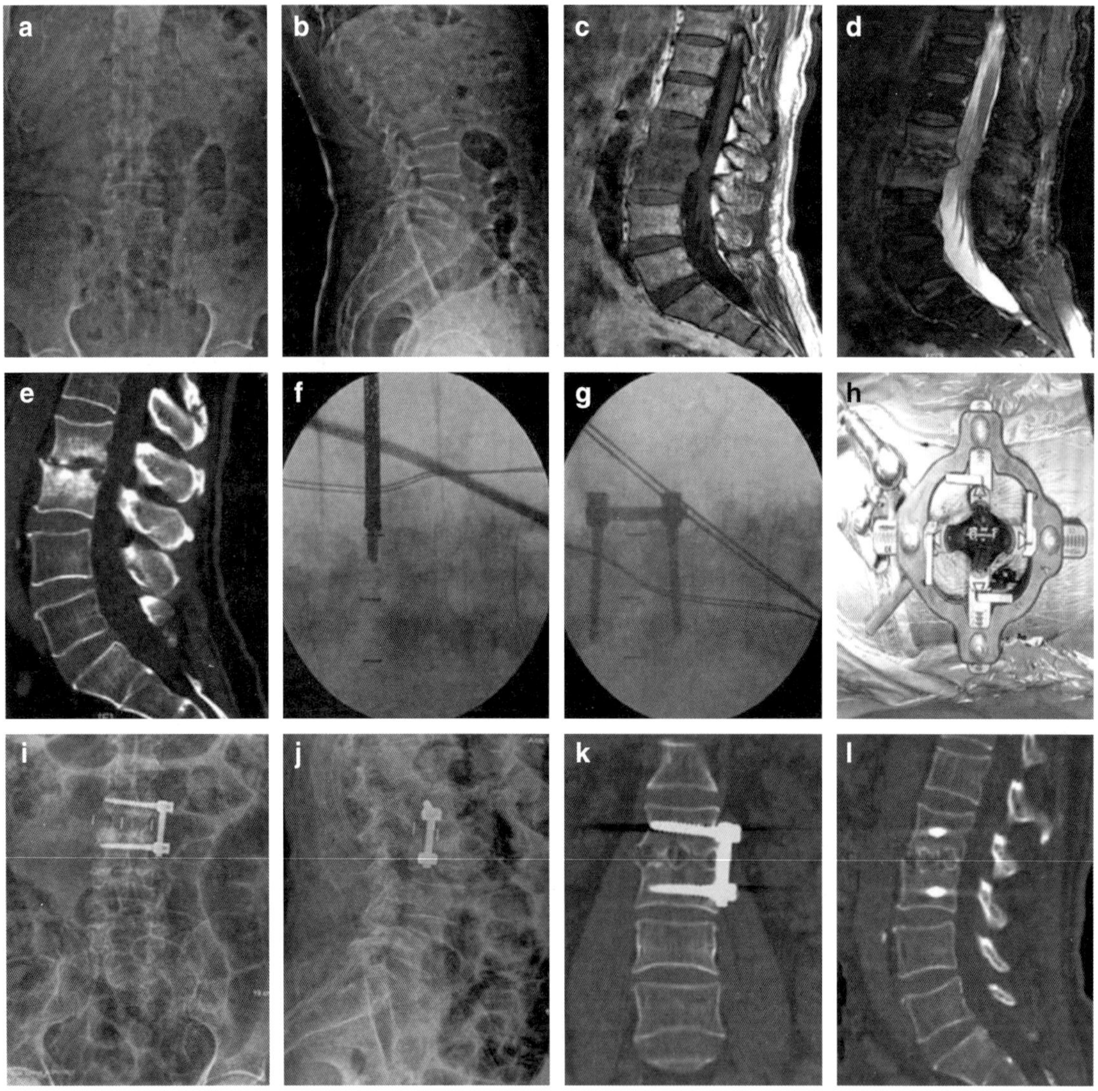

图23.1 a、b. 术前X线片提示L2～L3椎间隙塌陷及终板缺失。c、d. 术前MRI的T1加权像提示L2-L3椎间盘破坏及终板低信号，T2加权像提示混合信号。e. 术前CT平扫提示L2、L3椎体部分破坏。f. 术中X线透视提示XLIF融合器通过手术通路植入L2～L3椎间隙。g. 术中X线透视提示侧方钉棒固定。h. 术中侧方钉棒固定。i、j. 术后X线片提示内植物位置满意。k、l. 术后2年，CT平扫提示L2～L3椎间隙坚强骨性融合

根螺钉固定。病理回报支持结核感染的诊断。经过2周的抗结核治疗和静脉用左氧氟沙星，患者恢复良好，佩戴支具康复训练。术后1周腰痛VAS评分降至1分。出院时血样未见异常（图23.2）。

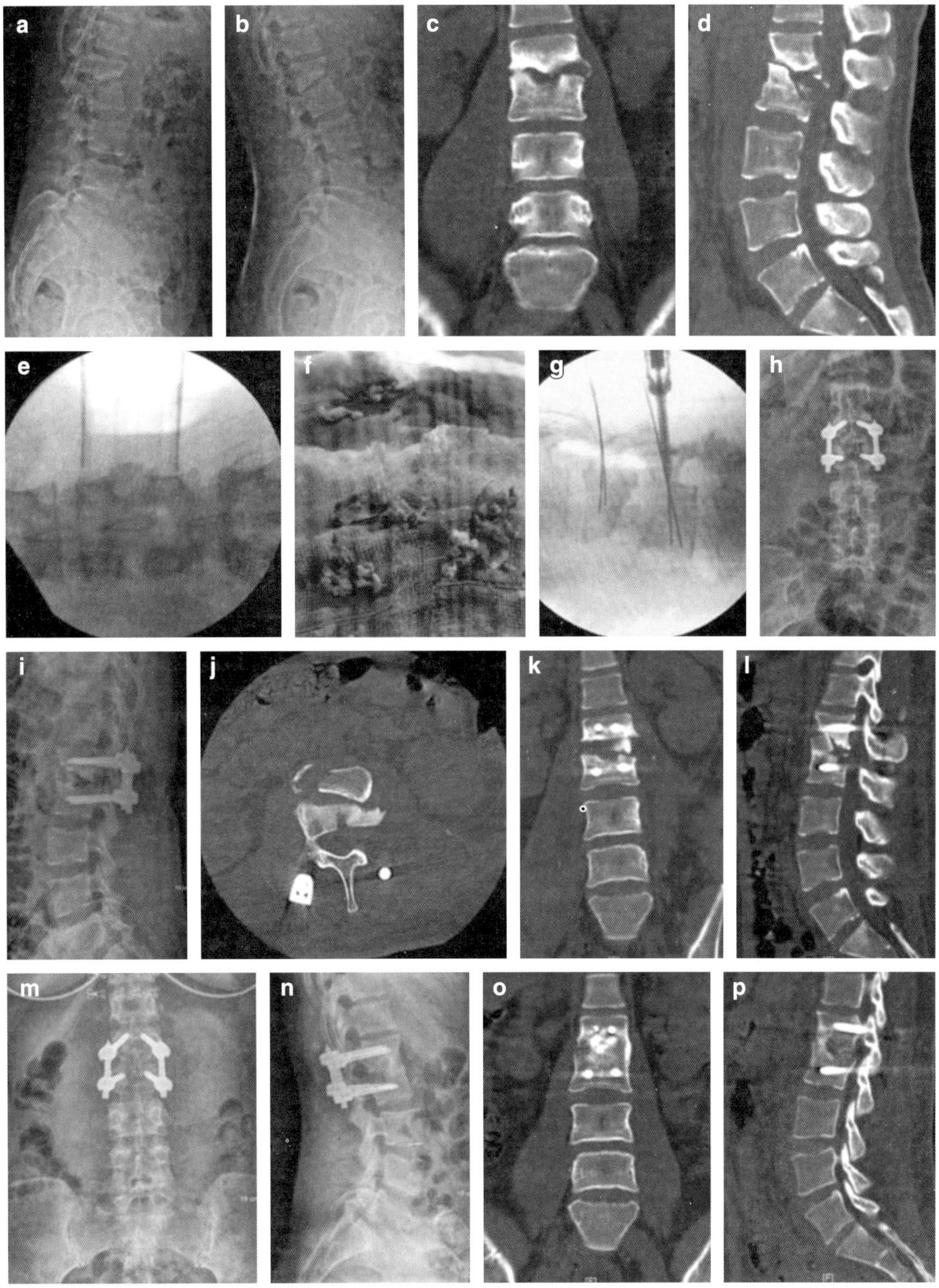

图23.2　a、b. 术前动态X线片提示L1～L2椎间隙塌陷不稳及终板缺失。c、d. 术前CT平扫提示椎体破坏及右侧腰大肌脓肿。e. 术中X线片示XLIF入路。f. 从L1～L2椎间隙清除的病变组织。g. 术中侧位X线片示后路经皮椎弓根位置。h、i. 术中X线片提示内植物位置满意。j. 术后CT平扫轴状面可见移植骨。k、l. 术后CT平扫提示腰大肌脓肿缩小，移植骨位置满意。m、n. 术后1年X线片提示L1～L2坚强骨性融合，内固定位置满意。o、p. 术后1年CT平扫原感染椎间隙结构性移植物周围新骨形成，腰大肌脓肿彻底清除

参·考·文·献

1. Garg RK, Somvanshi DS. Spinal tuberculosis: a review. J Spinal Cord Med. 2011; 34: 440–54.
2. Zimmerli W. Clinical practice. Vertebral osteomyelitis. N Engl J Med. 2010; 362: 1022–9.
3. Landman GW. Vertebral osteomyelitis. N Engl J Med. 2010; 362: 2335. author reply 2335–2336.
4. Cottle L, Riordan T. Infectious spondylodiscitis. J Infect. 2008; 56: 401–12.
5. Verdu-Lopez F, Vanaclocha-Vanaclocha V, Gozalbes-Esterelles L, Sanchez-Pardo M. Minimally invasive spine surgery in spinal infections. J Neurosurg Sci. 2014; 58: 45–56.
6. Fushimi K, Miyamoto K, Fukuta S, Hosoe H, Masuda T, Shimizu K. The surgical treatment of pyogenic spondylitis using posterior instrumentation without anterior debridement. J Bone Joint Surg (Br). 2012; 94: 821–4.
7. Cebrian Parra JL, Saez-Arenillas Martin A, Urda Martinez-Aedo AL, Soler Ivanez I, Agreda E, Lopez-Duran Stern L. Management of infectious discitis. Outcome in one hundred and eight patients in a university hospital. Int Orthop. 2012; 36: 239–44.
8. Mylona E, Samarkos M, Kakalou E, Fanourgiakis P, Skoutelis A. Pyogenic vertebral osteomyelitis: a systematic review of clinical characteristics. Semin Arthritis Rheum. 2009; 39: 10–7.
9. Ruf M, Stoltze D, Merk HR, Ames M, Harms J. Treatment of vertebral osteomyelitis by radical debridement and stabilization using titanium mesh cages. Spine (Phila Pa 1976). 2007; 32: E275–80.
10. Ito M, Abumi K, Kotani Y, Kadoya K, Minami A. Clinical outcome of posterolateral endoscopic surgery for pyogenic spondylodiscitis: results of 15 patients with serious comorbid conditions. Spine (Phila Pa 1976). 2007; 32: 200–6.
11. Butler JS, Shelly MJ, Timlin M, Powderly WG, O'Byrne JM. Nontuberculous pyogenic spinal infection in adults: a 12-year experience from a tertiary referral center. Spine (Phila Pa 1976). 2006; 31: 2695–700.
12. Kim SS, Kang DH, Yoon JW, Park H, Lee CH, Hwang SH. Surgical treatment of pyogenic spondylitis with the use of freeze-dried structural allograft. Korean J Spine. 2014; 11: 136–44.
13. Lu DC, Wang V, Chou D. The use of allograft or autograft and expandable titanium cages for the treatment of vertebral osteomyelitis. Neurosurgery. 2009; 64: 122–9. discussion 129–130.
14. Fayazi AH, Ludwig SC, Dabbah M, Bryan Butler R, Gelb DE. Preliminary results of staged anterior debridement and reconstruction using titanium mesh cages in the treatment of thoracolumbar vertebral osteomyelitis. Spine J. 2004; 4: 388–95.
15. Dimar JR, Carreon LY, Glassman SD, Campbell MJ, Hartman MJ, Johnson JR. Treatment of pyogenic vertebral osteomyelitis with anterior debridement and fusion followed by delayed posterior spinal fusion. Spine (Phila Pa 1976). 2004; 29: 326–32. discussion 332.
16. Friedman JA, Maher CO, Quast LM, McClelland RL, Ebersold MJ. Spontaneous disc space infections in adults. Surg Neurol. 2002; 57: 81–6.
17. Haaker RG, Senkal M, Kielich T, Kramer J. Percutaneous lumbar discectomy in the treatment of lumbar discitis. Eur Spine J. 1997; 6: 98–101.
18. Knight RQ, Schwaegler P, Hanscom D, Roh J. Direct lateral lumbar interbody fusion for degenerative conditions: early complication profile. J Spinal Disord Tech. 2009; 22: 34–7.
19. Ozgur BM, Aryan HE, Pimenta L, Taylor WR. Extreme Lateral Interbody Fusion (XLIF): a novel surgical technique for anterior lumbar interbody fusion. Spine J. 2006; 6: 435–43.
20. Rodgers WB, Gerber EJ, Patterson JR. Fusion after minimally disruptive anterior lumbar interbody fusion: analysis of extreme lateral interbody fusion by computed tomography. SAS J. 2010; 4: 63–6.
21. Regev GJ, Haloman S, Chen L, Dhawan M, Lee YP, Garfin SR, Kim CW. Incidence and prevention of intervertebral cage overhang with minimally invasive lateral approach fusions. Spine (Phila Pa 1976). 2010; 35: 1406–11.
22. Oliveira L, Marchi L, Coutinho E, Pimenta L. A radiographic assessment of the ability of the extreme lateral interbody fusion procedure to indirectly decompress the neural elements. Spine (Phila Pa 1976). 2010; 35: S331–7.
23. Kepler CK, Sharma AK, Huang RC. Lateral transpsoas interbody fusion (LTIF) with plate fixation and unilateral pedicle screws: a preliminary report. J Spinal Disord Tech. 2011; 24: 363–7.
24. Youssef JA, McAfee PC, Patty CA, Raley E, DeBauche S, Shucosky E, Chotikul L. Minimally invasive surgery: lateral approach interbody fusion: results and review. Spine (Phila Pa 1976). 2010; 35: S302–11.
25. Uribe JS, Arredondo N, Dakwar E, Vale FL. Defining the safe working zones using the minimally invasive lateral retroperitoneal transpsoas approach: an anatomical study. J Neurosurg Spine. 2010; 13: 260–6.
26. Laws CJ, Coughlin DG, Lotz JC, Serhan HA, Hu SS. Direct lateral approach to lumbar fusion is a biomechanically equivalent alternative to the anterior approach: an in vitro study. Spine (Phila Pa 1976). 2012; 37: 819–25.
27. Shepard M, Safain M, Burke SM, Hwang S, Kryzanski J, Riesenburger RI. Lateral retroperitoneal transpsoas approach to the lumbar spine for the treatment of spondylodiscitis. Minim Invasive Ther Allied Technol. 2014; 23: 309–12.
28. Madhavan K, Vanni S, Williams SK. Direct lateral retroperitoneal approach for the surgical treatment of lumbar discitis and osteomyelitis. Neurosurg Focus. 2014; 37, E5.
29. Berjano P, Balsano M, Buric J, Petruzzi M, Lamartina C. Direct lateral access lumbar and thoracolumbar fusion: preliminary results. Eur Spine J. 2012; 21 Suppl 1: S37–42.
30. Sharma AK, Kepler CK, Girardi FP, Cammisa FP, Huang RC, Sama AA. Lateral lumbar interbody fusion: clinical and radiographic outcomes at 1 year: a preliminary report. J Spinal Disord Tech. 2011; 24: 242–50.
31. Rodgers WB, Gerber EJ, Patterson J. Intraoperative and early postoperative complications in extreme lateral interbody fusion: an analysis of 600 cases. Spine (Phila Pa 1976). 2011; 36: 26–32.
32. Pimenta L, Marchi L, Oliveira L, Coutinho E, Amaral R. A prospective, randomized, controlled trial comparing radiographic and clinical outcomes between stand-alone lateral interbody lumbar fusion with either silicate calcium phosphate or rh-BMP2. J Neurol Surg A Cent Eur Neurosurg. 2013; 74: 343–50.
33. Arnold PM, Anderson KK, McGuire Jr RA. The lateral transpsoas approach to the lumbar and thoracic spine: a review. Surg Neurol Int. 2012; 3: S198–215.

(李　博/译　李小龙/校)

第24章 邻椎病和近端交界性后凸

Matthew F. Gary and Michael Y. Wang

24.1 前 言

腰椎融合术后相邻节段病变是指发生在腰椎融合术后的任何有症状的头侧或尾侧病变。邻椎病的确切病因是有争议的，尚无确切证据表明是因为邻近节段单位生物力学力增加，还是该患者群体中内在的退变倾向[1–13]。后路脊柱融合术在过去20年的普及和人口老龄化显著增加了邻椎病的发病率。这些患者可表现出椎管狭窄、椎体不稳和脊柱失衡等症状。传统的手术干预包括后路翻修术，延长内固定和减压范围[14–16]。由于麻醉时间较长、失血量较多、患者年龄较大以及组织瘢痕导致更高的脑脊液发生率，传统翻修手术风险较高[17]。当邻椎病发展至近端交界性后凸时，矢状面失衡可导致残障。单纯后路的矫形纠正失衡通常需要多节段截骨，再次增加手术风险。同时，再实施一个开放的后路手术有可能进一步破坏并导致新的融合节段近端脊柱不稳。Miwa等报道了他们在单节段腰椎融合后采用PLIF治疗邻椎病的经验，发现44%的患者因邻近节段疾病复发而导致症状再次恶化[15]。

而采用微创侧方入路椎间融合术治疗邻椎病和近端交界性后凸，可缩短手术时间，减少失血量，几乎无脑脊液漏的危险（图24.1）[18–27]。脊柱矢状面不平衡的纠正也可以利用带前凸的椎间融合器来实现。

24.2 患者的选择

影像学表现为邻近节段退变（邻椎病）的患者并不一定需要再次手术治疗。只有那些有症状的患者，如神经症状表现或轴性疼痛，才被认为是有手术指征的邻椎病。其症状与其他腰椎退行性病变相同，可包括神经根性疾病、神经源性跛行、肌肉无力和机械性背痛等。通过详细的病史和体格检查可判断患者的症状是否来源于邻近节段。

初期的检查包括脊柱X线片：站直位全长片和动力位片。这些可以评估脊柱整体平衡和相邻节段的稳定性。由于相邻节段受力增加，近端交界性后凸可能是由于椎间盘高度降低和内固定上方或下方椎体渐进性压缩性骨折所致。轴向CT可用于评

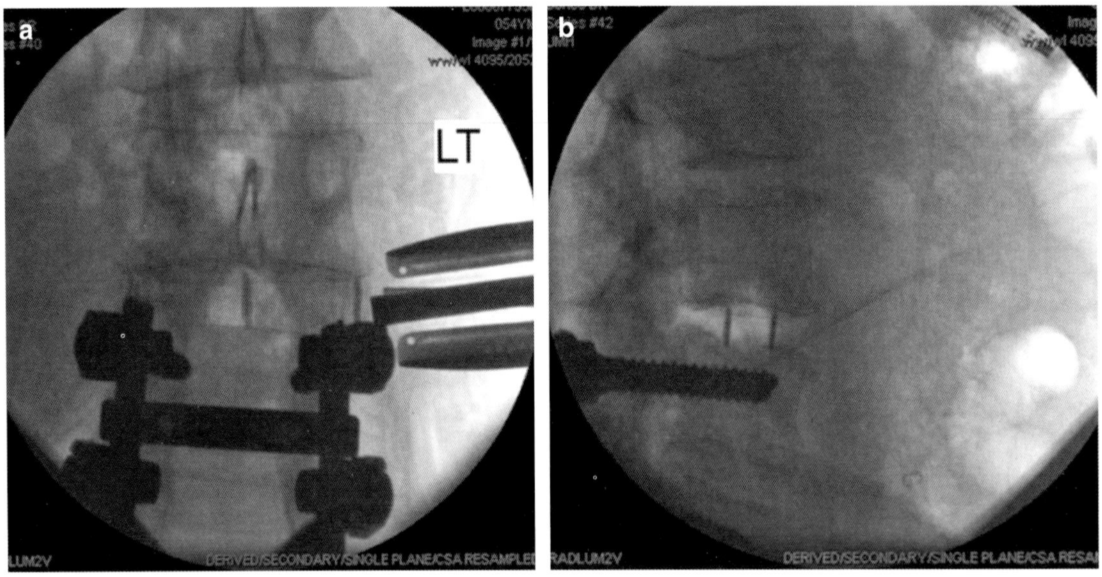

图24.1 a. 术中透视见牵开器定位于邻近节段椎间盘间隙。b. 侧位片见通过放置合适的侧方入路融合器使得椎间隙高度得到很好的恢复

估之前手术部位的融合情况，以及发现是否存在内固定失败。最后，通过MRI来评估神经情况。偶尔也需要其他检查来辅助设计手术计划，如EMG、骨密度（DEXA）扫描和诊断性神经阻滞。

如果患者的症状与邻近节段的病变相关，则需要为患者个性化设计手术入路。侧方入路和后路手术的风险本质上是不同的。下面将讨论侧方入路的优势和局限性。对于邻椎病，在侧方入路和传统后路之间进行选择时，重要的是根据患者的治疗目标和风险承受能力来权衡每种入路的风险。

24.3 优 势

微创侧方入路可直接进入目标椎间盘，不需要太多的肌肉剥离，失血较少。由于手术时间和住院时间明显缩短，并存多种基础疾病的患者和老年人最能受益于这种侵入性较小的方法[26]。此外，患者和外科医生也同时获益的是避免通过切开厚厚的瘢痕组织来进行减压。值得注意的是，侧方入路依靠间接减压，经证实可使神经孔空间增加57%，中央管面积增加143%[28, 29]。这种间接减压减少了脑脊液（cerebrospinal fluid, CSF）漏的风险，也可防止邻近节段退变的后路结构进一步被破坏（图24.2）。

24.4 局限性

与任何新技术一样，侧方入路手术需要经过特殊训练，以熟悉解剖和细节。此外，由于手术切口很小，这种技术高度依赖术中透视辅助，这增加了患者和外科医生的辐射暴露，尤其是在早期学习阶段。遗憾的是，邻椎病最常见的部位之一，L5/S1节段，由于髂骨的原因可能无法进行侧方入路手术治疗。而且，在一些高髂嵴的患者中，即使是L4/L5节段也无法到达。术前必须仔细评估脊柱正位影像学以评估是否可在髂嵴周围进入目标节段。

既往有腹部手术史，虽然不是这项技术的绝对禁忌证，但必须仔细权衡。通过对侧入路可以避开既往行较小的腹部手术的部位。然而，较大的腹腔或腹膜后手术，在腹膜后间隙有较多的瘢痕组织增生的可能，导致显著增加手术的风险，特别是血管系统瘢痕化的情况。

EMG监测使得在腰丛周围操作的这项技术更

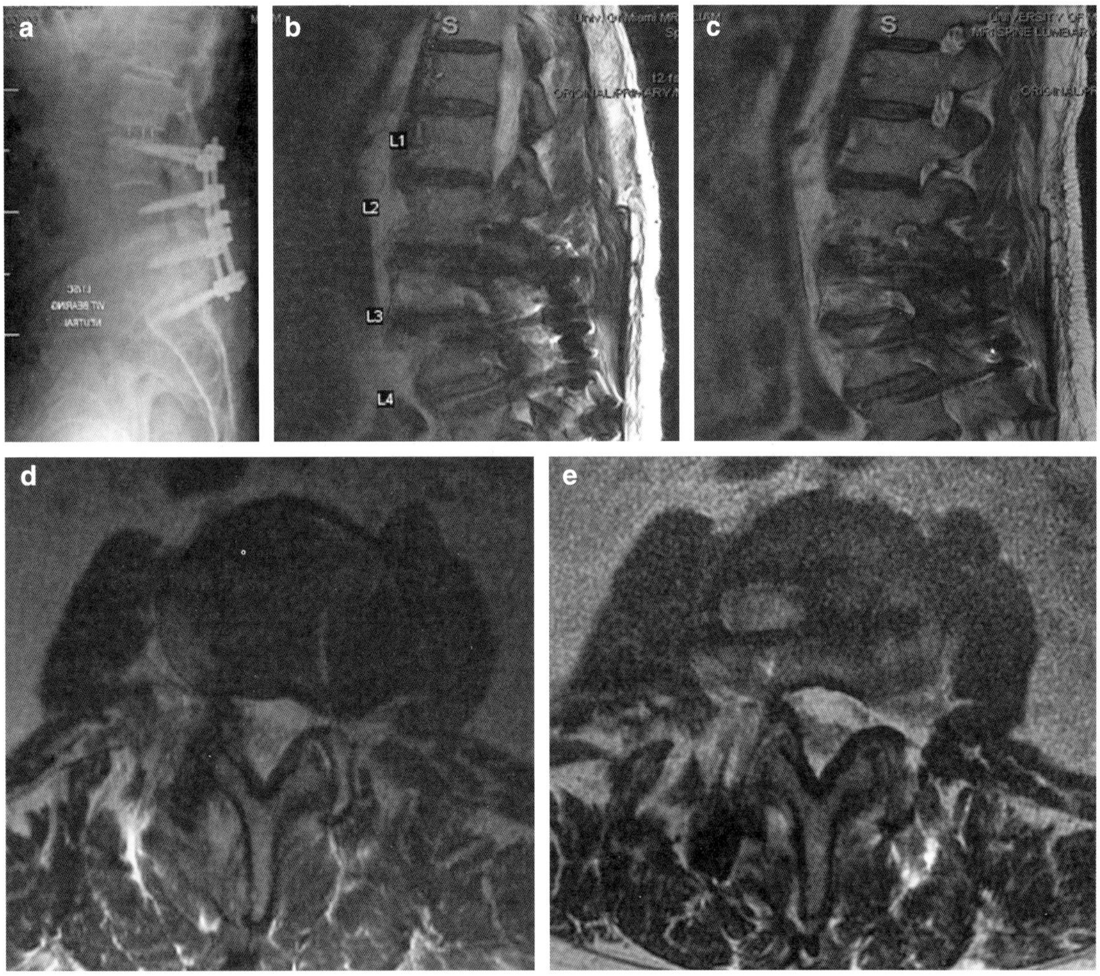

图24.2　术前X线片显示患者既往成功地接受了L3～S1椎板切除术及椎体融合术。a～c. 旁矢状位MR的T2加权像（a）显示患者经侧方入路融合前（b）和后（c）的椎间孔情况。d、e. 轴状位MRI的T2加权像显示患者邻近节段术前（d）和术后（e）的椎管及侧隐窝情况

安全。根据置入扩张器时低刺激的阈值可发现偶尔有的患者的腰丛非常靠前。在这种情况下，应把腰丛向后牵开。少数情况下，若无法避开神经丛，则必须终止手术。一项对侧方入路术后腰丛神经病变的荟萃分析发现，文献中关于腰丛神经损伤的报道与运动无力的发生率不一致，范围从0.7%至33.6%不等[30]。对腰丛神经病变的描述缺乏一致性，也缺乏诊断标准。腰丛神经损伤的真正发生率是未知的，随着时间的推移，不断发展的技术可降低损伤发生率[31]。

分离腰大肌时可因牵拉位于腰大肌表面的生殖股神经而导致短暂的屈髋乏力和大腿前疼痛/麻木[25]。如果有解剖变异使得血管结构位于椎体的侧方，导致没有足够的空间安全地进行椎间盘切除术和椎间融合器置入，则不能进行侧方入路手术。

最后，这项技术依靠间接减压来缓解所有神经系统症状。神经系统症状未缓解的患者虽然少见，但仍需再次行后路减压。

24.5　手术技术

侧方入路手术使用前述介绍的技术通过未经手术破坏过的组织进入目标椎体来治疗邻近椎体病变。椎间融合器结合侧方螺钉的置入必须术前仔细规划以避免碰到邻近节段的后路椎弓根螺钉。后

路内固定的补充需要进行开放手术，与之前的内固定装置进行连接。Wang等报道了21例相邻节段病变，采用无后路固定的微创侧方入路椎间融合治疗[27]。所有患者在最终随访中都得到了很好的融合（图24.3）。

对于明显的近端交界性后凸患者需要一个更大前凸角的椎间融合器来恢复矢状面平衡。将牵开器置于椎间隙的中点，可在前方分离软组织，从而显露前纵韧带。然后可以切开前纵韧带，放置带前凸角的椎间融合器以纠正矢状面失衡[18, 19]。然后对这些患者进行附加后路内固定和小关节切除术；可以完全恢复矢状面平衡。

24.6 并发症的避免

详细了解侧方入路特有的风险和采用避免并发症发生的最佳方法是至关重要的。侧方入路手术需要进入腹膜后间隙。因此，可利用双指技术拨开腹部内容物，将定位针引导到椎间盘间隙，然后植入扩张通道，可避免对肠道的损伤。也可以使用小切口技术直视下暴露腹膜放置扩张通道，避免对肠管损伤。

术前仔细检查血管与腰大肌和椎间隙的关系，可以避免血管损伤。如果没有足够的空间放置一个宽度为18 mm的椎间融合器，则不可以采用侧方入路融合的方法。此外，如果可能的话，最好选择左侧入路，这样可以避免损伤下腔静脉，因为下腔静脉比主动脉更容易损伤，也更难修复。分离辨别椎体节段血管并在切开椎间盘之前结扎它们对于避免过度失血至关重要。

腰丛越靠近头端越靠近椎体后缘。由于邻椎病的再手术通常是在头端椎体节段进行，因此腰丛神经损伤的可能性要小得多。进一步降低这种风险的技术包括通道表浅锚定技术（shallow docking）和斜外侧入路，这将在其他章节中进一步讨论。通道表浅锚定技术也可以使用，但通常腰大肌在上腰椎区域很薄。

24.7 术后护理

患者一般在术后1～3天内可出院，但需确保其能独立行走、排便、进食、排气。通常情况下，

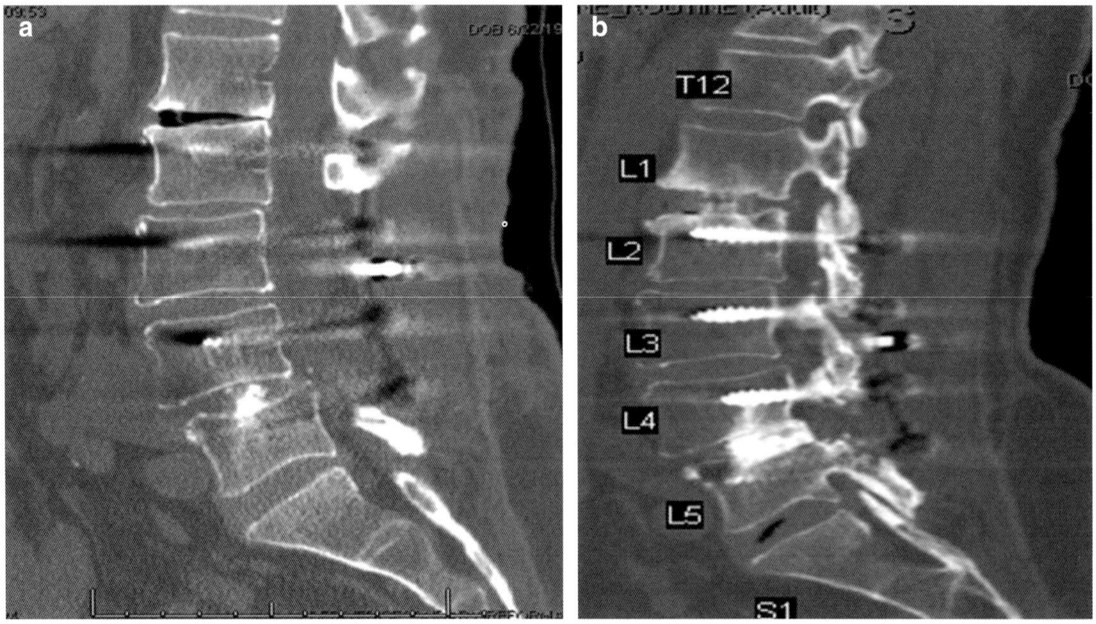

图24.3 a、b. 术前（a）和术后（b）矢状面重建的CT扫描图像显示椎间隙高度增加和椎体稳定融合

患者需要佩戴外部支具至少12周，特别是没有后路附加内固定的情况下。在没有明确融合前避免剧烈活动和搬运重物。

第6周的第一次随访是为了确保伤口愈合良好，并在X线片上评估椎体序列是否稳定。在3个月的随访中，可行动力位X线片或CAT扫描，以明确已经真正发生了融合。在6个月随访后，如果症状已经缓解，通常会根据需要决定是否对患者进行进一步随访。

在T12/L1或L1/L2节段水平，手术也可以进入胸腔，但这就增加了发生气胸的风险。如果分离中遇到胸膜壁层，必须注意避免出现张力性气胸。胸膜可以缝合和修复，或者放置一根小的胸腔闭式引流管进行保守治疗。

总　结

目前缺乏文献专门评价侧方入路技术治疗邻椎病。然而，这项技术所带来的很多好处，更短的切口，更少的失血量，更低的脑脊液漏发生率，恢复矢状面平衡，在前景上是非常好的。为了更好地描述该方法的优点，需要对邻椎病的侧方入路和后路翻修手术进行前瞻性研究比较。

参·考·文·献

1. Cheh G, Bridwell KH, Lenke LG, Buchowski JM, Daubs MD, Kim Y, Baldus C. Adjacent segment disease following lumbar/thoracolumbar fusion with pedicle screw instrumentation: a minimum 5-year follow-up. Spine. 2007; 32(20): 2253–7. doi: 10.1097/ BRS.0b013e31814b2d8e.
2. Lawrence BD, Wang J, Arnold PM, Hermsmeyer J, Norvell DC, Brodke DS. Predicting the risk of adjacent segment pathology after lumbar fusion: a systematic review. Spine. 2012; 37(22 Suppl): S123–32. doi: 10.1097/BRS.0b013e31826d60d8.
3. Lee JC, Kim Y, Soh J-W, Shin B-J. Risk factors of adjacent segment disease requiring surgery after lumbar spinal fusion: comparison of posterior lumbar interbody fusion and posterolateral fusion. Spine. 2014; 39(5): E339–45. doi: 10.1097/ BRS.0000000000000164.
4. Okuda S, Iwasaki M, Miyauchi A, Aono H, Morita M, Yamamoto T. Risk factors for adjacent segment degeneration after PLIF. Spine. 2004; 29(14): 1535–40.
5. Park P, Garton HJ, Gala VC, Hoff JT, McGillicuddy JE. Adjacent segment disease after lumbar or lumbosacral fusion: review of the literature. Spine. 2004; 29(17): 1938–44.
6. Radcliff K, Curry P, Hilibrand A, Kepler C, Lurie J, Zhao W, Albert TJ, Weinstein J. Risk for adjacent segment and same segment reoperation after surgery for lumbar stenosis: a subgroup analysis of the Spine Patient Outcomes Research Trial (SPORT). Spine. 2013; 38(7): 531–9. doi: 10.1097/ BRS.0b013e31827c99f0.
7. Adogwa O, Owens R, Karikari I, Agarwal V, Gottfried ON, Bagley CA, Isaacs RE, Cheng JS. Revision lumbar surgery in elderly patients with symptomatic pseudarthrosis, adjacent-segment disease, or same-level recurrent stenosis. Part 2. A cost-effectiveness analysis: clinical article. J Neurosurg Spine. 2013; 18(2): 147–53. doi: 10.3171/2012.11. SPINE12226.
8. Ekman P, Möller H, Shalabi A, Yu YX, Hedlund R. A prospective randomised study on the long-term effect of lumbar fusion on adjacent disc degeneration. Eur Spine J. 2009; 18(8): 1175–86. doi: 10.1007/ s00586-009-0947-3.
9. Helgeson MD, Bevevino AJ, Hilibrand AS. Update on the evidence for adjacent segment degeneration and disease. Spine J. 2013; 13(3): 342–51. doi: 10.1016/j. spinee.2012.12.009.
10. Lee CK. Accelerated degeneration of the segment adjacent to a lumbar fusion. Spine. 1988; 13(3): 375–7.
11. Levin DA, Hale JJ, Bendo JA. Adjacent segment degeneration following spinal fusion for degenerative disc disease. Bull NYU Hosp Jt Dis. 2007; 65(1): 29–36.
12. Radcliff KE, Kepler CK, Jakoi A, Sidhu GS, Rihn J, Vaccaro AR, Albert TJ, Hilibrand AS. Adjacent segment disease in the lumbar spine following different treatment interventions. Spine J. 2013; 13(10): 1339–49. doi: 10.1016/j.spinee.2013.03.020.
13. Schulte TL, Leistra F, Bullmann V, Osada N, Vieth V, Marquardt B, Lerner T, Liljenqvist U, Hackenberg L. Disc height reduction in adjacent segments and clinical outcome 10 years after lumbar 360 degrees fusion. Eur Spine J. 2007; 16(12): 2152–8. doi: 10.1007/ s00586-007-0515-7.
14. Chou D, Dekutoski M, Hermsmeyer J, Norvell DC. The treatment of lumbar adjacent segment pathology after a previous lumbar surgery: a systematic review. Spine. 2012; 37(22 Suppl): S180–8. doi: 10.1097/BRS.0b013e31826d613d.
15. Miwa T, Sakaura H, Yamashita T, Suzuki S, Ohwada T. Surgical outcomes of additional posterior lumbar interbody fusion for adjacent segment disease after single-level posterior lumbar interbody fusion. Eur Spine J. 2013; 22(12): 2864–8. doi: 10.1007/ s00586-013-2863-9.
16. Whitecloud TS, Davis JM, Olive PM. Operative treatment of the degenerated segment adjacent to a lumbar fusion. Spine. 1994; 19(5): 531–6.
17. Eichholz KM, Ryken TC. Complications of revision spinal surgery. Neurosurg Focus. 2003; 15(3): E1.
18. Isaacs RE, Hyde J, Goodrich JA, Rodgers WB, Phillips FM. A prospective, nonrandomized, multicenter evaluation of extreme lateral interbody fusion for the treatment of adult degenerative scoliosis: perioperative outcomes and complications. Spine. 2010; 35(26 Suppl): S322–30. doi: 10.1097/ BRS.0b013e3182022e04.
19. Akbarnia BA, Mundis GM, Moazzaz P, Kabirian N, Bagheri R, Eastlack RK, Pawelek JB. Anterior column realignment (ACR) for focal kyphotic spinal deformity using a lateral transpsoas approach and ALL release. J Spinal Disord Tech. 2014; 27(1): 29–39. doi: 10.1097/BSD.0b013e318287bdc1.

20. Castellvi AE, Nienke TW, Marulanda GA, Murtagh RD, Santoni BG. Indirect decompression of lumbar stenosis with transpsoas interbody cages and percutaneous posterior instrumentation. Clin Orthop Relat Res. 2014; 472(6): 1784–91. doi: 10.1007/ s11999-014-3464-6.
21. Dakwar E, Cardona RF, Smith DA, Uribe JS. Early outcomes and safety of the minimally invasive, lateral retroperitoneal transpsoas approach for adult degenerative scoliosis. Neurosurg Focus. 2010; 28(3): E8. doi: 10.3171/2010.1.FOCUS09282.
22. Kepler CK, Sharma AK, Huang RC, Meredith DS, Girardi FP, Cammisa FP, Sama AA. Indirect foraminal decompression after lateral transpsoas interbody fusion. J Neurosurg Spine. 2012; 16(4): 329–33. doi: 1 0.3171/2012.1.SPINE11528.
23. Kotwal S, Kawaguchi S, Lebl D, Hughes A, Huang R, Sama A, Cammisa F, Girardi F. Minimally invasive lateral lumbar interbody fusion: clinical and radiographic outcome at a minimum 2-year follow-up. J Spinal Disord Tech. 2015; 28(4): 119–25. doi: 10.1097/BSD.0b013e3182706ce7.
24. Malham GM, Ellis NJ, Parker RM, Seex KA. Clinical outcome and fusion rates after the first 30 extreme lateral interbody fusions. ScientificWorldJournal. 2012; 2012: 246989. doi: 10.1100/2012/246989.
25. Moller DJ, Slimack NP, Acosta FL, Koski TR, Fessler RG, Liu JC. Minimally invasive lateral lumbar interbody fusion and transpsoas approach-related morbidity. Neurosurg Focus. 2011; 31(4): E4. doi: 10.3 171/2011.7.FOCUS11137.
26. Rodgers WB, Gerber EJ, Rodgers JA. Lumbar fusion in octogenarians: the promise of minimally invasive surgery. Spine. 2010; 35(26 Suppl): S355–60. doi: 10.1097/ BRS.0b013e3182023796.
27. Wang MY, Vasudevan R, Mindea SA. Minimally invasive lateral interbody fusion for the treatment of rostral adjacent-segment lumbar degenerative stenosis without supplemental pedicle screw fixation. J Neurosurg Spine. 2014; 21(6): 861–6. doi: 10.3171/2 014.8.SPINE13841.
28. Cho W, Sokolowski MJ, Mehbod AA, Denis F, Garvey TA, Perl J, Transfeldt EE. MRI measurement of neuroforaminal dimension at the index and supradjacent levels after anterior lumbar interbody fusion: a prospective study. Clin Orthop Surg. 2013; 5(1): 49–54. doi: 10.4055/cios.2013.5.1.49.
29. Elowitz EH, Yanni DS, Chwajol M, Starke RM, Perin NI. Evaluation of indirect decompression of the lumbar spinal canal following minimally invasive lateral transpsoas interbody fusion: radiographic and outcome analysis. Minim Invasive Neurosurg. 2011; 54(5–6): 201–6. doi: 10.1055/s-0031-1286334.
30. Ahmadian A, Deukmedjian AR, Abel N, Dakwar E, Uribe JS. Analysis of lumbar plexopathies and nerve injury after lateral retroperitoneal transpsoas approach: diagnostic standardization. J Neurosurg Spine. 2013; 18(3): 289–97. doi: 10.3171/2012.11. SPINE12755.
31. Aichmair A, Lykissas MG, Girardi FP, Sama AA, Lebl DR, Taher F, Cammisa FP, Hughes AP. An institutional six-year trend analysis of the neurological outcome after lateral lumbar interbody fusion: a 6-year trend analysis of a single institution. Spine. 2013; 38(23): E1483–90. doi: 10.1097/ BRS.0b013e3182a3d1b4.

（陈兴捷 / 译　易红蕾　魏显招 / 校）

第5篇

技术策略

第25章

LLIF：当前不同附加内固定技术临床效果的综述

Fred Xavier, Brendon Walker, Tucker Callanan,
Samuel Grinberg, Byung Jo Victor Yoon,
Celeste Abjornson, and Frank P. Cammisa Jr.

25.1 前　言

美国每年平均有2%的工作人群因脊椎疾病而需要政府提供经济补偿[1]。下腰痛（low-back pain, LBP）是患者就医的第二大常见原因，也是45岁以下的人群中导致劳动力降低的最常见原因[2-4]。在寻求治疗的人群中，78%的患者会咨询普通医生，但是有12%的患者会选择当地医疗机构的急诊。反复至医院就诊带来的经济负担对家庭和社会都是巨大的。据估计2004年此疾病的直接年度医疗费用接近2 000亿美元[5]。

下腰痛的病理生理变化是多因素的。椎间盘（intervertebral disk, IVD）退变是脊柱不稳和下腰痛的首要原因。无血管的髓核衰老和营养输送的减弱可导致DDD、椎间盘高度变窄和骨赘形成。椎间盘在10岁前失去血液供应[6, 7]。此外，年龄和骨质疏松症导致中轴骨大量的骨量丢失，进而引起骨质疏松相关骨折和脊柱畸形[8-10]。这些因素引起的疼痛和不适感导致功能障碍和生活质量下降。当保守治疗无法缓解反复出现的症状时，则建议进行手术干预。

腰椎椎间融合手术用于治疗脊柱不稳，椎体滑脱或者脊柱畸形引起的难治性下腰痛已逾数十年[11]。早期患者自体的骨移植物被用于填充椎间隙和恢复解剖曲度，并提供机械性稳定作用直至骨融合。移植骨生物力学和供骨区固有的并发症引发生物材料的研究和各种替代物出现，如异体移植物、金属融合器和PEEK融合器[12-14]。更重要的是，为了获得脊柱前柱的最佳入路，过去几年在手术入路的基础上出现了多种固定技术。以减少局部组织损伤为主要目标的理念对于术后康复、脊柱稳定性和整体功能恢复至关重要。

PLIF于1953年由Cloward提出[15, 16]，它为脊柱后路内固定和融合器置入提供很多的空间，椎间融合率良好[17-19]。但是，PLIF可导致广泛的后方肌群损伤[20, 21]及医源性神经损伤[22-24]。前入路（ALIF）早在1948年由Lane 和Moore提出[25]，它可以更广泛地到达脊柱前柱。ALIF可导致更多的危及生命的并发症，如大血管损伤[26, 27]和其他腹腔内脏器损伤[28, 29]。侧方经腰大肌入路（LLIF）可减少前路和后路的神经血管并发症。由于LLIF

可能增加对腰丛的压迫，神经监测被认为是非常必要的[30, 31]。

尽管微创手术入路取得了很多进展，但是脊柱最理想的稳定性依赖于植入物促进两个或者多个椎体间融合的能力。因此，和前后入路一样，侧方入路植入融合器后经常也需要附加内固定来加强。这些额外的装置包括椎弓根螺钉、一体式螺钉、前方钢板、棘突间植入物。有许多学者报道附加内固定技术可以提供额外的节段刚度以促进融合和阻止融合器移位[32]。本综述旨在探讨用于增强LLIF生物力学稳定性的最常见装置和方法。

25.2 椎弓根螺钉附加内固定术

通过保留周围软组织，经侧方入路置入单纯的腰椎椎间融合器比前后路植入更能减少腰椎活动范围[33]。Watkins等[34]发现没有附加内固定的LLIF的椎间不融合率高于其他融合技术。Cappuccino等[11]发现与单纯LLIF相比，予以附加内固定的LLIF可减少腰椎活动度。附加内固定可以提供更多的稳定性，以确保融合过程中所需要的足够强度[35]。

目前，LLIF附加内固定术的金标准是双侧椎弓根螺钉固定[36]。可以在LLIF后变换患者体位行后路内固定术，也可以术后几天再行内固定术。双侧椎弓根螺钉固定术比单独行LLIF或者其他形式附加内固定术的LLIF需要进行创伤更大的操作。然而，大量的生物力学研究显示双侧椎弓根内固定术可以最大限度地减少腰椎各个方向的活动范围[11, 35, 36]。Dougleris等[36]比较双侧椎弓根螺钉和棘突间融合装置的稳定性，发现两者提供的稳定性相近，但双侧椎弓根螺钉可以提供更大的冠状位强度。在尸体脊柱生物力学测试中，Cappuccino等[11]发现双侧椎弓根螺钉固定与单独行LLIF或者附加侧方入路钢板更能减少活动度。

临床研究已经证实双侧椎弓根螺钉内固定的效果，但也显示单侧椎弓根内固定也是一种有效的选择。Sharma等[37]评估了LLIF术后一年的效果。单侧椎弓根螺钉固定和双侧椎弓根螺钉固定都纳入了这项研究。结果显示二者都可以改善患者的VAS评分、ODI评分和SF-12评分。此外，LLIF附加椎弓根螺钉内固定术可以成功恢复患者腰椎前凸，纠正脊柱侧凸。相类似的，Kotwal等[38]对LLIF术后两年以上病例的临床效果和影像学进行回顾，手术节段范围T12～L5，包括一节段、两节段、三节段和四节段。118例患者中有102例患者行后路内固定术。除了T12～L1节段的前凸角度外，其他所有手术节段的椎间盘高度、冠状位角度和前凸角度都得到了显著的恢复和矫正。退行性脊柱侧凸患者的Cobb角也得到了显著改善。患者术后VAS、ODI和SF-12功能评分都得到了显著改善。Pawar等[39]比较了附加单侧内固定或者双侧内固定LLIF患者和PLIF术患者，附加后路椎弓根内固定的LLIF患者术中出血更少，手术并发症更低，影像学结果更优[39]。

多项研究特别对单侧固定和双侧固定的效果进行了比较。基于TLIF，Chen等[40]比较了单节段融合单侧和双侧椎弓根螺钉内固定的效果，发现两种固定方式的患者术后两年临床效果无显著差异。单侧内固定的手术时间更短，出血量更少，康复更快。Molinari等[41]对实施单侧和双侧附加内固定的大量研究进行综述，发现二者的椎间融合率都比较高，但没有明显差异。由于单侧和双侧附加椎弓根螺钉内固定的临床效果相似，对于一些特定的患者，LLIF术后附加创伤更小的单侧椎弓根螺钉内固定可能是一种更有效的选择。

25.2.1 典型病例

60岁男性患者，严重下腰痛和右小腿疼痛，右小腿和足无力。患者既往接受L4～L5水平椎板切除术，缓解症状两年半。经物理治疗后，患者症状加重，同时硬膜外类固醇注射无法缓解。图25.1和图25.2为患者术前影像，显示L4～L5椎管和右侧椎间孔狭窄，退变性滑脱，神经根病变和L4～L5双侧滑膜囊肿。行单节段LLIF后，对患者进行椎管减压、滑膜囊肿切除和附加双侧椎弓根螺钉固定融合。术后1年患者诉所有术前症状都改

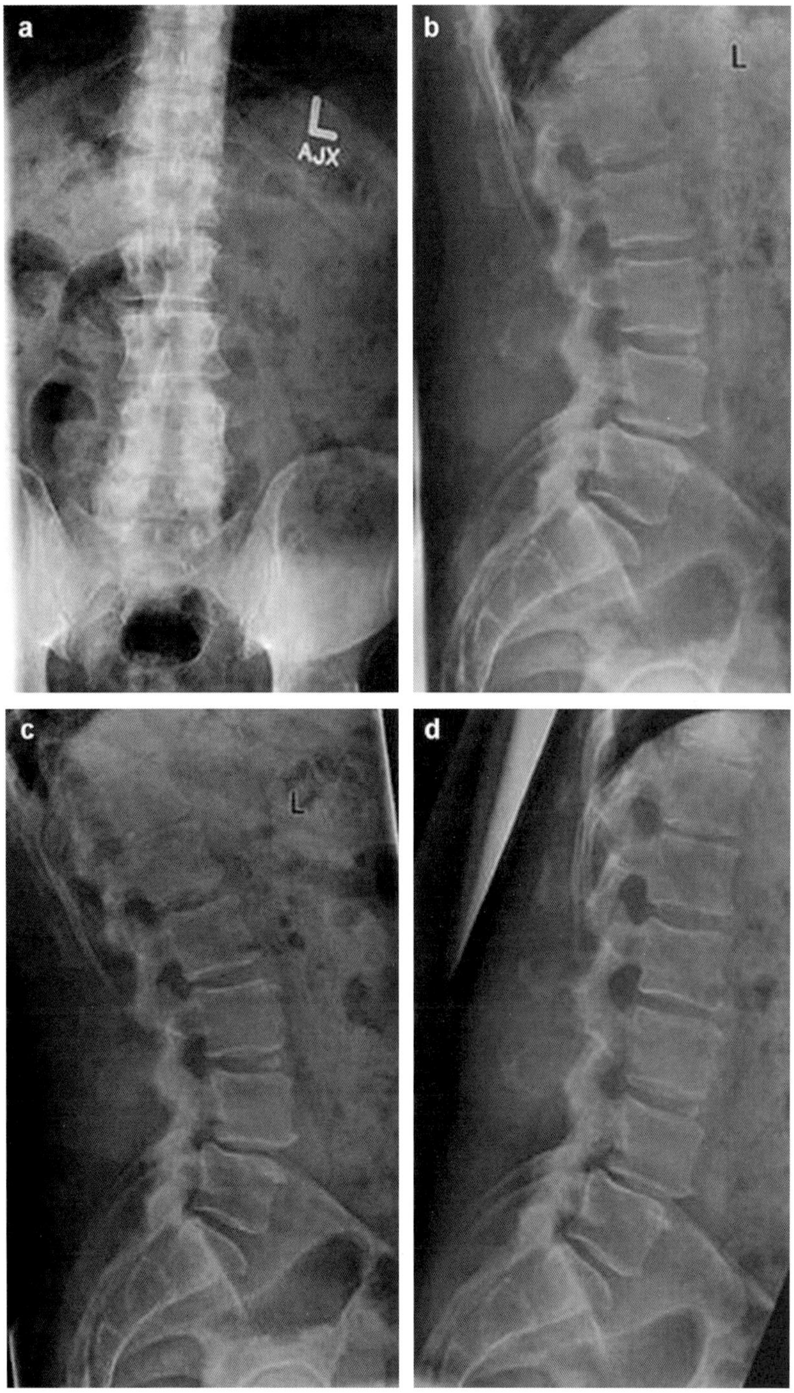

图25.1　术前影像。a. 正位。b. 侧位。c. 过伸位。d. 过屈位

善。术后腰椎动力位片（图25.3）显示L4～L5坚强融合，伸屈位活动度降低。

25.3　棘突间融合

目前正在评估棘突间融合装置能否作为双侧和单侧椎弓根螺钉的替代以增加腰椎椎间融合率。该装置旨在利用脊柱后方生物力学载荷来固定受累的节段，从而稳定脊柱。棘间装置被用于构建类似于椎弓根螺钉结构的稳定性，同时由于微创可减少出血、感染风险和术后肌肉疼痛[42-45]。与主要作为单纯减压器械（如X-STOP）的棘突间装置（interspinous process device, IPD）不同，棘突间融

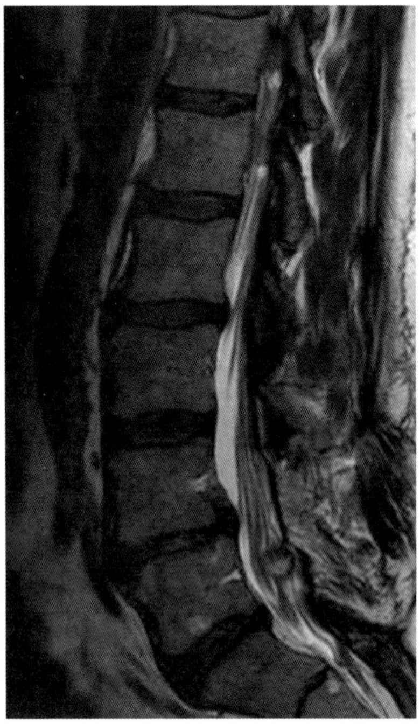

图25.2　术前矢状位MRI

合装置（interspinous fusion device, IFD）被设计用来固定和融合。早期棘突间融合的尝试失败是因为试用的植入物与棘突接触表面积太小，这意味着上一节段的轴向载荷的所有应力作用于一个很小区域内。同一时代的装置包括连接到棘突的带齿双侧板或带翼U型装置[46]。

美国食品药品管理局（Food and Drug Administration, FDA）已经批准了大量的IFD（表25.1）。尽管它们的设计和材料各有不同，但它们的适应证和植入技术相似，即保持棘突间一定程度的牵张度和以微创方式稳定脊柱[46]。根据510（k）上市前报道，使用这些装置以获得附加融合的适应证为：退行性椎间盘疾病（定义为根据病史和影像学检查证实的盘源性腰痛伴椎间盘退变）、腰椎滑脱症、创伤（如骨折或脱位）和（或）肿瘤（510K doc）。此类装置可以用于高龄患者或者骨质太差不适合椎弓根螺钉固定的患者。绝大多数装置的植入是经正中切口，分离肌肉至棘上韧带外侧，然后从椎板上剥离椎旁肌，去除棘间韧带。根据说明书，该装置植入前可进行微创减压。

目前，15个IFD已经获得FDA的市场许可。这些植入物的各种设计见表25.1，但是每一种装置声称的优势都相同，即相对于椎弓根螺钉固定，减少脑脊液漏和神经损伤的风险，减少肌肉剥离和术中失血量，缩短住院时间和康复期，以及不限制未来手术治疗选择的手术过程可逆性[47]。

尽管生物力学研究表明，IFDs对于限制腰椎过伸过屈活动度可能与椎弓根螺钉装置相似，但是它们在减少轴向旋转和侧方屈曲方面的效果更弱[48]。此外，棘间装置导致的局部后凸潜在地对椎间融合器和植骨产生负面影响[48]。由于缺乏长

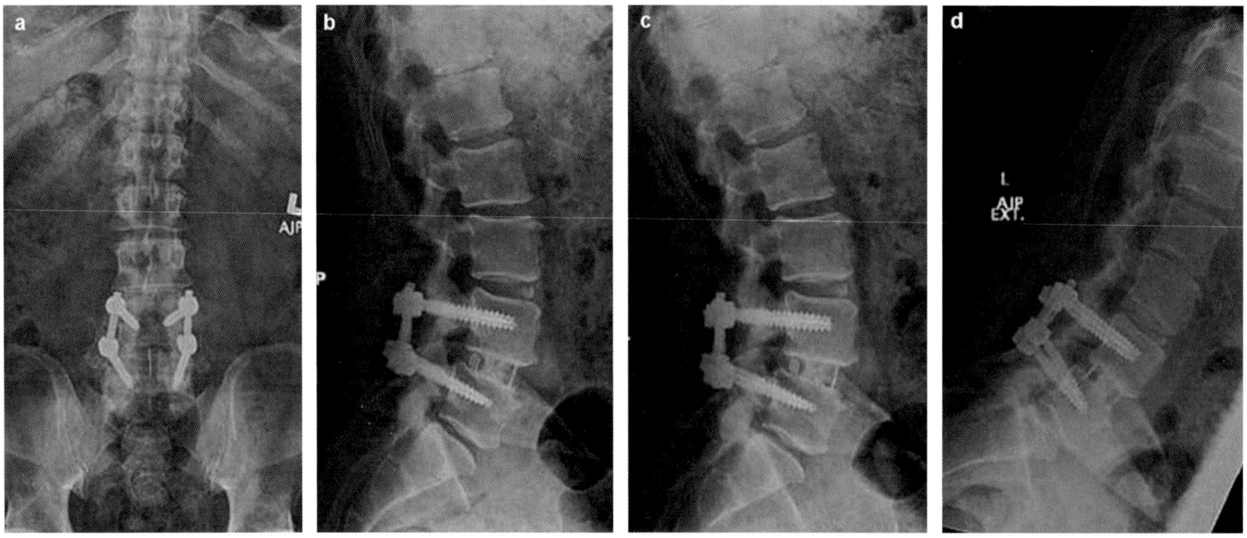

图25.3　术后影像。a. 正位。b. 侧位。c. 过伸位。d. 过屈位

表 25.1 部分 FDA 批准上次的棘间融合装置列表

编号	名称	公司	批准时间	图样	材料	测试范围	是否进行临床试验	其他
1	Spire™	Medtronic	2004年11月	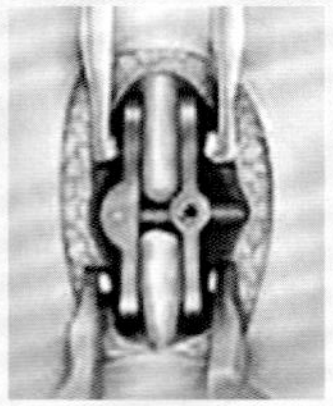	钛	尸体生物力学测试：±6.0 Nm无损准静态轴向旋转荷载试验，屈伸位，侧方bending位持续位移旋转率试验	×	建议与自体骨、异体骨一起使用
2	PrimaLOK™	OsteoMed	2010年8月	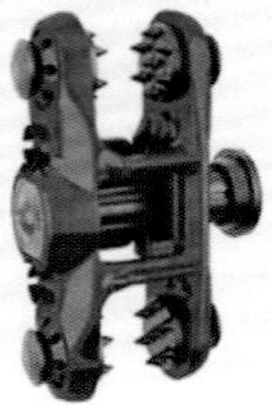	钛合金	静态试验：压缩、伸展和旋转 动态试验：压缩和旋转	×	建议与植骨材料单节段使用
3	Inspan™	Spine frontier	2010年9月	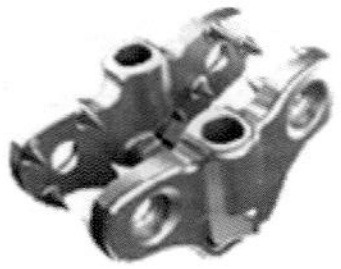	钛合金	静态试验：压缩和旋转 动态试验：压缩和旋转	×	建议与植骨材料一起使用
4	Axle™	X-spine	2010年11月	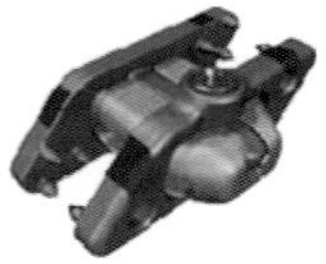	钛合金和PEEK材料	尸体生物力学试验 静态试验：压缩、侧方弯曲、旋转、抗疲劳试验		建议与植骨材料一起使用
5	SP-Fix™	Globus	2011年1月	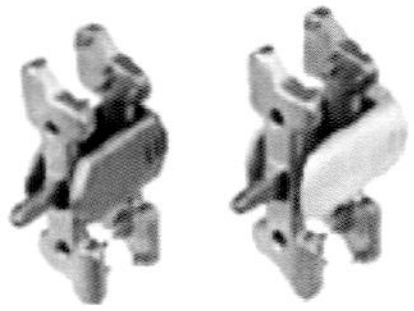	钛合金和PEEK材料	静态试验：压缩、旋转、解离和伸展 动态试验：压缩和解离		建议与植骨材料单节段使用

（续表）

编　号	名　称	公　司	批准时间	图　　样	材　料	测 试 范 围	是否进行临床试验	其　　他
6	BacFuse®	Pioneer surgical	2011年3月	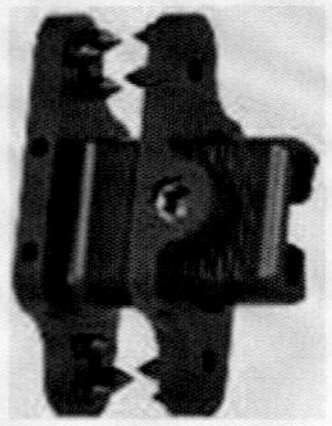	钛合金	静态试验：压缩、伸展、旋转、扣紧机制研究 动态试验：伸展、扣紧机制研究		建议与植骨材料单节段使用
7	BridgePoint™	Alphatec	2011年6月	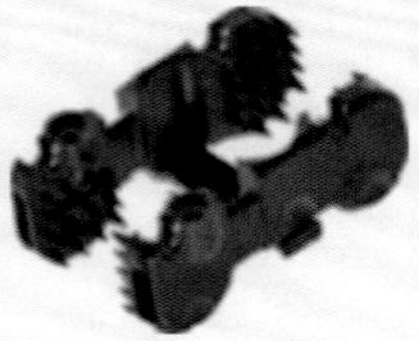	钛	尸体生物力学试验 静态和抗疲劳试验		小窗用于植骨块放入。电报模块用于压缩和伸展
8	Octave™	Life spine	2011年11月	无	钛合金	静态试验：轴向压缩、轴向延伸 动态试验：轴向压缩		建议与植骨材料单节段使用
9	Coflex-F®	Paradigm spine	2012年2月	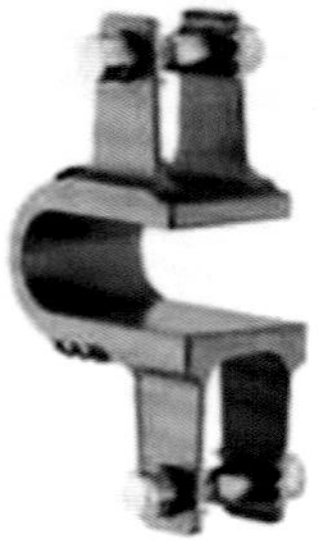	钛合金	尸体生物力学试验 静态试验：压缩、旋转 动态试验：压缩和旋转	×	建议单节段使用
10	Aileron™	Life spine	2012年3月	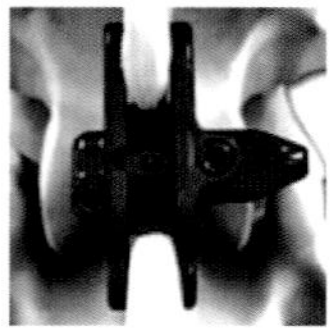	钛	静态试验：轴向抓持生物工程测试、压缩 动态试验：压缩		建议与植骨材料单节段使用

（续表）

编　号	名　称	公　司	批准时间	图　　样	材　料	测 试 范 围	是否进行临床试验	其　　他
11	Aspen^{TM}	Lanx	2012年9月	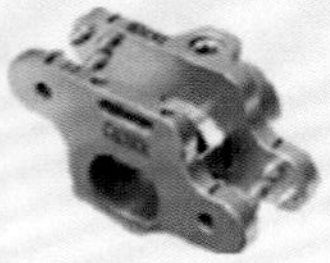	钛	尸体生物力学试验 静态试验：压缩、侧方弯曲和旋转 动态试验：疲劳侧方弯曲试验	×	可与/不与植骨材料使用
12	Interbridge	LDR spine	2013年3月	无	钛	静态试验：轴向、旋转、压缩、耐力、解离试验 动态试验：轴向压缩		建议单节段使用
13	Affix^{TM}	NcixuVasive	2013年7月	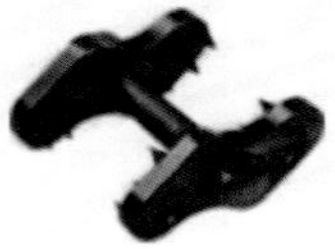	钛	静态试验：轴向压缩、旋转 动态试验：轴向压缩	申请中	FDA发表申明，该装置没有遵循510（k）申明[7]
14	Zip Mis	Aurora spine	2013年11月	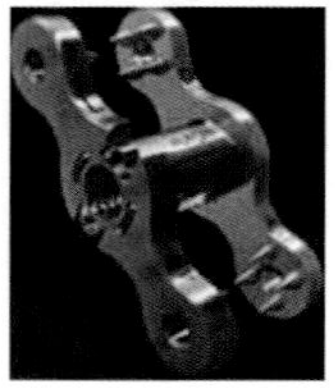	钛合金	静态试验：压缩、侧方弯曲、旋转 动态试验：侧方压缩弯曲	×	建议与植骨材料一起使用
15	Minuteman^{TM}	Spinal simplicity	2015年8月	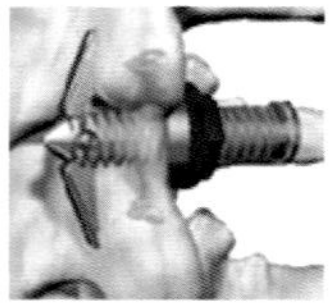	钛合金，羟基磷灰石涂层	静态试验：抗剪切力强度 抗拉强度 溶解性、溶解产物和溶解率、XRD模式和红外线光谱	临床试验募集中	通过侧方入路或后方入路在内镜下植入。建议与植骨材料单节段使用

注：以上信息（包括参考图片）取自Device 510（k）Summary。

期的临床研究和这些不确定因素，需要进一步的前瞻性临床研究来比较棘间融合装置和椎弓根螺钉的效果。

25.3.1 典型病例

51岁男性患者，主诉下腰部和下肢疼痛、双脚感觉异常，渐行性加重。患者尝试各种保守治疗，包括物理治疗、硬膜外类固醇注射、针灸和按摩等，症状无明显缓解。图25.4显示患者术前影像，证实椎间盘退行性变，L4～L5狭窄，前后骨赘形成和轻度退行性反滑脱。患者行L4～L5单节段X-LIF手术，后方以Coflex-F®融合固定。术后11个月，患者诉术前症状完全改善。术后11个月影像学（图25.5）显示L4～L5融合，椎间隙和椎间孔高度增加，屈曲位无活动度。

25.4 内固定一体式融合

整合内固定的椎间融合器具有更强的节段刚度和更大的生理载荷，促进了节段最优稳定。虽然一体式设计被广泛应用于腰椎和颈椎前入路融合器，但在侧方入路应用这些附加装置也存在可能的缺陷。螺钉角度、螺钉固定和钢板设计与前路比较有许多不同。但是额外的手术入路可能会延长手术时间，扩大皮肤切口和软组织损伤，以及增加感染率。

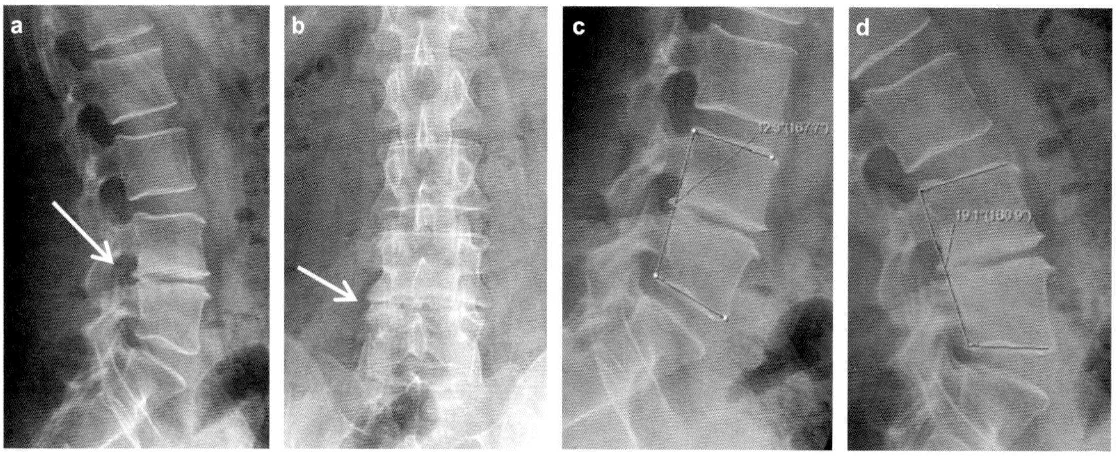

图25.4 a～d. 51岁男性患者术前影像学图像，包括侧位（a）、正位（b）、过屈位（c）、过伸位（d）。过屈位显示Cobb角12.3°，而过伸位Cobb角为19.1°

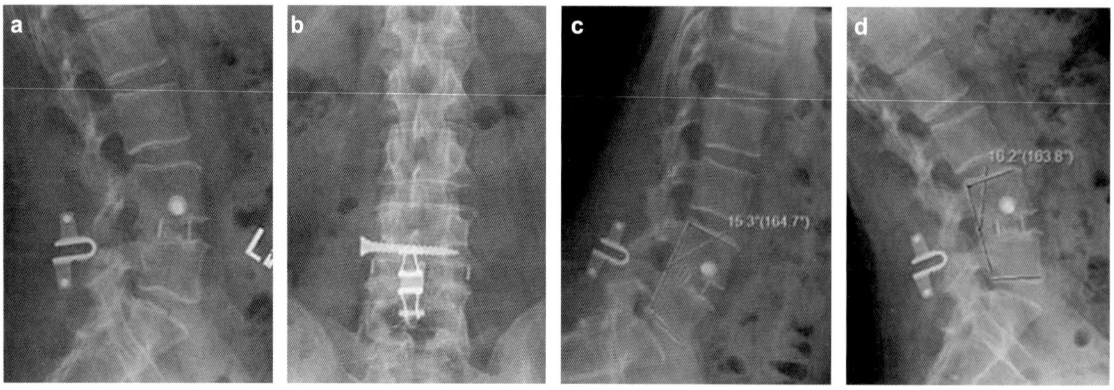

图25.5 a～d. 术后11个月影像学图像，包括侧位（a）、正位（b）、过屈位（c）、过伸位（d）。L4～L5单节段X-LIF手术，后方以Coflex-F®双侧融合固定。过屈位显示Cobb角为15.3°，而过伸位Cobb角为16.2°，证实手术减少了活动度

一些作者报道了螺钉或钢板移位、邻近节段退变发生率增高以及多入路手术中出现的异位骨化等[49]。如果能通过单一入路而不需要通过额外入路进行附加内固定就能达到足够的稳定，则可能可以避免额外后路手术的不良反应并缩短住院时间。内固定一体式融合器是近年来发展的一项新技术，用于减少涉及椎间融合器手术的不良反应。

内固定一体式融合器（integrated fixation cage，IFC）的设计为螺钉整合固定于融合器上。螺钉通常以一定角度穿过融合器的前表面，穿过椎体终板钻入椎体。与附加螺钉或者钢板的传统融合器相比，由于减少了内植物的数量，单纯IFC的设计使得器械切线更低。暴露的减少可潜在降低手术并发症的发生率和病死率。1987年，John Dove进行了开拓性的设计，即现在的Hartshill 马蹄形IFC[32]。从那时起，IFC的设计开始大量发展。

IFC与传统融合器附加内固定比较，具有不同的稳定特点和固定强度。比如，IFC植入物使用的螺钉与传统附加内固定装置如前方钢板比较具有不同的入口和轨道[50]。此外，IFC的性能高度取决于其能否良好地与周围结构连接。特别是，IFC螺钉固定的强度依赖于骨松质和终板的质和量[51]。而实际上，尸体生物力学研究已经显示单纯的IFC和侧板的附加内固定具有相似的固定能力[50, 52, 53]。目前还缺乏支持IFC有效性的临床数据，但是已有的证据显示预期良好。这些证据表明单纯使用IFC的病例与传统附加内固定的病例在术后节段活动和椎间孔高度上未见显著差异[49, 54, 55]。需要进一步的数据总结IFC的有效性，但是避免额外手术和附加内固定是可期的。

25.5　同步前后路联合融合

O'Brien在1960年实施了第一例同步前后路融合术[56]。20多年后，他报道了150例应用联合手术患者的疗效结果。平均86%的患者显示整体改善，而60%的患者显示显著性改善[56]。其他外科医生发表的满意数据使前后路联合融合成为现代腰椎外科的确切技术，具有良好的临床和影像学效果[57–60]。Kozak 等[61]对69例残障性LBP患者实施同步前后路融合术，平时随访2.5年后，单节段和双节段的椎间融合率超过90%，三个节段患者融合率达77.8%[61]。在一项前瞻性研究中，Finn等[62]实施并比较标准PLIF手术与ALIF联合PLIF手术的效果。尽管两种技术都显示很好的效果，但是联合手术患者的整体功能结果更优。此外，他们发现联合手术组的椎间融合率显著更高[62]。总之，根据先前的研究，如果外科医生经过正规的培训，那么联合手术能在可接受的时间内安全实施[61, 62]。

总　　结

下腰痛在美国工作人群中普遍存在。本章综述了侧方入路腰椎椎间融合术的多种方法。椎弓根螺钉或钢板装置是侧方入路腰椎椎间融合手术有效的附加植入物。当考虑应用棘突间装置于脊柱融合时，必须牢记，虽然肌肉剥离更少，但相比较于单侧或者双侧螺钉内固定，这些植入物对脊柱轴向旋转和侧曲限制也更少。IFC比其他任何固定的切迹都要低，这一特点减少了由于治疗装置导致的并发症和病死率。但是这类装置的效果由于螺钉固定的强度取决于骨松质和终板的质量而差异巨大。尽管有研究支持IFC的使用，但其仍然是一个新器械，支持其效果的临床证据仍然小众。由于研究的缺乏，需要未来前瞻性的临床研究来对比这些新技术和器械的长期疗效。

参 · 考 · 文 · 献

1. Andersson GB. Epidemiological features of chronic low-back pain. Lancet. 1999; 354: 581–5.
2. Praemer A, Furner S, Rice DP. Musculoskeletal conditions in the United States. Park Ridge: Proceedings of the American Academy of Orthopaedic Surgeons; 1992. p. 83–124.
3. Hart LG, Deyo RA, Cherkin DC. Physician office visits for low back pain: frequency, clinical evaluation, and treatment patterns from a US national survey. Spine. 1995; 20: 11–9.
4. Taylor VM, Deyo RA, Cherkin DC, et al. Low back pain hospitalization: recent United States trends and regional variations. Spine. 1994; 19: 1207–12.
5. Jacobs JJ, Andersson GBJ, Bell JE, Weinstein SL, Dormans JP, Gnatz SM, Lane N, Puzas JE, Clair EW, Yelin EH, editors. Burden of musculoskeletal diseases in the United States: prevalence, societal, and economic cost. Executive summary. Rosemont: American Academy of Orthopaedic Surgeons; 2008.
6. Boos N, Weissbach S, Rohrbach H, et al. Classification of age-related changes in lumbar intervertebral discs: 2002 Volvo award in basic science. Spine. 2002; 27: 2631–44.
7. Crock HV, Goldwasser M, Yoshizawa H. Vascular anatomy related to the intervertebral disc. In: Ghosh P, editor. The biology of the intervertebral disc, vol. I. Boca Raton: CRC Press, Inc.; 1988. p. 109–33.
8. Riggs BL, Melton 3rd L. Involutional osteoporosis. N Engl J Med. 1986; 314: 1676.
9. Riggs BL, Wahner HW, Melton 3rd L. Rates of bone loss in the appendicular and axial skeletons of women. Evidence of substantial vertebral bone loss before menopause. J Clin Investig. 1986; 77: 1487.
10. Sinaki M. Exercise for patients with osteoporosis: management of vertebral compression fractures and trunk strengthening for fall prevention. PM&R. 2012; 4: 882–8.
11. Cappuccino A, Cornwall GB, Turner AW, et al. Biomechanical analysis and review of lateral lumbar fusion constructs. Spine. 2010; 35: S361–7.
12. Groth AT, Kuklo TR, Klemme WR, et al. Comparison of sagittal contour and posterior disc height following interbody fusion: threaded cylindrical cages versus structural allograft versus vertical cages. J Spinal Disord Tech. 2005; 18: 332–6.
13. Hsieh PC, Koski TR, O'Shaughnessy BA, et al. Anterior lumbar interbody fusion in comparison with transforaminal lumbar interbody fusion: implications for the restoration of foraminal height, local disc angle, lumbar lordosis, and sagittal balance. J Neurosurg Spine. 2007; 7: 379–86.
14. Blumenthal SL, Ohnmeiss DD. Intervertebral cages for degenerative spinal diseases. Spine J. 2003; 3: 301–9.
15. Cloward RB. The treatment of ruptured lumbar intervertebral discs: criteria for spinal fusion. Am J Surg. 1953; 86: 145–51.
16. Cloward RB. The treatment of ruptured lumbar intervertebral discs by vertebral body fusion: I. Indications, operative technique, after care. J Neurosurg. 1953; 10: 154–68.
17. DiPaola CP, Molinari RW. Posterior lumbar interbody fusion. J Am Acad Orthop Surg. 2008; 16: 130–9.
18. Okuda S, Miyauchi A, Oda T, et al. Surgical complications of posterior lumbar interbody fusion with total facetectomy in 251 patients. J Neurosurg Spine. 2006; 4: 304–9.
19. D-l Y, F-x P, Li J, et al. Comparative study of PILF and TLIF treatment in adult degenerative spondylolisthesis. Eur Spine J. 2008; 17: 1311–6.
20. Kawaguchi Y, Matsui H, Tsuji H. Back muscle injury after posterior lumbar spine surgery: part 2: histologic and histochemical analyses in humans. Spine. 1994; 19: 2598–602.
21. Kawaguchi Y, Matsui H, Tsuji H. Back muscle injury after posterior lumbar spine surgery: part 1: histologic and histochemical analyses in rats. Spine. 1994; 19: 2590–7.
22. Potter BK, Freedman BA, Verwiebe EG, et al. Transforaminal lumbar interbody fusion: clinical and radiographic results and complications in 100 consecutive patients. J Spinal Disord Tech. 2005; 18: 337–46.
23. Scaduto AA, Gamradt SC, Warren DY, et al. Perioperative complications of threaded cylindrical lumbar interbody fusion devices: anterior versus posterior approach. J Spinal Disord Tech. 2003; 16: 502–7.
24. Villavicencio AT, Burneikiene S, Bulsara KR, et al. Perioperative complications in transforaminal lumbar interbody fusion versus anterior–posterior reconstruction for lumbar disc degeneration and instability. J Spinal Disord Tech. 2006; 19: 92–7.
25. Lane Jr JD, Moore Jr ES. Transperitoneal approach to the intervertebral disc in the lumbar area. Ann Surg. 1948; 127: 537.
26. Baker JK, Reardon PR, Reardon MJ, et al. Vascular injury in anterior lumbar surgery. Spine. 1993; 18: 2227–30.
27. Rajaraman V, Vingan R, Roth P, et al. Visceral and vascular complications resulting from anterior lumbar interbody fusion. J Neurosurg Spine. 1999; 91: 60–4.
28. Rihn JA, Patel R, Makda J, et al. Complications associated with single-level transforaminal lumbar interbody fusion. Spine J. 2009; 9: 623–9.
29. Sasso RC, Burkus JK, LeHuec J-C. Retrograde ejaculation after anterior lumbar interbody fusion: transperitoneal versus retroperitoneal exposure. Spine. 2003; 28: 1023–6.
30. Ozgur BM, Aryan HE, Pimenta L, et al. Extreme Lateral Interbody Fusion (XLIF): a novel surgical technique for anterior lumbar interbody fusion. Spine J. 2006; 6: 435–43.
31. Pimenta L, Schaffa T. Surgical technique: extreme lateral interbody fusion. eXtreme Lateral Interbody Fusion (XLIF). St. Louis: Quality Medical Publishing; 2008. p. 87–104.
32. Madan S, Harley J, Boeree N. Anterior lumbar interbody fusion: does stable anterior fixation matter? Eur Spine J. 2003; 12: 386–92.
33. Pimenta L, Marchi L, Oliveira L, et al. A prospective, randomized, controlled trial comparing radiographic and clinical outcomes between stand-alone lateral interbody lumbar fusion with either silicate calcium phosphate or rh-BMP2. J Neurol Surg Part A Cent Eur Neurosurg. 2013; 74: 343–50.
34. Watkins IV R, Watkins III R, Hanna R. Non-union rate with stand-alone lateral lumbar interbody fusion. Medicine. 2014; 93: e275.
35. Kim S-M, Lim TJ, Paterno J, et al. Biomechanical comparison: stability of lateral-approach anterior lumbar interbody fusion and lateral fixation compared with anterior-approach anterior lumbar interbody fusion and posterior fixation in the lower lumbar spine. J Neurosurg Spine. 2005; 2: 62–8.
36. Doulgeris JJ, Aghayev K, Gonzalez-Blohm SA, et al. Biomechanical comparison of an interspinous fusion device and bilateral pedicle screw system as additional fixation for lateral lumbar interbody fusion. Clin Biomech. 2015; 30: 205–10.
37. Sharma AK, Kepler CK, Girardi FP, et al. Lateral lumbar interbody fusion: clinical and radiographic outcomes at 1 year: a preliminary report. J Spinal Disord Tech. 2011; 24: 242–50.
38. Kotwal S, Kawaguchi S, Lebl D, et al. Minimally invasive lateral lumbar interbody fusion: clinical and radiographic outcome at a

minimum 2-year follow-up. J Spinal Disord Tech. 2015; 28: 119–25.
39. Pawar AY, Hughes AP, Sama AA, et al. A comparative study of lateral lumbar interbody fusion and posterior lumbar interbody fusion in degenerative lumbar spondylolisthesis. Asian Spine J. 2015; 9: 668–74.
40. Chen C, Cao X, Zou L, et al. Minimally invasive unilateral versus bilateral technique in performing singlesegment pedicle screw fixation and lumbar interbody fusion. J Orthop Surg Res. 2015; 10: 1.
41. Molinari RW, Saleh A, Molinari Jr R, et al. Unilateral versus bilateral instrumentation in spinal surgery: a systematic review. Glob Spine J. 2015; 5: 185.
42. Kepler CK, Anthony LY, Gruskay JA, et al. Comparison of open and minimally invasive techniques for posterior lumbar instrumentation and fusion after open anterior lumbar interbody fusion. Spine J. 2013; 13: 489–97.
43. Lehmann W, Ushmaev A, Ruecker A, et al. Comparison of open versus percutaneous pedicle screw insertion in a sheep model. Eur Spine J. 2008; 17: 857–63.
44. Patel AA, Zfass-Mendez M, Lebwohl NH, et al. Minimally invasive versus open lumbar fusion: a comparison of blood loss, surgical complications, and hospital course. Iowa Orthop J. 2015; 35: 130.
45. Suwa H, HanakiTA J, Ohshita N, et al. Postoperative changes in paraspinal muscle thickness after various lumbar back surgery procedures. Neurol Med Chir. 2000; 40: 151–5.
46. Gazzeri R, Galarza M, Alfieri A. Controversies about interspinous process devices in the treatment of degenerative lumbar spine diseases: past, present, and future. Biomed Res Int. 2014; 2014: 975052.
47. Bonaldi G, Brembilla C, Cianfoni A. Minimallyinvasive posterior lumbar stabilization for degenerative low back pain and sciatica. A review. Eur J Radiol. 2015; 84: 789–98.
48. Wu J-C, Mummaneni PV. Using lumbar interspinous anchor with transforaminal lumbar interbody fixation. World Neurosurg. 2010; 73: 471–2.
49. Kasliwal MK, O'toole JE. Integrated intervertebral device for anterior cervical fusion: an initial experience. J Craniovertebr Junction Spine. 2012; 3: 52.
50. Nagaraja S, Palepu V, Peck JH, Helgeson MD. Impact of screw location and endplate preparation on pullout strength for anterior plates and integrated fixation cages. Spine J. 2015; 15: 2425–32.
51. Lim T-H, An HS, Evanich C, et al. Strength of anterior vertebral screw fixation in relationship to bone mineral density. J Spinal Disord Tech. 1995; 8: 121–5.
52. Nayak AN, Stein MI, James CR, et al. Biomechanical analysis of an interbody cage with three integrated cancellous lag screws in a two-level cervical spine fusion construct: an in vitro study. Spine J. 2014; 14: 3002–10.
53. Paik H, Kang DG, Lehman RA, et al. Do stand-alone interbody spacers with integrated screws provide adequate segmental stability for multilevel cervical arthrodesis? Spine J. 2014; 14: 1740–7.
54. Cho C-B, Ryu K-S, Park C-K. Anterior lumbar interbody fusion with stand-alone interbody cage in treatment of lumbar intervertebral foraminal stenosis: comparative study of two different types of cages. J Korean Neurosurg Soc. 2010; 47: 352–7.
55. Madan S, Boeree NR. Outcome of the Graf ligamentoplasty procedure compared with anterior lumbar interbody fusion with the Hartshill horseshoe cage. Eur Spine J. 2003; 12: 361–8.
56. O'brien J, Dawson M, Heard C, et al. Simultaneous combined anterior and posterior fusion a surgical solution for failed spinal surgery with a brief review of the first 150 patients. Clin Orthop Relat Res. 1986; 203: 191–5.
57. Holte D, O'brien J, Renton P. Anterior lumbar fusion using a hybrid interbody graft. Eur Spine J. 1994; 3: 32–8.
58. Liljenqvist U, O'Brien J, Renton P. Simultaneous combined anterior and posterior lumbar fusion with femoral cortical allograft. Eur Spine J. 1998; 7: 125–31.
59. Phillips FM, Cunningham B, Carandang G, et al. Effect of supplemental translaminar facet screw fixation on the stability of stand-alone anterior lumbar interbody fusion cages under physiologic compressive preloads. Spine. 2004; 29: 1731–6.
60. Rathonyi G, Oxland T, Gerich U, et al. The role of supplemental translaminar screws in anterior lumbar interbody fixation: a biomechanical study. Eur Spine J. 1998; 7: 400–7.
61. Kozak JA, O'brien JP. Simultaneous combined anterior and posterior fusion, an independent analysis of a treatment for the disabled low-back pain patient. Spine. 1990; 15: 322–8.
62. Christensen FB, Hansen ES, Eiskjær SP, et al. Circumferential lumbar spinal fusion with Brantigan cage versus posterolateral fusion with titanium Cotrel–Dubousset instrumentation: a prospective, randomized clinical study of 146 patients. Spine. 2002; 27: 2674–83.

（程亚军 / 译　杨明园　魏显招 / 校）

第26章 LLIF的前外侧固定

Gregory M. Malham, Rhiannon M. Parker,
and Kevin A. Seex

26.1 前　言

LLIF是一种90°侧卧位经腹膜后、腰大肌通道的前方椎间融合，通过宽的足印型椎间融合器实现腰椎节段的即刻稳定。LLIF的大融合器增加了融合器-终板接触面积，保留了椎间高度，实现了神经的间接减压并矫正冠状面/矢状面畸形[1]。传统的前路（ALIF）或后路（PLIF/TLIF）椎间融合由于切除了脊柱稳定的重要结构，因此需要附加的内固定[2]。这些结构包括ALIF中的前/后纵韧带和PLIF或TLIF中的小关节、峡部以及后方韧带。这些结构在LLIF中保留完好并维持张力，可增强脊柱节段的稳定性[3,4]。

LLIF中附加内固定的指征有三大方面：避免沉降、增加稳定性以及矫正畸形。

三大问题：

- 为何需要附加内固定?
- 何时需要附加内固定?
- 何种附加内固定选择是临床最优的?

26.2 附加内固定的益处

置入侧方椎间融合器可在没有附加内固定的情况下立刻改善脊柱节段的机械稳定性。单纯通过体外矫形器也可达到此效果，但是附加内固定可提高融合率，帮助畸形矫正，并维持矫形直至融合[5]。更重要的是附加内固定可降低融合器沉降的风险，避免融合器沉降导致的严重后果，如间接减压效果丢失需要进行翻修手术。

26.3 附加内固定的指征

LLIF是否需要进行附加侧方入路或后路内固定的影响因素包括骨密度、小关节病变程度、冠状面和矢状面失平衡、影像学不稳或临床不稳、峡部缺损、滑脱、融合器宽度、手术节段数、存在邻近节段融合[5]、术中在置入融合器或处理终板时终板损伤以及计划中或计划外的前纵韧带破裂。图26.1显示了

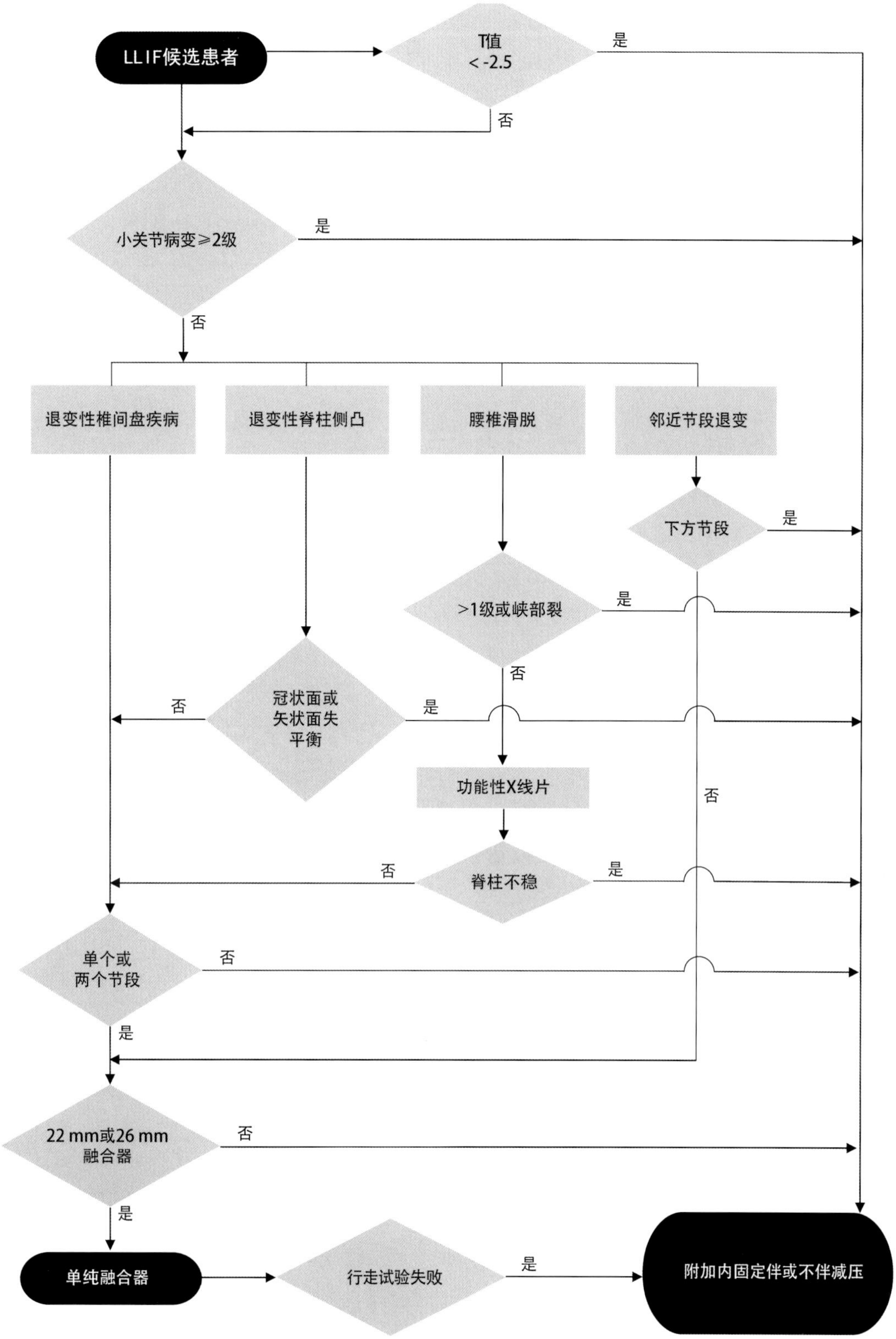

图26.1　附加内固定的流程图（引自Malham等[5]）

需要双侧椎弓根螺钉进行附加内固定的流程图。

26.3.1 骨密度降低

骨密度降低是融合器沉降导致间接减压以及矫形效果丢失的主要危险因素。骨量降低以及骨质疏松都是双侧椎弓根螺钉固定的强适应证[6]。通过椎体直接注射或经椎弓根注射进行椎体强化是一项十分有用的技术，这样可对抗沉降和螺钉拔出，并且可用于预防邻近节段塌陷。

26.3.2 小关节病变

小关节病变可根据CT表现分为0级（正常）、1级（轻度）、2级（中度）和3级（重度）[7]。

如果存在小关节病变（≥2级），无论其他因素如何都需要附加内固定[5]，除非小关节已完全强直。由于中度/重度退变意味着小关节的负荷或运动过大，因此判断小关节退变非常重要。对于有症状的小关节病变患者需要进行附加后路内固定以立即缓解疼痛。

26.3.3 脊柱畸形

LLIF是一种矫正矢状面和冠状面失平衡、侧凸和滑脱的强有力方法。由于椎间盘高度不对称导致的冠状面失平衡可以由侧方融合器矫正，但仍需要附加内固定用以维持矫形。LLIF后通过附加内固定可增强矫形并维持序列直至融合，双侧椎弓根螺钉仍是内固定的选择。

26.3.4 脊柱不稳

影像学上脊柱不稳可被定义为：站立状态下过伸过屈位X线片存在 > 3 mm位移以及 > 11°的角度变化[8]。临床不稳可表现为机械痛，并且需要考虑小关节的完整性，特别是在先前接受过腰椎手术的患者中。

26.3.5 峡部缺损

LLIF节段峡部缺损无论是否存在腰椎滑脱都需要进行椎弓根螺钉固定。

26.3.6 融合器宽度以及节段

大融合器（22 mm或26 mm）相比于早期小融合器（18 mm）可提供更强的稳定性和更低的沉降率[9]。使用18 mm融合器通常推荐附加后路内固定。

单节段和两节段LLIF可以单纯置入宽融合器[5]；但是三节段或更多节段LLIF则推荐使用附加内固定，尽管这一做法的支持证据尚有限。

26.3.7 邻近椎间隙退变

ASD的矢状面平衡评估对于制订附加内固定策略十分重要。位于先前融合下方的有症状ASD，LLIF治疗时必须通过椎弓根螺钉增强稳定，因为此处有很高的生物力学刺激并由此可能产生不融合的风险。

在先前融合节段上方出现ASD，只要脊柱的矢状面是平衡的，可以考虑使用单纯侧方宽融合器。在脊柱平衡的患者中使用侧方钢板并进行棘突间固定也是一种有理由的选择，可避开原先的内固定。

26.3.8 手术史

LLIF目标节段先前行椎间盘切除或椎板切除者需要进行小关节评估和判断有无棘突切除，但并不一定需要进行附加内固定。

26.3.9 术中椎体终板损伤

术中意识到终板损伤或术后早期影像学明确终板损伤应附加椎弓根螺钉固定以降低沉降。

26.3.10 前纵韧带计划内切断或计划外破裂

在计划内切断前纵韧带时，相比于双侧椎弓根螺钉内固定，优先选择使用带螺钉的一体融合器，用以保护融合器[10, 11]。计划外的前纵韧带破裂，常可在试模或融合器时置入听见咔嚓声而发现，此时应同样进行处理，但如果螺钉一体融合器不可用，可选PLIF/TLIF补救，以避免融合器向前移位。

26.4 LLIF的固定选择

生物力学数据表明进行侧方固定、后路固定或两者结合都可以提高脊柱节段稳定性[3,4]。

26.4.1 侧方固定

独立的侧板或融合器-螺钉一体化器械，可限制椎体轴向旋转和侧方屈曲，而相比于后路固定在脊柱过伸过屈时刚性更小。4螺钉板比2螺钉板在所有运动平面上刚性更强，但在置入过程中不损伤腰大肌却是技术上的挑战。一体化融合器带有1～2个螺钉固定可限制ALL破裂后的融合器移位。侧方入路固定的自身优势在于其减少了手术时间，避免患者因后路固定而重新摆体位（图26.2）。

26.4.2 后路固定

后路固定可以为各平面提供足够的坚强固定——轴状面、冠状面，特别是矢状面。后路固定可以维持节段前凸，经皮螺钉可增加1°前凸，而开放螺钉则可以通过截骨技术提高矢状面矫形[5,8]。

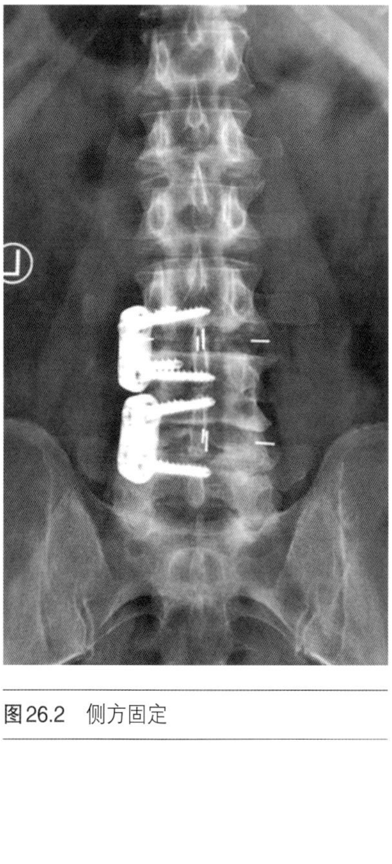

图26.2 侧方固定

通过侧方入路置入融合器后，调整体位至俯卧位同样也可以增加腰椎前凸。更重要的是，椎弓根螺钉可保护融合器避免沉降，增加椎间融合率。双侧椎弓根螺钉仍是增强脊柱稳定性的选择，也是评判其他内固定的对比标准。

内固定技术选择：

- 椎弓根螺钉。双侧椎弓根螺钉-棒结构通过传统的正中或两侧旁中线肌间隙（Wiltse）切口置入，可提供最坚强的生物力学固定[4]。但是，患者侧卧位时在对侧低位置入螺钉可能面临无菌问题，技术上具有挑战性。在俯卧位上置入双侧椎弓根螺钉相对容易，但这需要对患者重新摆体位至俯卧位。因此，在侧卧位上置入单侧椎弓根螺钉是选择之一，但固定强度在各个平面会降低，尤其是轴状面旋转，同时可能导致脊柱发生螺钉置入侧的单侧融合（图26.3）。

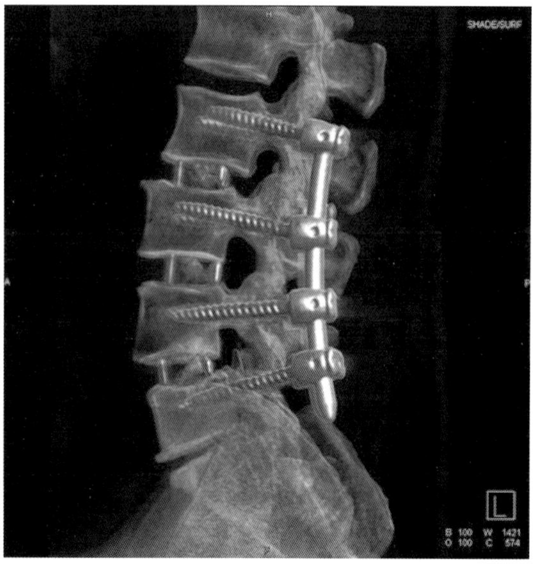

图26.3 双侧椎弓根螺钉-棒系统

- 小关节螺钉。经关节螺钉可在透视下通过中线小切口置入，可提供与双侧椎弓根螺钉相当的内固定强度[12]。
- 骨皮质螺钉。骨皮质螺钉尽管螺钉直径更小，但也可提供与双侧椎弓根螺钉相近的内固定生物力学强度。骨皮质螺钉可通过中线切口置入，相比于开放椎弓根螺钉，其对肌肉的牵拉损伤更小，螺钉的方向是由内向上外。由于骨皮质螺钉穿过峡部骨皮质，因此对骨量减少的患者具有较强的抗拔出力[13]（图26.4）。

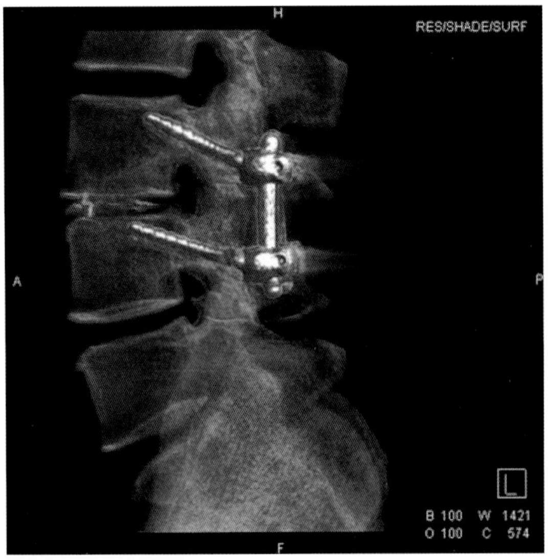

图26.4 骨皮质螺钉

• 棘突间固定。作为一种内固定选择，棘突间固定可通过中线小切口直接置入，并保留完整的棘突，可在侧卧位或俯卧位置入，并且可有效抵抗屈曲-伸展，但轴向旋转和侧屈时稳定性不足[14]。因此，该方式可与侧板共用以弥补彼此不足，共同提供与双侧椎弓根螺钉相当的生物力学强度。

26.4.3 侧方入路与后路固定结合

在侧卧位时应用联合内固定如侧板加对侧单侧椎弓根螺钉或侧板加棘突间固定，可提供与双侧椎弓根螺钉相当的生物力学强度，并且术中不需要重新调整体位。此外，也存在其他可能且合理的内固定组合。

总 结

LLIF术式附加内固定的指征有三大原因：避免融合器沉降、增强的稳定性以及矫正畸形。对于骨质疏松、影像学或临床不稳和术中意外事件如终板损伤或前纵韧带破裂的患者推荐附加内固定。但是，目前没有各种内固定选择的临床数据对比。对比内固定稳定性的尸体标本的生物力学研究无法预测内固定完成融合需要的持久性，也无法显示与临床疗效的相关性。因此，直到更多证据出现前，默认的附加内固定仍是双侧椎弓根螺钉。

参·考·文·献

1. Ozgur BM, Aryan HE, Pimenta L, et al. Extreme lateral interbody fusion (XLIF): a novel surgical technique for anterior lumbar interbody fusion. Spine J. 2006; 6: 435–43.
2. Jagannathan J, Sansur CA, Oskouian RJ, et al. Radiographic restoration of lumbar alignment after transforaminal lumbar interbody fusion. Neurosurgery. 2009; 64: 955–63.
3. Bess RS, Cornwall GB, Vance RE, et al. Biomechanics of lateral arthrodesis. In: Goodrich JA, Volcan IJ, editors. eXtreme lateral interbody fusion (XLIF). St Louis: Quality Medical Publishing; 2008. p. 31–40.
4. Cappuccino A, Cornwall BG, Turner AWL, et al. Biomechanical analysis and review of lateral lumbar fusion constructs. Spine. 2010; 35: S361–7.
5. Malham GM, Ellis NJ, Parker RM, Seex KA. Maintenance of segmental lordosis and disc height in standalone and instrumented extreme lateral interbody fusion (XLIF). Clin Spine Surg. 2016. doi: 10.1097/BSD.0b013e3182aa4c94. In Press.
6. Tempel ZJ, Gandhoke GS, Okonkwo DO, Kanter AS. Impaired bone mineral density as a predictor of graft subsidence following minimally invasive transpsoas lateral lumbar interbody fusion. Eur Spine J. 2015; 24 Suppl 3: S414–9.
7. Pathria M, Sartoris DJ, Resnick D. Osteoarthritis of the facet joints: accuracy of oblique radiographic assessment. Radiology. 1987; 164: 227–30.
8. Marchi L, Amaral R, Oliveira L, et al. Stand-alone lateral interbody fusion for the treatment of low-grade degenerative spondylolisthesis. Scientific World Journal. 2012; 2012: 456346.
9. Pimenta L, Turner AWL, Dooley ZA, et al. Biomechanics of lateral interbody spacers: going wider for going stiffer. Scientific World Journal. 2012; 2012: 381814.
10. Deukmedjian AR, Le TV, Baaj AA, et al. Anterior longitudinal ligament release using the minimally invasive lateral retroperitoneal transpsoas approach: a cadaveric feasibility study and report of 4 clinical cases. J Neurosurg Spine. 2012; 17: 530–9.
11. Uribe JS, Smith DA, Dakwar E, et al. Lordosis restoration after anterior longitudinal ligament release and placement of lateral hyperlordotic interbody cages during the minimally invasive lateral transpsoas approach: a radiographic study in cadavers. J Neurosurg Spine. 2012; 17: 476–85.
12. Voyadzis JM, Anaizi AN. Minimally invasive lumbar transfacet screw fixation in the lateral decubitus position after extreme lateral interbody fusion: a technique and feasibility study. J Spinal Disord

Tech. 2013; 26: 98–106.
13. Matsukawa K, Yato Y, Imabyashi H, et al. Biomechanical evaluation of the fixation strength of lumbar pedicle screws using cortical bone trajectory: a finite element study. J Neurosurg Spine. 2015; 23: 471–8.
14. Wang JC, Spenciner D, Robinson JC. SPIRE spinous process stabilization plate: biomechanical evaluation of a novel technology. Invited submission from the joint section meeting on disorders of the spine and peripheral nerves, March 2005. J Neurosurg Spine. 2006; 4: 160–4.

（周潇逸 / 译　魏显招 / 校）

第27章 前柱椎体序列重建

Juan S. Uribe, Chun-Po Yen, and Joshua M. Beckman

27.1 前　言

经腹膜后的侧方入路可以显露至腰椎，尤其是椎体的前部。相对于传统的后路技术，该入路可以在更小的组织损伤下，为冠状面、矢状面及轴状面脊柱畸形的充分矫形提供更直接的通道[20, 23]。在此之前，通过单节段或多节段侧方椎间融合以恢复节段前凸，会由于前纵韧带（anterior longitudinal ligament, ALL）的存在而受到限制。前柱椎体序列重建（anterior column realignment, ACR）可以使椎体间隙鱼嘴样张开，从而规避这一缺点。该项技术允许腰椎前凸的显著恢复，同时保持对椎间孔的间接减压，但唯一的不足是脊柱后部结构的屋顶效应。

ACR是治疗矢状位失平衡相对较新的微创技术[9, 10]。ACR手术过程包括经外侧腰大肌入路进行完整的椎间盘切除术，并松解ALL和纤维环。然后放置前凸较大的椎间融合器，并使其维持在前凸20°或30°之间。该手术通过后路内固定稳定脊柱或进一步矫正矢状面畸形完成，使用微创手术（MIS）或开放技术，取决于所需的后路松解程度、外科医生的倾向性以及个人经验。

在本章中，我们将对相关手术区域的解剖结构、矢状位矫正度、手术技术、临床应用和潜在的并发症进行讨论。经前纵韧带手术（也被称为ACR）是一种非常先进的侧方融合技术，只有熟练掌握MIS和侧方融合技术的专家才能开展这一技术。手术操作区域非常接近下腔静脉/髂静脉和腹主动脉/髂动脉。一旦出现并发症，甚至可能致命。

27.2 临床应用

侧方入路MIS-ACR被认为是一种可替代传统开放手术［如Smith-Peterson截骨术（Smith-Peterson osteotomy, SPO）］和经椎弓根截骨术（pedicle subtraction osteotomy, PSO）的成人脊柱畸形矫形技术。虽然开放技术已经过时间检验，但这一技术的死亡率和失血量更高，围手术期和术后并发症的发生率达15.5%～80%[1, 3, 5, 7, 12-16, 19, 21]。为了尽可能避免并发症，MIS已被应用于治疗脊柱畸形和保留脊柱骨盆生理序列。

在尸体和临床研究中，ACR可使脊柱节段前凸增加12°～13°，并且不会破坏脊柱的后部结构[1, 9, 10, 17, 23]。作为比较，SPO这样传统的开放技术只能提供10°的前凸校正[4, 6, 8, 17]。通过ACR技术对脊柱序列的矫正度通常会被脊柱的后部结构限制。如果ACR与Ponte或SPO截骨技术相结合，则有可能获得与PSO截骨技术类似的脊柱前凸矫正度，并且可避免PSO截骨导致的失血和脊柱短缩（图27.1和图27.2）。

27.3　局部解剖

MIS-ACR会使脊柱外科医生在暴露过程中面对并不熟悉的前柱相关的解剖结构，如内脏器官、自主神经丛和大血管。ALL本身是一个韧性很强的纤维带，顺着椎体前缘延伸，由三部分组成：浅表层、中间层和深层。通常ALL在椎体的水平上更厚更窄，在椎间盘水平更薄更宽，相对椎体来讲，ALL对椎间盘的附着更为紧密[10]。

ALL侧边的正前方就是交感神经丛。它通常位于腰大肌和ALL接触部位，并通过白交通支和灰交通支（通过椎旁神经节）与腰丛直接交联。这些交错的神经纤维大多位于椎体侧方，很少存在于ALL松解的椎间盘水平（图27.3）。

大血管（主动脉、下腔静脉、髂总动脉/静脉）位于腰椎椎体前方，紧邻于前纵韧带前方和交感神经丛。腹主动脉通常在距离L4～L5椎间隙头端18 mm处分叉，下腔静脉在距离L4～L5椎间隙2 mm内分叉[11]。在ALL和大血管之间有一个脂肪填充的解剖平面，允许紧贴血管背侧将其钝性游离，分离出ALL并切断。

27.4　手术技巧

MIS-ACR从腹膜后外侧经腰大肌入路，需要更广泛地游离重要解剖结构（如上文所列）。该手

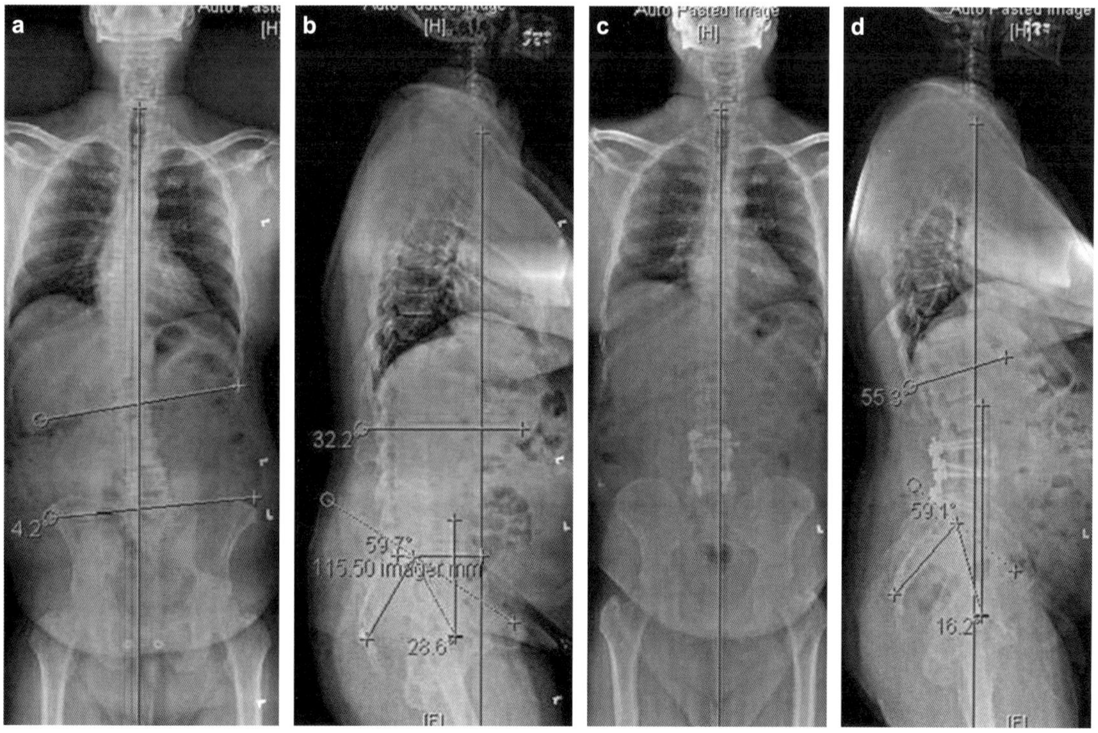

图27.1　a～d. 术前/术后脊柱侧凸站立位X线片显示成人脊柱畸形伴整体矢状位失衡及ACR在L3/L4水平上的应用

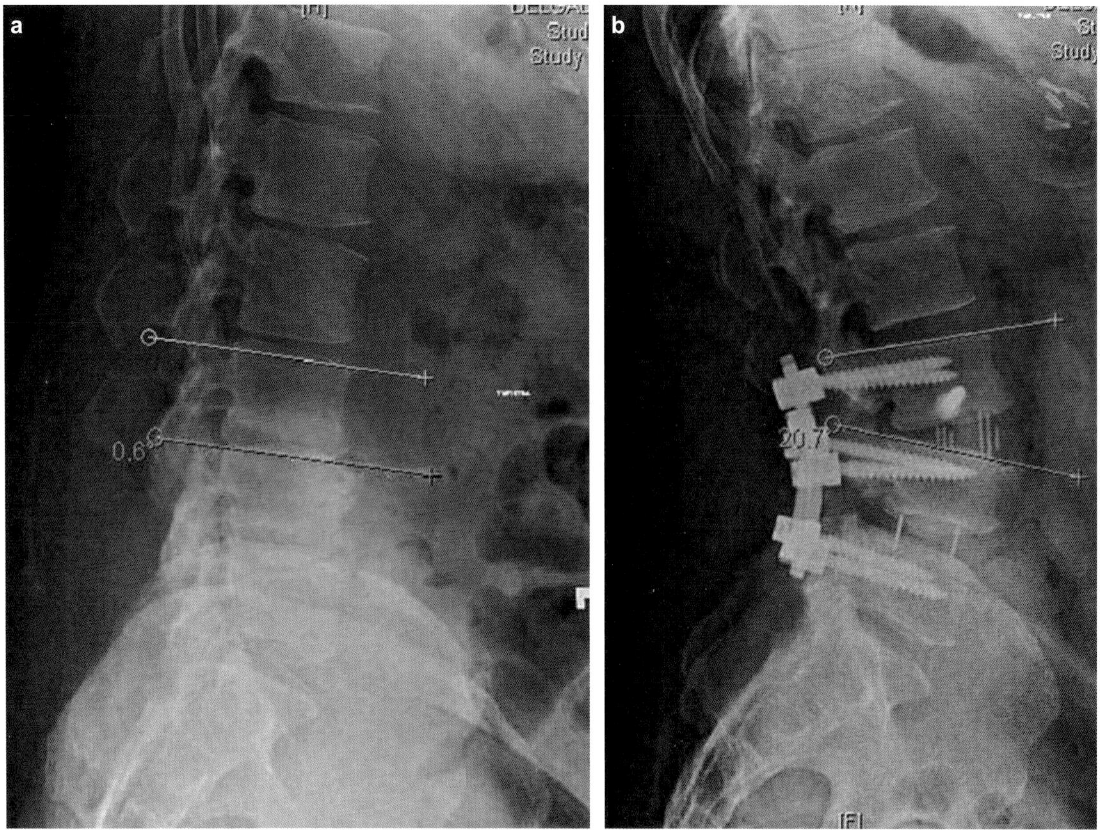

图27.2　a、b. 术前和术后侧位X线片详细显示了ACR术后L3/L4节段前凸明显改善

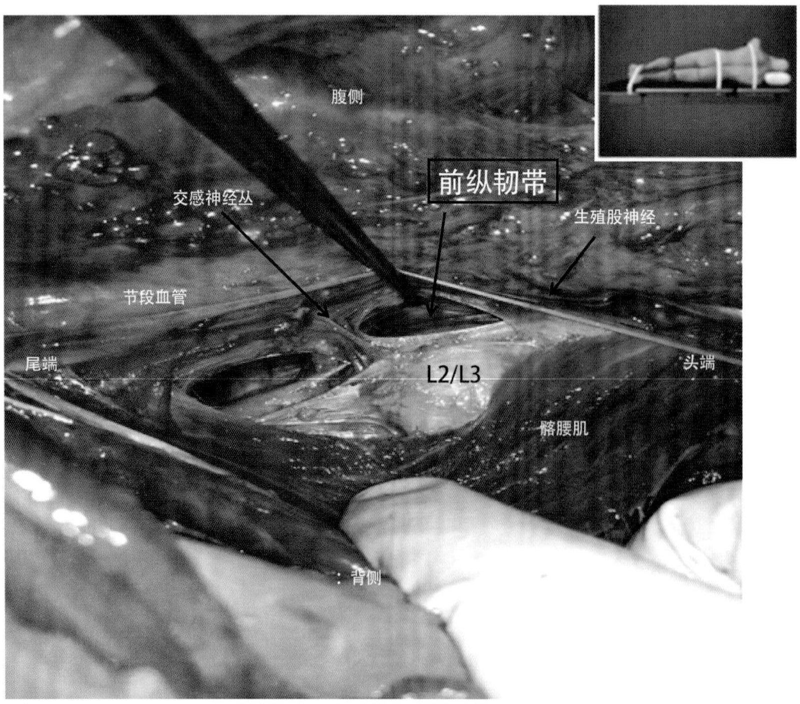

图27.3　尸体解剖显示前纵韧带与邻近结构的解剖关系

术非常依赖前后位和侧位透视，以及患者的体位摆放。患者体位为侧卧位，与传统的经腰大肌侧方入路相同。侧卧方向通常由冠状畸形的凹侧决定。我们选择从凹侧入路以便从一个切口显露更多节段。如果没有明显的冠状面畸形，那么我们选择右侧入路，将韧性更好的主动脉或髂动脉置于对侧，并将静脉保留在术区这一侧。我院ACR最常见节段位于L2/L3和L3/L4水平。L4/L5水平由于存在腰丛前移，风险较大，因此需要避免在这一节段进行操作。

经腰大肌腹膜后侧方入路到达椎体前部，其间通过trEMG预防腰丛损伤。一旦拉钩处在安全位置（特指椎间隙的后1/3或操作区域3）[22]，就可以进行椎间盘切除术，终板的处理和侧方椎间融合的处理方式相同。然后，拉钩向前方拉开，就可以显露出ALL（图27.4）。这是一层厚的（白色）纤维结构，桥接于两个椎体之前。

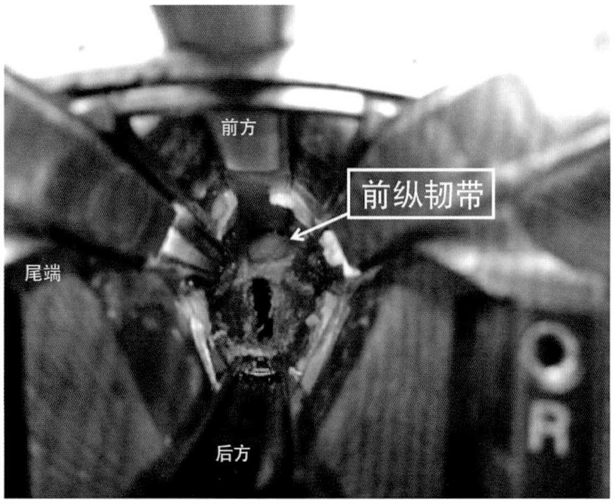

图27.4　椎间盘切除和前纵韧带剥离术后L3/L4腰椎间隙牵引器位置的术中观察

通过钝性游离解剖平面，可以在腹侧显露至ALL，背侧显露至自主神经丛和大血管。在前后位透视引导下，在对ALL施加轻微向后压力时使用钝性分离器更为适用。在此过程中几乎没有阻力。如遇阻力则意味着手术平面错误，血管损伤的风险较大。出于安全的考虑，我们只显露至对侧椎弓根内侧缘（前后位透视引导下）。

在确保钝性分离器保护好腹侧血管结构后，使用双极电凝凝固ALL，再用环片沿撑开器下滑，沿撑开器方向前后切开。术者要避免向下切。只有韧带的前2/3需要被切断（仍是出于安全考虑），剩下的部分由一种特殊设计的椎间盘撑开器破坏。缓慢移除钝性分离器，并在前后位透视引导下放置椎间隙撑开器。撑开器以一种渐进的方式撑开（数分钟），直到后1/3韧带断裂。然后放置高前凸的融合器，并用单骨皮质侧方螺钉保护防止融合器前移（图27.5 ～图27.7）。

27.5　潜在禁忌

- ACR的一个严格禁忌证是椎体前方骨赘，例如弥漫性特发性骨肥厚症（diffuse idiopathic skeletal hyperostosis, DISH）。自然解剖平面是典型的闭塞，不能安全分离，血管损伤风险较大。
- 术前检查血管的解剖位置至关重要，要确保手术节段侧方没有大血管，也没有其他异常血管横跨术区。
- 定位和透视过程要格外注意，任何在透视过程中出现的微小差异都可能导致手术器械前移，从而损伤大血管。

27.6　并发症

ACR技术可以用微创的方式确实恢复矢状面生理角度，但也伴随其独特的和潜在的灾难性的一系列并发症。这是一种对操作技巧要求很高的手术方法，需要精细的外科技术来避免致命的血管损伤。在一项针对侧方入路切除ALL并发症的综述中，Murray等对47例ACR患者中的31例进行了评估，47例ACRS中有9例（19%）产生了术后并发症。最常见的并发症（n=8）是同侧髂腰肌无力（而非股神经损伤），推测在多节段侧方入路融合时与腰大肌内多个通道入口点相关。除1例患者外，其余患者都得到了恢复。逆行射精是另一个主要并

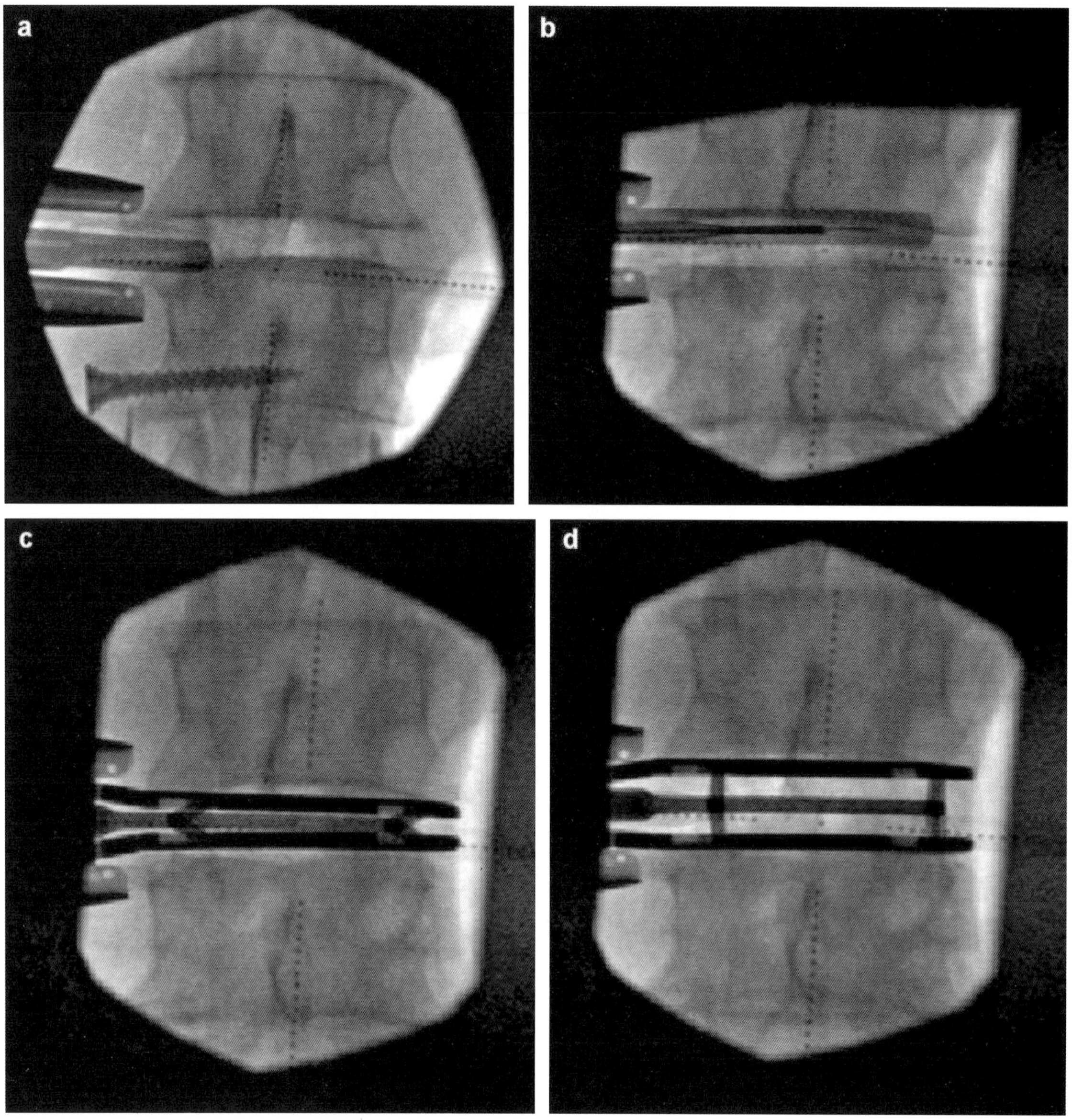

图27.5 a～d. 术中正位片显示前纵韧带撑开切断的过程及最终椎间隙的撑开

发症。在他们的研究中没有血管、内脏损伤及感染等并发症发生[18]。

其他研究报道了侧方入路（股神经损伤、内脏损伤和血管损伤）的并发症发生率，其中1例死于主要血管损伤[2]。虽然ACR没有血管并发症的报道，但风险仍然很明显。只有对侧方手术入路熟悉的外科医生才可以尝试运用此技术。

结　论

采用微创腹膜后外侧入路（ACR技术）切除ALL，可替代传统的开放技术以恢复矢状面平衡。通过精细的手术技术和详细的术前计划，ACR技术可成为治疗成人脊柱畸形的一种可行手段。

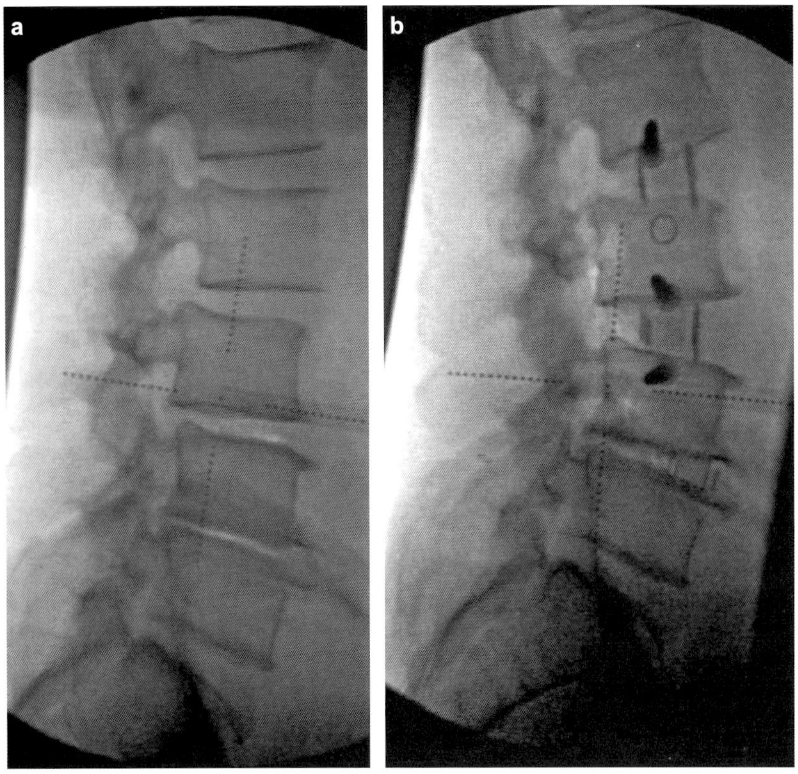

图27.6　a、b. 术中侧位片图像显示前纵韧带切断术前后情况及腰椎前凸恢复

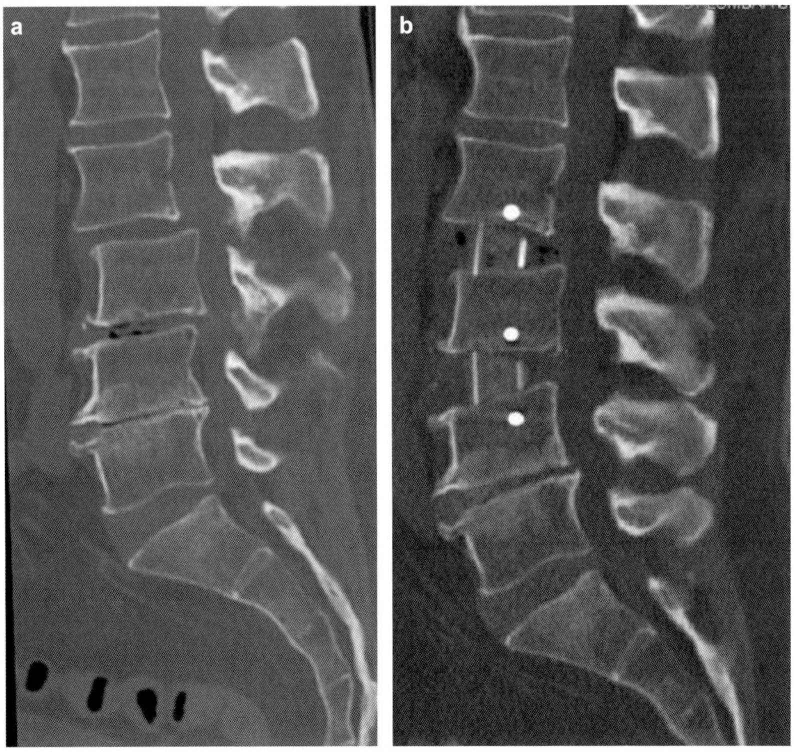

图27.7　a、b. 术前和术后CT矢状位图像显示ACR手术后所获得的腰椎前凸

参·考·文·献

1. Acosta FL, Liu J, Slimack N, Moller D, Fessler R, Koski T. Changes in coronal and sagittal plane alignment following minimally invasive direct lateral interbody fusion for the treatment of degenerative lumbar disease in adults: a radiographic study. J Neurosurg Spine. 2011; 15: 92–6.
2. Assina R, Majmundar NJ, Herschman Y, Heary RF. First report of major vascular injury due to lateral transpsoas approach leading to fatality. J Neurosurg Spine. 2014; 21: 794–8.
3. Auerbach JD, Lenke LG, Bridwell KH, Sehn JK, Milby AH, Bumpass D, et al. Major complications and comparison between 3-column osteotomy techniques in 105 consecutive spinal deformity procedures. Spine (Phila Pa 1976). 2012; 37: 1198–210.
4. Bridwell KH. Decision making regarding Smith-Petersen vs. pedicle subtraction osteotomy vs. vertebral column resection for spinal deformity. Spine (Phila Pa 1976). 2006; 31: S171–8.
5. Bridwell KH, Lewis SJ, Edwards C, Lenke LG, Iffrig TM, Berra A, et al. Complications and outcomes of pedicle subtraction osteotomies for fixed sagittal imbalance. Spine (Phila Pa 1976). 2003; 28: 2093–101.
6. Bridwell KH, Lewis SJ, Rinella A, Lenke LG, Baldus C, Blanke K. Pedicle subtraction osteotomy for the treatment of fixed sagittal imbalance. Surgical technique. J Bone Joint Surg Am. 2004; 86-A Suppl 1: 44–50.
7. Buchowski JM, Bridwell KH, Lenke LG, Kuhns CA, Lehman Jr RA, Kim YJ, et al. Neurologic complications of lumbar pedicle subtraction osteotomy: a 10-year assessment. Spine (Phila Pa 1976). 2007; 32: 2245–52.
8. Cho KJ, Bridwell KH, Lenke LG, Berra A, Baldus C. Comparison of Smith-Petersen versus pedicle subtraction osteotomy for the correction of fixed sagittal imbalance. Spine (Phila Pa 1976). 2005; 30: 2030–7; discussion 2038.
9. Deukmedjian AR, Dakwar E, Ahmadian A, Smith DA, Uribe JS. Early outcomes of minimally invasive anterior longitudinal ligament release for correction of sagittal imbalance in patients with adult spinal deformity. Sci World J. 2012; 2012: 789698.
10. Deukmedjian AR, Le TV, Baaj AA, Dakwar E, Smith DA, Uribe JS. Anterior longitudinal ligament release using the minimally invasive lateral retroperitoneal transpsoas approach: a cadaveric feasibility study and report of 4 clinical cases. J Neurosurg Spine. 2012; 17: 530–9.
11. Deukmedjian AR, Le TV, Dakwar E, Martinez CR, Uribe JS. Movement of abdominal structures on magnetic resonance imaging during positioning changes related to lateral lumbar spine surgery: a morphometric study: clinical article. J Neurosurg Spine. 2012; 16: 615–23.
12. Gill JB, Levin A, Burd T, Longley M. Corrective osteotomies in spine surgery. J Bone Joint Surg Am. 2008; 90: 2509–20.
13. Glassman SD, Hamill CL, Bridwell KH, Schwab FJ, Dimar JR, Lowe TG. The impact of perioperative complications on clinical outcome in adult deformity surgery. Spine (Phila Pa 1976). 2007; 32: 2764–70.
14. Kim KT, Lee SH, Suk KS, Lee JH, Jeong BO. Outcome of pedicle subtraction osteotomies for fixed sagittal imbalance of multiple etiologies: a retrospective review of 140 patients. Spine (Phila Pa 1976). 2012; 37: 1667–75.
15. Kim YJ, Bridwell KH, Lenke LG, Cheh G, Baldus C. Results of lumbar pedicle subtraction osteotomies for fixed sagittal imbalance: a minimum 5-year follow-up study. Spine (Phila Pa 1976). 2007; 32: 2189–97.
16. Lenke LG, Sides BA, Koester LA, Hensley M, Blanke KM. Vertebral column resection for the treatment of severe spinal deformity. Clin Orthop Relat Res. 2010; 468: 687–99.
17. Manwaring JC, Bach K, Ahmadian AA, Deukmedjian AR, Smith DA, Uribe JS. Management of sagittal balance in adult spinal deformity with minimally invasive anterolateral lumbar interbody fusion: a preliminary radiographic study. J Neurosurg Spine. 2014; 20: 515–22.
18. Murray G, Beckman J, Bach K, Smith DA, Dakwar E, Uribe JS. Complications and neurological deficits following minimally invasive anterior column release for adult spinal deformity: a retrospective study. Eur Spine J. 2015; 24 Suppl 3: 397–404.
19. Schwab FJ, Hawkinson N, Lafage V, Smith JS, Hart R, Mundis G, et al. Risk factors for major perioperative complications in adult spinal deformity surgery: a multi-center review of 953 consecutive patients. Eur Spine J. 2012; 21: 2603–10.
20. Shamji MF, Isaacs RE. Anterior-only approaches to scoliosis. Neurosurgery. 2008; 63: 139–48.
21. Smith JS, Shaffrey CI, Glassman SD, Berven SH, Schwab FJ, Hamill CL, et al. Risk-benefit assessment of surgery for adult scoliosis: an analysis based on patient age. Spine (Phila Pa 1976). 2011; 36: 817–24.
22. Uribe JS, Arredondo N, Dakwar E, Vale FL. Defining the safe working zones using the minimally invasive lateral retroperitoneal transpsoas approach: an anatomical study. J Neurosurg Spine. 2010; 13: 260–6.
23. Uribe JS, Smith DA, Dakwar E, Baaj AA, Mundis GM, Turner AW, et al. Lordosis restoration after anterior longitudinal ligament release and placement of lateral hyperlordotic interbody cages during the minimally invasive lateral transpsoas approach: a radiographic study in cadavers. J Neurosurg Spine. 2012; 17: 476–85.

（邵　杰 / 译　周潇逸　魏显招 / 校）

第28章 LLIF的融合器沉降

Gregory M. Malham, Rhiannon M. Parker,
and Kevin A. Seex

28.1 前 言

骨重塑过程中椎间融合器的固定是腰椎椎间融合术（lumbar interbody fusion, LIF）后正常愈合过程的常见现象。沉降现象是融合器固定伴终板塌陷的过程，可导致间接减压和矫形序列的丢失，融合成功率降低甚至需要翻修。但是，影像学上的沉降并不与临床表现相关。沉降和许多因素有关，包括骨骼质量、手术技术、融合器形态以及生物骨制品使用等。

无论使用何种手术方式，融合器沉降都是潜在的并发症。但是，对于采用前路或侧方入路椎间融合（ALIF/LLIF/OLIF）的患者来说避免沉降现象非常重要，因为这类技术完全依赖于对神经孔进行间接减压以改善患者根性症状。PLIF/TLIF则有所不同，因为其包含直接椎间孔减压，可以更好地耐受融合器沉降。

28.2 分 类

LLIF术后沉降现象有多种分类已被报道。Le等[1]定义影像学上的沉降为术后X线片显示上下任一终板的改变。他们进一步定义了临床沉降为存在影像学沉降并伴有与间接减压丢失相关的疼痛复发，神经症状复发或临床效果显著降低。Tohmeh等[2]应用了类似的方法，他们提出沉降可以通过侧位X线片上任何程度的融合器固定进入终板≥1 mm来测定。

Sharma等[3]结合了位置和严重程度将沉降分为4个等级：0级代表终板正常无骨折，Ⅰ级代表融合器一侧（前或后）终板破坏，Ⅱ级代表融合器前后两侧都存在终板骨折，而Ⅲ级则代表明显终板骨折，超过融合器高度1/3的部分沉降进入椎体。

文献报道[4-6]中最常用的分型系统是由Marchi等[7, 8]提出的，他们通过测量并根据融合器沉降入椎体终板的程度将分为：0级为0% ~ 24%；Ⅰ级为25% ~ 49%；Ⅱ级为50% ~ 74%；Ⅲ级为75% ~ 100%。0级和Ⅰ级为低度沉降，Ⅱ级和Ⅲ级为高度沉降。我们认为也可把25%当作0级，作为分型的一种替代方案。这一分型系统依照Tohmeh等[2]的方法对沉降采用定量测量，区分早期及迟发性融合器沉降，并描述三种不同类型[9]。

影像学上融合器沉降可通过椎体终板到融合器头/尾端的距离（以毫米计）来测量。如果沉降在术后早期的矢状位和横切位CT上明确，则被定义为早期融合器沉降（early cage subsidence, ECS），是由于术中椎体终板破坏导致的结果（图28.1）。如果沉降只在术后CT随访发现（≥术后6个月），则被定义为迟发性融合器沉降（delayed cage subsidence, DCS）。终板破坏可分为尾端（下位椎体上终板）和（或）头端（上位椎体下终板）破坏，以及相对于融合器置入侧的同侧、对侧或双侧破坏。尽管理论上有9种可能类别，但是临床上只见到3种类型的沉降：1型为融合器沉降进入对侧尾端椎体上终板；2型为融合器双侧沉降进入尾端椎体上终板前方，导致融合器前倾；3型为融合器双侧沉降同时进入上终板和下终板（图28.2）。

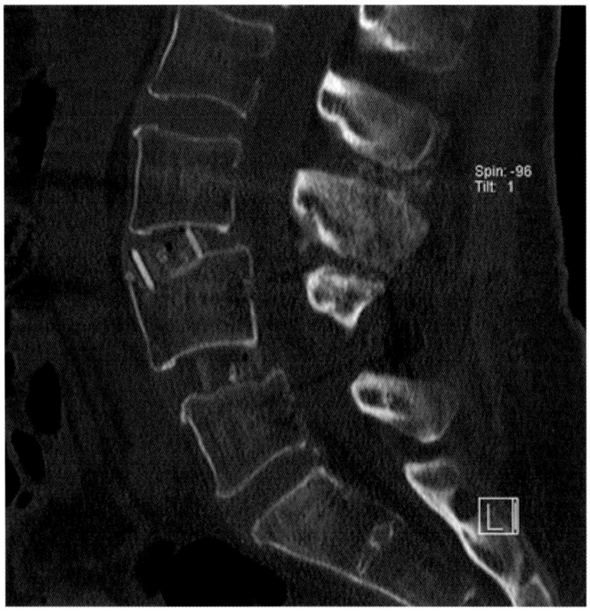

图28.1　Malham等[9]所描述的早期融合器沉降

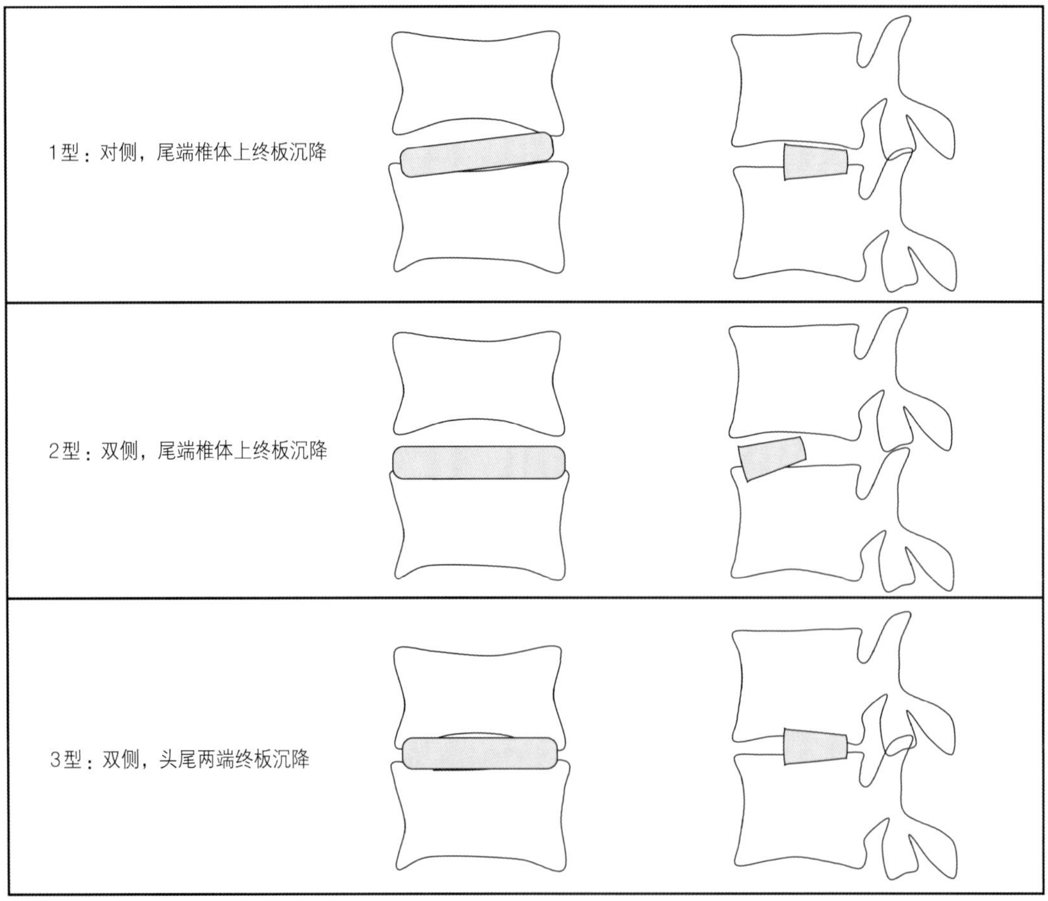

图28.2　沉降现象的3种类型（引自Malham等[9]）

28.3　发生率

根据不同报道，LLIF术后沉降现象的发生率为10%～62%[2, 4–8, 10]；但是，由于对术后出现沉降的评估、定义和报道的不一致导致这类发现的显著性不明确。在我们早期开展的LLIF中，我们报道了基于CT扫描的影像学沉降率为13%（30例患者出现4例）[11]。在随后的40例病例中，沉降率为7.5%（3/40），所有沉降都发生于使用单纯融合器的患者[12]。在接下来的128例患者（178个节段），我们报道了迟发性沉降率为10%（13/128例患者），或8%（14/178个节段）[9]。Tohmeh等[2]报道了相对更高的ECS和DCS发生率，分别为20.2%（45/223）的融合器术后即刻沉降以及62.3%（139/223）的融合器术后12个月沉降。

临床（有症状的）沉降现象在我们的患者中发生率为3%（4/128）。这部分患者沉降深度为1.6～6.0 mm。其中，2型沉降最常见，发生率为64%（9/14个节段），其次是3型沉降，发生率为21%（3/14个节段），而1型沉降发生率为14%（2/14个节段）。其中4例患者确诊为ECS，均为2型沉降。Le等[1]报道了类似的14.3%（20/140）患者的沉降率，所有节段的沉降率为8.8%（21/238），有临床症状的沉降发生率为2.1%，沉降深度范围为2～9 mm。

28.4　危险因素

28.4.1　尾端终板

尾端终板比头端终板薄弱40%[13]，因此发生沉降的风险更高。这一现象已被多项病例报道所证实[1, 2, 8, 9]。此外，腰椎终板的中央区比边缘区域更薄弱[14]。

28.4.2　节段

尽管腰椎终板强度从L1～L2到L4～L5逐渐增强[15]，但在技术上L4～L5仍是LLIF最具挑战性的节段，因为腰丛会使融合器前置。髂嵴高度同样对平行入路及融合器置入造成了影响，即便使用带角度的器械，其力矢量也并非平行，而是加载到了更薄弱的尾端终板上。Marchi等[7]报道了L4～L5节段沉降率最高。我们的经验显示71%的沉降发生于L4～L5节段[9]。

除了特定节段，Le等[1]发现L1～L2、L2～L3和L3～L4的沉积率分别为20%、10.4%和4.1%。尽管它们之间没有显著统计学差异，但是这一结果与远端椎体终板强度逐渐增强相一致，而L4～L5沉降率为10.3%可能与上述的技术原因有关。

28.4.3　骨质量

骨密度（bone mineral density, BMD）降低可导致椎体破坏、载荷下降，从而增加沉降风险，特别是对于严重骨质疏松患者[14, 16]。骨密度下降的患者和正常骨密度患者一样破坏载荷的分布[14]。因此，在这种条件下，把融合器放入抗沉降力最强的位置显得格外重要。Tempel等[5]检测了骨密度评分和移植骨沉降之间的关系。沉降患者的平均DEXA T-评分为−1.65（SD=1.04），而无沉降组患者平均为−0.45（SD=0.97）（P < 0.01）。

28.4.4　融合器大小

融合器的宽度是对抗沉降的一大重要因素。LLIF允许置入更宽面积的融合器并可横跨终板骨突环。相比于窄的18 mm融合器，22 mm和26 mm融合器更宽的面积能覆盖到更多的更坚强的周围终板[17]，终板的应力转移更有效。Le等[1]报道18 mm融合器沉降率显著高于22 mm融合器，其沉降率分别为14.1%和1.9%（P < 0.000 1）。后续的相关研究也证实了类似的结果[2, 8, 9]。

融合器高度越高，沉降率也越高[2, 18]。Le等[1]和Malham等[9]有意识地限制融合器高度于8～12 mm，以避免过度撑开而导致的终板破坏。重要的是，限制椎间高度至这一程度仍可提供足够的间接减压[19]。

融合器长度只有在不足以覆盖终板外缘的时候才与沉降相关[13]；这一点已被Le等[1]所证实，即内植物长度对沉降现象无影响。

28.4.5 骨形态生成蛋白

重组人骨形态生成蛋白（recombinant bone morphogenetic protein-2, rhBMP-2）可被用作LLIF术中骨移植替代物，从而在提高融合率的同时避免了取髂骨，此外也没有肿瘤风险[20]。理论上，应该注意rhBMP-2在术后前4～6周相关的骨溶解，因为早期rhBMP-2诱导的溶骨性炎症反应和吸收节段的骨软化先于成骨和矿化过程[21,22]。

28.5 对临床疗效和融合率的影响

目前已表明沉降现象不影响骨融合率[9]；但是可能会导致术后早期疼痛[7,8,23]。一些手术目标发生沉降后可能难以达到，例如机械性稳定、矢状面/冠状面序列矫形、椎间隙撑开以及神经减压[1,23]。但是目前的研究尚未明确证实沉降和最终临床疗效确切关系[7,8]。我们发现椎间融合率和临床疗效均不受影像学沉降的影响[9]。尽管沉降组和无沉降组在术后6个月的融合率有显著差异（0% *vs.* 30%，*P*=0.019 5），但是在术后18个月，两组融合率相似（73% *vs.* 88%，*P*=0.179 2）。Sharma等同样也认为沉降并不影响融合率[3]。

28.6 预防/推荐

为了降低沉降率，术者必须保护更薄弱的尾端终板的完整性。插入使用椎骨骨膜分离刀时候要特别注意，谨慎使用骨锤，要保持方向垂直，并在术中持续实时透视观察。此外，应该避免过于激进的终板处理方法，如刮匙和锉刀。推荐在椎间撑开和置入试模与融合器过程中在尾端终板使用保护性的滑片[9]。如果术中发现终板破坏，那么不应再使用rhBMP-2，应选用合适的替代移植物材料。使用双侧椎弓根螺钉进行后路附加内固定同样也推荐用于提供最坚强的长期生物力学支撑[24]。

28.6.1 单纯融合器/后路附加内固定

LLIF的生物力学数据显示相比于单个融合器，通过后路附加内固定可显著提高脊柱节段稳定性[24]。

结 论

轻度沉降现象较为常见，不会引起临床症状，但术者在处理较薄弱的尾侧终板时要格外小心。对于低骨密度和任何可能术中损伤终板的患者，建议使用附加内固定。随着经验的增长，大多数术者倾向于使用更矮、更宽的融合器。

参·考·文·献

1. Le TV, Baaj AA, Dakwar E, Burkett CJ, Murray G, Smith DA, et al. Subsidence of polyetheretherketone intervertebral cages in minimally invasive lateral retroperitoneal transpsoas lumbar interbody fusion. Spine. 2012; 37: 1268–73.
2. Tohmeh AG, Khorsand D, Watson B, Zielinski X. Radiographical and clinical evaluation of extreme lateral interbody fusion. Spine. 2014; 39: E1582–91.
3. Sharma AK, Kepler CK, Girardi FP, Cammisa FP, Huang RC, Sama AA. Lateral lumbar interbody fusion: clinical and radiographic outcomes at 1 year: a preliminary report. J Spinal Disord Tech. 2011; 24: 242–50.
4. Castro C, Oliveira L, Amaral R, Marchi L, Pimenta L. Is the lateral transpsoas approach feasible for the treatment of adult degenerative scoliosis? Clin Orthop Relat Res. 2014; 472: 1776–83.
5. Tempel ZJ, Gandhoke GS, Okonkwo DO, Kanter AS. Impaired bone mineral density as a predictor of graft subsidence following minimally invasive transpsoas lateral lumbar interbody fusion. Eur Spine J. 2015; 24 Suppl 3: S414–9.
6. Ahmadian A, Bach K, Bolinger B, Malham GM, Okonkwo DO, Kanter AS, et al. Stand-alone minimally invasive lateral lumbar interbody fusion: multicenter clinical outcomes. J Clin Neurosci.

2015 (In Press). doi: 10.1016/j.jocn.2014.08.036.

7. Marchi L, Abdala N, Oliveira L, Amaral R, Coutinho E, Pimenta L. Stand-alone lateral interbody fusion for the treatment of low-grade degenerative spondylolisthesis. Scientific World Journal. 2012; 2012: 456346.
8. Marchi L, Abdala N, Oliveira L, Amaral R, Coutinho E, Pimenta L. Radiographic and clinical evaluation of cage subsidence after stand-alone lateral interbody fusion. J Neurosurg Spine. 2013; 19: 101–18.
9. Malham GM, Parker RM, Blacher CM, Seex KA. Assessment and classification of subsidence after lateral interbody fusion using serial computed tomography. J Neurosurg Spine. 2015 (In Press). doi: 10.317 1/2015.1.SPINE14566.
10. Marchi L, Oliveira L, Amaral R, Castro C, Coutinho T, Coutinho E, et al. Lateral interbody fusion for treatment of discogenic low back pain: minimally invasive surgical techniques. Adv Orthop. 2012; 2012: 282068.
11. Malham GM, Ellis NJ, Parker RM, Seex KA. Clinical outcome and fusion rates after the first 30 extreme lateral interbody fusions. Scientific World Journal. 2012; 2012: 246989.
12. Malham GM, Ellis NJ, Parker RM, Seex KA. Maintenance of segmental lordosis and disc height in standalone and instrumented extreme lateral interbody fusion (XLIF). J Spinal Disord Tech. 2014 (In Press). doi: 10.1097/BSD.0b013e3182aa4c94.
13. Grant JP, Oxland TR, Dvorak MF. Mapping the structural properties of the lumbosacral vertebral endplates. Spine. 2001; 26: 889–96.
14. Hou Y, Luo Z. A study on the structural properties of the lumbar endplate: histological structure, the effect of bone density, and spinal level. Spine. 2009; 34: E427–33.
15. van der Houwen EB, Baron P, Veldhuizen AG, Burgerhof JGM, van Ooijen PMA, Verkerke GJ. Geometry of the intervertebral volume and vertebral endplates of the human spine. Ann Biomed Eng. 2010; 38: 33–40.
16. Belkoff SM, Maroney M, Fenton DC, Mathis JM. An in vitro biomechanical evaluation of bone cements used in percutaneous vertebroplasty. Bone. 1999; 25: 23S–6.
17. Lowe TG, Hashim S, Wilson LA, O'Brien MF, Smith DAB, Diekmann MJ, et al. A biomechanical study of regional endplate strength and cage morphology as it relates to structural interbody support. Spine. 2004; 29: 2389–94.
18. Truumees E, Demetropoulos CK, Yang KH, Herkowitz HN. Effects of disc height and distractive forces on graft compression in an anterior cervical discectomy model. Spine. 2002; 27: 2441–5.
19. Malham GM, Parker RM, Goss B, Blecher CM. Clinical results and limitations of indirect decompression in spinal stenosis with laterally implanted interbody cages: results from a prospective cohort study. Eur Spine J. 2015; 24 Suppl 3: 339–45.
20. Malham GM, Giles GG, Milne RL, Blecher CM, Brazeonr GA. Bone morphogenetic proteins in spinal surgery. Spine. 2015; 40: 1737–42.
21. Mroz TE, Wang JC, Hashimoto R, Norvell DC. Complications related to osteobiologics use in spinal surgery. Spine. 2010; 35: S86–104.
22. Vaidya R, Sethi A, Bartol S, Jacobson M, Coe C, Craig JG. Complications in the use of rhBMP-2 in PEEK cages for interbody spinal fusions. J Spinal Disord Tech. 2008; 21: 557–62.
23. Oliveira L, Marchi L, Coutinho E, Pimenta L. A radiographic assessment of the ability of the extreme lateral interbody fusion procedure to indirectly decompress the neural elements. Spine. 2010; 35: S331–7.
24. Cappuccino A, Cornwall GB, Turner AWL, Fogel GR, Duong HT, Kim KD, et al. Biomechanical analysis and review of lateral lumbar fusion constructs. Spine. 2010; 35: S361–7.

（周潇逸 / 译　魏显招 / 校）

第29章 骨生物制剂

Zorica Buser, Lance Smith, and Jeffrey C. Wang

29.1 前言

侧方入路经腰大肌至椎体的兴起和发展为外科医生提供了另一种椎间融合的技术。一项CT统计结果显示：其椎间融合率达到97%[1]。此外，可以通过后路的固定来纠正矢状位和冠状位的失衡[2]。骨移植物在侧方入路中的作用是促进快速愈合和骨形成。（骨）融合的生物学分为三个阶段：① 在炎症期（前3周），去皮质后会诱发各种细胞因子的分泌，致使血管浸润和初始骨的形成（胶原基质）；② 修复期（第4～5周）进一步愈合，干细胞分化和早期骨形成；③ 重塑期（第6周至数年），成熟骨形成[3]。因此，坚固的脊柱融合在很大程度上受移植物的细胞和生物力学特性的影响。理想的骨移植物应具备骨传导、骨诱导和成骨活性。骨传导是支架的无细胞力学特性，为血管和细胞的迁移与骨形成提供多孔环境（150～600 μ）。骨诱导提供干细胞分化的生长因子，而成骨活性提供成熟的成骨细胞和干细胞以驱动关键的骨代谢和愈合级联效应。用于脊柱骨生物制品的移植物具有部分或全部“理想”的移植物特性，分为自体移植物和同种异体移植物。非自体移植物可进一步分为移植物填充剂（与自体骨结合，在达到类似融合率的同时减少自体骨的需要量）、增强剂（与自体骨结合以增强融合）和替代物。表29.1汇总了最常用的移植物。

29.2 自体骨

1911年，Hibbs首先在脊柱手术中使用自体骨移植。此后自体骨在临床使用中逐渐发展为三类：骨松质、骨皮质以及带血管蒂骨皮质[4]。自体骨拥有理想的脊柱融合材料的所有特性：骨诱导［骨形态发生蛋白（bone morphogenic protein, BMP），尤其是BMP-2和BMP-7］、骨传导（骨基质/胶原蛋白）以及最重要的成骨活性（干细胞和成骨细胞）。因此，自体骨可以提供即时和长期的机械稳定性。用于脊柱融合的自体骨可以分为两类：原位骨（来自咬除的椎板、小关节突和减压过程需去除的骨质）；脊柱外材料，最常见的是髂骨移植物

表 29.1　用于脊柱融合的骨移植物

移植物	理想的移植物特性		
	骨引导	骨诱导	成骨
自体骨	+	+	+
同种异体骨	+	+	
脱钙骨基质	+	+	
陶瓷	+		
骨形态发生蛋白			+
骨髓抽取物		+	+
血小板凝胶			+

（iliac crest bone graft, ICBG）。两者都不存在供体相容性问题，而且成本较低。原位骨作为一种骨皮质移植物，能提供即时的机械稳定性，但受到孔径大小、细胞迁移和分化受损的影响，导致骨重塑率降低及长期的机械稳定性下降。原位骨与髂骨移植物相比优势在于不需要额外的手术及取骨处，从而降低并发症的发生。相比之下，髂骨移植物是最常用的移植物，被称为脊柱融合的“金标准”，其纯粹骨松质结构易于血流重建，较大的表面积为成骨提供了理想的环境。尽管髂骨移植物缺乏抗压强度，但其快速骨形成导致融合质量的增加，从而提供机械稳定性。如果是通过腰椎后路进行融合手术，取髂骨移植物时无须另行手术切口。选择自体骨移植的一个重要指标是患者的年龄，因为老年患者可供移植的髂骨较少且骨质量较低。两种自体骨共同的挑战是多节段融合需要大量的骨质。Sengupta和他的同事研究发现：两者在单节段融合率相近，但髂骨移植物总体融合率优于原位骨。在多节段融合术中，髂骨移植物优于原位骨（融合率分别为66%和20%）[5]。然而髂骨移植并发症相对更多，最严重的并发症与取骨相关，可并发骨折、腹疝、输尿管损伤、失稳、感染和住院时间延长[6]。供骨区的术后疼痛是最多见的问题之一，但Howard等发现有或无髂骨移植的疼痛发生率相似[7]。Gruskay的一项研究发现，输血率、手术时间和住院时间的增加是使用髂骨移植物仅有的短期并发症[8]。

29.3　同种异体骨

该移植骨取自尸体组织，通常用于颈椎前路和腰椎融合。同种异体移植骨缺乏细胞和生长因子，仅具有骨传导性和轻微的骨诱导性。它的形态有新鲜的、新鲜冷冻的或冻干的。新鲜冷冻同种异体移植骨的机械性能优于冻干同种异体移植物，但具有更高的免疫原性。在后外侧入路中，冻干同种异体移植骨未能产生融合，而髂骨移植融合率为80%[9]。同种异体骨皮质可提供即时稳定，但重塑过程缓慢并且骨吸收增加。另外，皮髓质移植骨无法提供即时稳定，但由于接触面积大，它们很容易整合并可促进骨重塑。同种异体移植物的主要健康问题之一是疾病的传播。根据Mroz报道，在1994至2007年，96.5%的骨骼肌系统同种异体移植物因污染和受体感染而被召回[10]。此外，Jurgensmeier进行的一项研究发现，骨库中经常出现不一致现象：39%来自老年供体（≤80岁）的样本，其中只有50%能除外骨质疏松[11]。移植物采集中的这些差异对移植物的机械性能具有显著影响并且可能导致融合失败。然而，在手术中使用同种异体移植骨可避免与取髂骨相关的并发症。同种异体移植物被制成各种形态，如条状、碎片或脱钙骨基质。

29.3.1 脱钙骨基质

脱钙骨基质（demineralized bone matrix, DBM）是一种人源、脱钙、脱细胞的同种异体移植骨移植物。它在制备过程中去除了抗原标记物，使其具有较低的免疫原性。选择哪一种骨用于生产脱钙骨基质是至关重要的，因为管状和骨皮质比扁平骨更易诱导成骨[12]。脱钙基质由胶原蛋白（93%）、糖蛋白（3%）、碎屑和磷酸钙组成。胶原蛋白基质为脱钙骨基质提供骨传导性；它主要由胶原蛋白Ⅰ和一小部分胶原蛋白Ⅳ和Ⅹ组成。生长因子有助于脱钙骨基质的骨诱导性，包括骨涎蛋白、骨桥蛋白和TGF-β超家族[13]。BMP-2和BMP-7在细胞向成骨细胞分化中起核心作用。然而，老化导致脱钙骨基质中BMPs大量减少。相反，肿瘤生长因子β（tumor growth factor beta, TGF-β）和胰岛素生长因子1（insulin growth factor 1, IGF-1）不受老化的影响，因此在与主要的BMP相互作用及骨诱导中起重要作用[14]。骨脱钙后，脱钙骨基质以粉末形式出产。有研究表明，脱钙骨基质的粒径通过影响受体相互作用和生长因子的释放，决定了其骨诱导性，研究发现420～840 μm是最具骨诱导性的[15]。脱钙骨基质以15%脱钙骨基质和85%载体的比例与不同的载体混合，以便于递送、精确的手术定位和密封。载体的类型定义了脱钙骨基质移植物的最终形态，例如骨片、油灰、凝胶注射剂和粉剂。常见的载体有硫酸钙、甘油、明胶和透明质酸。脱钙骨基质在骨移植中的潜在应用价值已在大量动物研究和临床试验中得到了评估。Morone及其同事发现，在兔融合模型中，单独使用脱钙骨基质凝胶（Grafton）或与髂骨移植物联合使用可产生与单独使用髂骨移植物相似的融合率[16]。一些研究表明，Grafton脱钙骨基质以油灰的形式应用时融合率更高，当与少量自体骨混合使用时甚至达到100%。这些油灰都是纤维结构，与天然组织相似，促进了其骨传导性。在我们的研究中，我们发现应用Grafton油灰，Osteofil糊剂后最终都能产生融合，而Dynograft未促进融合[17]。此外，Osteofil在早期（4周）就能诱导融合，且整体融合率最高（图29.1）。

脊柱外科通常将脱钙骨基质用作骨填充剂或增量剂，因可生物降解，其支架可用作生长因子、抗生素、细胞（有/无基因修饰）和其他活性成分的缓释递送载体。脱钙骨基质作为一种外源性缓释系统，已在众多研究中得到了应用。我们将脱钙骨基质与腺病毒NEL样分子1（Nel-like molecule 1, NELL-1）、BMP-2或BMP-7结合后开展研究。NELL-1是成骨细胞分化的关键蛋白之一，它能引起类骨皮质组织块的形成以及新生骨和横突的持续桥接[18]。我们观察到NELL-1组的融合率明显高于其他使用BMP的研究组（图29.2）。

颈椎和腰椎融合的临床试验表明：脱钙骨基质作为一种骨移植物可用于脊柱融合，与髂骨移植物相比，手术并发症发生率和手术时间没有差异。例如，Sassard及其同事报道了使用自体骨混合Grafton油灰与单纯自体骨移植患者融合率相似，骨矿化无显著差异[19]。然而，脱钙骨基质的缺点是由于供体人口统计学、骨类型、载体、生长因子数量和提取程序的不同而存在较大的差异性。

29.4 陶 瓷

陶瓷是一种缺乏生长因子和细胞的骨引导移植物。它们容易大量获取、无病，且具有适合细胞生长和血管浸润的孔径。羟基磷灰石和β-磷酸三钙（β-tricalcium phosphate, β-TCP）主要用于脊柱手术，因为它们的再吸收时间很长，羟基磷灰石长达一年，β-TCP数月。此外，羟基磷灰石和β-磷酸三钙的结构和孔径与骨松质非常相似，植入体内后，大量纤维血管基质充满β-TCP内，随后很快被成骨细胞所取代，最终达到成骨。一些临床研究发现，与接受髂骨移植的患者相比，两种陶瓷移植物均可诱导相似的融合率[20, 21]。Pro Osteon珊瑚羟基磷灰石（Interpore Cross International, Irvine,

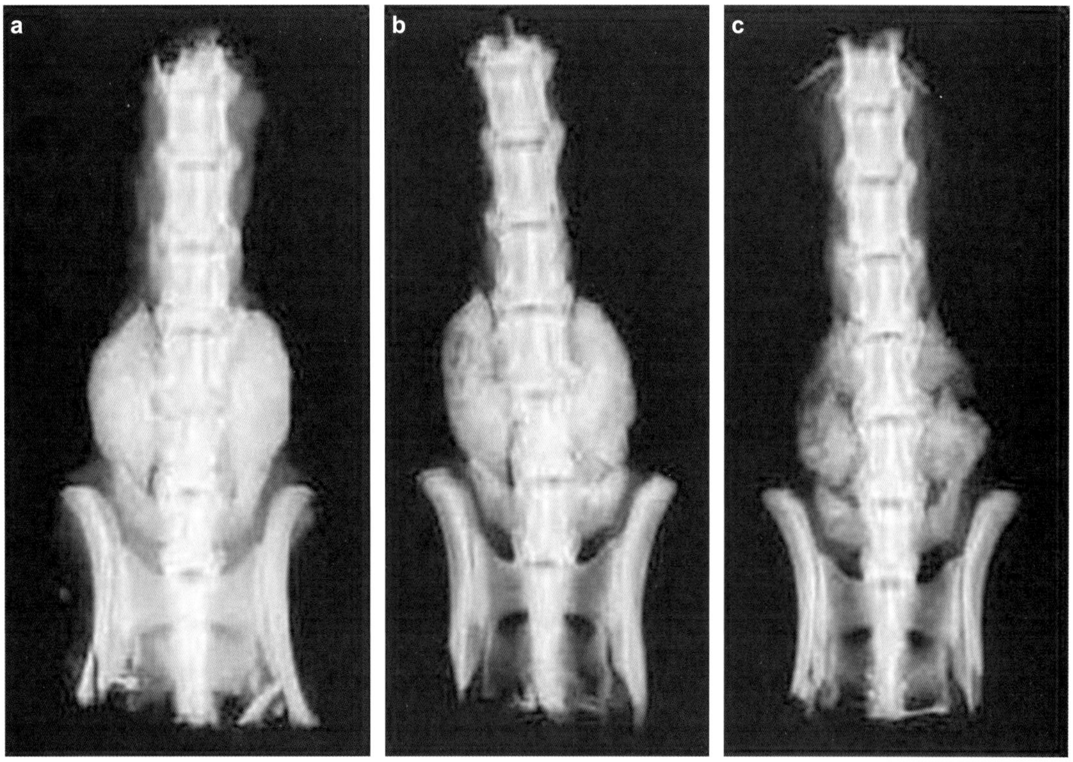

图29.1 a～c. 无胸腺大鼠使用不同脱钙骨基质6周后L4～L5后外侧融合情况：Osteofil糊剂，Grafton 油灰和Dynograft 骨基质（引自Wang等[17]）

CA）是最常用的羟基磷灰石之一，它来源于海洋珊瑚，主要由碳酸钙组成。另一种混合移植物是Collagraft（Interpore Cross International, Irvine, CA），由胶原蛋白、羟基磷灰石和β-TCP的混合物组成，非常类似于天然骨结构。近年来，硅酸盐取代的磷酸钙和硫酸钙被用作合成的移植填充剂，显示出不同的融合率。陶瓷移植物的共同缺点是它的脆性和无法承受重载。由于机械稳定性低，陶瓷通常与固定器械结合使用。由于缺乏成骨和骨诱导性，它们常常与含有生长因子和细胞的材料结合在一起使用。

29.5 骨形态发生蛋白

BMP是TGF-β超家族的一部分，通过刺激干细胞分化，参与骨和软骨形成的生长因子。通过对细胞增殖、分化和组织结构的调控，BMP在骨化和癌症等病理状态中发挥着重要作用。依据信号通路和组织，BMP的下调和上调都可导致癌症进展。BMP可以从供体骨中分离或由重组DNA产生。由于BMP是粉末形态，使用时需要载体，其成功使用取决于载体的结构和机械性能，使其能正确递送和维持浓度。脊柱融合中常用的载体是陶瓷、可吸收Ⅰ型胶原蛋白海绵（absorbable collagen Ⅰ sponges, ACS）、同种异体移植物和聚乳酸。可吸收Ⅰ型胶原蛋白海绵是最常用的载体，但缺乏机械强度。Minamide的一项研究表明，陶瓷和Ⅰ型胶原蛋白与BMP-2的结合展现出高融合率和拉伸强度，但ACS与BMP-2的结合表现不佳[22]。有大量关于BMP-2和BMP-7及其在脊柱融合中有效性的临床研究。2002年，BMP-2被美国FDA批准用于ALIF。由于融合率高（98%），BMP-2的使用被扩展到PLIF、TLIF和颈椎融合术。从那时起，关于BMP-2“超说明书使用”的积极影响和并发症一直存在争议[23-26]。我们研究发现在rhBMP-2和ICBG组患者中，初始融合块的量较大、坚强融合所需时

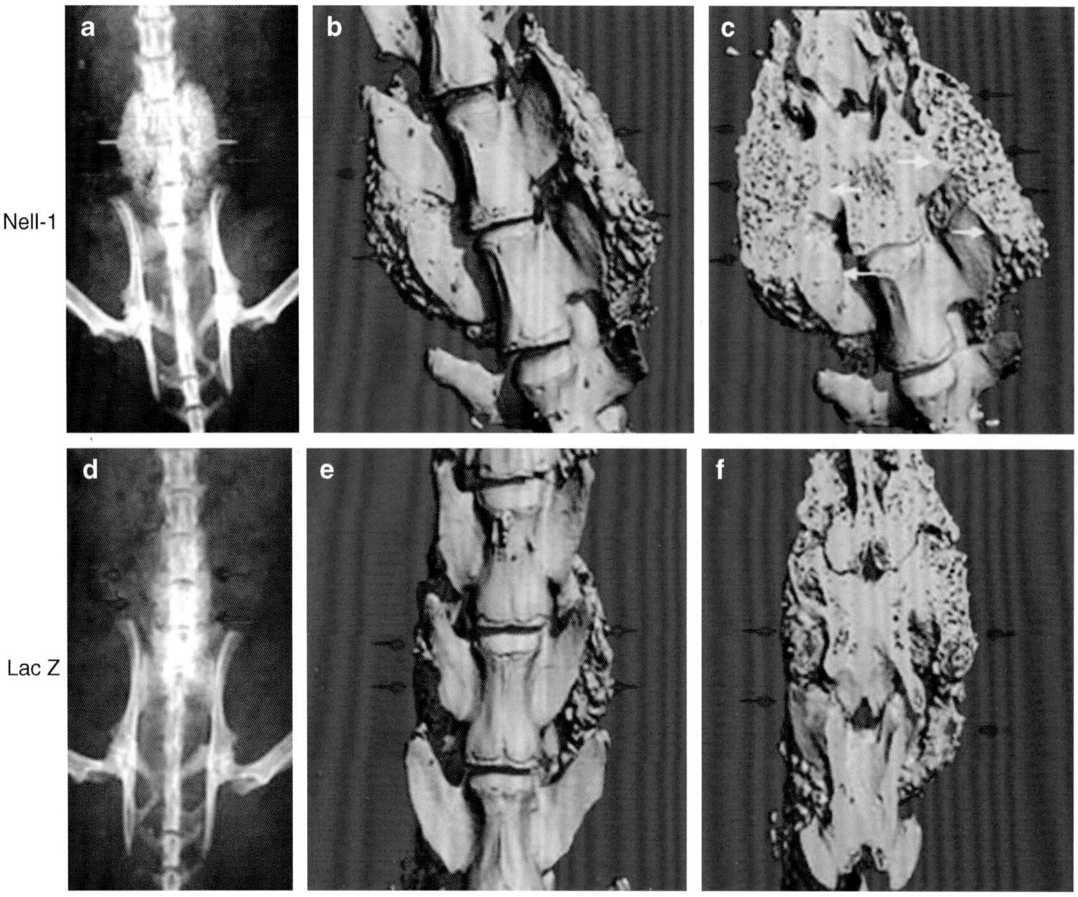

图29.2　a～f. Nell-1和LacZ（对照组）6周时融合样本的腰椎X线片（a、d）和小动物CT（b、c、e和f）。红色箭头标志L4和L5段脊柱两侧的不透射线组织块。每个肿块的内侧边缘（绿色箭头）显示出与骨皮质相似的高密度（引自Lu等[18]）

间较短及假关节形成风险较低[27]。

我们发现rhBMP-2组的融合率高于ICBG组。在人道主义器械豁免的监管下，BMP-7（OP-1）已被用于后外侧腰椎入路融合术，适用于无法取自体骨或骨质量无法满足融合要求的患者。Vaccaro及其同事发现，在应用OP-1治疗的12例患者中，20%显示临床改善，50%坚强融合，均未观察到并发症[28]。重组DNA技术在递送BMP和干细胞分化方面的应用前景被看好。在我们的研究中，使用了来自慢病毒载体的表达BMP-2和BMP-7的人脂肪干细胞，该细胞被加载到胶原蛋白载体上，并放置在去皮质的L4～L5横突间。接受含BMP-2、BMP-7或BMP-2＋BMP-7细胞的动物模型在8周时即出现坚强融合[29]。我们发现，与仅表达BMP-2或BMP-7的干细胞相比，同时表达BMP-2和BMP-7组具有明显更大的骨形成面积（图29.3）。

29.6　骨髓抽取物

骨髓抽取物（bone marrow aspirate, BMA）具有骨诱导和成骨性。由于缺乏机械稳定性，骨髓抽取物需与载体结合，通常是Ⅰ型胶原蛋白海绵或脱钙骨基质（图29.4）。

它的主要缺点是取骨处的并发症发病率高、天然的干细胞数量少和供体质量差。年轻、健壮患者的骨髓中每50 000个有核细胞上仅有1个间充质干细胞（mesenchymal stem cell, MSC），并且数量随着年龄增长而减少。此外，每个部位抽吸超过

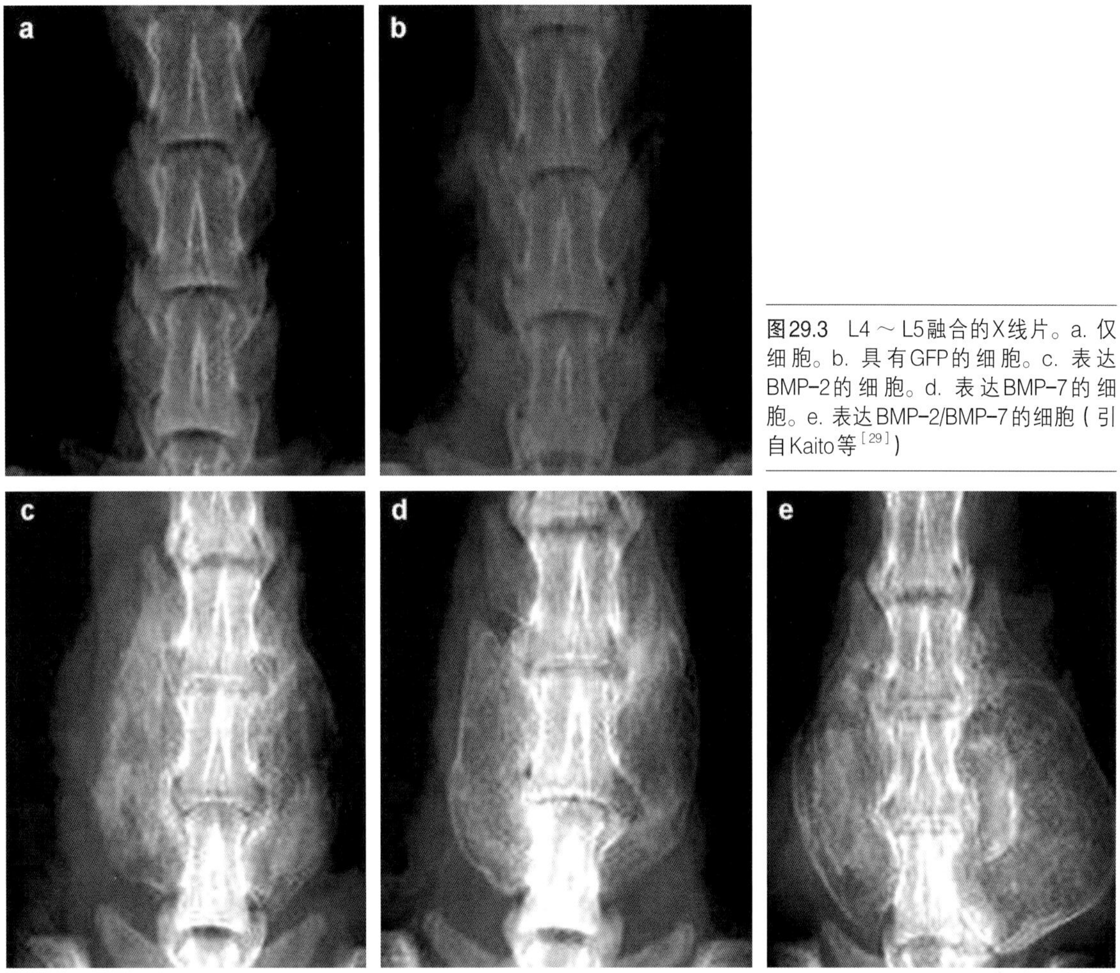

图29.3　L4～L5融合的X线片。a. 仅细胞。b. 具有GFP的细胞。c. 表达BMP-2的细胞。d. 表达BMP-7的细胞。e. 表达BMP-2/BMP-7的细胞（引自Kaito等[29]）

2 mL以上的骨髓将导致干细胞数量减少。骨髓抽取物一旦吸出，即可进行干细胞分离处理，干细胞可在体外扩增数代而不丧失其分化潜能。几项动物研究证实了脊柱融合过程中扩增的骨髓间充质干细胞的益处，且在某些情况下优于全骨髓[30]。在一项回顾性队列研究中，我们发现当使用BMP-2、骨髓抽取物或自体移植时，单节段和多节段融合率存在差异[31]。骨髓抽取物与BMP-2和自体移植物相比，在单一节段中两者融合率相同（100%），但多节段融合的骨髓抽取物效果较差（分别为63%和100%）。由此得出的结论是，骨髓抽取物适用于单节段手术，与BMP相比具有成本优势。尽管间充质干细胞可以为自体骨移植提供很好的替代方案，但其在临床中的应用仍存在一些问题，如体外扩增、潜在污染和植入修复手术。

29.7　血小板凝胶

血小板凝胶含有血小板、血小板衍生生长因子（platelet-derived growth factor, PDGF）和转化生长因子-β，并且可以与自体或同种异体移植物结合。尽管动物研究提供了鼓舞人心的数据，但一些临床研究发现，血小板凝胶会导致融合率降低和骨不连率增加。

29.8　总　结

使用任何技术进行椎体间植入的风险和效益都是独特的。侧方经腰大肌入路的发展使外科医生能

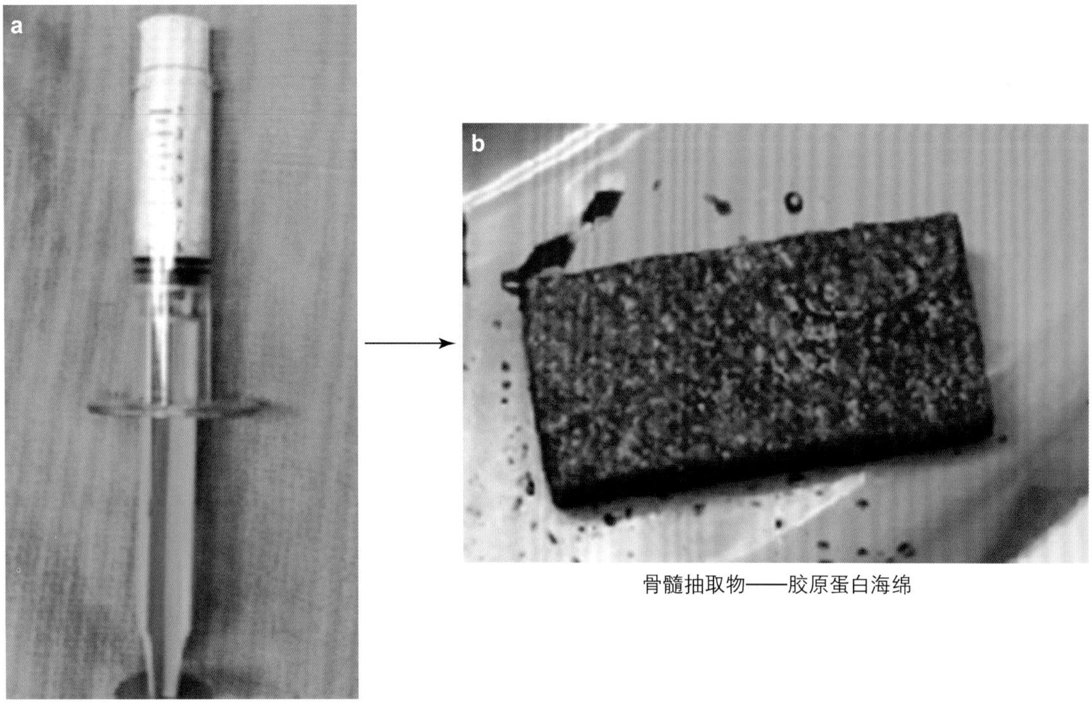

图29.4　a、b. 骨髓抽取物移植物

够避免与传统融合相关的潜在并发症。数种移植材料已被广泛使用，代表了可行的髂骨移植的替代品。然而，选择移植材料时必须慎重，并谨记大多数移植物不需要FDA批准，因此缺乏临床前研究。进一步的骨生物学研究将改善支架的工程设计，以提供一个机械稳定的多孔基质，从而提高细胞增殖。

参·考·文·献

1. Rodgers WB, Gerber EJ, Patterson JR. Fusion after minimally disruptive anterior lumbar interbody fusion: analysis of extreme lateral interbody fusion by computed tomography. Int J Spine Surg. 2010; 4(2): 63–6.
2. Acosta FL, Liu J, Slimack N, Moller D, Fessler R, Koski T. Changes in coronal and sagittal plane alignment following minimally invasive direct lateral interbody fusion for the treatment of degenerative lumbar disease in adults: a radiographic study. J Neurosurg Spine. 2011; 15(1): 92–6.
3. Boden SD, Schimandle JH, Hutton WC, Chen MI. 1995 Volvo Award in basic sciences. The use of an osteoinductive growth factor for lumbar spinal fusion. Part I: biology of spinal fusion. Spine. 1995; 20(24): 2626–32.
4. Vaccaro AR, Chiba K, Heller JG, Patel T, Thalgott JS, Truumees E, et al. Bone grafting alternatives in spinal surgery. Spine J: Off J N Am Spine Soc. 2002; 2(3): 206–15.
5. Sengupta DK, Truumees E, Patel CK, Kazmierczak C, Hughes B, Elders G, et al. Outcome of local bone versus autogenous iliac crest bone graft in the instrumented posterolateral fusion of the lumbar spine. Spine. 2006; 31(9): 985–91.
6. Myeroff C, Archdeacon M. Autogenous bone graft: donor sites and techniques. J Bone Joint Surg Am. 2011; 93(23): 2227–36.
7. Howard JM, Glassman SD, Carreon LY. Posterior iliac crest pain after posterolateral fusion with or without iliac crest graft harvest. Spine J: Off J N Am Spine Soc. 2011; 11(6): 534–7.
8. Gruskay JA, Basques BA, Bohl DD, Webb ML, Grauer JN. Short-term adverse events, length of stay, and readmission after iliac crest bone graft for spinal fusion. Spine. 2014; 39(20): 1718–24.
9. An HS, Lynch K, Toth J. Prospective comparison of autograft vs. allograft for adult posterolateral lumbar spine fusion: differences among freeze-dried, frozen, and mixed grafts. J Spinal Disord. 1995; 8(2): 131–5.
10. Mroz TE, Joyce MJ, Lieberman IH, Steinmetz MP, Benzel EC, Wang JC. The use of allograft bone in spine surgery: is it safe? Spine J: Off J N Am Spine Soc. 2009; 9(4): 303–8.
11. Jurgensmeier D, Hart R. Variability in tissue bank practices regarding donor and tissue screening of structural allograft bone. Spine. 2010; 35(15): E702–7.
12. Reddi AH. The matrix of rat calvarium as transformant of fibroblasts. Proc Soc Exp Biol Med Soc Exp Biol Med. 1975; 150(2): 324–6.
13. Salih E, Wang J, Mah J, Fluckiger R. Natural variation in the

extent of phosphorylation of bone phosphoproteins as a function of in vivo new bone formation induced by demineralized bone matrix in soft tissue and bony environments. Biochem J. 2002; 364(Pt 2): 465–74.
14. Blum B, Moseley J, Miller L, Richelsoph K, Haggard W. Measurement of bone morphogenetic proteins and other growth factors in demineralized bone matrix. Orthopedics. 2004; 27(1 Suppl): s161–5.
15. Gruskin E, Doll BA, Futrell FW, Schmitz JP, Hollinger JO. Demineralized bone matrix in bone repair: history and use. Adv Drug Deliv Rev. 2012; 64(12): 1063–77.
16. Morone MA, Boden SD. Experimental posterolateral lumbar spinal fusion with a demineralized bone matrix gel. Spine. 1998; 23(2): 159–67.
17. Wang JC, Alanay A, Mark D, Kanim LE, Campbell PA, Dawson EG, et al. A comparison of commercially available demineralized bone matrix for spinal fusion. Eur Spine J: Off Publ Eur Spine Soc Eur Spinal Deform Soc Eur Sect Cervical Spine Res Soc. 2007; 16(8): 1233–40.
18. Lu SS, Zhang X, Soo C, Hsu T, Napoli A, Aghaloo T, et al. The osteoinductive properties of Nell-1 in a rat spinal fusion model. Spine J: Off J N Am Spine Soc. 2007; 7(1): 50–60.
19. Sassard WR, Eidman DK, Gray PM, Block JE, Russo R, Russell JL, et al. Augmenting local bone with Grafton demineralized bone matrix for posterolateral lumbar spine fusion: avoiding second site autologous bone harvest. Orthopedics. 2000; 23(10): 1059–64; discussion 64–5.
20. Dai LY, Jiang LS. Single-level instrumented posterolateral fusion of lumbar spine with beta-tricalcium phosphate versus autograft: a prospective, randomized study with 3-year follow-up. Spine. 2008; 33(12): 1299–304.
21. Yoshii T, Yuasa M, Sotome S, Yamada T, Sakaki K, Hirai T, et al. Porous/dense composite hydroxyapatite for anterior cervical discectomy and fusion. Spine. 2013; 38(10): 833–40.
22. Minamide A, Kawakami M, Hashizume H, Sakata R, Tamaki T. Evaluation of carriers of bone morphogenetic protein for spinal fusion. Spine. 2001; 26(8): 933–9.
23. Boden SD, Kang J, Sandhu H, Heller JG. Use of recombinant human bone morphogenetic protein-2 to achieve posterolateral lumbar spine fusion in humans: a prospective, randomized clinical pilot trial: 2002 Volvo Award in clinical studies. Spine. 2002; 27(23): 2662–73.
24. Mulconrey DS, Bridwell KH, Flynn J, Cronen GA, Rose PS. Bone morphogenetic protein (RhBMP-2) as a substitute for iliac crest bone graft in multilevel adult spinal deformity surgery: minimum two-year evaluation of fusion. Spine. 2008; 33(20): 2153–9.
25. Carragee EJ, Hurwitz EL, Weiner BK. A critical review of recombinant human bone morphogenetic protein-2 trials in spinal surgery: emerging safety concerns and lessons learned. Spine J: Off J N Am Spine Soc. 2011; 11(6): 471–91.
26. Fu R, Selph S, McDonagh M, Peterson K, Tiwari A, Chou R, et al. Effectiveness and harms of recombinant human bone morphogenetic protein-2 in spine fusion: a systematic review and meta-analysis. Ann Intern Med. 2013; 158(12): 890–902.
27. Lee KB, Johnson JS, Song KJ, Taghavi CE, Wang JC. Use of autogenous bone graft compared with RhBMP in high-risk patients: a comparison of fusion rates and time to fusion. J Spinal Disord Tech. 2013; 26(5): 233–8.
28. Vaccaro AR, Patel T, Fischgrund J, Anderson DG, Truumees E, Herkowitz H, et al. A 2-year follow-up pilot study evaluating the safety and efficacy of op-1 putty (rhbmp-7) as an adjunct to iliac crest autograft in posterolateral lumbar fusions. Eur Spine J: Off Publ Eur Spine Soc Eur Spinal Deform Soc Eur Sect Cervical Spine Res Soc. 2005; 14(7): 623–9.
29. Kaito T, Johnson J, Ellerman J, Tian H, Aydogan M, Chatsrinopkun M, et al. Synergistic effect of bone morphogenetic proteins 2 and 7 by ex vivo gene therapy in a rat spinal fusion model. J Bone Joint Surg Am. 2013; 95(17): 1612–9.
30. Kadiyala S, Young RG, Thiede MA, Bruder SP. Culture expanded canine mesenchymal stem cells possess osteochondrogenic potential in vivo and in vitro. Cell Transplant. 1997; 6(2): 125–34.
31. Taghavi CE, Lee KB, Keorochana G, Tzeng ST, Yoo JH, Wang JC. Bone morphogenetic protein-2 and bone marrow aspirate with allograft as alternatives to autograft in instrumented revision posterolateral lumbar spinal fusion: a minimum two-year follow-up study. Spine. 2010; 35(11): 1144–50.

（杨 轩/译 易红蕾/校）

第30章 间接减压

Yu-Po Lee and Vinko Zlomislic

30.1 腰椎管狭窄症

腰椎管狭窄症（lumbar spinal stenosis, LSS）是老年人腰椎手术最常见的指征[1-4]。椎间盘突出、小关节增生和黄韧带褶皱的综合作用导致椎管和神经根孔变窄[1-4]。症状包括感觉缺失、肌力减弱和疼痛，症状可能会放射至小腿到足部[1-4]。腿部其他症状包括疲劳、沉重、感觉异常以及肠道或膀胱症状[1-4]。症状通常是双侧对称的，但也可能是单侧的。患者也可能会主诉腰背痛[5]。腰背痛可能继发于椎间盘退变或小关节病变。然而，窦椎神经压迫也可能导致腰背痛[6]。

LSS典型的症状通常为站立或行走而加重，坐位时而改善。由于这些症状与血管源性跛行的症状相似，在过去被称为假性跛行。现在，这一系列症状通常被称为神经源性跛行[1-4]。症状在站立或行走时加重是因为在这些活动中脊柱会伸展。脊柱的伸展导致椎管进一步狭窄，神经根受到更大的压迫[1-4]。这是由于黄韧带褶皱和神经孔变窄所致。患者经常描述在脊柱屈曲或坐位时症状改善。屈曲通过黄韧带的整复来增加导管直径，这可以减轻对神经根的压力[1-4]。患者可能表述当身体前倾推动购物车时可以行走得更远。患者也可能会表述由于可以弯腰，上坡会更容易些，或者喜欢将骑车作为锻炼方式。这有助于区分神经源性跛行和血管源性跛行，因为当患者出现血管源性跛行时，上坡或骑自行车会出现因缺血而导致疼痛。

当非手术治疗无法减轻患者腰部疼痛时，可以考虑外科手术。对于非手术治疗失败的患者，可以考虑椎板切除术或椎板切除术联合关节突切除术。外科手术在这些病例中非常成功。Atlas等的一项研究中，对148例腰椎管狭窄患者进行前瞻性长达10年的随访[7]。他们发现对于早期进行手术和非手术治疗的患者，其在腰部疼痛减轻、主要症状改善、满意度评估方面相似。然而，手术组患者在腿部疼痛减轻及腰背相关功能保持方面都有更大获益。另外一项Weinstein等的随机对照实验研究，对接受手术与非手术的654例腰椎管狭窄症患者进行了随访[8]。手术治疗组椎管狭窄的患者在术后的4年中，疼痛缓解及功能改善方面都大大优于非手术治疗患者组。因此，对于保守治疗失败的患者而言，手术治疗是恰当并且有益的。

然而，腰椎椎板切除术可能出现并发症。神经根损伤、术后神经根炎和硬膜意外切开是与直接腰椎减压相关的一些并发症[9-11]，类似的并发症在微创减压术中也可能出现[12,13]。

30.2　侧方入路椎间融合

在过去的几年中，脊柱微创手术越来越受欢迎。与传统的腰椎开放椎间融合手术相比，脊柱微创手术的优点包括：手术部位组织创伤小，术后疼痛减轻，美观度改善，恢复时间短，患者恢复正常生活的速度快[14-17]。LIF通过腹膜后脂肪和腰肌，从更外侧的位置进入脊柱。手术入路更微创，但仍允许直视椎间盘。该术式可以纠正冠状面畸形，恢复椎间盘高度。此外，这项技术也能纠正腰椎滑脱。矫正畸形的同时通常也会间接地减压中央管、侧隐窝和神经孔[18-23]。

腰椎间融合器通过恢复椎间盘高度达到间接减压的目的，同时因为前后韧带完整，可通过韧带整复以达到减轻脊柱畸形的目的。脊柱畸形的减轻被证明可使椎间孔和中央管增大（图30.1～图30.3）[18-23]。间接减压术及经皮椎弓根螺钉术都被认为是微创外科（minimally invasive surgical, MIS）技术，只需分离少量的软组织并且失血也少。

30.3　间接减压术的循证医学证据

间接减压最早的循证医学证据来源于棘突间撑开器的研发。棘突间撑开器被研发用以治疗腰椎管狭窄症。椎体间节段间的撑开使黄韧带拉紧并增加中央管空间。此外椎间隙的撑开增加了神经孔的直径。这非常有效地减轻了出口根及走行根的压力，并缓解了患者神经性跛行和神经根病变的症状。2004年，Zuckerman等发表了他们对X-STOP的前瞻性研究结果[24]。他们的前瞻性研究对随机进行X-STOP术和非手术治疗的191例患者进行了对比。在6个月时，成功率分别为52%和9%；1年时，成功率分别为59%和12%。作者认为与非手术治疗相比较，X-STOP组1年的改善疗效显著，并且与已报道的椎板切除术成功率相当，而并发症发生率更低。Siddiqui等的另一项报道对患者手术前后的MRI进行了研究[25]，证实术后神经孔和中央管的大小显著增加。棘突间撑开器的问题是，随着时间的推移，其可能侵蚀棘突导致撑开效应丢失，患者的症状可能会复发[26,27]。因此，棘突间撑开器通过间接减压椎管的能力已经被证实，但问题是其效果可能无法长时间维持。

采用侧方入路椎间融合，通过放置椎间植入物来实现间接减压，并通过椎弓根螺钉和最终的融合来维持减压。目前，有越来越多的证据表明，间接减压对接受侧方入路椎间融合的患者是一个合理的选择。在Oliveira等的一项研究中，作者对手术患者进行术前及术后MRI研究[23]。所有的影像学参数都被证实有明显的数值改善，平均椎间高度增加了41.9%，椎间孔高度增加了13.5%，椎间孔面积增加了24.7%，中央椎管直径增加了33.1%。2例患者（9.5%）需要第二次手术来进行额外的后路减压和（或）固定。因此，作者得出的结论是，LIF手术以最小的破坏性提供了足够的中央和（或）侧方狭窄的减压。这样就避免了直接切除后方结构及相关的并发症。作者注意到，间接减压的作用在先天性狭窄和（或）关节突绞索的情况下可能受限。术后沉降和（或）矫正丢失也会降低其效果。

在Elowitz等的另一项研究中，作者对25例连续患者进行了类似的研究[22]。15例患者出现Ⅰ度腰椎滑脱。背部疼痛强度的VAS评分从7.74改善到2.07。腿部疼痛强度的VAS评分从7.24改善到1.87。对20个治疗节段（15例患者）的放射学评估发现，硬膜囊直径在前后维度增加54%，在侧方维度增加48%。硬膜囊计算面积平均增加143%。与棘突间植入物相比较，因为同时进行了融合所以治疗效果似乎也得到了保持。在Castellvi等的一项研究中，作者对158例连续患者在术前和术后1年进

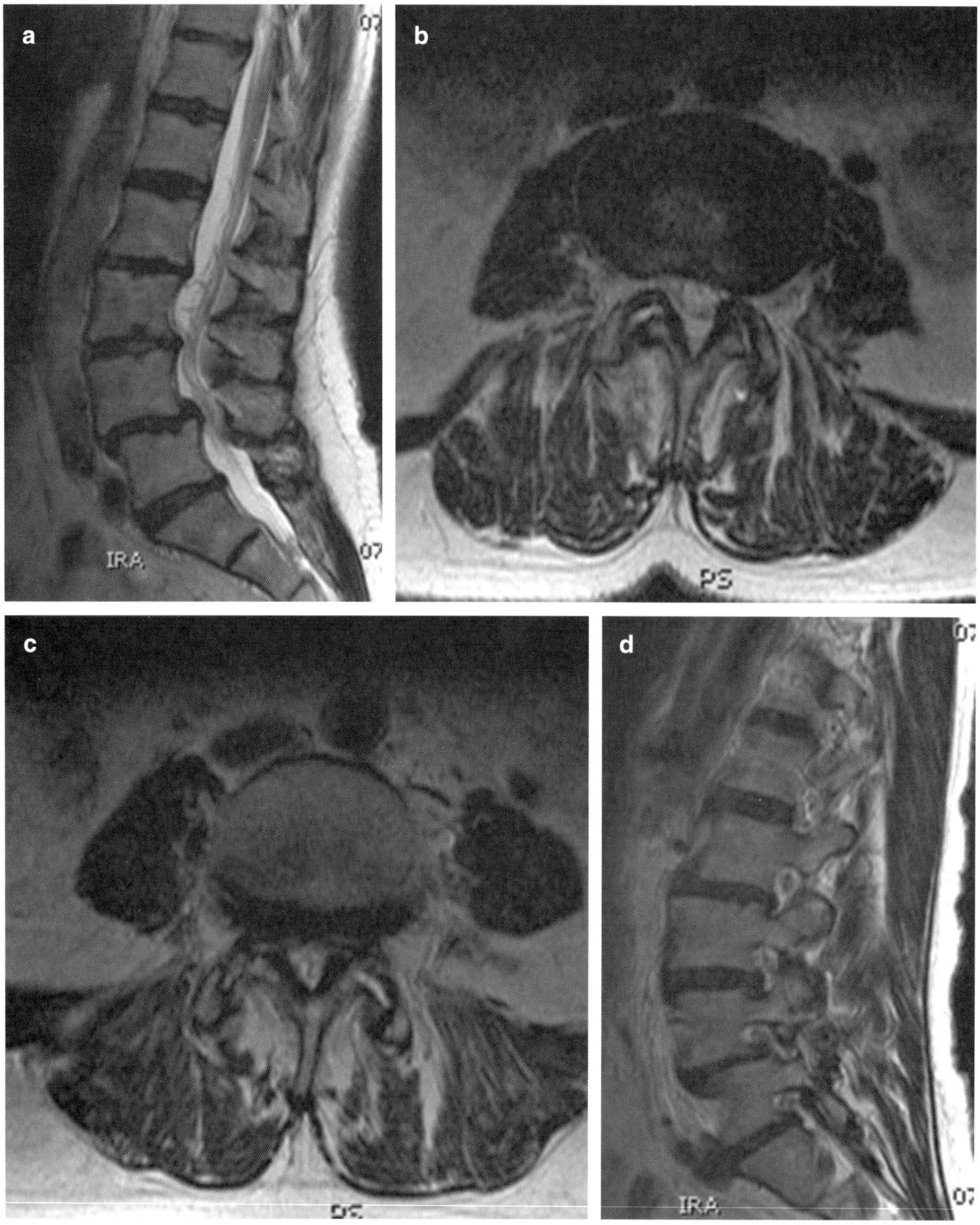

图30.1 a. 术前矢状面MRI显示L4～L5椎体滑脱，伴L3～L4、L4～L5椎管狭窄。b. L3～L4水平术前轴状位MRI，可见左侧隐窝和椎间孔狭窄。c. L4～L5水平术前轴状位MRI，可见中央管、双侧侧隐窝和椎间孔狭窄。d. 术前神经孔旁矢状面影像

行了MRI检查[19]。术后即刻测量的椎间高度增加（67%，$P < 0.001$）、椎间孔面积增加（24%～31%，$P < 0.001$）和椎管面积增加（7%，P=0.011）在1年随访时得到了保持。VAS疼痛评分和ODI在3个月时均有改善（$P < 0.001$），并保持1年。

在Kepler等的另一篇论文中，作者对患者进行了术前和术后的临床和CT扫描评估[21]。作者注意到，cage置入后，椎间孔面积平均增加了约35%，

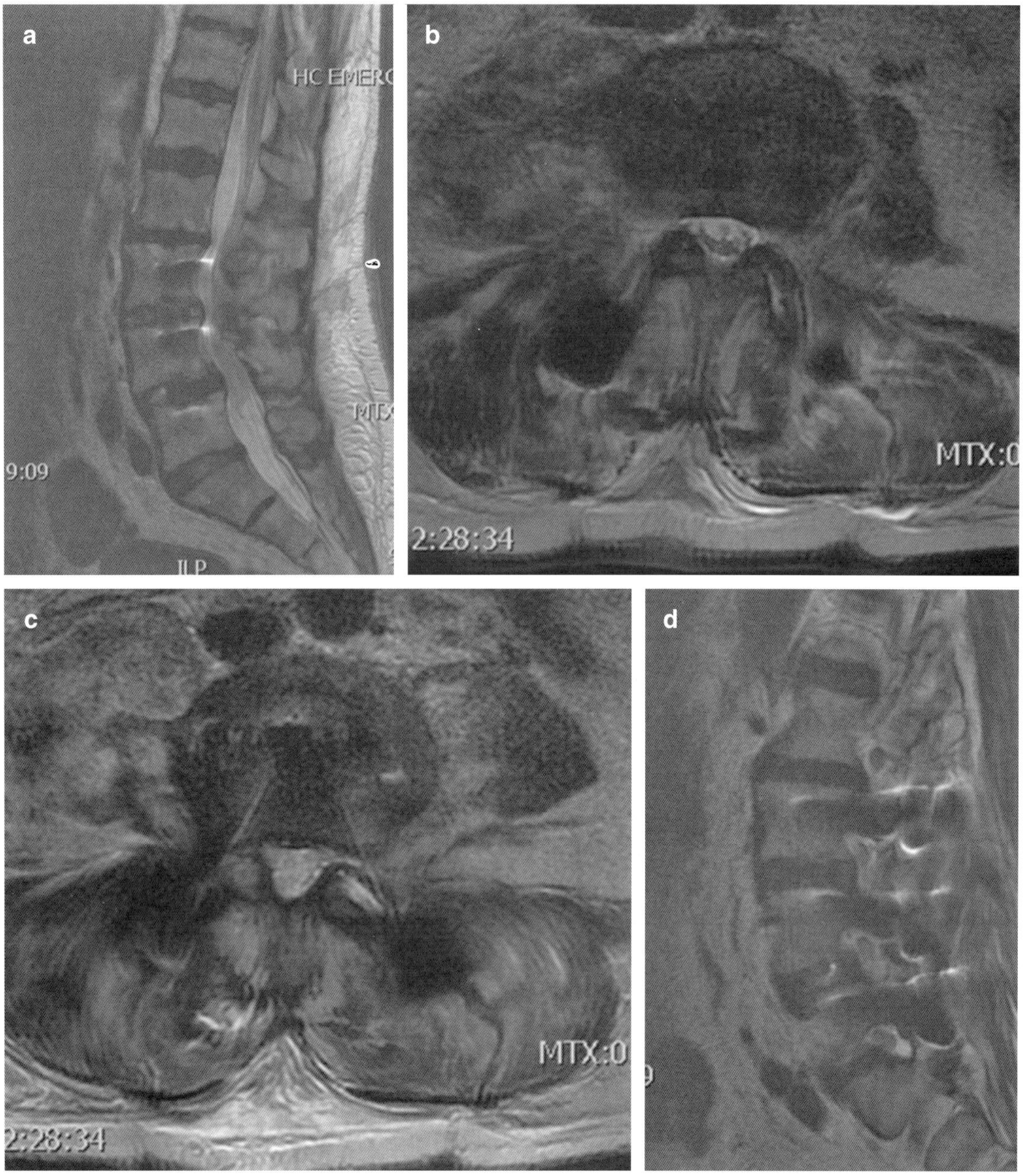

图30.2　a. 术后矢状面MRI显示L4～L5椎体滑脱及中央管狭窄改善。b. L3～L4水平术后轴状位MRI。可见侧隐窝和椎间孔狭窄改善。c. L4～L5水平术后轴状位MRI。可见整体改善。d. 术后神经孔的旁矢状位影像

并与放置位置无关。这与ODI评分的统计显著改善亦相关。总体而言，ODI评分从手术前的32.8 ± 9.8（范围为16～44）改善到术后的19.8 ± 9.8（范围为2～37），这符合最小临床显著差异的标准。间接减压程度足以在ODI评分方面产生有意义的临床改善。因此，间接减压程度不仅具有统计学意义，而且还改善了患者的功能。

然而，如果植入物通过终板沉降，间接减压的益处可能会丧失。在Nemani等的一项研究中，作者对117例单纯LIF的患者进行了回顾性研究[28]。对于单纯LIF的患者，共有10.3%的患者最终需要进行翻修手术。手术最常见的原因是持续性神经根病变和有症状的植入物沉降。平均翻修时间为10.8个月。Marchi等也进行了类似的研

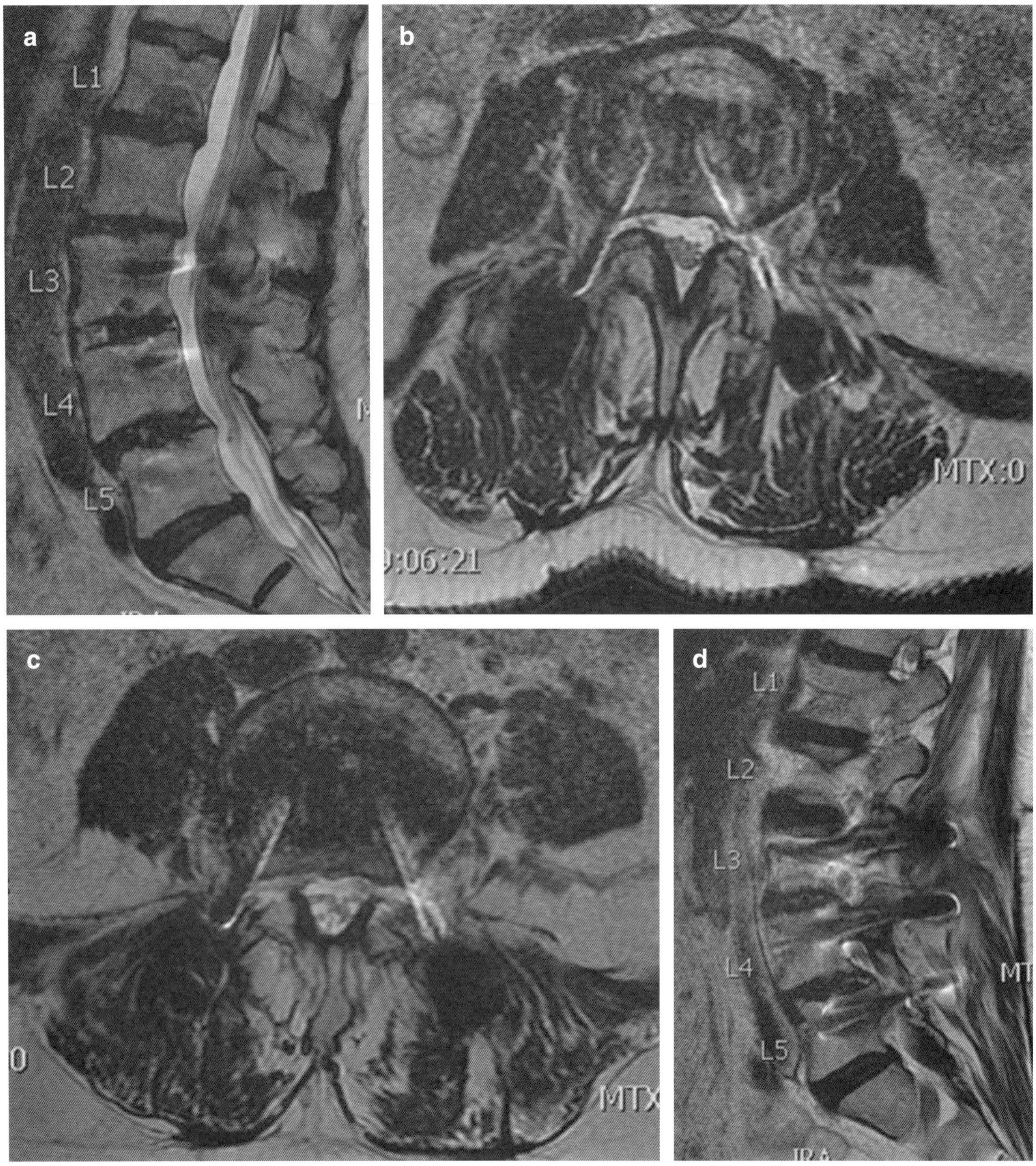

图30.3　a. 术后1年矢状面MRI显示，L4～L5椎体滑脱及中央狭窄的改善得到维持。b. 术后1年L3～L4节段轴状位MRI。可见侧隐窝和神经根孔状狭窄的改善得到维持。c. 术后1年L4～L5水平轴状位MRI。可见整体得到改善。d. 术后1年神经根孔的旁矢状位影像

究[29]。12个月时，标准组70%和Wide组89%出现0或Ⅰ级沉降，标准组30%和Wide组11%出现Ⅱ或Ⅲ级沉降。早期（6周）发现沉降，这个时间点与短暂的临床恶化相关，尽管在6周时间点后没有观察到沉降的进展。此外，沉降主要发生在下终板（68%）。融合率不受cage尺寸和沉降发生率的影响。因此，沉降是单纯LIF的相关问题，增加椎弓根螺钉以提供额外的稳定性是一个值得考虑的方案。

结　论

侧方入路椎间融合是越来越受欢迎的一种微

创手术。该方法可以做到切口更小，组织破坏更少，恢复更快。因此，LIF符合微创手术的多项标准。有越来越多的证据可以证明LIF能对中央管及神经根孔间接减压，并足以显著改善临床功能。然而，对于严重的先天性狭窄或者小关节增生严重并导致小关节强直的病例，LIF很难达到间接减压的效果。术前影像对于明确适合行神经根管间接减压的患者很重要。此外，在没有达到融合之前，植入物的沉降是一个风险。因此，建议后路椎弓根螺钉内固定以避免沉降和狭窄复发。

参·考·文·献

1. Verbiest H. Stenosis of the lumbar vertebral canal and sciatica. Neurosurg Rev. 1980; 3(1): 75–89.
2. Truumees E. Spinal stenosis: pathophysiology, clinical and radiologic classification. Instr Course Lect. 2005; 54: 287–302.
3. Vroomen PC, de Krom MC, Wilmink JT. Pathoanatomy of clinical findings in patients with sciatica: a magnetic resonance imaging. J Neurosurg. 2000; 92(2 Suppl): 135–41.
4. Daffner SD, Wang JC. The pathophysiology and nonsurgical treatment of lumbar spinal stenosis. Instr Course Lect. 2009; 58: 657–68.
5. Alvarez JA, Hardy Jr RH. Lumbar spine stenosis: a common cause of back and leg pain. Am Fam Physician. 1998; 57(8): 1825–34. 1839–40.
6. Bogduk N, Tynan W, Wilson AS. The nerve supply to the human lumbar intervertebral discs. J Anat. 1981; 132(Pt 1): 39–56.
7. Atlas SJ, Keller RB, Wu YA, et al. Long-term outcomes of surgical and nonsurgical management of lumbar spinal stenosis: 8 to 10 year results from the maine lumbar spine study. Spine (Phila Pa 1976). 2005; 30(8): 936–43.
8. Weinstein JN, Tosteson TD, Lurie JD, et al. Surgical versus nonoperative treatment for lumbar spinal stenosis four-year results of the Spine Patient Outcomes Research Trial. Spine (Phila Pa 1976). 2010; 35(14): 1329–38.
9. Benz RJ, Ibrahim ZG, Afshar P, et al. Predicting complications in elderly patients undergoing lumbar decompression. Clin Orthop Relat Res. 2001; 384: 116–21.
10. Cassinelli EH, Eubanks J, Vogt M, et al. Risk factors for the development of perioperative complications in elderly patients undergoing lumbar decompression and arthrodesis for spinal stenosis: an analysis of 166 patients. Spine (Phila Pa 1976). 2007; 32(2): 230–5.
11. Wang MY, Green BA, Shah S, et al. Complications associated with lumbar stenosis surgery in patients older than 75 years of age. Spine (Phila Pa 1976). 2007; 32(10): 1135–9.
12. Podichetty VK, Spears J, Isaacs RE, et al. Complications associated with minimally invasive decompression for lumbar spinal stenosis. J Spinal Disord Tech. 2006; 19(3): 161–6.
13. Shih P, Wong AP, Smith TR, et al. Complications of open compared to minimally invasive lumbar spine decompression. J Clin Neurosci. 2011; 18(10): 1360–4.
14. Ozgur BM, Aryan HE, Pimenta L, et al. Extreme Lateral Interbody Fusion (XLIF): a novel surgical technique for anterior lumbar interbody fusion. Spine J. 2006; 26: 435–43.
15. Rodgers WB, Gerber EJ, Patterson JR. Intraoperative and early postoperative complications in extreme lateral interbody fusion (XLIF): an analysis of 600 cases. Spine (Phila Pa 1976). 2011; 36(1): 26–32.
16. Isaacs RE, Hyde J, Goodrich JA, et al. A prospective, nonrandomized, multicenter evaluation of extreme lateral interbody fusion for the treatment of adult degenerative scoliosis: perioperative outcomes and complications. Spine (Phila Pa 1976). 2010; 35(26 Suppl): S322–30.
17. Alimi M, Hofstetter CP, Cong GT, et al. Radiological and clinical outcomes following extreme lateral interbody fusion. J Neurosurg Spine. 2014; 20(6): 623–35.
18. Malham GM, Parker RM, Goss B, et al. Indirect foraminal decompression is independent of metabolically active facet arthropathy in extreme lateral interbody fusion. Spine (Phila Pa 1976). 2014; 39(22): E1303–10.
19. Castellvi AE, Nienke TW, Marulanda GA, et al. Indirect decompression of lumbar stenosis with transpsoas interbody cages and percutaneous posterior instrumentation. Clin Orthop Relat Res. 2014; 472(6): 1784–91.
20. Marulanda GA, Nayak A, Murtagh R, et al. A cadaveric radiographic analysis on the effect of extreme lateral interbody fusion cage placement with supplementary internal fixation on indirect spine decompression. J Spinal Disord Tech. 2014; 27(5): 263–70.
21. Kepler CK, Sharma AK, Huang RC, et al. Indirect foraminal decompression after lateral transpsoas interbody fusion. J Neurosurg Spine. 2012; 16(4): 329–33.
22. Elowitz EH, Yanni DS, Chwajol M, et al. Evaluation of indirect decompression of the lumbar spinal canal following minimally invasive lateral transpsoas interbody fusion: radiographic and outcome analysis. Minim Invasive Neurosurg. 2011; 54(5–6): 201–6.
23. Oliveira L, Marchi L, Coutinho E, et al. A radiographic assessment of the ability of the extreme lateral interbody fusion procedure to indirectly decompress the neural elements. Spine (Phila Pa 1976). 2010; 35(26 Suppl): S331–7.
24. Zucherman JF, Hsu KY, Hartjen CA, et al. A prospective randomized multi-center study for the treatment of lumbar spinal stenosis with the X STOP interspinous implant: 1-year results. Eur Spine J. 2004; 13(1): 22–31.
25. Siddiqui M, Karadimas E, Nicol M, et al. Influence of X Stop on neural foramina and spinal canal area in spinal stenosis. Spine (Phila Pa 1976). 2006; 31(25): 2958–62.
26. Kim DH, Shanti N, Tantorski ME, et al. Association between degenerative spondylolisthesis and spinous process fracture after interspinous process spacer surgery. Spine J. 2012; 12(6): 466–72.
27. Tuschel A, Chavanne A, Eder C, et al. Implant survival analysis and failure modes of the X-Stop interspinous distraction device. Spine (Phila Pa 1976). 2013; 38(21): 1826–31.
28. Nemani VM, Aichmair A, Taher F, et al. Rate of revision surgery after stand-alone lateral lumbar interbody fusion for lumbar spinal stenosis. Spine (Phila Pa 1976). 2014; 39(5): E326–31.
29. Marchi L, Abdala N, Oliveira L, et al. Radiographic and clinical evaluation of cage subsidence after stand-alone lateral interbody fusion. J Neurosurg Spine. 2013; 19(1): 110–8.

（李小龙/译　魏显招/校）

第31章 脊柱畸形凹侧方入路和凸侧方入路的对比

Matthew F. Gary and Michael Y. Wang

31.1 前　言

微创腰椎侧方入路技术在成人退变性脊柱侧凸的治疗中越来越广泛。退变性脊柱侧凸患者通常表现为慢性背痛、神经系统损害和脊柱三维平面畸形。应用传统的开放性后入路进行手术并发症较高[1, 2]。腰椎侧方入路手术可矫正成人侧凸的冠状面和矢状面畸形，但软组织剥离较少。侧方入路手术对于适应证选择恰当的患者，并发症发生率较低，足以提供满意的影像学矫形并改善患者临床疗效[3-16]。与后入路不同的是，经腰大肌入路需要外科医生术前选择从凸侧或者凹侧实施手术。目前绝大多数关于侧方入路治疗退变性脊柱畸形的文献都忽视交代手术是从凹侧还是凸侧入路，或是相对随意选择一侧。因此，目前对于凹侧入路和凸侧入路选择，以及哪侧入路具有更好的矫形力和更低的并发症发生率仍存在争议。

31.2 凹侧入路

凹侧入路的优点主要有：单个切口就能够容易地进入多个椎间盘；体位摆放（折叠手术床）有助于更好地矫正冠状面畸形；能更大限度地张开凹侧纤维环。凹侧单一切口之所以能够处理多个椎间盘，是因为畸形凹侧存在塌陷，且对应的椎间隙形成一个有利的轨迹。经凹侧入路单一切口最多可以处理三个椎间隙，但经凸侧入路甚至多个切口也无法同时处理这些椎间隙。凹侧入路还有一个好处是可以单纯通过手术床的位置，即使手术床向凸侧折叠，改善冠状位序列的矫正。相反，凸侧入路不能够通过折叠手术床来矫正冠状面畸形，折叠手术床会加重冠状面畸形。此外，凹侧纤维环能够张开并被直视，通过系列的椎间隙撑开可改善凹侧椎间隙高度。

凹侧入路缺点也不容忽视，包括进入椎间隙相对困难，损伤腰丛的风险理论上更高，以及需要更深的切口才能到达脊柱。凹侧椎间隙通常完全塌陷，使得进入椎间隙非常困难。当触及上下终板时，外科医生必须非常小心，避免撑开椎间隙时导致终板骨折。进入椎间隙时需要更大的向下压力，会增加终板损伤的风险，同时也会增加腰丛神经的损伤风险。此外，凹侧入路时术者与脊柱的距离相对较大，使得视野和操作更具挑战性。

腰丛神经在凹侧更聚集，并随着畸形的矫正而拉伸。矫形过程中放置撑开器于这些逐渐拉伸的凹侧腰丛神经更容易造成其损伤，而凸侧受牵拉的神经在矫形过程中变得放松。Scheer等[17]对32例采用腰椎侧方入路治疗退变性脊柱侧凸的患者进行了回顾性分析，并根据入路不同将患者分为凸侧入路组和凹侧入路组，其中17例凹侧入路，15例凸侧入路。研究结果发现凹侧入路组术后神经功能障碍发生率更高，但未达到统计学差异。

凹侧入路手术对于椎间盘的处理顺序很重要。特别是需要处理所有腰椎椎间隙时，难以够到头侧和尾侧的椎间盘。如果手术中首先处理顶椎椎间隙（顶椎位于腰椎中部），切除椎间盘并植入椎间融合器后会因延长了腰椎而把头侧和尾侧椎间隙推向切口的两侧。因此，建议手术过程中首先处理头侧或者尾侧的椎间盘。首先处理两端椎间隙有助于为最难处理的椎间隙提供帮助（图31.1）。

31.3 凸侧入路

凸侧入路具有如下潜在的优点：能够更彻底和更容易地切除椎间盘；使用向下的力量一致的撑开椎间隙；矫形过程中使牵拉的腰丛神经放松，以及到达脊柱的手术通道更短。凸侧的椎间隙通常很容易进入，并且椎间盘切除更加彻底。随着畸形矫正，理论上同侧的腰丛神经会相对松解，而且更不容易受到撑开器的影响。最后，凸侧入路通道较浅，这有助于直视手术和减小手术器械操作的复杂程度。

凸侧入路通过撑开器进入楔形椎间隙撑开凹侧间隙。凸侧更大的椎间盘纤维环和更少的骨赘增生使得确定椎间盘进入点更为简单，降低了意外损伤终板的风险。在骨质疏松患者特别要小心损伤终板。随着长方形融合器的置入，椎间隙将被撑开至一个更接近正常的形态。

另外，凸侧入路存在缺点：处理多个椎间隙较为困难；体位摆放会加重畸形，只能盲视撑开对侧纤维环。考虑到凹侧椎间盘间隙的形态，如果要想真正垂直进入间隙，所需的皮肤切口通常是不能实施的。因此，在计划皮肤切口时，必须预测畸形矫正的程度。此外，手术医生不能利用手术床的折叠来矫正畸形，因为凸侧方入路时折叠手术床实际上会加重冠状面失衡。

最后，要实现脊柱序列的完全重建，对侧即凹

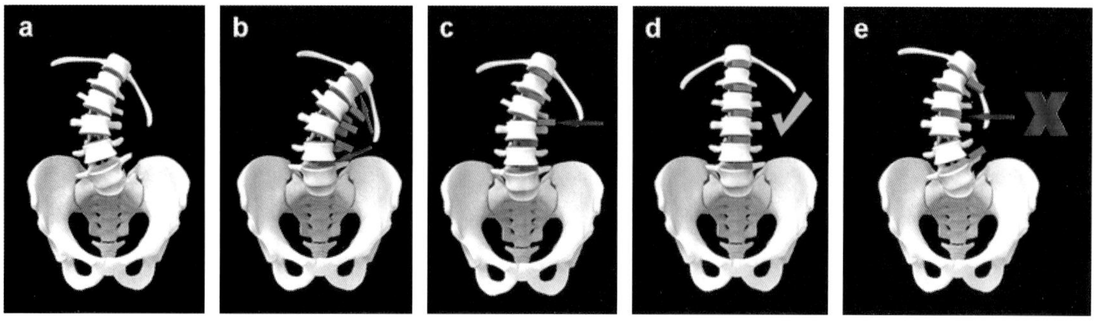

图31.1 采用凹侧入路时，需要计划好首先进入哪个椎间隙。a. 椎间融合前的腰椎状态。b. 首先进入最头端和尾端的椎间隙。c. 最后融合顶椎椎间隙。d. 最大限度矫正脊柱畸形。e. 首先融合顶椎椎间隙，植入的融合器将头侧和尾侧的椎间隙推向两侧远端，导致头尾远端的间隙处理更加困难

侧纤维环必须完全打开。凹侧纤维环只能通过逐级增宽的撑开器盲视下打开。因此，凹侧纤维环撑开不足会妨碍冠状面序列的矫正。

31.4　L4/L5椎间隙的重要性

许多外科医生只会从L4/L5能够到达的一侧行侧方融合手术。L4/L5椎间隙通常是最具挑战性的间隙，此处被认为神经损伤的风险最大、腰大肌最厚、骨盆遮挡，同时它又是需要处理的最远端节段。腰椎退变性脊柱侧凸患者的L4/L5椎间隙通常是不对称的。因此，考虑到脊柱和骨盆的位置关系，你可以选择张开最大和最容易进入的一侧作为手术入路侧（图31.2和图31.3）。

31.5　其他考虑因素

医生实施侧方入路手术时必须特别注意脊柱外科手术中不常注重的解剖。腰大肌大小、形状和位置非常重要，因为手术通道需要穿过腰大肌。此外，腰骶神经丛通常会在腰大肌中穿过，避免对这些肌肉的损伤也能减少大腿麻木、感觉障碍、疼痛和无力的风险。当发现腰大肌前移即“米老鼠征”或“腰大肌上移征”，外科医生应该避免采取直接的侧方入路。在这种情况下，前路、斜外侧或者后路是这些节段优选的手术入路（图31.4和图31.5）。

外科医生还必须重视微小弯，通常位于主弯下的L4～S1节段。这个弯曲构成脊柱的基座，对于许多病例，如果仅仅矫直主弯而忽视微小弯矫正，可能会导致一个平衡的侧凸变成冠状面失平衡的侧凸。

结　论

腰椎侧方入路是治疗退变性脊柱侧凸的有效方法，能够改善患者临床愈后，减少手术并发症。然

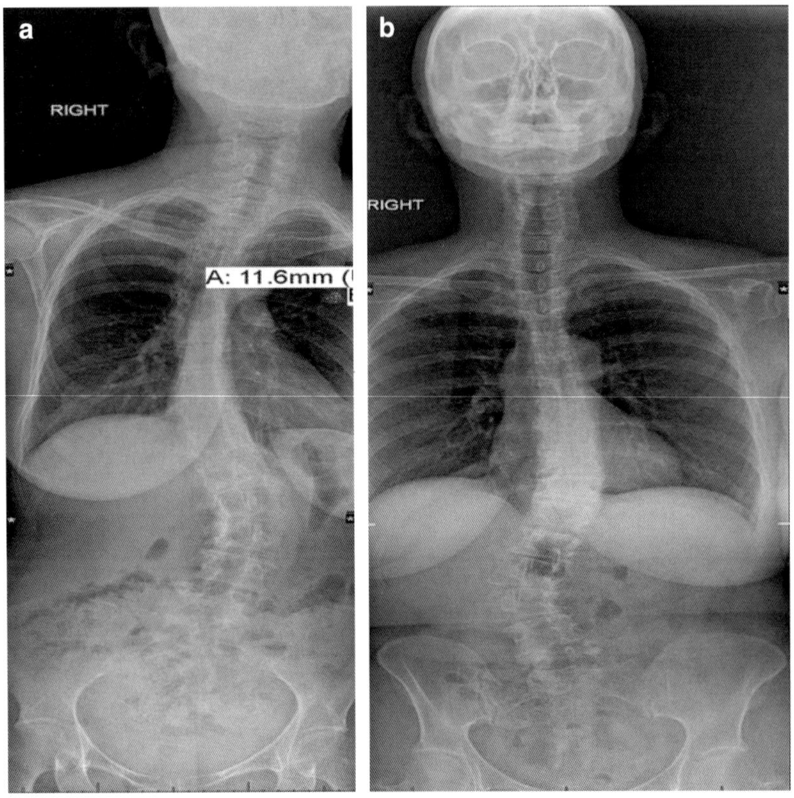

图31.2　考虑到脊柱和骨盆的位置关系，选择有利于进入L4/L5间隙的入路侧是一种常见策略。如果要融合L4/L5，a. 该患者应该选择右侧入路；b. 该患者应该选择左侧入路

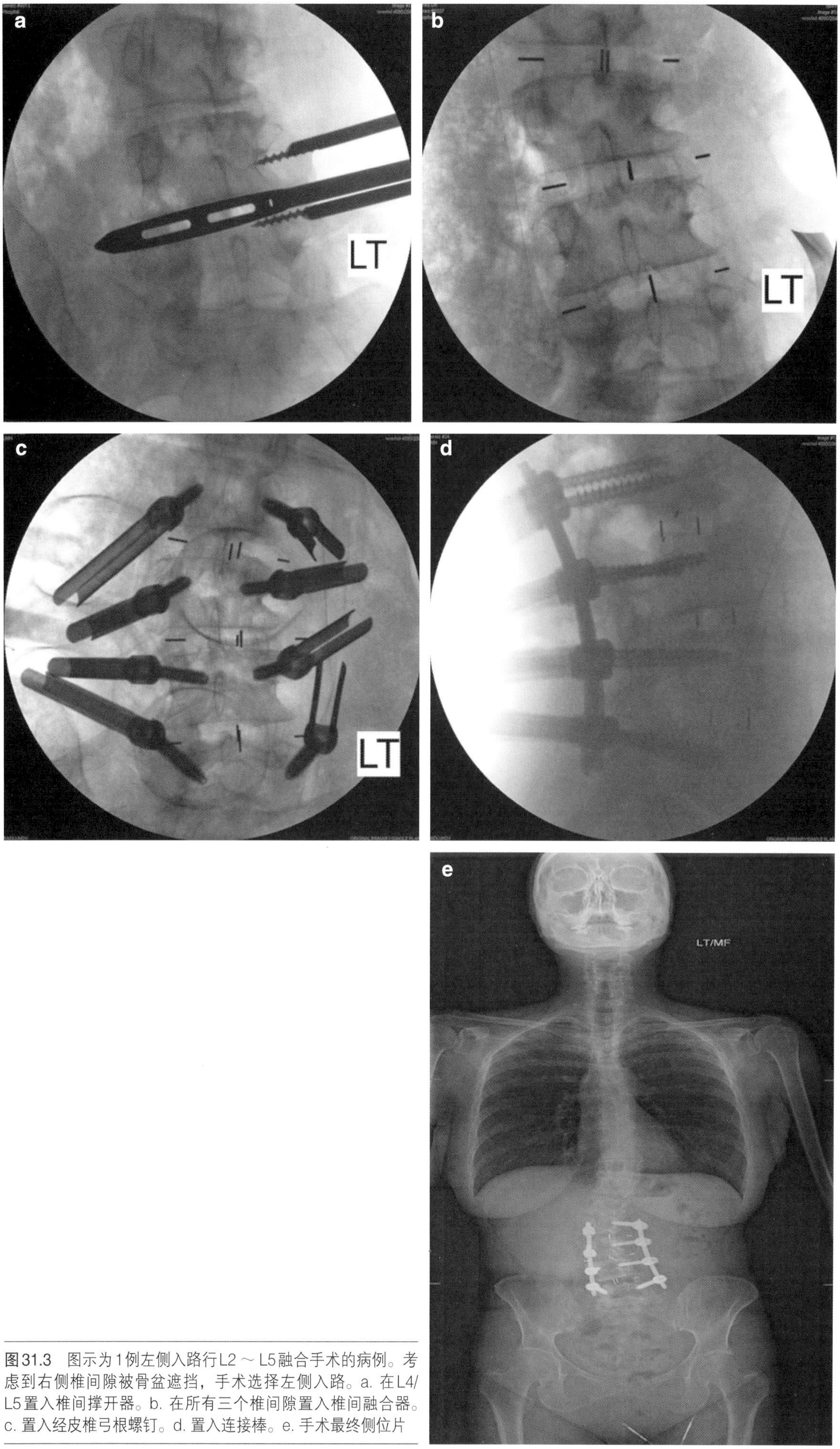

图31.3　图示为1例左侧入路行L2～L5融合手术的病例。考虑到右侧椎间隙被骨盆遮挡，手术选择左侧入路。a. 在L4/L5置入椎间撑开器。b. 在所有三个椎间隙置入椎间融合器。c. 置入经皮椎弓根螺钉。d. 置入连接棒。e. 手术最终侧位片

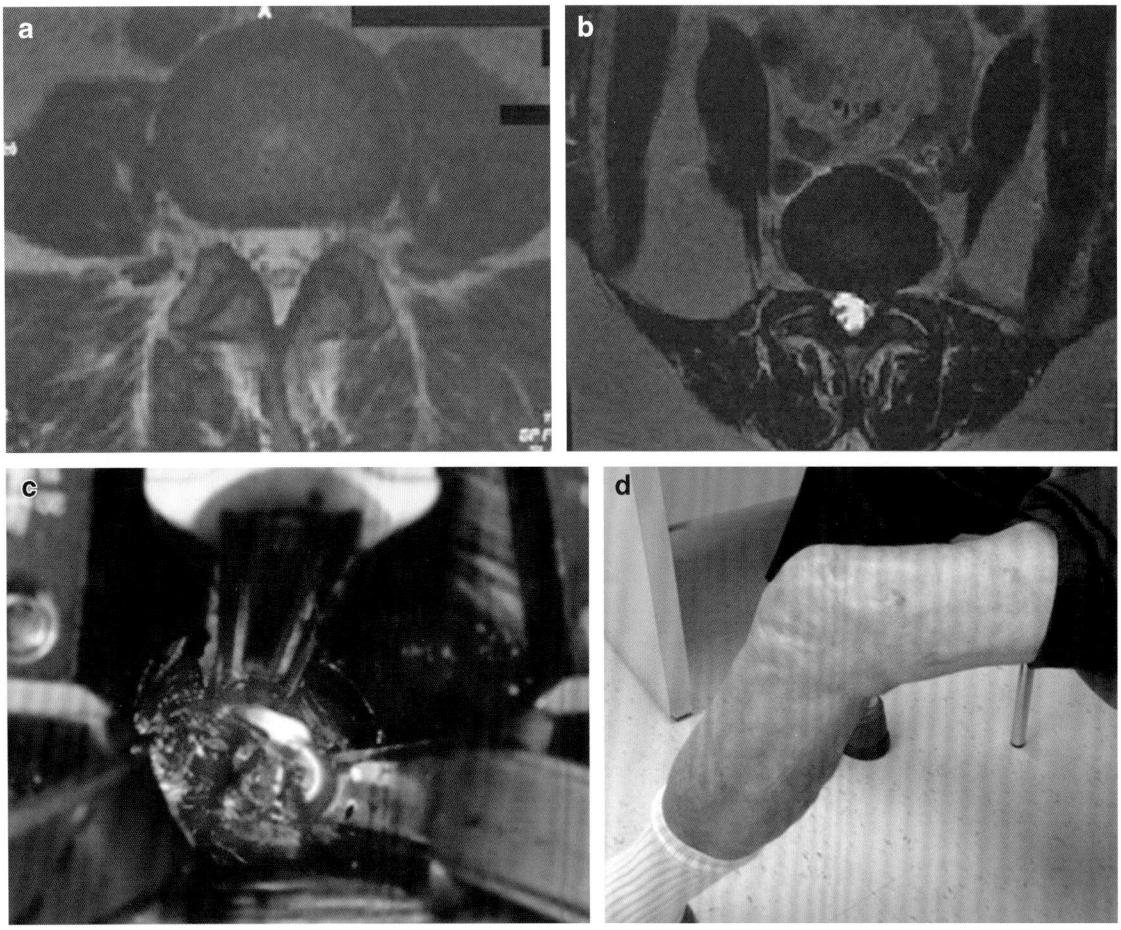

图31.4　腰大肌轴状位T2加权像MRI显示：a. 正常腰大肌结构有助于安全寻找腰丛神经。b. 异常腰大肌位置前移到脊柱前侧，同时导致腰丛神经前移，致使其在侧方入路手术损伤风险增大。c. 管状撑开通道下的一根腰丛神经。d. 1例患者股神经牵拉损伤导致的股四头肌萎缩

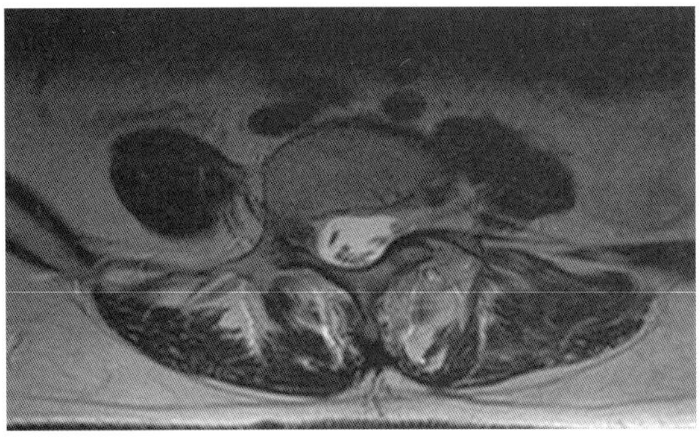

图31.5　一名高尔夫运动员的腰椎T2加权像轴状位MRI显示腰大肌不对称。考虑到左侧的腰骶神经丛更可能靠后，解剖上更倾向于选择左侧入路

而，外科医生的经验和正确的术前计划对于手术的成功是非常重要的。到目前为止，凹侧或凸侧入路的选择取决于外科医生的偏好。需要进行更大规模的研究来确定哪一侧入路神经损伤更少，切口更小，冠状面和矢状面平衡更好，以及总体疗效更佳。

参·考·文·献

1. Baron EM, Albert TJ. Medical complications of surgical treatment of adult spinal deformity and how to avoid them. Spine. 2006;

31(19 Suppl): S106–18. doi: 10.1097/01.brs.0000232713.69342.df.
2. Weiss HR, Goodall D. Rate of complications in scoliosis surgery – a systematic review of the Pub Med literature. Scoliosis. 2008; 3(1). doi: 10.1186/1748-7161-3-9.
3. Acosta FL, Liu J, Slimack N, Moller D, Fessler R, Koski T. Changes in coronal and sagittal plane alignment following minimally invasive direct lateral interbody fusion for the treatment of degenerative lumbar disease in adults: a radiographic study. J Neurosurg Spine. 2011; 15(1): 92–6. doi: 10.3171/2011.3.SPINE10425.
4. Anand N, Baron EM, Khandehroo B, Kahwaty S. Long-term 2- to 5-year clinical and functional outcomes of minimally invasive surgery for adult scoliosis. Spine. 2013; 38(18): 1566–75. doi: 10.1097/ BRS.0b013e31829cb67a.
5. Anand N, Rosemann R, Khalsa B, Baron EM. Midterm to long-term clinical and functional outcomes of minimally invasive correction and fusion for adults with scoliosis. Neurosurg Focus. 2010; 28(3). doi: 10.3171/2010.1.FOCUS09272.
6. Benglis DM, Elhammady MS, Levi AD, Vanni S. Minimally invasive anterolateral approaches for the treatment of back pain and adult degenerative deformity. Neurosurgery. 2008; 63(3 Suppl): 191–6. doi: 10.1227/01.NEU.0000325487.49020.91.
7. Berjano P, Lamartina C. Far lateral approaches (XLIF) in adult scoliosis. Eur Spine J. 2013; 22 Suppl 2: S242–53. doi: 10.1007/s00586-012-2426-5.
8. Caputo AM, Michael KW, Chapman TM, Jennings JM, Hubbard EW, Isaacs RE, Brown CR. Extreme lateral interbody fusion for the treatment of adult degenerative scoliosis. J Clin Neurosci. 2013; 20(11): 1558–63. doi: 10.1016/j.jocn.2012.12.024.
9. Dakwar E, Cardona RF, Smith DA, Uribe JS. Early outcomes and safety of the minimally invasive, lateral retroperitoneal transpsoas approach for adult degenerative scoliosis. Neurosurg Focus. 2010; 28(3): E8. doi: 10.3171/2010.1.FOCUS09282.
10. Dangelmajer S, Zadnik PL, Rodriguez ST, Gokaslan ZL, Sciubba DM. Minimally invasive spine surgery for adult degenerative lumbar scoliosis. Neurosurg Focus. 2014; 36(5): E7. doi: 10.3171/2014.3.FOCUS144.
11. Isaacs RE, Hyde J, Goodrich JA, Rodgers WB, Phillips FM. A prospective, nonrandomized, multicenter evaluation of extreme lateral interbody fusion for the treatment of adult degenerative scoliosis: perioperative outcomes and complications. Spine. 2010; 35(26 Suppl): S322–30. doi: 10.1097/BRS.0b013e3182022e04.
12. Khajavi K, Shen AY. Two-year radiographic and clinical outcomes of a minimally invasive, lateral, transpsoas approach for anterior lumbar interbody fusion in the treatment of adult degenerative scoliosis. Eur Spine J. 2014; 23(6): 1215–23. doi: 10.1007/s00586-014-3246-6.
13. Manwaring JC, Bach K, Ahmadian AA, Deukmedjian AR, Smith DA, Uribe JS. Management of sagittal balance in adult spinal deformity with minimally invasive anterolateral lumbar interbody fusion: a preliminary radiographic study. J Neurosurg Spine. 2014; 20(5): 515–22. doi: 10.317 1/2014.2.SPINE1347.
14. Phillips FM, Isaacs RE, Rodgers WB, Khajavi K, Tohmeh AG, Deviren V, Peterson MD, Hyde J, Kurd MF. Adult degenerative scoliosis treated with XLIF clinical and radiographical results of a prospective multicenter study with 24-month follow-up. Spine. 2013; 38(21): 1853–61. doi: 10.1097/ BRS.0b013e3182a43f0b.
15. Tormenti MJ, Maserati MB, Bonfield CM, Okonkwo DO, Kanter AS. Complications and radiographic correction in adult scoliosis following combined transpsoas extreme lateral interbody fusion and posterior pedicle screw instrumentation. Neurosurg Focus. 2010; 28(3): E7. doi: 10.3171/2010.1.FOCUS09263.
16. Wang MY, Mummaneni PV. Minimally invasive surgery for thoracolumbar spinal deformity: initial clinical experience with clinical and radiographic outcomes. Neurosurg Focus. 2010; 28(3): E9. doi: 10.3 171/2010.1.FOCUS09286.
17. Scheer JK, Khanna R, Lopez AJ, Fessler RG, Koski TR, Smith ZA, Dahdaleh NS. The concave versus convex approach for minimally invasive lateral lumbar interbody fusion for thoracolumbar degenerative scoliosis. J Clin Neurosci. 2015. doi: 10.1016/j.jocn.2015.05.004.

（赵　检/译　钟湳哲　魏显招/校）

第32章 局部麻醉下侧方入路腰椎融合术

Xifeng Zhang and Brandon Gaynor

侧方入路腰椎融合术并未广泛应用于局部麻醉条件下的清醒镇静患者中。在清醒镇静状态下施行手术有很多优点，包括：可靠的监测股神经功能、减少麻醉并发症、降低费用、缩短恢复时间。长效局部麻醉的可行性增高、内镜显像的改进和控制成本的经济压力，都可能促使清醒状态下侧方入路腰椎融合术的开展。特别是在中国，术中电生理监测并未广泛应用于临床，这促使我们在没有全麻的条件下完成手术。

对于镇静、镇痛、麻醉来说，仔细的滴定已经被定义如下：① 盐酸右美托咪定注射液，剂量为1 μg/kg，浓度为4 μg/mL，注入时间不少于10分钟。② 5 mg氟哌利多注射液和0.1 mg芬太尼，注入时间超过2～3分钟。如果在5分钟后未达到理想的麻醉效果，可再重复用一半剂量。③ 对单节段融合，40 mL 1%的利多卡因；多节段融合，120 mL 0.25%的利多卡因。

一旦患者达到最佳镇静效果，如本书其他章节所描述的将患者置于侧卧位；标记入路点后在CT引导下置入穿刺针，然后即可进入椎间隙。通过脊柱穿刺针置入导丝，然后序贯置入管状扩张器至目标节段上的腰大肌（图32.1）。接下来可以在显微镜放大和照明的协助下，完成椎间盘切除和终板准备。

病例1：57岁男性，腰痛合并间歇性跛行。既往有糖尿病病史。首先，患者左侧卧位，用CT来扫描他的结肠，标记出安全的入路。术中，我们根据术前标记的入路将长导针置入L4–L5椎间盘中。确认后，我们置入套筒。在导丝的引导下，套筒逐

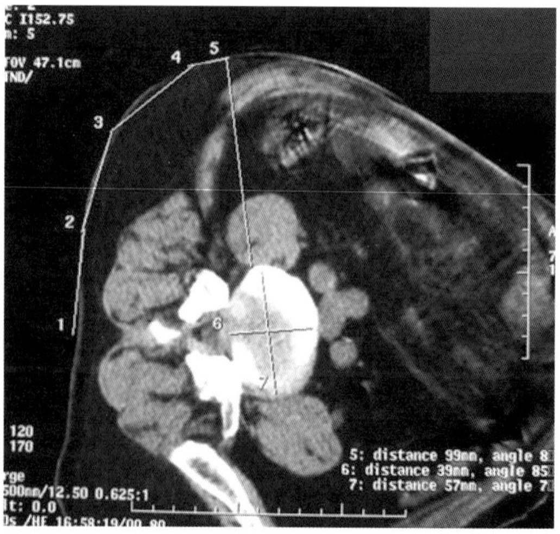

图32.1 侧卧位CT扫描下标记体表的安全进入点

步扩张，然后置入合适的工作套管，摘除椎间盘，刮除终板。我们从髂后上棘上取自体髂骨，并置入cage。手术完成。术后5年随访，患者症状缓解，不需进一步的治疗（图32.2）。

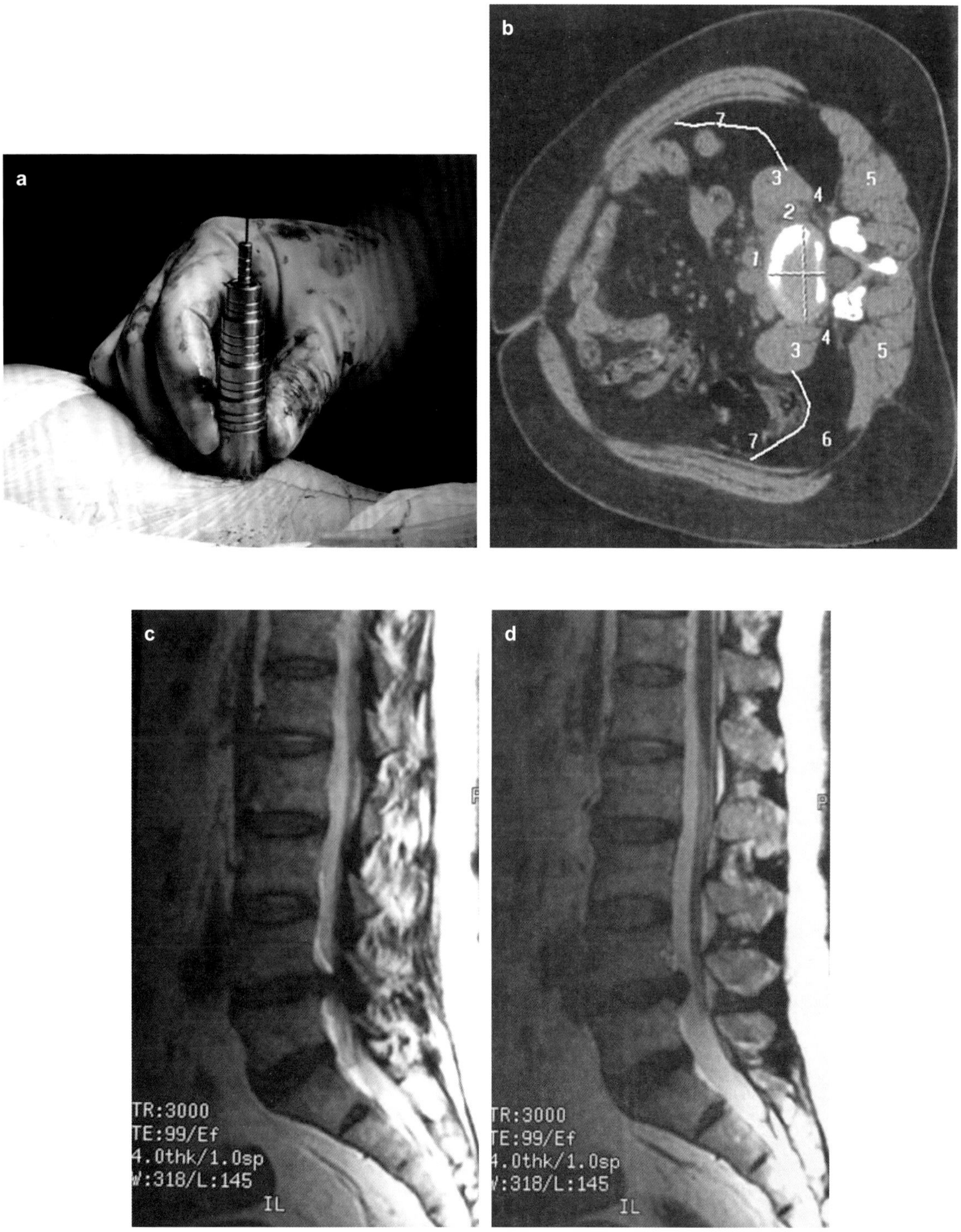

图32.2　a. 逐级扩张建立手术通道。b. 术前腹部横断面CT图像。1. 腹主动脉；2. 椎间盘穿刺点；3. 腰大肌；4. 坐骨神经；5. 骶棘肌；6. 腹膜后脂肪；7. 降结肠。c、d. 术前腰椎矢状面MRI

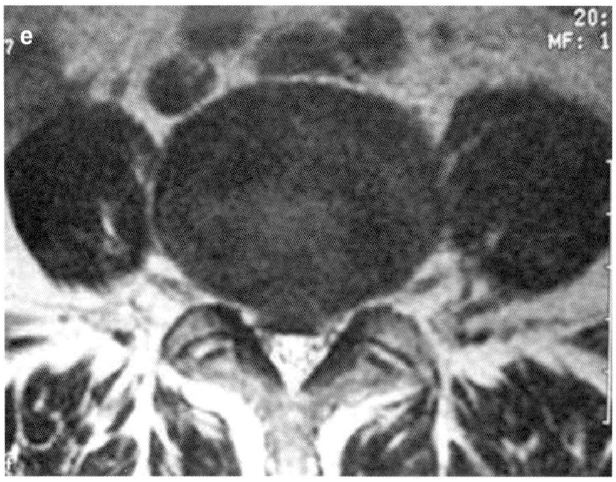

图32.2　e. 术前腹部横断面MRI

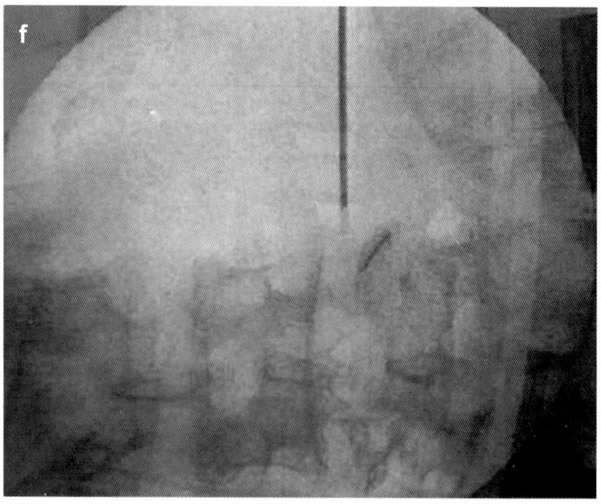

图32.2　f. X线透视下经皮放置穿刺针

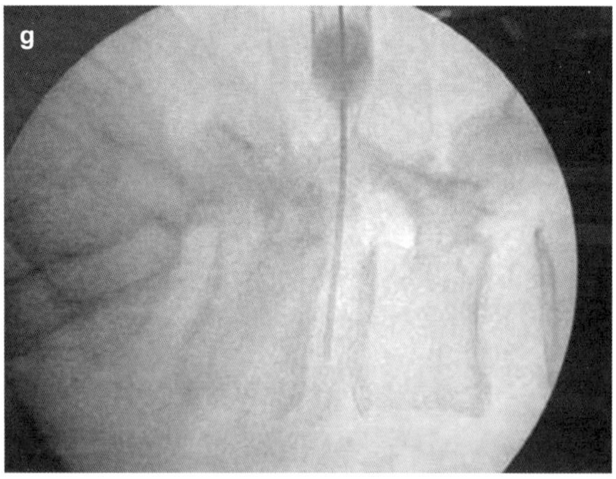

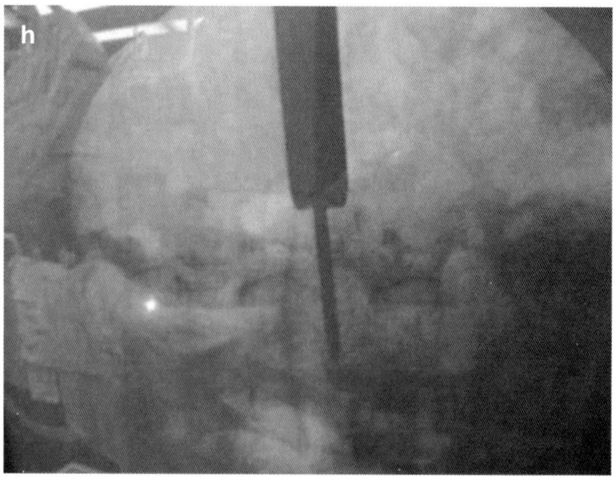

图32.2　g、h. 工作套筒管口通过扩张器到达椎间盘表面

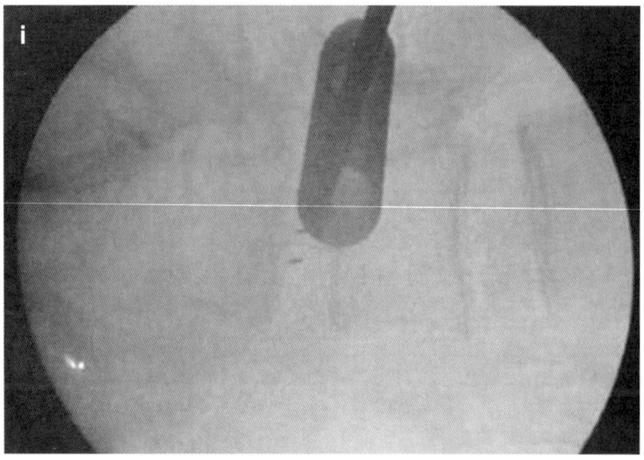

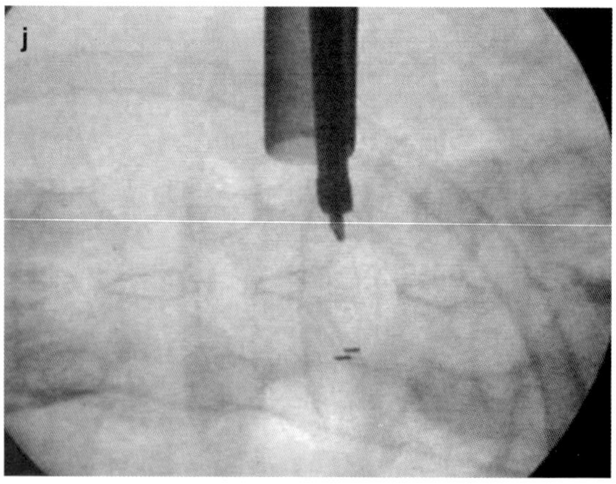

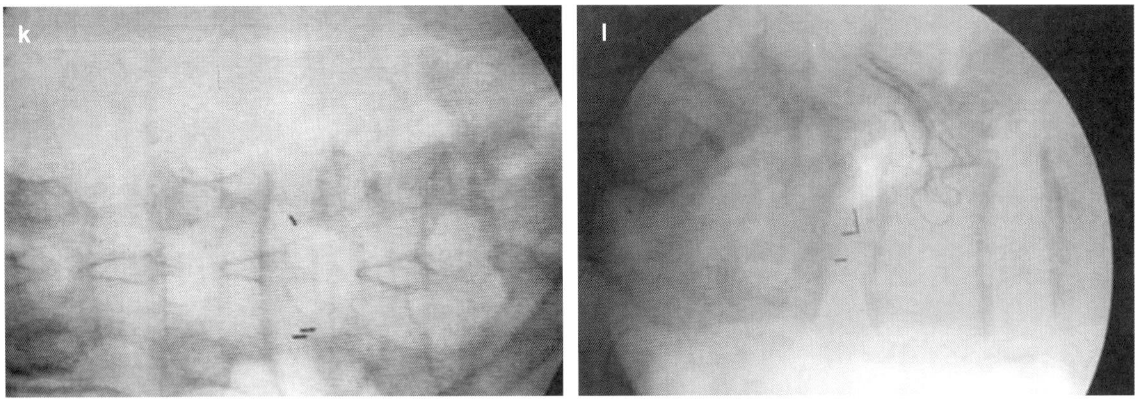

图32.2　i～l. X线透视下通过管状扩张器置入同种异体植入物

病例2：67岁老年女性，下腰痛伴神经源性跛行，诊断为腰椎管狭窄和腰椎间盘退变。我们在患者清醒下做了两个节段的侧方入路腰椎融合术。术后两年随访发现融合失败，但患者症状仍然得到缓解（图32.3）。

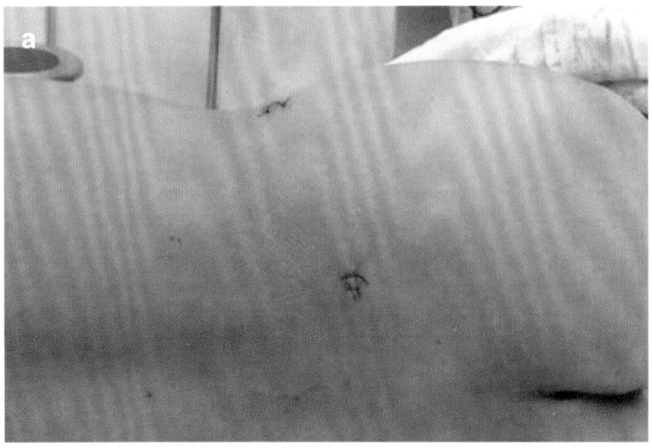

图32.3　a. 简单闭合两个小切口

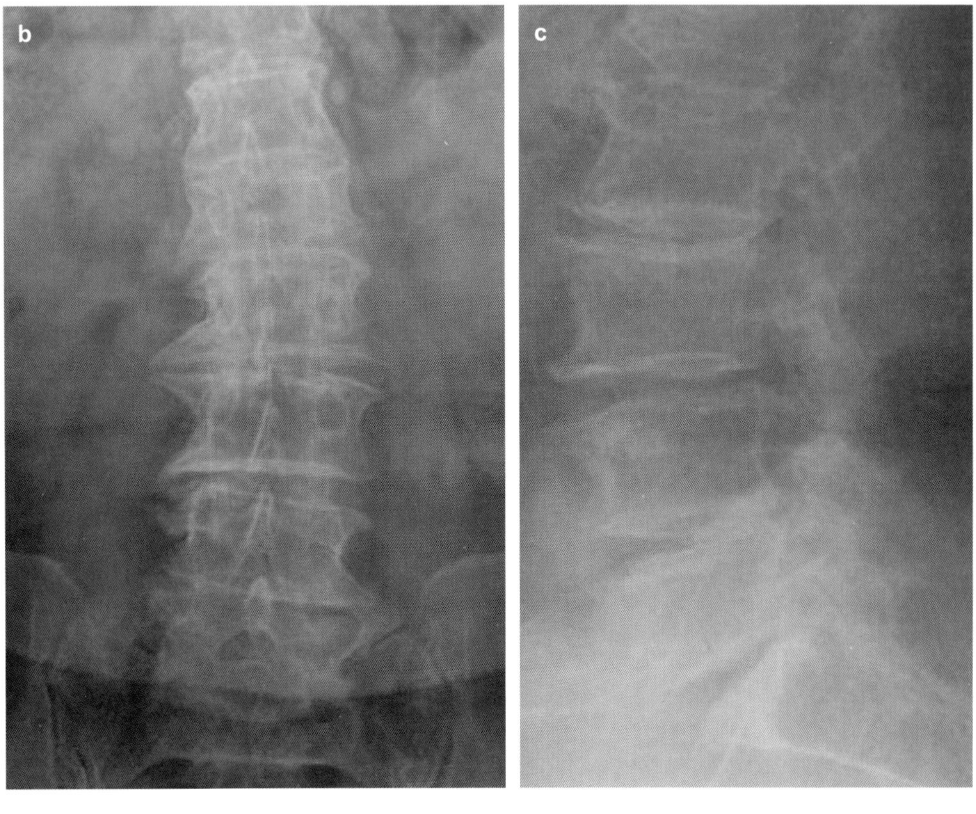

图32.3　b、c. 术前影像学显示椎间隙高度的丢失

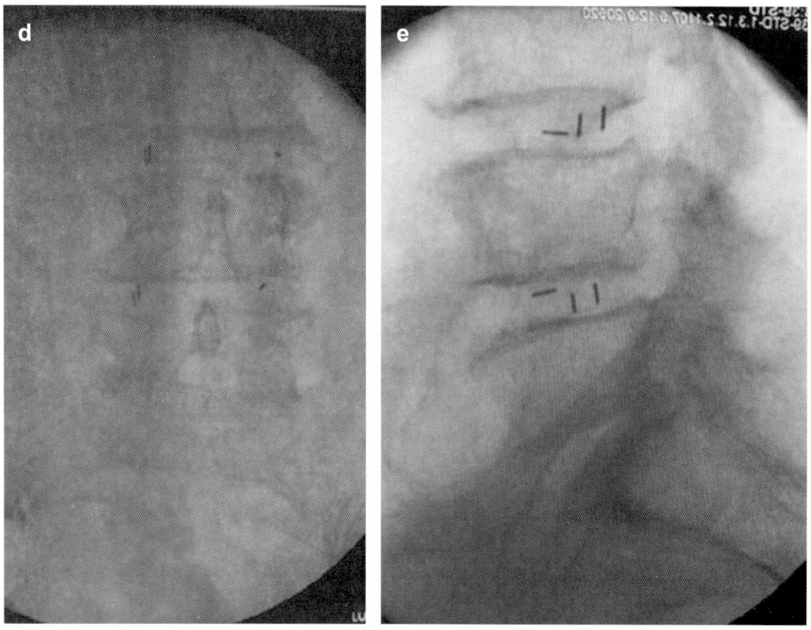

图32.3 d、e. 术中影像学图像证实植入物置入位置恰当

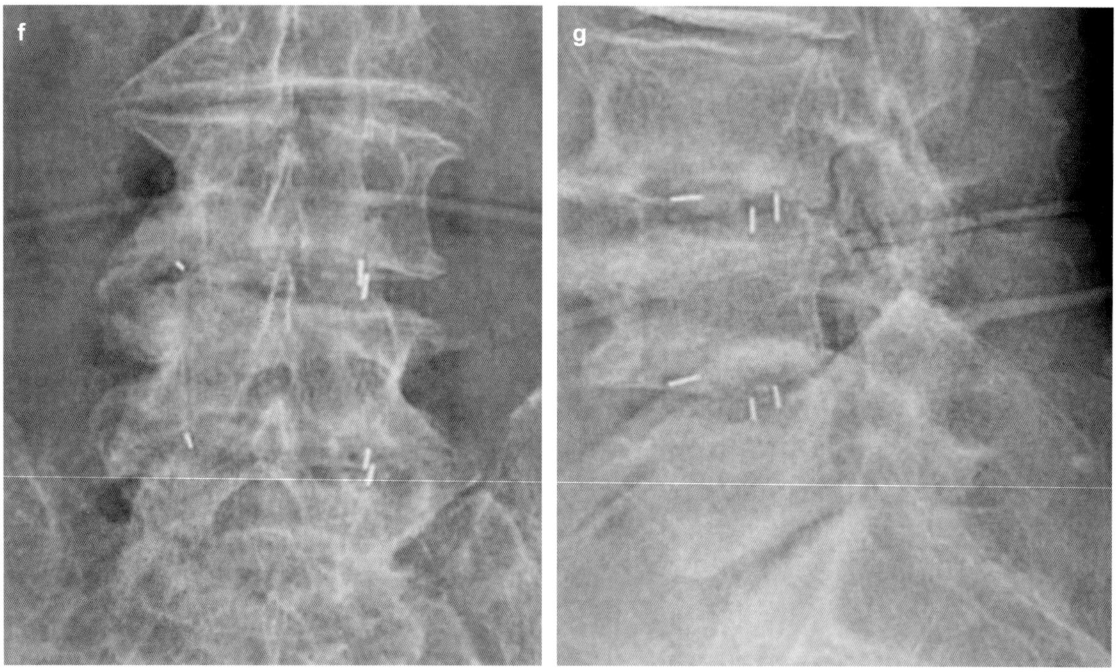

图32.3 f、g. 30个月随访时X线片显示骨性融合失败

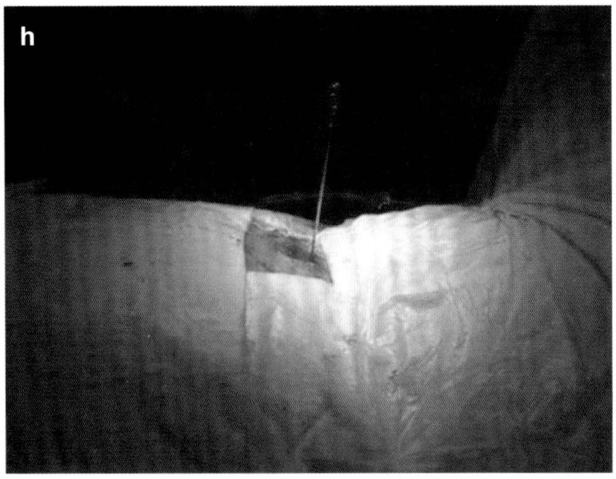

图32.3　h. 穿刺针进入椎间隙

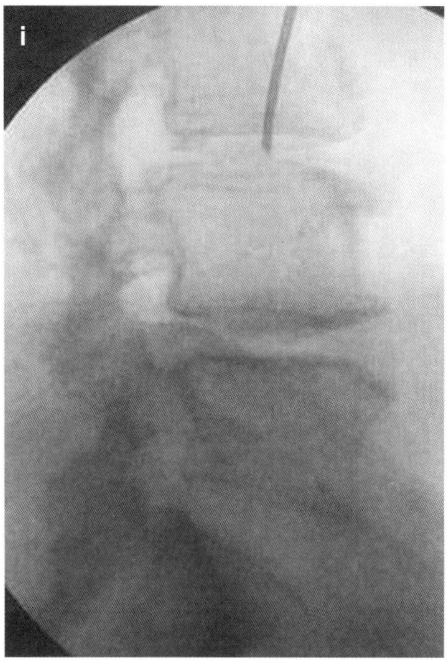

图32.3　i. 确认穿刺针已经置入椎间隙中心，小心避免过于接近神经结构或内脏

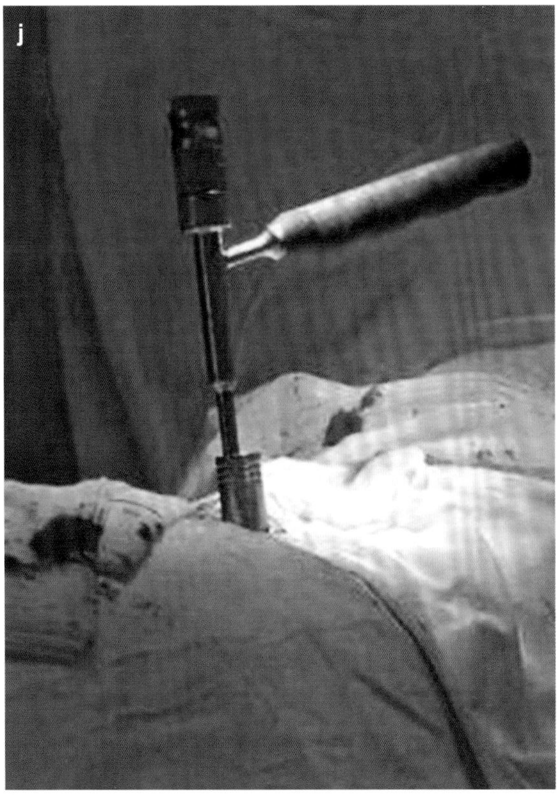

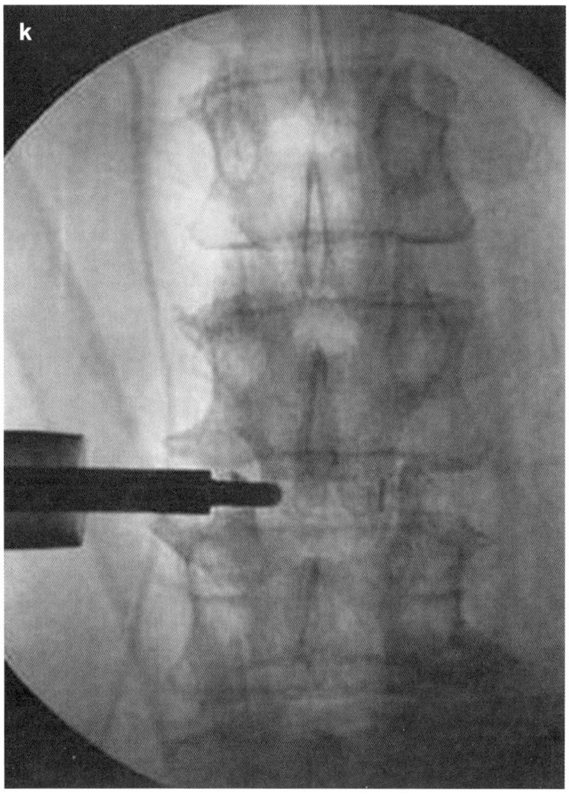

图32.3　j、k. 通过管状通道置入同种异体移植物

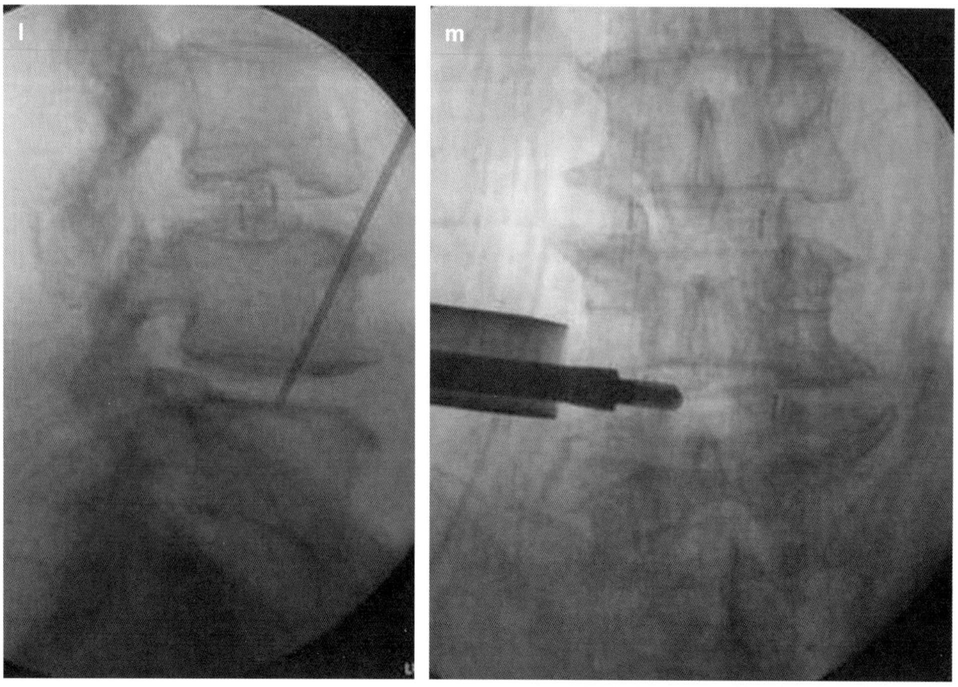

图32.3 l、m. 相同方法处理另一节段

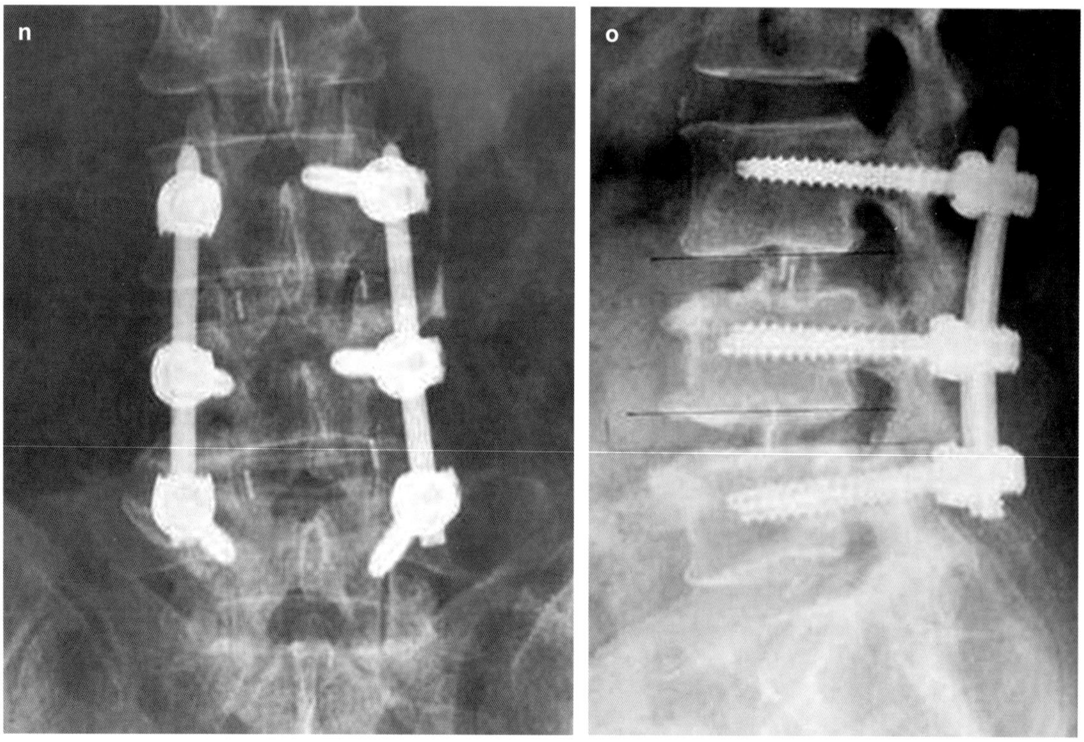

图32.3 n、o. 椎间融合器置入和节段内固定后的腰椎正侧位。我们常用尺寸为32 mm × 10 mm × 10 mm的带有同种异体骨同时塞满自体髂骨的cage

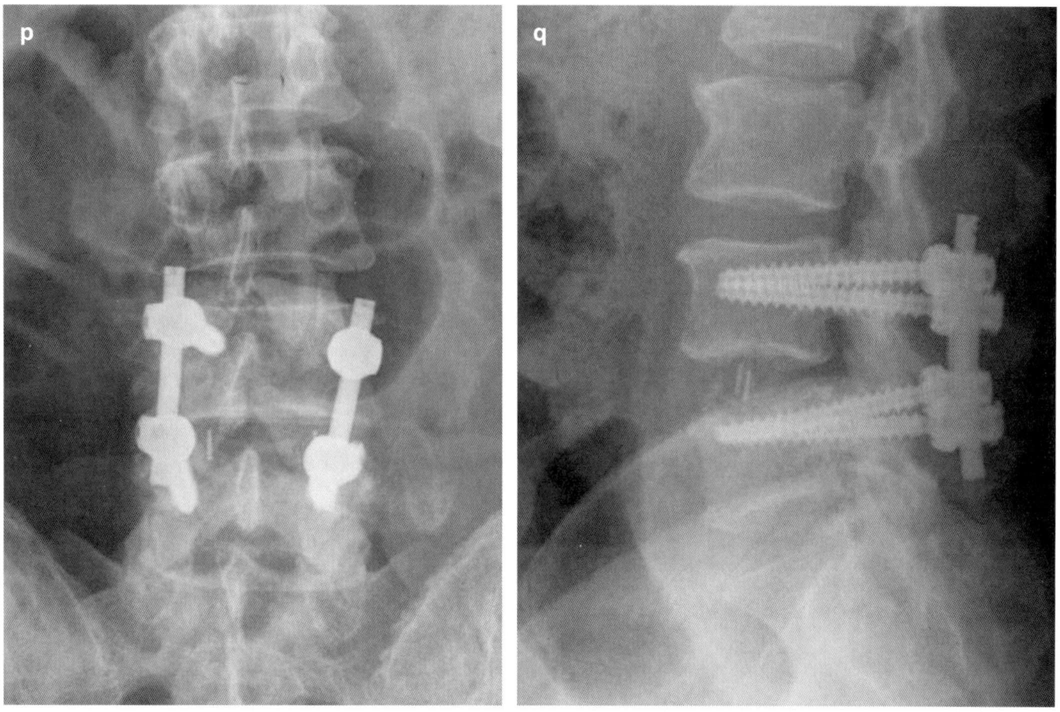

图32.3　p、q. 清醒状态下单节段经皮侧方入路腰椎融合术术后正侧位片

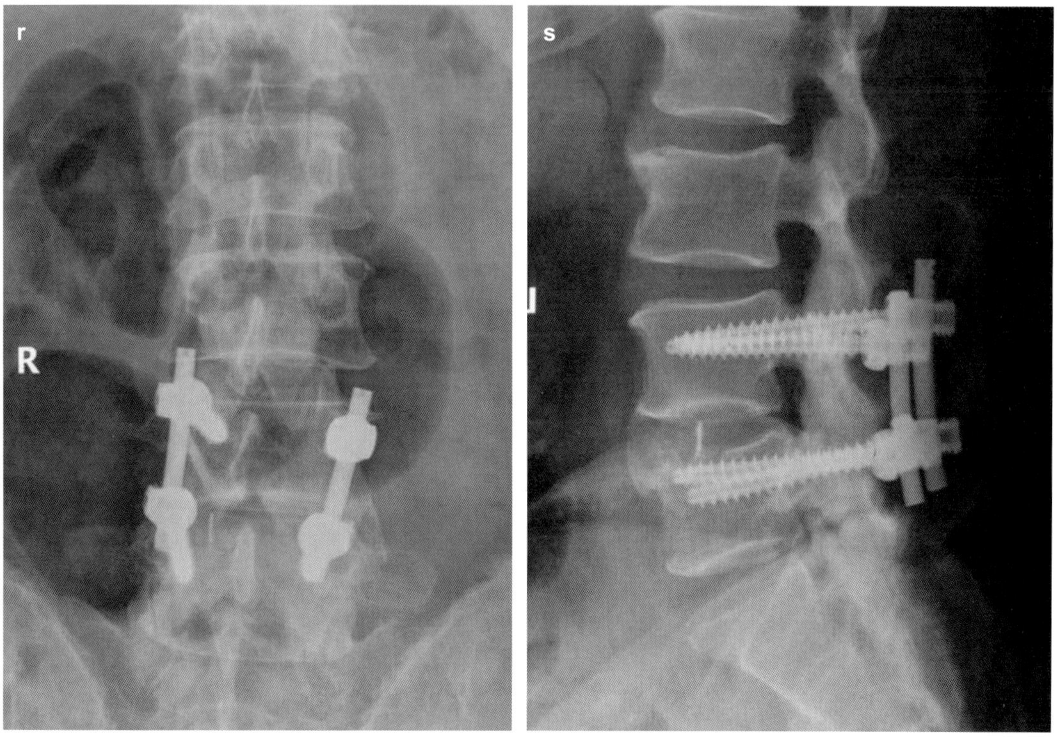

图32.3　r、s. 两年半的随访发现：坚强的融合和椎间高度的保持。我们偏向于以经皮后路椎弓根螺钉内固定补充侧方入路腰椎融合。根据外科医生的喜好，可通过侧卧位或俯卧位置入经皮椎弓根螺钉

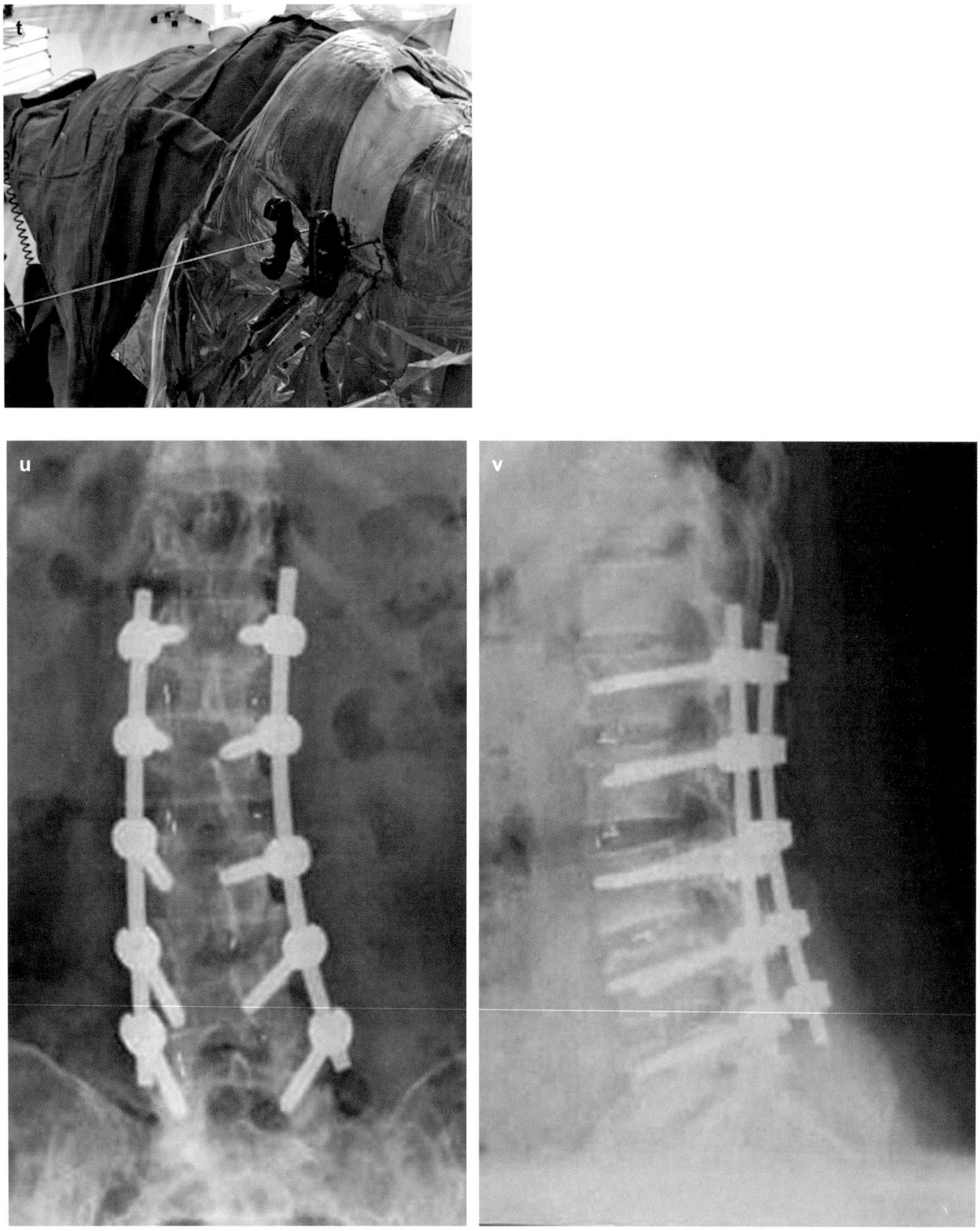

图32.3 t ~ v. 这项技术已经成功应用于最多四个节段。然而，必须考虑患者的耐受和手术时间

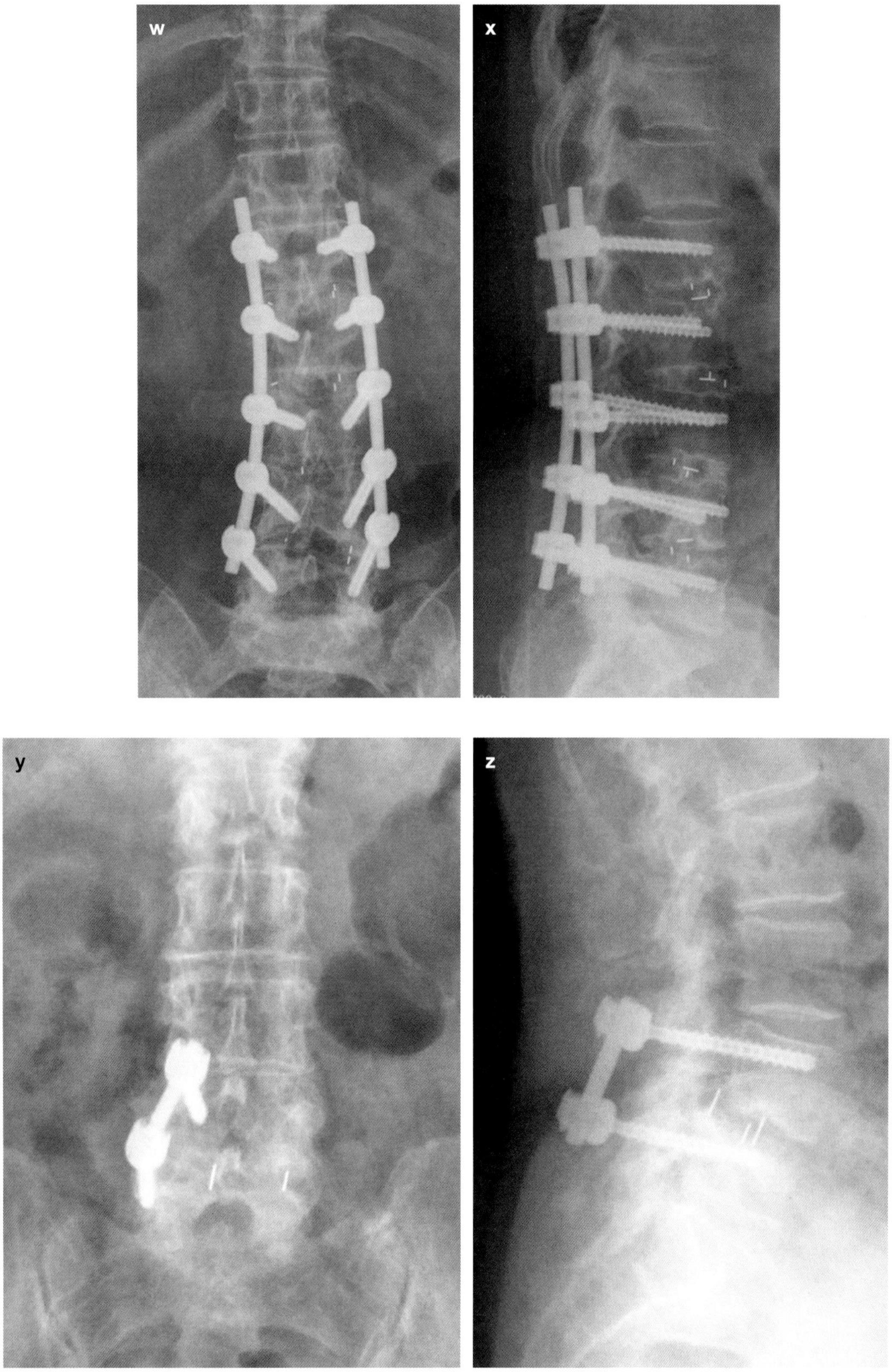

图32.3　w～z. 无疼痛患者术后4年随访的影像学

本章提及的侧方入路腰椎融合术已经在局部麻醉下应用于32例清醒的患者。其中，29例患者进行了椎弓根螺钉内固定。1例患者发生内置入物移位（1周后）需要进行后路椎间融合翻修术。此项技术也适用于多节段的融合。有6例患者（5例侧凸畸形）进行了3个节段的融合。然而，1例患者在后路内固定前改成了全麻。在绝大多数病例中（26/32），椎管狭窄伴不稳是融合的指征。1例患者因为局部神经反应，使得我们放弃操作而转为后路经椎间孔椎间融合术。

（邵　杰/译　魏显招/校）

第 6 篇

并发症控制与预防

第33章 血管并发症的处理及预防

Asdrubal Falavigna and Orlando Righesso Neto

33.1 前 言

对于腰椎前路手术的患者来说，术前与术中存在许多常见并发症。这些并发症包括血管损伤（1.3%～15.6%）、腹腔脏器损伤（＜1%）、交感丛破坏（1.7%～13.3%），以及术后肠梗阻（0.6%～5.6%）[1-4]。新式手术技术、设备仪器的更新，以及不断精确的透视定位，其目的在于降低手术风险、缩短住院时间，并提高患者的满意度[5]。

在进行微创侧方入路椎间融合时，腰椎的侧方入路是相对较新的手术方式。通过侧方入路手术，外科医生能够实现椎间盘切除，前纵韧带的松解，在最坚硬的椎板间植入椎间融合器，恢复椎间高度，以及畸形矫正与固定[5-7]。内镜设备的使用可以进一步提升技术，并能充分观察到所有结构[6]。此外，侧方入路可以避免一些前路手术的并发症[5,6]。

在微创侧方入路椎间融合中，尽管技术的进步和外科医生的技能提高密不可分，但患者仍有概率遭遇一些严重的围手术期并发症。腹膜后血管的损伤就是灾难性的并发症之一。

33.2 腰椎前外侧区域的血管解剖

腹主动脉从位于T12–L1椎间盘水平的横膈膜主动脉裂孔下行，一直延伸至L4水平，并分叉为两条髂总动脉。下腔静脉平对第5腰椎，由髂总静脉汇合而成，向上至正中平面右侧。腹主动脉位于下腔静脉和腰椎腹侧，略偏左，而下腔静脉位于相对右侧位置（图33.1）。

腹主动脉向下走行并分支为腹侧动脉（腹腔干、肠系膜上动脉、肠系膜下动脉）和侧向动脉（肾、肾中、肾上、睾丸或卵巢动脉）。4对腰动脉背外侧向上走行，方向是向背中线的。在右侧，它们向下腔静脉的背侧延伸，在横突之间分为腹支与背支（图33.2）。背支通过关节突的背外侧，主要供给脊髓和马尾的血液。这些背支中最大的分支与大神经根动脉（Adamkiewicz）相连。

下腔静脉的支流包括髂总静脉（L5）、腰静脉、右睾丸或卵巢静脉（左侧流入左肾静脉）、肾静脉、奇静脉、右肾上腺静脉（左侧也流入肾静脉）、膈下静脉、肝静脉。腰椎静脉由4对或5对节

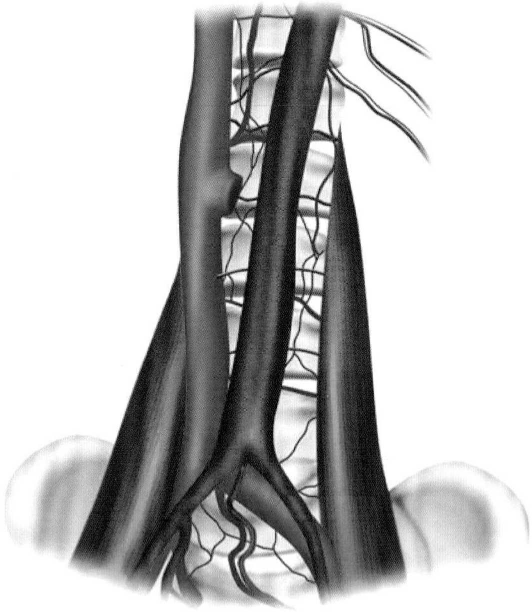

图33.1 腹膜后血管的前视图。主动脉向左侧延伸，在L4-L5椎间盘分叉为两种常见的髂动脉。下腔静脉位于腰椎第5段，由髂总静脉汇合而成，向上至正中平面右侧

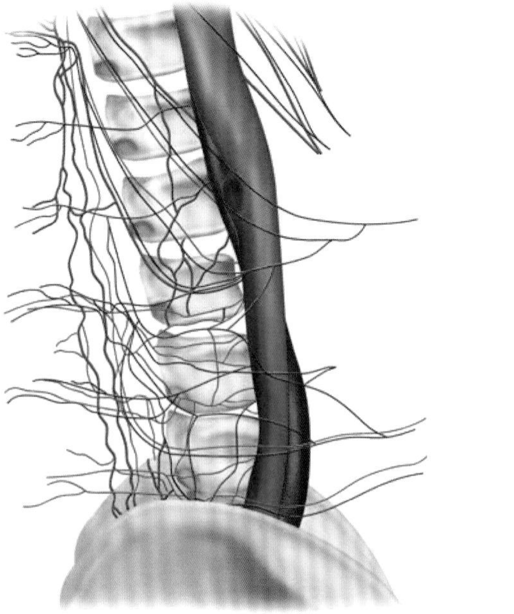

图33.2 腰椎右外侧观视图。腰动脉向下腔静脉背侧走行，下腔静脉由L1的A区向L5的Ⅰ区移行

段静脉组成。它们可能分别流入下腔静脉或髂总静脉。

腹部大血管分布与各腰椎间隙腰大肌分布不一致。腰椎间隙按椎体前缘至后缘[8]分为6区。将椎体前缘前部为A区，后缘后部为P区；Ⅰ区、Ⅱ区、Ⅲ区、Ⅳ区分别在前后缘之间均匀分布。

右侧下腔静脉由L1向L5下降[9]，由A区向Ⅰ区移动。根据下腔静脉的分布情况，右侧XLIF入路不会损伤位于Ⅱ-P区的L1/L2、L2/L3、L3/L4、L4/L5椎间隙的腔静脉（图33.2）[10]。

在L1/L2、L2/L3、L3/L4椎间隙水平，腹主动脉多位于A区左侧，其概率分别占95.8%、85.4%、79.1%[9]。在L4/L5椎间隙，约有62.6%的腹主动脉分为双侧髂动脉，且其分支位于A区（图33.3）[9]。左侧XLIF入路在L1/L2～L3/L4椎间隙Ⅱ-P区及L4/L5椎间隙Ⅰ-P区均未损伤主动脉[9]。该入路必须通过L3/L4 Ⅱ区的腰大肌，以避免损伤主动脉和神经根，或通过腰大肌Ⅰ～Ⅱ区的L4/L5[9]。

为方便操作，手术应通过腰大肌，在腰L1/L2和L2/L3[9]椎间隙的Ⅱ区和Ⅲ区之间进行。这样不会损伤腔静脉和神经丛。该入路必须通过腰大肌在L3/L4和L4/L5的Ⅱ区，以免损伤到腔静脉及神经丛（图33.3和图33.4）[9]。

下腔静脉或右侧髂总静脉在L1～L2处相对于椎前平面的位置为−4.3 mm, L2～L3处为−1.3 mm，在L3～L4的椎间平面，L4～L5处为+2.1 mm处，以及L5～S1处为+4.9 mm（图33.1）[11]。采用“经典”20 mm手术通道时，使用左侧和右侧方入路时，分别有21%和44%的可能出现L4～L5节段处的神经血管结构的损伤（图33.2和图33.3）[11]。

33.3 腰椎手术中血管并发症的发生率

后腹膜血管损伤可能发生在腰椎后路、前路或侧方入路手术中。

33.3.1 腰椎后路手术

血管损伤在腰椎后路椎间融合术中并不常见（0.05%）。通常是与椎间盘切除术[12]或在放置经

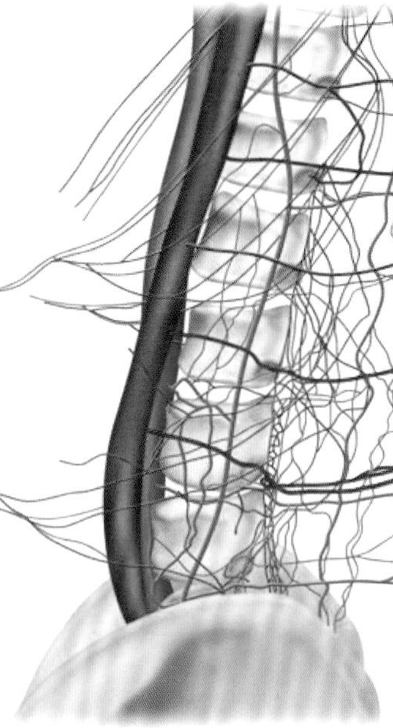

图33.3　主动脉弓移位的腰椎左外侧图位于L1/L2、L2/L3和L3/L4椎间隙的A区。在L4/L5椎间隙，约62.6%的腹主动脉分为双侧髂动脉，这些分支位于A区

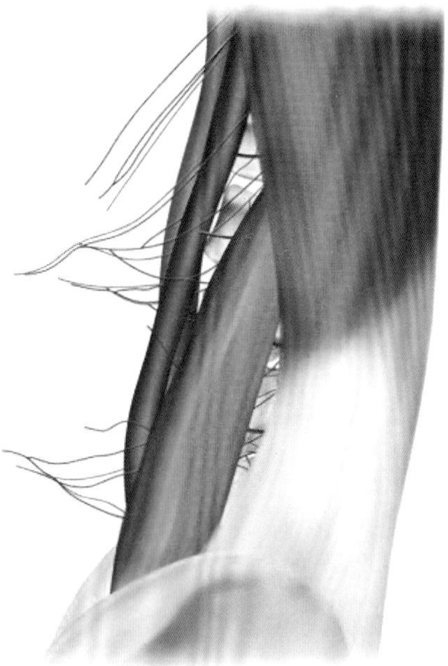

图33.4　腰椎左侧侧面图，腰大肌位于腰椎上方

皮椎弓根螺钉导丝时进入血管有关[13,14]。

33.3.2　腰椎前路传统手术

腰椎前路手术中血管损伤的发生率很高，为1.3%～15.6%，这与手术切口附近存在大血管及分支和支流，在切开或牵拉时可能发生血管受伤密切相关[2]。

33.3.3　腹膜后侧入路或极外侧入路手术

在已发表有关XLIF最大样本量的研究中，600例患者共计741个节段术后均无血管并发症的相关报道[15]。仅有1例相关血管损伤是由于患者伴有血管内栓塞治疗后的医源性腰动脉假性动脉瘤[16]。

33.4　腹膜后侧入路椎间融合术的特点

腰椎XLIF中，从L5～S1头侧进入避免切断或者牵拉腹膜后大血管可有效避免前路手术的主要并发症，从而将血管损伤的风险降到最低[15,17,18]。

XLIF采用长约3 cm的小切口，限制手术视野，使外科医生遭遇开放手术不具有的危险。而使用高科技进行类似手术时不存在这种危险。外科医生依赖高质量的透视成像，在大部分手术过程中必须依赖术中透视图像和EMG监测技术。已明确的手术危险包括在使用外科撑开器和椎间盘切除术过程中，神经根的损伤和腹膜后血管的撕裂伤[18]。

外侧入路术中L4～L5处神经血管结构易损伤，并且右侧入路（44%）较左侧入路（21%）损伤发生率高[11]。

外科医生须牢记，在L4～L5间隙行XLIF时，大部分患者会遭遇神经血管的牵拉，右侧尤甚。术前规划时，术者必须对神经血管解剖行充分研究，以便排除可能不适用于此入路的患者[11]。除神经与血管的牵拉，在L4～L5节段行XLIF时血管损伤的风险也会显著增加，由于神经根的位置靠前，椎间盘切除术的窗口会相对靠前，从而使得同侧和对侧的血管及相对较后位置的腹膜后血管结构损伤的风险升高[18]。

脊柱旋转畸形会使风险进一步增加[18]。脊柱侧凸情况下，弯曲凹侧的血管相对于正常序列的脊柱位置靠后[18]。与正常组的12.2%相比，左旋脊柱侧凸的患者中右侧血管与椎体重叠率达43.9%。右旋脊柱侧凸患者左侧血管重叠率为19.8%，相比之下正常组为1.2%（$P < 0.05$）。由于脊柱侧凸组中的神经血管结构与椎体的重叠程度较大，手术安全区在左侧凸脊柱和右侧凸脊柱中的比例分别降至40%和61%，而在非脊柱侧凸组中比例为70%。神经血管结构位置的改变主要取决于椎体旋转的程度，左脊柱侧凸中为12°，右脊柱侧凸中为11°。局部冠状面畸形和侧方滑移似乎不影响这些结构的位置[18]。

这种微创技术的安全应用需要对这些解剖特征进行细致考虑[11, 15, 17, 18]。

33.5 腰椎前路手术血管并发症的防治措施

随着XLIF的普及和数量的增加，对预期并发症、患者的预测因素、手术技术和预防措施更需要加深认识[5, 19]。预防血管损伤的措施应包括术前规划、术中熟练技术操作以及术后的严密监测（表33.1）。

33.5.1 术前期

术前规划：① 腰椎神经根、腹壁神经、腰大肌表面神经的准确定位。② 确定血管位置及其与病变部位、手术通道的关系。③ 髂棘最高点与腰椎的位置关系。④ 了解畸形的解剖结构，包括冠状面、矢状面角度、椎体旋转、椎间盘不对称、侧方滑脱、骨赘存在等情况。⑤ 患者相关信息，如年龄、BMI、骨密度、基础疾病情况等[20]。

XLIF的术前规划中，可通过神经血管解剖学的研究，发现相当一部分患者非理想的XLIF候选患者。术前对于脊柱和血管解剖的影像学评估可辅助决策手术时采用右侧或左侧卧位入路。

表 33.1　腰椎前路、侧方入路手术术前、术中及术后血管并发症的预防措施

患者护理	预　防　措　施
术前期	完善的术前规划
	血管位置的鉴别及其与病变和手术通道的关系
	畸形解剖的有关知识
	患者相关变量的了解
术中期	下肢静脉血栓的物理和药物预防
	合理摆放患者下肢体位
	手术区域的三维解剖知识
	细致的手术操作
	坚持术中肌电图监测
	避免在椎间盘切除和植入时破坏终板
术后期	血管栓塞的预防
	鼓励患者早期活动

33.5.2 术中期

预防血管并发症的手术步骤如下：

- 下肢静脉血栓的治疗。
- 合理摆放患者下肢体位。
- 手术区域的三维解剖知识。
- 细致的手术操作。
- 坚持术中EMG实时定位腰大肌内腰丛。
- 在椎间盘切开和置入手术的过程中，通过透视避免终板被破坏[21]。

合适的体位是手术成功的关键。在手术过程中，需将患者固定在手术台上以防止患者移动，以便方位始终保持一致不发生变化。一旦顺利摆放完成体位，就可以获得基于图像增强的脊柱视图。重要的是可以获得真正的侧位和正位的透视图像。

在XLIF过程中，为预防和减少血管并发症，外科医生必须从解剖学上了解腹神经根、腹膜后血管和椎体三者之间的位置关系。虽然在入路的同侧和对侧都要小心，但对侧血管撕裂是由于椎间盘切除术时纤维环意外破裂，或者松解纤维环以准备椎

间隙容纳椎间融合器造成的。

一旦通过外侧切口进入腹膜后间隙，使用手指钝性剥离腰大肌。随后一种安装于手术台上的、分片的撑开器会被用来维持椎间盘准备和椎间融合器置入期间切口的视野。当探查至对侧纤维环时，将导丝插入椎间隙。然而，如果导丝放置过前，在椎间隙准备和放置椎间融合器时，会导致前纵韧带损伤甚至大血管损伤。

合理的体位摆放以及充分的透视成像非常重要。暴露的范围很小，因此留给外科医生的视野十分有限。相对来说，XLIF易在手术区域的安全范围之外分不清楚方向或是偏离手术范围。节段动脉位于椎体的中部。暴露应该靠近椎体终板，以避免无意中的损坏从而引起出血。同样，过度的前部松解可导致前纵韧带损伤，甚至引起大血管的损伤。

通过在大血管上使用固定的收缩系统，并在重度血管钙化的情况下限制动脉的移动程度，可以使动脉并发症最小化。对下腔静脉的操作需尽量减少，以避免瞬时的血管损伤，相关静脉淤滞和血栓栓塞并发症发生率升高。

术中通过脉搏血氧仪进行的持续性左下肢氧饱和度监测可以帮助检测栓塞情况，从而实时监测、及时治疗，最大限度地减少腿部缺血并防止因栓塞导致的截肢[21]。

脊柱手术常伴有术后肺栓塞及下肢深静脉血栓的风险，其主要原因是长时间的制动[22]。脊柱患者血栓栓塞并发症的发生率在文献中有所不同，深静脉血栓形成可高达15%，肺栓塞患者高达0.5%～2.7%[23]。静脉血栓栓塞的预防措施是用物理和药物相结合的方法。

物理预防是通过加压装置进行。间歇式充气压缩装置以及弹力袜是应对各类脊柱手术患者的主要预防形式[24-26]。

药物预防常广泛用于脊髓损伤患者，但尚未就在退变性脊柱手术中的作用达成共识。目前争议主要是在椎板切除术后硬膜外血肿所存在的风险，可能会导致脊柱手术患者预防血栓栓塞相关性疾病变为一把双刃剑[25]。脊柱手术后24～36小时，低分子肝素预防似乎具有非常低的出血风险[27]。中间策略是延迟使用低分子量肝素至48小时以最小化出血风险并保留双重预防的益处。部分术者手术前或手术当天使用皮下注射肝素。除老年患者（＞75岁）或体重低于50 kg的患者每天接受2次该剂量的注射外，其余患者每天给予3次肝素皮下剂量5 000 U[28]。

已证实下肢有血栓栓塞性疾病或有症状性栓塞的患者，最好的治疗方法是插入腔静脉过滤器[29,30]。

33.5.3　术后期

术后第一天，如若患者无特殊不适，须对患者进行密切监测并鼓励活动。术后48小时开始皮下注射低分子量肝素预防血栓形成，或当天行常规肝素治疗，直至患者活动自如。

33.6　血管损伤的管理

血管损伤后采用的早期治疗通常与预后密切相关（表33.2）。

33.6.1　静脉受伤

意识到主要静脉结构（例如髂静脉或腔静脉）损伤后的初步操作至关重要，通常决定结果[31]。

在主要静脉结构受伤后，外科医生应避免：① 在静脉受损部位早期暴力抽吸和牵拉，由于获得控制之前，它们可能对受伤血管造成进一步损害。② 环扎髂静脉或应用血管钳，因为这通常会导致进一步的静脉破坏以及出血量增加[31]。

在主要静脉结构受伤后，外科医生应：

- 控制近端和远端出血，通常使用Kitner解剖器，或海绵棒，或Wylie肾静脉牵引器。
- 将患者置头低脚高位。
- 一旦获得足够的静脉切开视野，就可以心血管针上用5-0聚丙烯缝合线进行一期修补术。如果最小进入切口不允许正式缝合和打结，那么可以将血管夹以“铁轨”方式与血管的长轴成直角放置。

表 33.2　术中血管损伤后推荐或不推荐的相关操作

血管损伤	推　荐	不推荐
静脉损伤	控制近端和远端出血	在静脉切开术部位早期使用抽吸和牵拉
	采用头低脚高位	环扎髂静脉或应用血管钳
	用缝线或血管夹进行一期修补	
	促进血管内修复	
	使用局部止血剂作为辅助手段直接修复或作为单独止血的方法	
动脉损伤	在动脉损伤部位上方和下方使用或不使用血管夹，进行侧方入路缝合修复	在动脉切开术部位早期抽吸和牵拉

• 用覆膜支架行血管内修复左髂总静脉是一种可行的疗法[32]。

• 局部止血剂包括Gelfoam®（Pfizer, New York, NY）、Surgicel® Fibrillar™ 和Surgiflo®（Ethicon, Somerville, NJ）和Tisseel（Baxter, Deerfield, IL）是直接修复的重要辅助剂，在许多情况下可以作为唯一有效的止血方法。

成功修复髂静脉表面轻微损伤可导致术后血栓形成[31]。在卧床休息和活动受限的情况下，腿部肿胀的表现可能并不明显。众所周知，静脉双重扫描在检测腹股沟韧带的头端血栓形成方面是不可靠的。因此，在髂静脉修复术后，需通过计算机断层扫描血管造影或磁共振静脉造影进行髂静脉成像[31]。在术后早期检测髂静脉血栓形成通常要求放置腔静脉滤器，因为抗凝通常不能作为一种选择。

33.6.2　动脉损伤

动脉出血可通过传统的侧方缝合修复得以控制。必要时，外科医生必须在动脉损伤位置的上方和下方应用血管夹以减少出血。

动脉血栓形成在有动脉粥样硬化病史的患者中更为危险。与动脉收缩部位（通常是左侧）同侧的下肢使用连续脉搏血氧仪是一种常规监测方法。应用导管血栓切除术和损伤部位修复有时需要辅助的动脉内膜切除术或旁路手术。根据肢体缺血的程度和持续时间，应考虑行腿部筋膜切开术[31]。

结　论

在腰椎侧方入路期间，腹膜后血管损伤并不常见，但一旦发生，就可能是灾难性的并发症。其影响因素是有限的可视手术视野和血管解剖变异。预防血管损伤的措施是术前做好充分的规划，掌握三维解剖知识，熟练掌握手术技巧，注重细节以及术后严密监测。

参・考・文・献

1. Sasso RC, Kenneth Burkus J, LeHuec JC. Retrograde ejaculation after anterior lumbar interbody fusion: transperitoneal versus retroperitoneal exposure. Spine (Phila Pa 1976). 2003; 28(10): 1023–6.
2. Czerwein Jr JK, et al. Complications of anterior lumbar surgery. J Am Acad Orthop Surg. 2011; 19(5): 251–8.
3. Sasso RC, et al. Analysis of operative complications in a series of 471 anterior lumbar interbody fusion procedures. Spine (Phila Pa 1976). 2005; 30(6): 670–4.
4. Scaduto AA, et al. Perioperative complications of threaded cylindrical lumbar interbody fusion devices: anterior versus posterior approach. J Spinal Disord Tech. 2003; 16(6): 502–7.
5. Ozgur BM, et al. Extreme Lateral Interbody Fusion (XLIF): a novel surgical technique for anterior lumbar interbody fusion. Spine J. 2006; 6(4): 435–43.

6. Pimenta L. Lateral endoscopic transpsoas retroperitoneal approach for lumbar spine surgery. In: VIII Brazilian Spine Society Meeting. Belo Horizonte; 2001.
7. Deukmedjian AR, et al. Minimally invasive lateral approach for adult degenerative scoliosis: lessons learned. Neurosurg Focus. 2013; 35(2): E4.
8. Moro T, et al. An anatomic study of the lumbar plexus with respect to retroperitoneal endoscopic surgery. Spine (Phila Pa 1976). 2003; 28(5): 423–8; discussion 427–8.
9. Hu WK, et al. An MRI study of psoas major and abdominal large vessels with respect to the X/DLIF approach. Eur Spine J. 2011; 20(4): 557–62.
10. Benglis DM, Vanni S, Levi AD. An anatomical study of the lumbosacral plexus as related to the minimally invasive transpsoas approach to the lumbar spine. J Neurosurg Spine. 2009; 10(2): 139–44.
11. Kepler CK, et al. Anatomy of the psoas muscle and lumbar plexus with respect to the surgical approach for lateral transpsoas interbody fusion. Eur Spine J. 2011; 20(4): 550–6.
12. Goodkin R, Laska LL. Vascular and visceral injuries associated with lumbar disc surgery: medicolegal implications. Surg Neurol. 1998; 49(4): 358–70; discussion 370–2.
13. Foley KT, et al. Percutaneous pedicle screw fixation of the lumbar spine. Neurosurg Focus. 2001; 10(4): 1–9.
14. Anand N, Baron EM. Minimally invasive approaches for the correction of adult spinal deformity. Eur Spine J. 2013; 22 Suppl 2: S232–41.
15. Rodgers WB, Gerber EJ, Patterson J. Intraoperative and early postoperative complications in extreme lateral interbody fusion: an analysis of 600 cases. Spine (Phila Pa 1976). 2011; 36(1): 26–32.
16. Santillan A, Patsalides A, Gobin YP. Endovascular embolization of iatrogenic lumbar artery pseudoaneurysm following extreme lateral interbody fusion (XLIF). Vasc Endovasc Surg. 2010; 44(7): 601–3.
17. Baker JK, et al. Vascular injury in anterior lumbar surgery. Spine (Phila Pa 1976). 1993; 18(15): 2227–30.
18. Regev GJ, et al. Morphometric analysis of the ventral nerve roots and retroperitoneal vessels with respect to the minimally invasive lateral approach in normal and deformed spines. Spine (Phila Pa 1976). 2009; 34(12): 1330–5.
19. Pumberger M, et al. Neurologic deficit following lateral lumbar interbody fusion. Eur Spine J. 2012; 21(6): 1192–9.
20. Uribe JS, et al. Defining the safe working zones using the minimally invasive lateral retroperitoneal transpsoas approach: an anatomical study. J Neurosurg Spine. 2010; 13(2): 260–6.
21. Konig MA, et al. The routine intra-operative use of pulse oximetry for monitoring can prevent severe thromboembolic complications in anterior surgery. Eur Spine J. 2011; 20(12): 2097–102.
22. Kim HJ, et al. Thromboembolic complications following spine surgery assessed with spiral CT scans: DVT/ PE following spine surgery. HSS J. 2011; 7(1): 37–40.
23. Brambilla S, et al. Prevention of venous thromboembolism in spinal surgery. Eur Spine J. 2004; 13(1): 1–8.
24. Epstein NE. Efficacy of pneumatic compression stocking prophylaxis in the prevention of deep venous thrombosis and pulmonary embolism following 139 lumbar laminectomies with instrumented fusions. J Spinal Disord Tech. 2006; 19(1): 28–31.
25. Cain Jr JE, et al. The morbidity of heparin therapy after development of pulmonary embolus in patients undergoing thoracolumbar or lumbar spinal fusion. Spine (Phila Pa 1976). 1995; 20(14): 1600–3.
26. Ferree BA, et al. Deep venous thrombosis after spinal surgery. Spine (Phila Pa 1976). 1993; 18(3): 315–9.
27. Strom RG, Frempong-Boadu AK. Low-molecular-weight heparin prophylaxis 24 to 36 hours after degenerative spine surgery: risk of hemorrhage and venous thromboembolism. Spine (Phila Pa 1976). 2013; 38(23): E1498–502.
28. Cox JB, et al. Decreased incidence of venous thromboembolism after spine surgery with early multimodal prophylaxis. J Neurosurg Spine. 2014; 21(4): 677–84.
29. Spanier DE, Stambough JL. Delayed postoperative epidural hematoma formation after heparinization in lumbar spinal surgery. J Spinal Disord. 2000; 13(1): 46–9.
30. Sing RF, Fischer PE. Inferior vena cava filters: indications and management. Curr Opin Cardiol. 2013; 28(6): 625–31.
31. Fantini GA, et al. Major vascular injury during anterior lumbar spinal surgery: incidence, risk factors, and management. Spine (Phila Pa 1976). 2007; 32(24): 2751–8.
32. Zahradnik V, et al. Vascular injuries during anterior exposure of the thoracolumbar spine. Ann Vasc Surg. 2013; 27(3): 306–13.

（李志鲲 / 译　陈　锴 / 校）

第34章 软组织并发症的处理及预防

Peng-Yuan Chang and Michael Y. Wang

34.1 前言

过去20年中，用于腰椎融合的微创手术（minimally invasive surgery, MIS）技术不断发展演变，并不断地得到临床和影像学研究的证实。在各类外科手术方法中，Pimenta于2001年创新并推广了直达腰椎前柱的侧方经腰肌入路手术，并将手术描述为“极外侧椎体间融合术”（extreme lateral interbody fusion, XLIF）[1]。无论是被称作侧方入路腰椎椎间融合术（lateral lumbar interbody fusion, LLIF）、直接侧方入路椎间融合术（direct lateral interbody fusion, DLIF）还是XLIF，与传统的椎间融合方法相比，均具有一定优势，包括避免大血管损伤、较少的手术操作时间以及出血量少等。此外，该入路无须牵拉神经根也无需辅助外科医生（例如采用真正的前路手术）。这种MIS技术的应用及其作为一种更精巧的操作来治疗成人脊柱畸形无疑是这千年来世界医疗设备里的一项有力工具。

与其他外科或医学治疗相似，没有一种干预措施是完全没有并发症的。据Jacob等在2015年进行的最新系统评价研究显示，XLIF的整体并发症发生率为31.4%[2]。先前关于并发症发生率的报道范围为0%～30.4%，主要并发症发生率为0%～8.6%[1-8]。最常报道的并发症包括暂时和永久性神经功能受损、医源性损伤、内固定植入失败和假关节形成。然而，正因脊柱外科医生习惯于预防和管理这类并发症，他们非常熟悉这些情况，但也很少看到软组织并发症，因此在某种程度上更令人担忧。

34.2 腰大肌通路内损伤

直接侧方入路采用两条外科通道：① 经腰大肌通道直达脊柱；② 腹膜后间隙。因此，这种方法潜在并发症可分为这两类，也是最常见的通道相关并发症，包括位于腰肌腰丛区域神经元损伤和由于机械牵拉或操作引起的腰肌无力。

文献报道，通道相关并发症的发生率在1%至超过50%之间（表34.1）[6-26]。值得注意的是，并发症的发生率可能漏报或未被发现[27]，但文献中报道的最常见的并发症是同侧大腿疼痛和腰肌无

表34.1　软组织并发症报道

研　　究	总患者数	软组织并发症	比　　率
Anand等[9]	12	4例 4例神经损伤	25%
Knight等[10]	58	9例 8例神经损伤 1例腰大肌痉挛	15.5%
Anand等[30]	28	20例 19例神经损伤 1例腹膜后血肿	71%
Tormenti等[4]	8	11例 8例神经损伤 2例胸腔积液 1例肠穿孔	a
Dakwar等[6]	25	3例 3例神经损伤	12%
Wang等[11]	23	8例 7例神经损伤 1例气胸	34.9%
Oliveira等[12]	21	4例 3例神经损伤 1例腰大肌血肿	19%
Rodgers等[5]	432	5例 4例神经损伤 1例切口疝	1.6%
Youssef等[32]	84	1例 1例神经损伤	1.2%
Isaacs等[7]	107	12例 8例神经损伤 1例胸腔积液 1例肾裂伤 2例气胸	11.2%

（续表）

研　　究	总患者数	软组织并发症	比　　率
Rodgers等[29]	600	6例 4例神经损伤 1例切口疝 1例皮下血肿	1%
Dakwar等[13]	568	10例 10例神经损伤	1.8%
Moller等[14]	53	19例 19例运动损伤	35.8%
Cummock等[31]	59	37例 37例神经损伤	62.7%
Tohmeh等[15]	102	30例 30例运动损伤	29.4%
Pimenta等[16]	36	6例 6例运动损伤	16.7%
Sharma等[8]	43	16例 15例运动损伤 1例腹膜后血肿	37.2%
Kepler等[17]	13	4例 4例神经损伤	30.8%
Houten等[33]	2	2例神经损伤	病例报道
Papanastassiou等[18]	14	2例 2例腰大肌和肾损伤	14.3%
Berjano等人[19]	97	17例 16例神经损伤 1例腰大肌血肿	17.5%
Pumberger等[20]	235	114例 12例腰丛损伤 70例感觉缺损 32例腰肌损伤	a

（续表）

研　　究	总患者数	软组织并发症	比　　率
Sofianos等[21]	45	18例	40%
		18例神经损伤	40%
Cahill等[23]	118	7例	5.9%
		2例神经损伤	
		5腹部凸起	
Malham等[24]	30	7例	23.3%
		6例神经损伤	
		1例肠损伤	
Galan等[34]	1	1例切口疝	病例报道
Le等[22]	71	14例神经功能损伤	19.7 %
Balsano等[26]	1	1例肠穿孔	病例报道

注：[a]由于症状重叠而无法计算。

力[4, 5, 28, 29]。在Rodgers及其同事于2011年[29]对600例患者进行的大样本XLIF中，整体软组织并发症发生率为1%。相比之下，Anand等2010年报道显示的软组织并发症发生率为70%[30]。Cummoc等还描述新发大腿麻木感觉迟钝，无力或疼痛的发生率为60%[31]。值得注意的是，该研究包括客观的患者报道数据，而不是外科医生对患者主诉的描述。在Cummock研究之后，大多数文献开始将神经功能缺损进行分类，包括疼痛、麻木和无力[4, 6-10, 14-17, 19-24, 31]。

大部分的神经损伤具有自限性，在长期随访中发现能够得以恢复。Pumberger等[20]在2012年的报道中称，术后6周的感觉缺陷率为28.7%，而在1年随访时下降至1.6%。在同一研究中，其他并发症也发现了类似的模式，包括大腿前侧疼痛、腰大肌无力和腰丛神经损伤[20]。

与此同时，Rodgers等详细地阐述了大腿疼痛和髋关节外周无力几乎是普遍存在的问题，但总是短暂的[29]。部分并发症被认为是术后预后过程的某个阶段。不同研究中并发症发生率的变化和差异可能与患者术后经历差异相关。

34.3　腹膜后损伤

脊柱前路手术通常需在其他外科医生的辅助下进行。使用前路手术的外科医生中以血管外科医生最为常见，但心脏外科、泌尿外科、妇科和普通外科的医生也可以担任这一角色。无论专业水平如何，该类医生通常精通五类脊柱外科医生没有经验的手术入路，包括：① 通过潜在的腹膜后间隙后进入脊柱，而不入腹膜；② 对于大腹膜后血管结构的移动与牵拉；③ 修复任何受损结构，包括主要血管、肠管、输尿管和肾脏；④ 进入胸腔的管理，包括术后胸管的管理；⑤ 伤口闭合技术，最大限度地减少疝气形成的风险。

由于通过侧方入路创建的腹膜后通道通常是由脊柱外科医生执行，因此可能存在因不熟悉该区域而造成的伤害，并由于诸多原因引起并发症。这些包括未能正确识别脊柱外科医生不太熟悉的关键解剖结构，比如没有看到或了解输尿管位置。外科医生也可能没有意识到已经发生并发症，错过在问题严重前快速有效处理该问题的机会。比如未能检测到肠穿孔，应该通过直接修复或结肠造口术来管理，从而避免脓毒症这类潜在致命并发症。最后，外科医生可能不熟悉处理常见并发症所需的技能，比如无法修复主要的血管损伤，这可能导致在出血后数分钟内死亡。无法快速控制出血的原因可能是由于医生没有在几分钟内解决这个罕见但灾难性的问题。

一如往常，这类灾难性并发症的报道最初并不常见，可能会导致术者低估其真实患病率。漏报可能与缺乏相应认识（以另一种方式治疗而不是标准治疗手术）、术者的恐惧和焦虑、囿于法律诉讼以及缺乏定期复查相关。然而这类并发症的报道也逐渐开始出现，即使最初只有病例报道。

虽然仅在单独章节中提及，但血管损伤一旦发生就可能造成重大问题。Heary等[35]在一项病例报道中强调，尽管前路手术可避免与大血管直接接触，但XLIF仍可造成致命后果。此报道中，患者在外院接受XLIF，可能因可拆卸的撑开器绞刀而受到广泛血管损伤。患者转送后进行了抢救手术，发现这些损伤着实发生在远端后下腔静脉、右髂总静脉、右髂内静脉、右髂外静脉以及左髂总静脉。即使患者获得止血并且出院送至康复医院，但仍在出院后7天发生腹膜后穿孔伴随接踵而来的致命多器官衰竭。这一事件表明，与前路手术直接接触血管相比，尽管该方法能绕过重要血管，但仍存在大血管损伤的危险。这也表明，当使用侵入性较低的方法及并非专为牵拉血管而设计的撑开器时，多部位的血管损伤也可能发生。

另一潜在的灾难性并发症是肠道损伤。Kanter等[4]的一项早期系列研究采用XLIF治疗脊柱侧凸患者，且发现1/8的患者遭遇肠穿孔。研究中11%的肠穿孔率提示这种风险的存在，脊柱侧凸患者尤甚。Malham等在一项30例初次使用XLIF的患者的回顾性研究中，报道1例肠穿孔患者。Balsano等[24]的病例报道中也有类似情况。因此，外科医生必须警惕这种风险，在术中和术后需格外警惕先前进行过腹部手术和（或）肠粘连的患者。

腹膜后间隙本身是并发症的常见来源，主要是由于在对腹壁和胸腰椎结构操作时，深筋膜闭合不足，以及通道下止血不足。Anand等[30]在2010年对28例患者进行了回顾性研究，其中1例患者经历了持续的球后肾出血。该患者因肾脏出血造成2 000 mL失血，幸运的是及时进行填塞止血而没有发生后遗症。Isaacs等[7]在另外107例患者中也报道了肾裂伤。Wang等[11]报道，手术后发现1例患者遭遇气胸。作者怀疑这一事件可能由于T12的暴露所造成。胸膜受损发生在手术期间，由于胸管的放置，导致住院时间长达20天。如Kanter等和Isaacs等[4, 7]所描述，对胸膜结构与器官的手术操作可能会导致胸腔积液。

此外，深筋膜层的闭合不当可能会导致术后切口疝的形成。XLIF手术中，这类并发症仅散在报道[5, 29, 34]，如果涉及内脏器官嵌顿，结果可能相当危险，这种情况下就必须行手术修复。区分疝和假疝对于外科医生尤为重要。疝是指腹膜完整性被破坏及内脏由此凸出。假疝也被称为腹壁麻痹，表现为腹部肿块，主要是由于支配腹壁的神经受侵犯和受累肌肉的区域性无力（图 34.1）。这种现象在

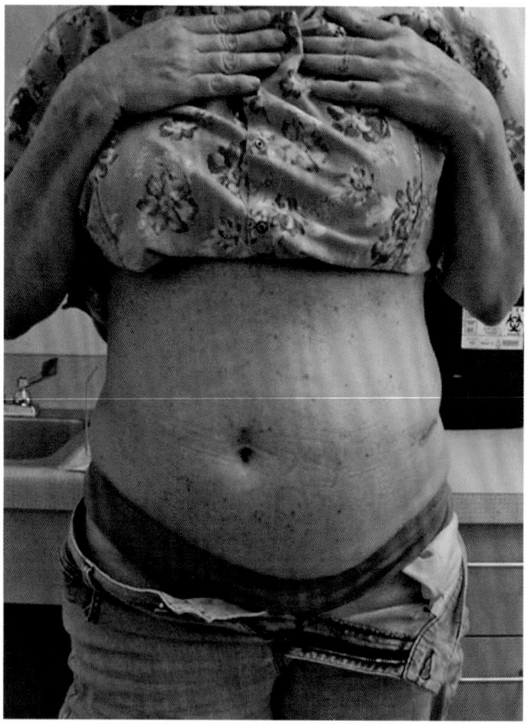

图34.1　腹壁肌肉组织神经拉伸引起的假疝

传统的腹部手术和妇科手术中常见，但在微创、腹膜后脊柱手术领域直到2011年Uribe等[13]进行的一项涉及10例患有这类疾病患者的回顾性研究才首次描述。作为报道此类并发症的样本量最大的研究，它描述了假疝的临床特征以及局部区域腹部解剖以避免此类意外事件的发生。值得注意的是，除了临床症状和体征外，CT等影像工具在区分真疝和假疝中是可行的。在Uribe的研究中，4 例患者接受了CT，且排除腹壁缺损情况后所有患者都进行保守治疗，8/10的患者得到完全缓解，且在研究中没有发现远期的后遗症。

34.4　并发症的管理

大多数术后神经病变，包括运动性和感觉性病变，无需特殊干预。如前所述，这些并发症大多倾向于在长期随访中逐步恢复。然而，永久性的神经损伤也曾有过报道[4, 7, 10]。在最近一篇涉及18篇文献和2 310例患者的回顾性文章中，Ahmadian及其同事[27]指出，术后腰椎神经节损伤的患者最有可能在前3～6个月内康复。他们提出了一个诊断流程，允许在第一次行诊断性EMG之前进行6周的观察，以确认可能存在的神经病变，并确定损伤程度，然后是3个月后复查EMG[27]。该研究还提出了与恢复有关的临床指标：如果患者术后即刻运动在运动量表上下降2分或以内，那么恢复的预后是好的。尽管如此，在治疗术后神经病变方面尚无具体的管理建议。

血管损伤的发生可能由暴力所致且不可修复。手术过程中任何血流动力学的突然下降都会引起外科医生对血管可能损伤的担忧，尤其是当前纵韧带被手术器械突然或异常运动所侵犯时，如Heary等的文章所述[4]，撑开器叶片被分离并意外地向前移动至前纵韧带。该患者失血约9 200 mL，接受了29单位的红细胞、7 300 mL的晶体液和3 250单位的白蛋白。一般来说，手术抢救团队预计应包括神经外科医生、普外科医生、血管外科医生、麻醉师团队，并在手术后有重症监护室的强大后援。抢救手术通常包括对动脉或静脉血管内治疗的评估，以及在动脉损伤的情况下可能更易尝试进行直接修复。鉴于XLIF的空间有限，抢救手术区域常常是通过新的区域或进一步探查，主要取决于损伤的位置和范围。脊柱外科医生和血管外科医生实时现场决策和反应，对于恢复血流动力学稳定性至关重要。

肠穿孔是一种紧急情况，如果不及时纠正，其结果也可能是毁灭性的[4, 24, 26]。检测这些伤害的最好方法是在放置融合器后检查通道附近。在光纤照明的情况下，外科医生将牵引器保持打开状态，缓慢地将牵引器拉出来，检查周围的软组织，寻找任何可能发生穿孔的证据。术后外科医生应警惕患者有无出现异常腹痛或腹膜症状。发热、腹胀、局部腹痛或肠梗阻可能是初始表现。如果没有适当的评估和管理，腹膜炎和败血症可能接踵而至。如果患者出现局部压痛、反跳痛或腹肌紧张，则能通过体格检查来发现这种情况。在怀疑的情况下，也应进行影像学评估。腹腔游离空气的存在是穿孔的明显标志，应及时进行紧急抢救。应尽一切努力防止败血症的发展，并应谨慎使用涵盖肠道菌群的抗生素。手术治疗通常包括开腹手术和腹腔镜手术。可控的肠穿孔可直接进行修复，然而有时治疗可能需要结肠造瘘。

如果外科医生在手术过程中无法判断输尿管损伤，患者可能会出现轻度发热、恶心或呕吐、腹部隐痛、背痛和手术后尿失禁的症状。由于环境相对无菌，发病可能是隐性的，通常在几天至几周内才出现症状。体检可能显示腹胀和下腹部压痛。肠鸣音通常会变得缓慢，这可能是由于积液增多引起的效应。应及时进行超声、腹部X线片和CT检查，以确认是否有积液的存在，并可以利用穿刺和进一步的生物力学测试对血肿、脓肿、淋巴液或尿液进行鉴别。一旦确认，应对输尿管损伤进行膀胱镜检查、逆行性输尿管造影（必要时逆行），或输尿管镜检查，以确认和描述损伤的位置。初次尝试治疗通常是行输尿管支架置入。如果失败，进一步的干预可能需要肾脏切开分流术、端到端的输尿管造口术、输尿管再植，或极少数的自体移植。其他肾损伤包括肾血肿和肾裂伤。鉴于腹膜后间隙有限，这种情况通常可以通过Anand等研究[30]中所述的局部填塞来治疗。在极端情况下，止血可能需要进行血管内栓塞[8]。熟悉外科手术入路的解剖和谨慎仔细的外科手术是避免这种医源性并发症的关键[36, 37]。需要指出的是鉴于泌尿生殖系统和肾脏系统的潜在风险，在只有单肾的患者中，外科医生可能会选择孤立肾的对侧作为手术入路。

气胸的典型表现包括呼吸困难和胸痛，如果不及时纠正可能致命。只要患者出现这些症状，外科医生就应该保持警惕。在XLIF或微创脊柱手术的情况下，暴露于胸椎的情况，正如Wang等[11]报道，应检查此类并发症。在体格检查中，患者可能会出现胸部叩击鼓音，且可能存在皮下气肿。X线片是能快速诊断且实用的工具，并且必要时应置入胸管，特别是如果出现肺部塌陷或张力性气胸的情况。

切口疝和假疝均表现为腹壁突出或肿块。切口疝患者可能不会感到疼痛。疝通常靠近切口，并且随着腹压增加（例如紧张）常常突出明显。然而，如果发生肠道或其他内脏器官嵌顿，患者可能出现腹痛、腹胀和（或）肠功能障碍的肠梗阻。它可以通过手术修复，通过开放手术或在腹腔镜辅助下进行治疗[34]。建议有焦虑或外观不佳的患者和内脏嵌顿患者进行修复手术。不同于切口疝，假疝或腹壁麻痹更易发生在远离切口的部位和手术同侧的前腹壁中。患者通常感觉不到明显的疼痛，但可以观察到腹部饱满。可以通过CT排除腹壁缺损或内脏器官受累的可能。通常情况下若做出相关诊断，那就无需特殊治疗。Uribe等[13]报道的10例腹部麻痹患者中，所有患者均接受保守治疗，8/10的患者完全康复，研究未发现远期后遗症。

34.5 并发症的预防

在过去的10年里，电生理技术的发展被广泛用于降低神经损伤的风险。除外科医生的眼睛和透视以外，术中神经电生理监测被誉为手术过程中的“第三只眼睛”，已经是侧方入路手术的必备手段。利用实时定向刺激、离散阈值EMG识别和避免暴露过程中对神经的损伤，术中EMG的应用也被证明能降低术后腰椎神经丛相关病变[15]。

尽管在手术中使用EMG有诸多优点，但该技术并不能提供无损伤的保证。尽管术中或是接触神经时未发生电生理信号的恶化改变[33]，但神经损伤的并发症仍然可能发生。Houten及其同事在研究中指出，这种检测的挑战在于小的动作电位很难在近端肌肉中唤起，而四头肌和双侧肌被不同的神经根所支配。其他困难包括因撑开器置入时软组织移位引起的锐器横断伤及危险性的检测[15, 33]。最重要的是，在腰大肌纤维的中前1/3之间行温和的钝性剥离被广泛推荐。所有在解剖和电生理上付出的努力都是为了避免对神经的直接接触和损伤。防止这种损伤的理论措施是在直接刺激和可视化情况下谨慎放置撑开器。此外，最大限度地减小撑开器的撑开度并减少手术时间也有助于降低神经牵拉损伤的风险。

与后路脊柱手术不同，外科医生必须密切注意术前三维成像中的非脊柱结构。MRI和CT可以显示在手术中可能存在风险，即内脏和血管毗邻关系，特别是轴向旋转的脊柱或异常的解剖结构。就避免内脏损伤而言，工作通道的轨迹和初始对接是最关键的步骤。撑开器的位置本身可能会造成腹膜损伤，应特别注意部分特殊患者，因其腹膜后间隙中脂肪含量可能不足[26]。正如Ozgur等的里程碑式文章所述，强烈建议采用双切口技术或更大的直接可视化通道，以便将器械安全引导至指定侧的椎体，使得程序得以标准化[1]。在移除撑开器时应小心缓慢且轻柔，以免侵犯腹膜。通过体格检查和包括X线片和CT在内的影像学检查来确定是否存在有敏感临床意义的肠穿孔至关重要。

为了避免切口疝，必须确保手术通路的关闭确实完全。为避免这种并发症，建议采取几种措施，包括尽可能将切口置于后方以利用横筋膜，在暴露期间进行钝性解剖以避免肌肉结构失去神经支配[13, 34]，并避免术后牵拉以及腹压增加[34]。确定疝以后，可以对症状严重的患者进行手术修复，并需要仔细的检查和研究，以排除肠道受累和潜在嵌顿的可能性。

结　论

侧方入路是一种有价值的微创手术，但仍具有不可避免的并发症风险。手术过程中的软组织并发症涉及神经损伤和引起症状的其他器官损伤。尽管所报道的术后神经损伤大多能自愈，但仍应充分利用轻柔的外科操作、术中神经监测和解剖知识，避免对神经的医源性损伤。充分小心通常可以避免其他结构性损伤，但对于外科医生来说，从体位摆放、腹膜后剥离、穿越腰肌、关闭切口到术后护理，应始终保持警惕和细致，以最大限度地降低这些并发症的风险。还应该指出，尽管软组织并发症可能非常严重，但较之于前路、后路、后外侧入路通道，侧方入路仍然具有独特优势。因此，与任何外科手术治疗一样，脊柱外科手术入路的选择是复杂的、多因素的和微妙的。

参·考·文·献

1. Ozgur BM, Aryan HE, Pimenta L, Taylor WR. Extreme Lateral Interbody Fusion (XLIF): a novel surgical technique for anterior lumbar interbody fusion. Spine J. 2006; 6(4): 435–43.
2. Joseph JR, Smith BW, La Marca F, Park P. Comparison of complication rates of minimally invasive transforaminal lumbar interbody fusion and lateral lumbar interbody fusion: a systematic review of the literature. Neurosurg Focus. 2015; 39(4): E4.
3. Pimenta L, Marchi L, Oliveira L, Coutinho E, Amaral R. A prospective, randomized, controlled trial comparing radiographic and clinical outcomes between stand-alone lateral interbody lumbar fusion with either silicate calcium phosphate or rh-BMP2. J Neurol Surg A Cent Eur Neurosurg. 2013; 74(6): 343–50.
4. Tormenti MJ, Maserati MB, Bonfield CM, Okonkwo DO, Kanter AS. Complications and radiographic correction in adult scoliosis following combined transpsoas extreme lateral interbody fusion and posterior pedicle screw instrumentation. Neurosurg Focus. 2010; 28(3): E7.
5. Rodgers WB, Cox CS, Gerber EJ. Early complications of extreme lateral interbody fusion in the obese. J Spinal Disord Tech. 2010; 23(6): 393–7.
6. Dakwar E, Cardona RF, Smith DA, Uribe JS. Early outcomes and safety of the minimally invasive, lateral retroperitoneal transpsoas approach for adult degenerative scoliosis. Neurosurg Focus. 2010; 28(3): E8.
7. Isaacs RE, Hyde J, Goodrich JA, Rodgers WB, Phillips FM. A prospective, nonrandomized, multicenter evaluation of extreme lateral interbody fusion for the treatment of adult degenerative scoliosis: perioperative outcomes and complications. Spine (Phila Pa 1976). 2010; 35(26 Suppl): S322–30.
8. Sharma AK, Kepler CK, Girardi FP, Cammisa FP, Huang RC, Sama AA. Lateral lumbar interbody fusion: clinical and radiographic outcomes at 1 year: a preliminary report. J Spinal Disord Tech. 2011; 24(4): 242–50.
9. Anand N, Baron EM, Thaiyananthan G, Khalsa K, Goldstein TB. Minimally invasive multilevel percutaneous correction and fusion for adult lumbar degenerative scoliosis: a technique and feasibility study. J Spinal Disord Tech. 2008; 21(7): 459–67.
10. Knight RQ, Schwaegler P, Hanscom D, Roh J. Direct lateral lumbar interbody fusion for degenerative conditions: early complication profile. J Spinal Disord Tech. 2009; 22(1): 34–7.
11. Wang MY, Mummaneni PV. Minimally invasive surgery for thoracolumbar spinal deformity: initial clinical experience with clinical and radiographic outcomes. Neurosurg Focus. 2010; 28(3): E9.
12. Oliveira L, Marchi L, Coutinho E, Pimenta L. A radiographic assessment of the ability of the extreme lateral interbody fusion procedure to indirectly decompress the neural elements. Spine (Phila Pa 1976). 2010; 35(26 Suppl): S331–7.
13. Dakwar E, Le TV, Baaj AA, Le AX, Smith WD, Akbarnia BA, et al. Abdominal wall paresis as a complication of minimally invasive lateral transpsoas interbody fusion. Neurosurg Focus. 2011; 31(4): E18.
14. Moller DJ, Slimack NP, Acosta Jr FL, Koski TR, Fessler RG, Liu JC. Minimally invasive lateral lumbar interbody fusion and transpsoas approach-related morbidity. Neurosurg Focus. 2011; 31(4): E4.
15. Tohmeh AG, Rodgers WB, Peterson MD. Dynamically evoked, discrete-threshold electromyography in the extreme lateral interbody fusion approach. J Neurosurg Spine. 2011; 14(1): 31–7.
16. Pimenta L, Oliveira L, Schaffa T, Coutinho E, Marchi L. Lumbar total disc replacement from an extreme lateral approach: clinical experience with a minimum of 2 years' follow-up. J Neurosurg Spine. 2011; 14(1): 38–45.
17. Kepler CK, Sharma AK, Huang RC. Lateral transpsoas interbody fusion (LTIF) with plate fixation and unilateral pedicle screws: a preliminary report. J Spinal Disord Tech. 2011; 24(6): 363–7.
18. Papanastassiou ID, Eleraky M, Vrionis FD. Contralateral femoral nerve compression: an unrecognized complication after extreme lateral interbody fusion (XLIF). J Clin Neurosci. 2011; 18(1): 149–51.
19. Berjano P, Balsano M, Buric J, Petruzzi M, Lamartina C. Direct lateral access lumbar and thoracolumbar fusion: preliminary results. Eur Spine J. 2012; 21 Suppl 1: S37–42.
20. Pumberger M, Hughes AP, Huang RR, Sama AA, Cammisa FP, Girardi FP. Neurologic deficit following lateral lumbar interbody fusion. Eur Spine J. 2012; 21(6): 1192–9.
21. Sofianos DA, Briseno MR, Abrams J, Patel AA. Complications of the lateral transpsoas approach for lumbar interbody arthrodesis: a case series and literature review. Clin Orthop Relat Res. 2012; 470(6): 1621–32.
22. Le TV, Burkett CJ, Deukmedjian AR, Uribe JS. Postoperative

lumbar plexus injury after lumbar retroperitoneal transpsoas minimally invasive lateral interbody fusion. Spine (Phila Pa 1976). 2013; 38(1): E13–20.
23. Cahill KS, Martinez JL, Wang MY, Vanni S, Levi AD. Motor nerve injuries following the minimally invasive lateral transpsoas approach. J Neurosurg Spine. 2012; 17(3): 227–31.
24. Malham GM, Ellis NJ, Parker RM, Seex KA. Clinical outcome and fusion rates after the first 30 extreme lateral interbody fusions. Scientific World Journal. 2012; 2012: 246989.
25. Caputo AM, Michael KW, Chapman Jr TM, Massey GM, Howes CR, Isaacs RE, et al. Clinical outcomes of extreme lateral interbody fusion in the treatment of adult degenerative scoliosis. Scientific World Journal. 2012; 2012: 680643.
26. Balsano M, Carlucci S, Ose M, Boriani L. A case report of a rare complication of bowel perforation in extreme lateral interbody fusion. Eur Spine J. 2015; 24 Suppl 3: 405–8.
27. Ahmadian A, Deukmedjian AR, Abel N, Dakwar E, Uribe JS. Analysis of lumbar plexopathies and nerve injury after lateral retroperitoneal transpsoas approach: diagnostic standardization. J Neurosurg Spine. 2013; 18(3): 289–97.
28. Graham RB, Wong AP, Liu JC. Minimally invasive lateral transpsoas approach to the lumbar spine: pitfalls and complication avoidance. Neurosurg Clin N Am. 2014; 25(2): 219–31.
29. Rodgers WB, Gerber EJ, Patterson J. Intraoperative and early postoperative complications in extreme lateral interbody fusion: an analysis of 600 cases. Spine (Phila Pa 1976). 2011; 36(1): 26–32.
30. Anand N, Rosemann R, Khalsa B, Baron EM. Midterm to long-term clinical and functional outcomes of minimally invasive correction and fusion for adults with scoliosis. Neurosurg Focus. 2010; 28(3): E6.
31. Cummock MD, Vanni S, Levi AD, Yu Y, Wang MY. An analysis of postoperative thigh symptoms after minimally invasive transpsoas lumbar interbody fusion. J Neurosurg Spine. 2011; 15(1): 11–8.
32. Youssef JA, McAfee PC, Patty CA, Raley E, DeBauche S, Shucosky E, et al. Minimally invasive surgery: lateral approach interbody fusion: results and review. Spine (Phila Pa 1976). 2010; 35(26 Suppl): S302–11.
33. Houten JK, Alexandre LC, Nasser R, Wollowick AL. Nerve injury during the transpsoas approach for lumbar fusion. J Neurosurg Spine. 2011; 15(3): 280–4.
34. Galan TV, Mohan V, Klineberg EO, Gupta MC, Roberto RF, Ellwitz JP. Case report: incisional hernia as a complication of extreme lateral interbody fusion. Spine J. 2012; 12(4): e1–6.
35. Assina R, Majmundar NJ, Herschman Y, Heary RF. First report of major vascular injury due to lateral transpsoas approach leading to fatality. J Neurosurg Spine. 2014; 21(5): 794–8.
36. Cho KT, Im SH, Hong SK. Ureteral injury after inadvertent violation of the intertransverse space during posterior lumbar diskectomy: a case report. Surg Neurol. 2008; 69(2): 135–7.
37. Pillai SB, Hegde P, Venkatesh G, Iyyan B. Ureteral injury after posterior lumbar discectomy with interbody screw fixation. BMJ Case Rep. 2013; 2013: 1–4.

（李志鲲 / 译　陈　锴 / 校）

第35章 肠梗阻和胃肠道并发症

Evan D. Sheha, Grant D. Shifflett,
and Russel C. Huang

35.1 肠梗阻的定义

术后肠梗阻（postoperative ileus, POI）是术后肠动力功能障碍的一种表现，其特征是排便延迟，粪便、气液积聚，导致协调性肠蠕动能力下降。尽管现代术语中，POI被用来描述术后患者正常肠道分泌物积聚滞纳引起的胃肠道预期生理反应，但是在历史上，这个术语被用来描述机械性和功能性肠蠕动功能障碍[1]。需强调的是，胃肠动力下降是大手术正常和可预期的生理结果，尤其是涉及肠道操作和（或）全身麻醉的手术。一般来说，小肠运动功能在手术后几小时内恢复，而结肠运动功能在术后1～2天内恢复[2]。虽然定义真正肠梗阻的确切时间和临床参数定义不明确，但术后肠梗阻延长时，被认为是病理性的，作者认为可定义为术后第3天肠蠕动功能恢复失败[3]。

35.2 POI的机制

绝大多数关于POI的文献研究对象是接受腹部手术的患者，因为肠道操作后肠梗阻的影响最为深远。然而，在一定程度上，中枢介导的机制以及术后阿片类药物对肠道运动功能的影响，有助于解释后路脊柱手术和侧方入路腰椎融合术POI的发生率，以及其他不涉及明显肠道操作的骨科手术，如全关节置换术[4]。

35.2.1 POI神经机制

腹部手术或腰椎前入路对肠道的操作导致内脏神经激活、交感神经张力增加以及肠道动力不足[5]。除交感内脏神经作用外，腹部皮肤切口和肠道操作也被证实可引起胃肠道肾上腺素抑制[6]。抑制胃运动的中枢机制是由促肾上腺皮质激素释放因子（corticotrophin-releasing factor, CRH）调节的，它在肠道操作后从中枢结构（下丘脑、脑桥和髓质）释放出来，进而刺激交感神经节前神经元[7]。其他神经肌肉抑制剂已被作为可能导致POI的因素进行研究，包括去甲肾上腺素、一氧化氮、肽激素分泌素家族和内源性阿片类[8]。普遍认为，尚无单一机制可解释POI发展，这些原因叠加使POI治疗和理解变得复杂；

然而，神经源性机制通常被认为是导致术后早期肠梗阻的最大因素。此外，正如肾上腺素抑制效果所证明的那样，POI神经发生机制无需肠道操作，因为简单的皮肤切口也会导致肠道动力低下，使患者易患肠梗阻，如XLIF病例。正如Bauer和Boeckxstaens对POI发生机制综述的描述，总体上讲，研究神经对肠运动功能减弱的作用是在动物模型手术后立即进行的，支持POI的概念，即POI常常持续数天，可能术后不即刻显现，炎症和药理机制促进作用同等重要[5]。

35.2.2 POI炎症机制

对肠外肌层中免疫细胞的大量研究表明，肠道操作导致巨噬细胞释放一氧化氮、环氧合酶-2和前列腺素，并导致肠外肌层肥大细胞脱粒，进而引发炎症和肠壁水肿，并降低肠壁环肌的收缩能力[9, 10]。其他证据也支持肠梗阻的炎症机制和神经元机制之间的协同作用，即肠壁炎症细胞释放的运动活性物质激活肠内的原发性传入神经，并使神经元对POI的贡献更持久[11]。

35.2.3 POI药理机制

虽然在某种程度上，上述POI机制依赖于肠道操作或通过腹部切口激活内脏神经，但POI的药理机制更广泛地适用于脊柱手术。普遍认为δ和μ阿片样受体的激活可能通过刺激抑制性神经递质释放来降低肠蠕动，而吗啡可延迟胃排空[12]。类似于炎症细胞与肠梗阻神经机制之间的相互作用，阿片受体的激活似乎刺激肠壁免疫细胞释放NO，进一步扩散POI炎症机制[13]。

虽然在某种程度上，ALIF后的POI机制可通过与该方法相关的肠道操作来解释[14, 15]，但XLIF后的POI机制尚不清楚。XLIF术后POI可能是由神经通路介导，并且在L1～L2水平进行手术后肠梗阻的发生率增加，表明腹腔神经丛操作和导致胃肠平滑肌副交感神经输入减少可能是一个原因。

35.3 脊柱术后肠梗阻和胃肠道并发症的发生率

迄今为止，只有一项已发表的文献研究XLIF术后POI的发病率和危险因素。然而，随着美国人群中腰椎融合术率的增加，人们对定义脊柱手术后发生肠梗阻的围手术期风险预测产生日益浓厚的兴趣[16, 17]。最初在2000～2008年使用血管“暴露”的外科医生对405例患者进行队列研究，以探究ALIF围手术期并发症发生率。其主要结果是需要修复术中大血管和小血管损伤，虽然作者指出6例患者术后有长时间肠梗阻（1.5%），但他们忽略了“长时间”的定义。值得注意的是，他们指出术后肠梗阻的平均持续时间为0.77天，根据术后长时间肠梗阻的正式定义，这将被视为生理性和预期性POI，而不是并发症[14]。

Asha等2012年类似的回顾性队列分析检查ALIF和腰椎前路椎间盘置换（anterior lumbar disc replacement, ALDR）期间使用血管暴露入路外科手术的围手术期并发症发生率时，报道121例患者中18例（14.8%）发生POI。这项研究中，所有POI患者都进行保守治疗，即执行NPO，并接受鼻胃管置入术，患者在2～6天内缓解[15]。尽管上述研究提供脊柱手术后POI发生率信息，但也强调分析文献和试图确定危险因素的内在困难，因为过去病理性和生理性术后肠梗阻的定义一直不明确。

2013年，Fineberg等通过查询全国住院患者样本数据库，检查脊柱术后POI发生率，该数据库大约占所有医院出院人数的20%。研究确定2002～2009年220 552例腰椎后路、前路和联合入路融合术，其POI发生率分别为2.6%、7.49%和8.41%，依据麻痹性肠梗阻的ICD-9诊断标准（同样，POI持续时间并未严格定义）。此外，无论采用何种手术方法，POI患者的平均住院时间（length of stay, LOS）均明显高于非肠梗阻队列患者，且在费用方面存在很大差异，从平均费用6 758美元到前后路联合手术患者执行PLF的7 857美元[17]。

1995年的一项统计1969～1992年成人胸椎和腰椎的ALIF并发症单中心研究，报道一系列前后入路脊柱手术常见的并发症。其肠梗阻发生率为3.44%（42例），略低于现有文献报道水平，考虑到其对POI的定义，即术后4天以上需要鼻胃管减压，该结果是可理解的。在对1 152例成人患者进行的1 223例前路脊柱手术的样本中，其还报道研究者认为在前后脊柱手术中常见的其他胃肠道并发症，包括胃炎（4例，0.33%）、食管炎（2例，0.16%）、十二指肠溃疡（1例，0.08%）和小肠梗阻1例（0.08%）。然而，考虑到低发病率，这些可能归因于手术本身，亦可能是住院并发症或手术的生理应激[18]。

据作者所知，目前仅有一篇关于XLIF术后长时间肠梗阻发生率的研究。2014年发表的一项研究，Al-Maaieh等研究在6年的时间内，在单个机构接受XLIF治疗596例患者的队列中，42例（7.0%）术后观察到POI（定义为肠梗阻超过3天），其发生率与ALIF文献中报道的发生率相似。与先前报道的脊柱手术后POI的文献相似的是术后住院时间的增加（POI队列中为9.9天 ±4.3天，对照组为5.6天 ±4.1天）。

35.4 椎间融合术后胃肠道并发症的危险因素

为控制外科医生的学习曲线引起的统计偏倚，上述对XLIF术后POI的研究，分析在匹配手术月份后进行椎间融合的患者。通过此分析，他们能够采用单变量和多变量分析来寻找POI发生的危险因素。在确定的危险因素中，有胃食管反流病、侧方入路和后入路位联合操作以及L1～L2水平的XLIF。值得注意的是，除了GERD外，质子泵抑制剂的使用也被发现是POI的危险因素。Shindo等报道，非侵蚀性反流患者的促生长素水平降低。此外，新的证据支持胃促生长素是一种肠道促进剂的观点[19-21]。虽然有趣，但这种相关性值得进一步研究。

根据对全国住院患者样本中近1 600例患者的多变量分析，确定前后路脊柱手术术后并发症的其他危险因素。这项研究观察6个器官系统的并发症，明确一些胃肠道并发症，包括腹水、结肠炎、胃肠出血、由腹胀和粪或气不通定义的肠梗阻（发生率为2.26%）、梗阻、胰腺炎和穿孔，总不良事件发生率为3.9%。发生胃肠道并发症的危险因素包括年龄 > 40岁，尤其是年龄 > 65岁，既往心脏事件、高血压、贫血、翻修手术、前后路联合入路，以及基于手术侵袭性指数的较大手术，该指数由所涉及入路的椎体水平数量决定。其中，年龄 > 65岁和手术侵袭性指数升高是所有器官系统并发症的重要危险因素[22]。

Fineberg等列出前/后路腰椎手术POI的几个独立危险因素，包括男性、非裔美国人、三个节段以上融合、术前维生素缺乏、BMP使用和慢性贫血。最高指数的危险因素是先前存在体液和电解质紊乱（*OR*=3.1）和近期体重减轻史（*OR*=3.1）。虽然电解质紊乱是导致肠梗阻的一个已知危险因素，但与体重减轻的关系却不太清楚[17]。

本章主要是由于缺乏对XLIF术后POI和胃肠道并发症发生率和危险因素的研究，提出导致脊柱后路融合和前路、侧方入路椎间融合中胃肠道并发症和POI的危险因素范围。这些不同的手术可能有许多相同的风险因素。然而，考虑到它们之间的差异，即避免采用侧方入路进行直接肠道操作，并保证XLIF术后疼痛评分得到改善，可能导致更快的肠道活动和降低阿片类药物需求，这有可能在风险因素和结果方面存在差异，需通过进一步研究加以阐明。

35.5 术后肠梗阻管理

不幸的是，目前还没有成熟的标准化方案来解决脊柱手术患者的POI问题，在某种程度上，与缺乏描述发病率的数据以及对该患者人群中危险因素了解有限有关。治疗术后肠梗阻方法自然旨在拮抗已知的肠梗阻病因，即上述神经源性、炎症和药理机制。虽然大部分文献是针对腹部手术患者POI管理评估，但有许多方案可能适用于脊柱手术患者。

传统的非药物性支持治疗包括保持患者的NPO直到肠功能恢复，鼓励早期活动，偶尔放置鼻胃管减压。虽然早期活动并没显示增加肠功能恢复的时间，但基于其额外的术后益处——包括降低静脉血栓栓塞的风险[23]，仍被推荐。同样，根据Cochrane 2005年的一项回顾性分析，不支持放置鼻胃管治疗POI，该回顾性分析发现腹部手术后，接受鼻胃管治疗POI患者的肺部并发症风险增加，同时舒适度降低，以及住院时间延长[24]。限制围手术期静脉输液可预防肠水肿，使用非甾体抗炎药、静脉注射对乙酰氨基酚和非典型阿片类药物（如他喷他多）以减少传统阿片类药物的使用，已被证明是降低发生POI风险的有效方法[25-28]。然而，一旦患者出现长时间的POI，治疗方案就受到很大限制。

在骨科手术后，阿片类药物常规用于拮抗术后疼痛，但通过PCA、口服镇痛剂和经常通过突破注射给予大剂量的阿片类药物具有普遍认为的胃肠道副作用[4, 29]。使阿片类药物的使用及其与POI的关联复杂化的事实是，虽然阿片类药物通过对μ阿片类药物受体的作用在中枢神经系统中达到镇痛效果，但这些相同的受体存在于肠道中，受体刺激是阿片类药物使用中出现不良胃肠道副作用的原因[29]。

爱维莫潘（alvimopan）是一种不穿透血脑屏障，而作用于外周的μ阿片受体阻滞剂，理论上可阻断阿片类药物对胃肠道的不良影响，同时允许其作为术后镇痛剂使用。5项将该药物与安慰剂进行比较的荟萃分析研究显示，在腹部手术后患者中使用该药物可缩短排便时间和对固体食物耐受性，最终缩短出院时间[30]。但是，该药物仅在美国批准用于接受上或下消化道切除手术并进行初级吻合的患者胃肠道恢复（参考FDA）。虽然它可能在一些中心无指征使用，但没有数据支持它在脊柱手术后的POI患者中的使用。

甲基纳曲酮（methylnaltrexone）是一种主要作用于胃肠道的外周受体的四级μ阿片受体拮抗剂，与爱维莫潘一样，不容易穿过血脑屏障。目前已被批准用于姑息治疗的晚期疾病患者接受阿片类药物诱发的便秘[31]。它已被证明对治疗慢性阿片类药物引起的便秘[32]和结肠假性梗阻[33]有效果。在一项使用甲基纳曲酮治疗急性阿片类药物引起便秘的二期研究中，接受甲基纳曲酮治疗的患者便秘缓解率明显优于接受安慰剂治疗，且便秘时间明显缩短（2小时33.3% *vs.* 0%，4小时38.9% *vs.* 6.7%）。此外，没有阿片类药物戒断的症状。

侵入性治疗（invasive treatment），如灌肠、鼻胃管和结肠镜减压，主要是支持性治疗，旨在降低与POI相关的发病率，但不能解决其根本原因，同时在某些情况下，可能弊大于利[24]。因此，脊柱手术中使用的许多方法旨在通过各种泻药、食入物和药物来拮抗术后阿片类药物引起的便秘。然而，在2008年对动力性肠梗阻的原动力治疗的Cochrane回顾性分析研究中，包括神经毒素、胆囊收缩素、西沙必利、普萘洛尔、加压素和胆囊收缩素在内的药物被证明对POI治疗无效[34]。

嚼口香糖（chewing gum）和糖醇被认为通过迷走神经刺激、虚假喂养和释放胰液与唾液来刺激肠道运动[35]。2015年的一项Cochrane回顾性分析总结对9 072例患者进行的81项研究结果，显示使用口香糖缩短出现首次排气、肠道活动和肠鸣音的时间。同样，大部分研究是在接受剖宫产或结肠直肠手术的患者中进行[36]。检验口香糖对脊柱手术后肠道功能恢复影响的研究仍在进行中[37]。

新斯的明（neostigmine）是一种副交感神经药物，与乙酰胆碱酯酶竞争，可逆地抑制乙酰胆碱水解，有效刺激肠壁平滑肌收缩[38]。新斯的明已被有效地用于治疗脊柱术后患者的术后肠梗阻[39]和结肠假性梗阻[40]。在一项研究新斯的明治疗急性结肠假性梗阻的RTCS荟萃分析中，发现90%情况下单次给药后对腹痛、流涎和呕吐有效。心动过缓发生率为6.3%。考虑到药物副作用，新斯的明通常在有监测的环境中使用。

术前肠道准备（preoperative bowel preparation）已在脊柱手术患者中得到评估。在一项随机对照试验中，55例青少年特发性脊柱侧凸患者接受标准术前肠道准备，与未接受标准术前肠道准备的患者相比，首次排便时间略短，但对住院时间没有影响。此外，考虑到与肠道准备方案相关的不适，作者最终不建议进行这种干预[41]。

硬膜外镇痛（epidural analgesia）有望减少全身类阿片镇痛的使用及其伴随的风险。肠道交感神经支配已被证实是术后早期肠梗阻的主要原因，采用胸段硬膜外镇痛有效阻断肠道交感神经支配，治疗效果明显。2014年一项对比手术后硬膜外镇痛和全身阿片类药物使用的随机对照试验的荟萃分析发现，硬膜外镇痛显著降低POI和术后恶心呕吐的风险，并提高肠功能恢复速度[42]。对接受脊柱手术的患者进行持续硬膜外镇痛（continuous epidural analgesia, CEA）和患者控制镇痛（patient-controlled analgesia, PCA）评估的文献未能显示两组患者的饮食、行走或住院时间存在差异，并指出其技术局限性和高成本。然而，在这些研究中没有记录肠梗阻和其他胃肠道不良事件的结果，同时患者是行脊柱后路融合术而不是椎间融合术[43-45]。Klatt等将66例接受PSIF治疗的青少年特发性脊柱侧凸患者，随机分为单次CEA和双次CEA或PCA组，虽然本研究无法有效评估POI，但双次CEA可降低便秘发生率。然而，住院时间和下地行走时间上没有差异[46]。

35.6 POI的财务结果

有效解决POI可能为保险公司和医院系统节省大量资金，因为将术后肠梗阻的发生率降至最低，将减少住院时间以及治疗实体所产生的额外费用[47]。据估计，1990年卫生保健系统的POI成本接近7.5亿美元，而2007年的一项关于腹部手术后POI相关成本的估计，发现其增加到惊人的14.6亿美元，这主要是由于长期住院、治疗相关成本、患者发病率和再入院[48]。虽然不如腹部手术后的肠梗阻研究透彻，但XLIF和其他脊柱手术后的肠梗阻并不是无足轻重的，而且已证明可增加住院时间[3, 17]。更多的研究集中在脊柱术后POI的预防和治疗上是值得的，因为它有巨大的潜力来节省医疗费用和改善患者的预后。不幸的是，到目前，对POI的管理仍不足，暂无有效的处理或预防措施。

参·考·文·献

1. Bragg D, El-Sharkawy AM, Psaltis E, Maxwell-Armstrong C, Lobo DN. Postoperative ileus: recent developments in pathophysiology and management. Clin Nutr. 2015; 34(3): 367–76. doi: 10.1016/j. clnu.2015.01.016.
2. Clevers GJS, Mout AJPM, Schee EJ, Akkermans LMA. Myo-electrical and motor activity of the stomach in the first days after abdominal surgery: evaluation by electrogastrography and impedance gastrography. J Gastroenterol Hepatol. 1991; 6(3): 253–9. doi: 10.1111/j.1440-1746.1991.tb01474.x.
3. Al Maaieh MA, Du JY, Aichmair A, et al. Multivariate analysis on risk factors for post-operative ileus after lateral lumbar interbody fusion. Spine (Phila Pa 1976). 2014; 39(8): 688–94. doi: 10.1097/BRS.000000000000 0238.
4. Lee TH, Lee JS, Hong SJ, et al. Risk factors for postoperative ileus following orthopedic surgery: the role of chronic constipation. J Neurogastroenterol Motil. 2015; 21(1): 121–5. doi: 10.5056/jnm14077.
5. Bauer AJ, Boeckxstaens GE. Mechanisms of postoperative ileus. Neurogastroenterol Motil. 2004; 16 Suppl 2: 54–60. doi: 10.1111/j.1743-3150.2004. 00558.x.
6. Boeckxstaens GE, Hirsch DP, Kodde A, et al. Activation of an adrenergic and vagally-mediated NANC pathway in surgery-induced fundic relaxation in the rat. Neurogastroenterol Motil. 1999; 11(6): 467–74. doi: 10.1046/j.1365-2982.1999.00172.x.
7. Taché Y, Perdue MH. Role of peripheral CRF signalling pathways in stress-related alterations of gut motility and mucosal function. Neurogastroenterol Motil. 2004; 16: 137–42. doi: 10.1111/j.1743-3150. 2004.00490.x.
8. Kurz A, Sessler DI. Opioid-induced bowel dysfunction: pathophysiology and potential new therapies. Drugs. 2003; 63(7): 649–71. doi: 10.2165/00003495-200363070-00003.
9. Schwarz NT, Kalff JC, Türler A, et al. Prostanoid production via COX-2 as a causative mechanism of rodent postoperative ileus. Gastroenterology. 2001; 121(6): 1354–71. doi: 10.1053/gast.2001.29605.
10. Kalff JC, Schraut WH, Billiar TR, Simmons RL, Bauer AJ. Role of inducible nitric oxide synthase in postoperative intestinal smooth muscle dysfunction in rodents. Gastroenterology. 2000; 118(2):

316–27. doi: S0016508500418536 [pii].
11. De Jonge WJ, Van Den Wijngaard RM, The FO, et al. Postoperative ileus is maintained by intestinal immune infiltrates that activate inhibitory neural pathways in mice. Gastroenterology. 2003; 125(4): 1137–47. doi: 10.1016/S0016-5085(03)01197-1.
12. Bauer AJ, Sarr MG, Szurszewski JH. Opioids inhibit neuromuscular transmission in circular muscle of human and baboon jejunum. Gastroenterology. 1991; 101(4): 970–6.
13. Gomez-Flores R, Rice KC, Zhang X, Weber RJ. Increased tumor necrosis factor-alpha and nitric oxide production by rat macrophages following in vitro stimulation and intravenous administration of the delta-opioid agonist SNC 80. Life Sci. 2001; 68(24): 2675–84.
14. Chiriano J, Abou-Zamzam AM, Urayeneza O, Zhang WW, Cheng W. The role of the vascular surgeon in anterior retroperitoneal spine exposure: preservation of open surgical training. J Vasc Surg. 2009; 50(1): 148– 51. doi: 10.1016/j.jvs.2009.01.007.
15. Asha MJ, Choksey MS, Shad A, Roberts P, Imray C. The role of the vascular surgeon in anterior lumbar spine surgery. Br J Neurosurg. 2012; 26(4): 499–503. doi: 10.3109/02688697.2012.680629.
16. Weinstein JN, Lurie JD, Olson PR, Bronner KK, Fisher ES. United States' trends and regional variations in lumbar spine surgery: 1992–2003. Spine (Phila Pa 1976). 2006; 31(23): 2707–14. doi: 10.1097/01.brs.0000248132.15231.fe.
17. Fineberg SJ, Nandyala SV, Kurd MF, et al. Incidence and risk factors for postoperative ileus following anterior, posterior, and circumferential lumbar fusion. Spine J. 2013; 14(8): 1680–5. doi: 10.1016/j.spinee.2013.10.015.
18. Faciszewski T, Winter RB, Lonstein JE, Denis F, Johnson L. The surgical and medical perioperative complications of anterior spinal fusion surgery in the thoracic and lumbar spine in adults. A review of 1223 procedures. Spine (Phila Pa 1976). 1995; 20(14): 1592–9. doi: 10.1097/00007632-199507150-00007.
19. Shindo T, Futagami S, Hiratsuka T, et al. Comparison of gastric emptying and plasma ghrelin levels in patients with functional dyspepsia and non-erosive reflux disease. Digestion. 2009; 79(2): 65–72. doi: 10.1159/000205740.
20. Yagi T, Asakawa A, Ueda H, Miyawaki S, Inui A. The role of ghrelin in patients with functional dyspepsia and its potential clinical relevance (Review). Int J Mol Med. 2013; 32(3): 523–31. doi: 10.3892/ijmm.2013.1418.
21. Asakawa A, Ataka K, Fujino K, et al. Ghrelin family of peptides and gut motility. J Gastroenterol Hepatol. 2011; 26 Suppl 3: 73–4. doi: 10.1111/j.1440-1746.2011.06638.x.
22. Lee MJ, Konodi MA, Cizik AM, Bransford RJ, Bellabarba C, Chapman JR. Risk factors for medical complication after spine surgery: a multivariate analysis of 1,591 patients. Spine J. 2012; 12(3): 197–206. doi: 10.1016/j.spinee.2011.11.008.
23. Waldhausen JH, Schirmer BD. The effect of ambulation on recovery from postoperative ileus. Ann Surg. 1990; 212(6): 671–7. http: //www.pubmedcentral.nih.gov/articlerender.fcgi?artid=1358251&tool=pmcentrez&rendertype=abstract.
24. Nelson R, Edwards S, Tse B. Prophylactic nasogastric decompression after abdominal surgery. Cochrane database Syst Rev. 2005; (1): CD004929. doi: 10.1002/ 14651858.CD004929.pub2.
25. Josephs MD, Cheng G, Ksontini R, Moldawer LL, Hocking MP. Products of cyclooxygenase-2 catalysis regulate postoperative bowel motility. J Surg Res. 1999; 86(1): 50–4. doi: 10.1006/jsre.1999.5692.
26. Corcoran T, Rhodes EJ, Clarke S, Myles PS, Ho KM. Perioperative fluid management strategies in major surgery: a stratified meta-analysis. Anesth Analg. 2012; 114(3): 640–51. doi: 10.1213/ANE.0b013e318240d6eb.
27. Sinatra RS, Jahr JS, Reynolds L, et al. Intravenous acetaminophen for pain after major orthopedic surgery: an expanded analysis. Pain Pract. 2012; 12(5): 357–65. doi: 10.1111/j.1533-2500.2011.00514.x.
28. Hartrick C, Van Hove I, Stegmann J-U, Oh C, Upmalis D. Efficacy and tolerability of tapentadol immediate release and oxycodone HCl immediate release in patients awaiting primary joint replacement surgery for end-stage joint disease: a 10-day, phase III, randomized, double-blind, active- and placebo-controlled. Clin Ther. 2009; 31(2): 260–71. doi: 10.1016/j.clinthera.2009.02.009.
29. Panchal SJ, Müller-Schwefe P, Wurzelmann JI. Opioidinduced bowel dysfunction: prevalence, pathophysiology and burden. Int J Clin Pract. 2007; 61(7): 1181–7. doi: 10.1111/j.1742-1241.2007.01415.x.
30. Delaney CP, Wolff BG, Viscusi ER, et al. Alvimopan, for postoperative ileus following bowel resection: a pooled analysis of phase III studies. Ann Surg. 2007; 245(3): 355–63. doi: 10.1097/01.sla.0000232538.72458.93.
31. Rodriguez RW. Off-label uses of alvimopan and methylnaltrexone. Am J Health Syst Pharm. 2014; 71(17): 1450–5. doi: 10.2146/ajhp130632.
32. Ladanyi A, Temkin SM, Moss J. Subcutaneous methylnaltrexone to restore postoperative bowel function in a long-term opiate user. Int J Gynecol Cancer. 2010; 20(2): 308–10. doi: 10.1111/IGC.0b013e3181cd1828.
33. Weinstock LB, Chang AC. Methylnaltrexone for treatment of acute colonic pseudo-obstruction. J Clin Gastroenterol. 2011; 45(10): 883–4. doi: 10.1097/ MCG.0b013e31821100ab.
34. Traut U, Brügger L, Kunz R, et al. Systemic prokinetic pharmacologic treatment for postoperative adynamic ileus following abdominal surgery in adults. Cochrane Database Syst Rev. 2008; (1). doi: 10.1002/14651858.CD004930.pub3.
35. Tandeter H. Hypothesis: hexitols in chewing gum may play a role in reducing postoperative ileus. Med Hypotheses. 2009; 72(1): 39–40. doi: 10.1016/j.mehy. 2008.06.044.
36. Short V, Herbert G, Perry R, et al. Chewing gum for postoperative recovery of gastrointestinal function. In: Short V, editor. Cochrane Database of Systematic Reviews. Chichester: John Wiley & Sons, Ltd; 2015. doi: 10.1002/14651858.CD006506.pub3.
37. Huang RC, Shifflett GD, Nguyen J. Does chewing gum hasten return of bowel function post-operatively in patients following spinal surgery? A Prospective, Randomized Controlled Trial. 2015. https: //www.hss.edu/clinical-trials_spine-bowel-function-gum.asp.
38. Nair VP, Hunter JM. Anticholinesterases and anticholinergic drugs. Contin Educ Anaesth Crit Care Pain. 2004; 4(5): 164–8. doi: 10.1093/bjaceaccp/mkh045.
39. Zeinali F, Stulberg JJ, Delaney CP. Pharmacological management of postoperative ileus. Can J Surg. 2009; 52(2): 153–7.
40. Althausen PL, Gupta MC, Benson DR, Jones DA. The use of neostigmine to treat postoperative ileus in orthopedic spinal patients. J Spinal Disord. 2001; 14. doi: 10.1097/00002517-200112000-00014.
41. Smith JT, Smith MS. Does a preoperative bowel preparation reduce bowel morbidity and length of stay after scoliosis surgery? A randomized prospective study. J Pediatr Orthop. 2013; 33(8): e69–71. doi: 10.1097/BPO.0b013e318296e032.
42. Pöpping DM, Elia N, Van Aken HK, et al. Impact of epidural analgesia on mortality and morbidity after surgery: systematic review and meta-analysis of randomized controlled

trials. Ann Surg. 2014; 259(6): 1056–67. doi: 10.1097/ SLA.0000000000000237.
43. Cohen BE, Hartman MB, Wade JT, Miller JS, Gilbert R, Chapman TM. Postoperative pain control after lumbar spine fusion. Patient-controlled analgesia versus continuous epidural analgesia. Spine (Phila Pa 1976). 1997; 22(16): 1892–6; discussion 1896–7.
44. Fisher CG, Belanger L, Gofton EG, et al. Prospective randomized clinical trial comparing patient-controlled intravenous analgesia with patient-controlled epidural analgesia after lumbar spinal fusion. Spine (Phila Pa 1976). 2003; 28(8): 739–43.
45. Gottschalk A, Freitag M, Tank S, et al. Quality of postoperative pain using an intraoperatively placed epidural catheter after major lumbar spinal surgery. Anesthesiology. 2004; 101(1): 175–80.
46. Klatt JWB, Mickelson J, Hung M, Durcan S, Miller C, Smith JT. A randomized prospective evaluation of 3 techniques of postoperative pain management after posterior spinal instrumentation and fusion. Spine (Phila Pa 1976). 2013; 38(19): 1626–31. doi: 10.1097/ BRS.0b013e31829cab0b.
47. Doorly MG, Senagore AJ. Pathogenesis and clinical and economic consequences of postoperative ileus. Surg Clin North Am. 2012; 92(2): 259–72. doi: 10.1016/j. suc.2012.01.010.
48. Goldstein JL, Matuszewski KA, Delaney CP, et al. Inpatient economic burden of postoperative ileus associated with abdominal surgery in the United States. P&T. 2007; 32(2): 82–90.

（李小龙 / 译　程亚军 / 校）

第36章 腰丛神经损伤

Jesse Skoch, Nikolay Martirosyan, and Ali A. Baaj

36.1 前 言

经腰大肌侧方入路胸腰椎手术的挑战之一是可能损伤穿过腰大肌和椎间盘外侧的腰丛神经。技术上的改进，尤其是在进入椎间隙过程中广泛采用实时神经监测，已能极大地减少可能导致灾难性运动损害的股神经损伤。然而，对腰丛其他神经的损伤目前仍未被确切认识且报道不足。在进行侧方入路时，虽然外科医生对腰丛神经损伤的耐受性和恢复程度较为乐观，但目前还没有充足数据为患者提供关于感觉丧失或神经痛实际风险的可靠答案，也无法准确描述恢复需要的时间或是永久性损伤的可能性。一般而言，我们可以认为绝大多数神经损伤具有良好的耐受性，并且通常只需几个月即可自限。尽管如此，采取经腰肌侧方入路手术需要脊柱外科医生保持谦卑，因为我们对有关通过腹膜后腰肌腰丛的解剖学和生理学知识仍知之甚少。为在侧方入路中取得最大成功概率并获得患者的满意，我们需要十分熟悉腰丛神经的分布，更重要的是准确诊断腰丛神经损伤，在出现适应证时做好治疗医源性损伤的准备。

腰丛是L1～L4腰神经腹侧和背侧分支的融合，伴有来自肋下神经的少量成分（T12）。腰丛神经包括神经丛通过腰肌时的直接支配以及前髋、会阴和下肢的神经支配。神经丛的解剖结构通常从前方进行研究，但在最近的文献中，胸腰椎的侧方入路已从许多高质量解剖侧视图中得到阐明（图36.1）。了解这些解剖结构以及每个椎间盘水平最安全进入的相关区域必不可少（图36.2）[1,2]。

侧方入路手术中观察到的最常见神经丛相关并发症与许多较浅表分支的神经性损伤有关，常导致大腿或臀部麻木和疼痛，但通常具有自限性，大多数在1个月内消退。不太常见的并发症包括大腿和臀部疼痛、根性痛和股四头肌无力。我们认为，在签署手术知情同意书时，应告知患者以下值得注意的已知神经丛损伤可能性。

- 大腿/臀部/腹股沟麻木，感觉异常，或疼痛。
  - 发生率为9%～60%，通常时间较短（< 1个月）[3-5]。
- 与股神经损伤相关的股四头肌无力。
  - 罕见且通常可以避免（1.7%～4.8%，

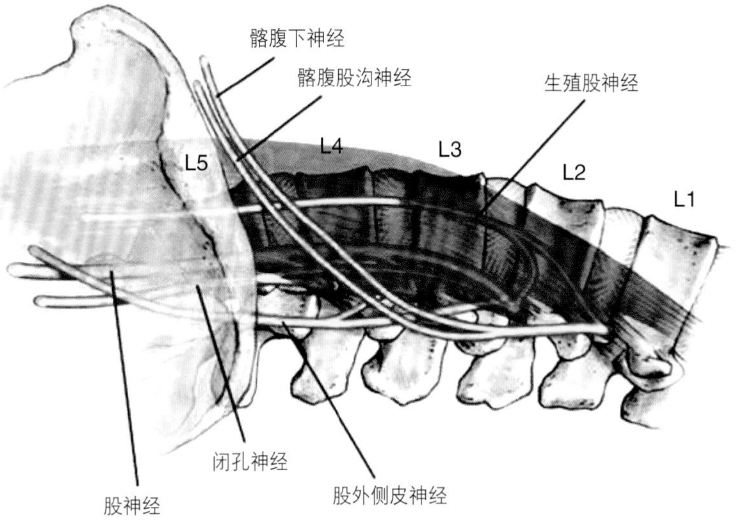

图36.1　经腰肌侧方入路下腰丛侧视图[18]

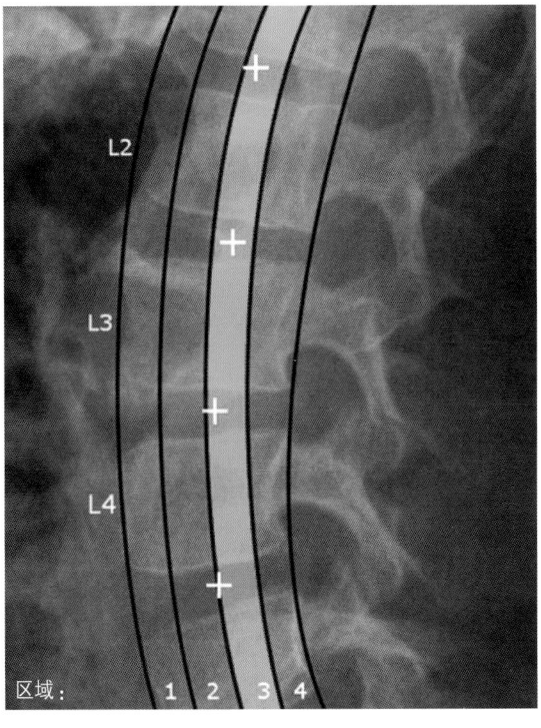

图36.2　腰椎的侧位X线片，覆盖层将脊柱分成四个区域。区域3中的突出显示了广义的“安全区域”。针对具有白色十字的每个级别描绘了最佳安全轨迹

L4～L5水平）[6]，大多数都会随时间和治疗改善。

- 腰大肌无力。
  - 手术同侧，近乎普遍且短暂，通常归因于直接的肌肉损伤，但可能来自支配肌肉的神经丛内一些小神经纤维的损伤。

经腰肌侧方入路相关的腰丛神经损伤通常包括患者在神经失用恢复期间，在相对短的时间内处理轻微的感觉或运动损伤。在术后早期评估时，医生的保证和积极态度通常是合适的。除非是存在潜在的神经丛并发症，但绝大多数患者背部和腿部疼痛仍能得到改善，且术后的总残疾评分降低[3]。然而，持续性大腿或腹股沟疼痛或近端无力的罕见病例可能比现有的脊柱症状更加严重。因此，我们主张识别这些并发症，小心避免并适时采取积极治疗。

36.2　感觉并发症

经腰肌侧方入路至脊柱的手术方案中，与腰丛神经牵拉损伤有关的感觉并发症较为常见。L1～L3感觉支通过不同路线穿过腹膜后脂肪，难以直视，并且不能通过SSEP记录可靠地监测。由于髂腹下、髂腹股沟和生殖股支复杂和重叠的皮肤分布，区分鉴别这些神经产生的麻木、疼痛或感觉异常具有挑战性。对于大多数脊柱外科医生，腰椎上神经丛解剖的知识相对较新，且该区域的损伤具有典型的短暂自我恢复属性，常导致有关侧方入路感觉相关并发症报道较少。尽管腰丛感觉分支损伤导致的永久性感觉丧失常被很好地耐受，但局部麻

醉原因与疼痛性神经病变之间的差异在机制上尚不清楚。因此，我们主张尽可能准确识别并将对感觉部分的损伤最小化。在本节中，我们将回顾侧方入路时每个感觉分支的功能和解剖结构。最后，为了简化关于侧方入路术后并发症的感觉损伤报道，我们建议使用感觉真皮区（sensory dermal zone, SDZ）

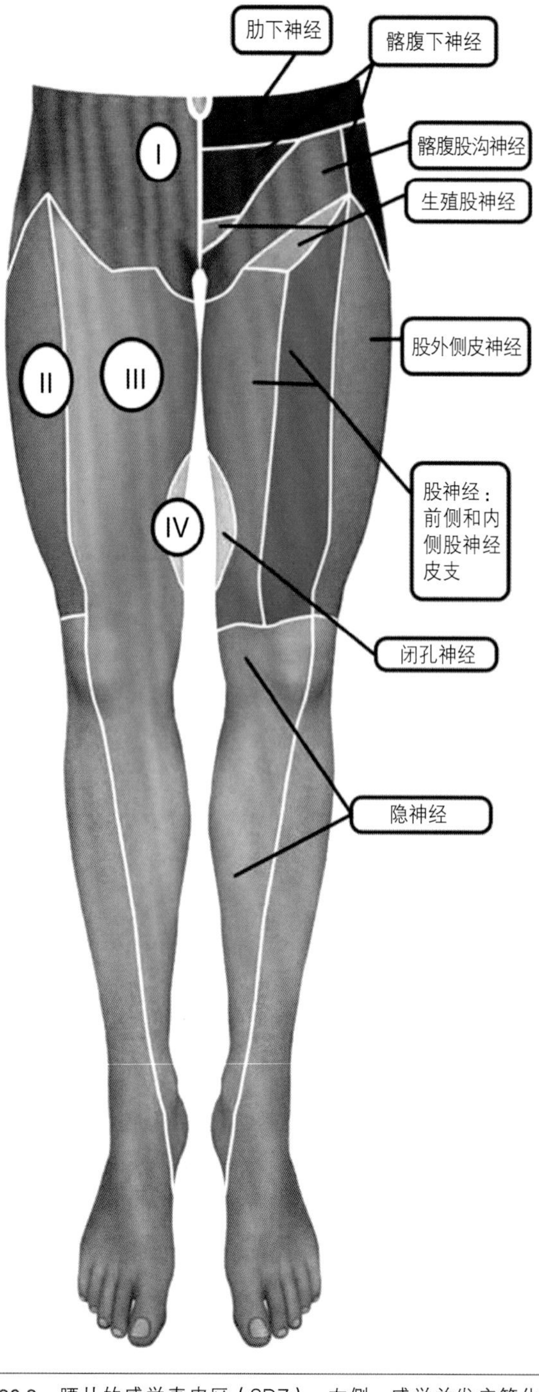

图36.3 腰丛的感觉真皮区（SDZ）。左侧，感觉并发症简化区域；右侧，精确区[17]

分类系统（图36.3）将腰丛神经感觉缺陷分为四个简化区。大部分这些区域的疼痛通常会迅速消退，但在人群中术后仍长期持续存在的现象最高达5.5%[5]。在患有慢性疼痛性神经病变的患者中，需要进行包括EMG和选择性阻滞等更为详尽的检查，以确定最终的治疗方案。表36.1综述了腰丛神经的神经支配、经腰肌侧方入路手术相关的并发症以及治疗方案。

36.2.1 髂腹下神经（T12、L1）：SDZ1

髂腹下神经出现在L1平面腰肌后外侧缘，在肾后、腰方肌和髂肌前斜向穿过，直至髂棘前缘。在髂嵴上方，它分成侧支和前支，侧支穿过斜肌朝向皮肤，前支穿行于腹横肌和腹内斜肌之间，朝内侧前行，然后穿过内外斜肌。这些分支分别为相应外侧臀部和下腹耻骨上区域提供感觉神经支配（图36.3）。

髂腹下神经支配的皮区通常与其他感觉神经有交叉，因而该神经的孤立损伤很少产生明显的区域性麻木。由于其通过活动性腹膜后脂肪的路线长，受到多层肌肉和筋膜层的束缚，且无法通过电生理监测准确地预测任何变化，在腰椎侧方入路的早期阶段，髂腹下神经的损伤可能很常见[7]。绝大多数损伤是无症状且短暂的，不易被发现。如持续存在罕见的疼痛性神经病变需进一步调查。从腹部外科手术文献中提到的潜在定位法（可代表髂腹下或髂腹股沟神经损伤）包括在髂前上棘内侧缘2～3 cm处寻找特定的痛觉过敏压痛点，可通过在该点上局部麻醉以减轻疼痛[8]。建议避免使用二次切口进行腹膜后触诊的技术，因为这些可能增加髂腹下或髂腹股沟神经损伤的风险[9]。

36.2.2 髂腹股沟神经（L1）：SDZ1

髂腹股沟神经是单纯的L1分支，通常平行于髂腹下神经且位于前下方。向内穿过髂前上棘后，其穿过腹内斜肌并从浅表腹股沟环进入腹股沟管。尽管它支配的皮肤区域很大程度上与髂腹下神经的前支所重叠，但重要的是它通常向内侧延伸，为腹

表 36.1 腰丛神经支配、并发症和治疗方案供考虑

神 经	皮 区	运 动	并 发 症	治疗方式
髂腹下神经	SDZ1——臀外侧，耻骨上	腹横肌，腹内斜肌	直疝风险增高，疼痛	排除直疝，椎旁或浅表阻滞，神经切除术，背根神经节切除术
髂腹股沟神经	SDZ1——外部生殖器，大腿内侧	腹横肌，腹内斜肌	腹股沟痛	椎旁或浅表阻滞，神经切除术，背根神经节切除术
生殖股神经	SDZ1——外部生殖器，大腿前内侧	提睾肌	腹股沟痛	区别于髂腹股沟伤，神经切除术或阻滞
股外侧皮神经	SDZ2——大腿外侧	无	感觉异常性股痛综合征	药物，神经阻滞，神经切除术
股神经	SDZ3——大腿/小腿前内侧	髂腰肌，耻骨肌，缝匠肌，股四头肌	无力——髋关节弯曲、膝盖伸展和旋转。麻木或疼痛	早期康复，闭孔神经替换
闭孔神经	SDZ4——大腿后内侧	内收肌长肌，大收肌，闭孔外肌，股薄肌，耻骨肌	收肌无力——少/不存在	早期康复

注：神经病变可能需要保证有诸如替格雷醇或神经肽等的药物管理。需要进行彻底的局部化疼痛管理控制治疗，治疗可能会根据具体情况而有很大差异。

股沟和近端外生殖器提供感觉。

由于走行相似，其损伤通常与髂腹下神经损伤同时出现。髂腹股沟神经参与提睾反射的传入神经，但其诊断价值十分有限。虽然髂腹股沟神经（或生殖股神经）的损伤可导致明显的腹股沟区疼痛，可能是连续或间歇性的，但即使是髂腹股沟神经切除术也仅会引起轻微或无法检测到的感觉缺失[10,11]。

36.2.3 生殖股神经（L1、L2）：SDZ1

生殖股神经在腰肌内斜行穿过，由L1和L2神经根发出，通常跨越L2～L3椎间盘间隙，并在L3～L4平面肌肉处出现，然后下行至腰大肌上方，在L4～L5椎间隙侧上方进入腹股沟环。其感觉神经支配腹股沟生殖器区域和大腿前内侧（SDZ1）感觉。

由于生殖股神经在腰肌中清晰出现，侧方入路偶尔可以通过直视来对其进行定位；然而，有描述称即使在一些尸体解剖中也难以准确定位生殖股神经的位置，且其在腰丛中的所有神经走行中变异性具有最高的标准差[10,12]。在经腰肌侧方入路手术中，这种倾斜且多变走行的神经使手术在各个腰椎平面都存在风险[2]。在损伤严重的男性患者中，通常丧失同侧提睾反射，因为这种神经作为传出神经发挥作用；然而，在持续性疼痛的情况下，可能需要通过EMG和选择性阻滞来区分生殖股神经和髂腹股沟神经病变[13]。这种检查在顽固性疼痛的情况下是合理的，因为生殖器股神经痛接受神经切除术后缓解[10,13]。

36.2.4 股外侧皮神经（L2、L3）：SDZ2

股外侧皮神经是一个纯粹的感觉丛神经分支，具有独特的可识别皮区（SDZ2）。它在L3～L4平面腰肌背侧缘出现，且斜穿过髂肌朝向髂前上棘，从腹股沟韧带穿过或在其下方走行，然后分成前支及后支支配大腿外侧。与髂腹下和髂腹股沟神经一样，在腹膜后脂肪分离过程中可能造成损伤，并且损伤会产生类似感觉异常性股痛综合征的症状，这是该神经广为人知的原因。在一项针对侧方入路椎

间融合并发症监测的前瞻性研究中，10%的患者可监测到这种神经损伤[14]。治疗方面应遵循治疗感觉异常性股痛综合征的二线疗法。

36.3 运动并发症

经腰肌侧方入路腰椎手术中，令人担心的运动并发症是股神经损伤。幸运的是，基于扩张器的术中trEMG和股神经SSEP记录通常可以在到达损伤程度前准确地定位股神经。虽然在到达任何腰椎间隙前都有可能造成股神经损伤，但重要的是认识到L4～L5水平的风险可能高出近三倍[6]。涉及腰丛的非股神经性运动损伤是非常罕见的。由髂腹下或髂腹股沟神经损伤引起的腹部肌肉无力可能引起腹股沟直疝的倾向性增加，但这不应与由肋下神经损伤引起的更常见的假疝或斜疝相混淆（T11、T12，非腰丛部分）[15]。

36.3.1 股神经（L2～L4背侧）

L2～L4的腹支背侧分裂合并在腰丛中以形成股神经。股神经很大且在腰大肌深处延伸发出许多小分支。在L4～L5椎间隙，神经开始离开腰大肌侧缘且在椎间隙上方走行，在腰大肌和髂肌之间（通过小纤维神经支配）持续向下并在腹股沟韧带下方进入大腿前部。然后它广泛分支到皮肤前区感觉分支（SDZ3）、前运动分支（缝匠肌、耻骨肌）和后运动支支配股四头肌。

沿着椎体后方在腰肌内走行的股神经路线相对稳定（相对于骨性标志的标准差为-0.9 cm，生殖股神经为2.3 cm），通常可以通过遵循标准化安全区的轨迹进行规避（图36.2）[10]。然而，肌肉撑开引起的解剖学位置变化使得股神经在不可视区域里处于高风险，因而常规推荐使用SSEP和trEMG[6, 16]。如果确实发生损伤，将会出现膝关节活动无力；感觉丧失（SDZ3）和膝腱反射的丧失，但不应与腰肌水平的损伤孤立。轻度神经损伤预计会快速有效恢复，而膝关节抗重力能力丧失或麻痹可能需要更长久的时间[17]。

36.3.2 闭孔神经（L2～L4腹侧）和腰骶干（L4、L5）

闭孔神经由L2～L4腹支前股形成，沿着腰肌下行并在L5～S1水平的内后侧离开，在通过闭孔管进入大腿前反向对着骨盆边缘且位于髂血管后方。其为大腿中内侧（SDZ4）提供感觉神经支配，并提供大腿内收肌运动神经支配。

腰骶干是腰丛的最尾端，并与骶丛相连。它由L5神经前支和L4神经的一部分组成，走行与闭孔神经平行且位于其内侧，近端沿着L5椎体的侧壁继续向尾端行进，遇见S1神经后加入骶丛，主要形成坐骨神经和臀肌神经。

目前没有报道与闭孔神经或腰骶干有关的重大并发症。在理论上特别是在L4～L5椎间隙存在损伤风险，但为保护股神经在该水平的安全区域位置更为靠前，也使得这些后方的分支得到保护。

结　论

尽管经腰肌侧方入路腰椎手术属于微创性质，有时虽可通过统计学预测最佳解剖学轨迹，但腰丛神经走行仍在不断变化，且从L1～L2至L4～L5的任何椎间隙的手术都有可能造成腰丛神经损伤。对于股神经，为谨慎避免损伤采用灵活的侧向定位，优化的荧光镜检查和基于扩张器的trEMG是一种安全现实的策略。通过这些预防措施，股神经的断裂应是极其罕见的。且神经性损伤应积极进行鉴别并采取对应治疗措施，以期获得满意的治疗结果。

目前，用于监测和避免神经丛主要感觉方面损伤的技术仍十分有限。即使操作足够规范，这类损伤也不易避免。因此，充分处理感觉并发症的策略应侧重于并发症识别、患者教育和积极的治疗策略，包括确诊难治性神经痛时进行神经切除术。

参·考·文·献

1. Banagan K, Gelb D, Poelstra K, Ludwig S. Anatomic mapping of lumbar nerve roots during a direct lateral transpsoas approach to the spine: a cadaveric study. Spine (Phila Pa 1976). 2011; 36: E687–91. doi: 10.1097/BRS.0b013e3181ec5911.
2. Uribe JS, Arredondo N, Dakwar E, Vale FL. Defining the safe working zones using the minimally invasive lateral retroperitoneal transpsoas approach: an anatomical study. J Neurosurg Spine. 2010; 13: 260–6. doi: 10.3171/2010.3.SPINE09766.
3. Berjano P, Balsano M, Buric J, et al. Direct lateral access lumbar and thoracolumbar fusion: preliminary results. Eur Spine J. 2012; 21 Suppl 1: S37–42. doi: 10.1007/s00586-012-2217-z.
4. Wang MY, Mummaneni PV. Minimally invasive surgery for thoracolumbar spinal deformity: initial clinical experience with clinical and radiographic outcomes. Neurosurg Focus. 2010; 28: E9. doi: 10.317 1/2010.1.FOCUS09286.
5. Cummock MD, Vanni S, Levi AD, et al. An analysis of postoperative thigh symptoms after minimally invasive transpsoas lumbar interbody fusion. J Neurosurg Spine. 2011; 15: 11–8. doi: 10.3171/2011. 2.SPINE10374.
6. Cahill KS, Martinez JL, Wang MY, et al. Motor nerve injuries following the minimally invasive lateral transpsoas approach. J Neurosurg Spine. 2012; 17: 227–31. doi: 10.3171/2012.5.SPINE1288.
7. Hrabalek L, Adamus M, Gryga A, et al. A comparison of complication rate between anterior and lateral approaches to the lumbar spine. Biomed Pap Med Fac Univ Palacky Olomouc Czech Repub. 2014; 158: 127–32. doi: 10.5507/bp.2012.079.
8. Mandelkow H, Loeweneck H. The iliohypogastric and ilioinguinal nerves. Surg Radiol Anat. 1988; 10: 145–9. doi: 10.1007/BF02307823.
9. Le TV, Uribe JS. The minimally invasive retroperitoneal transpsoas approach, spine surgery, Dr. Kook Jin Chung (Ed.) 2012. ISBN: 978-953-51-0469-8, InTech.
10. Tubbs RS, Salter EG, Wellons JC, et al. Anatomical landmarks for the lumbar plexus on the posterior abdominal wall. J Neurosurg Spine. 2005; 2: 335–8. doi: 10.3171/spi.2005.2.3.0335.
11. Mui WL-M, Ng CSH, Fung TM-K, et al. Prophylactic ilioinguinal neurectomy in open inguinal hernia repair: a double-blind randomized controlled trial. Ann Surg. 2006; 244: 27–33. doi: 10.1097/01. sla.0000217691.81562.7e.
12. Tender GC, Serban D. Genitofemoral nerve protection during the lateral retroperitoneal transpsoas approach. Neurosurgery. 2013; 73: 192–6. doi: 10.1227/01. neu.0000431473.49042.95 ; discussion 196–7.
13. Fessler RG. Atlas of neurosurgical techniques: spine and peripheral nerves. NY, 1st ed. New York: Thieme; 2006; p. 983–8.
14. Knight RQ, Schwaegler P, Hanscom D, Roh J. Direct lateral lumbar interbody fusion for degenerative conditions: early complication profile. J Spinal Disord Tech. 2009; 22: 34–7. doi: 10.1097/ BSD.0b013e3181679b8a.
15. Dakwar E, Vale FL, Uribe JS. Trajectory of the main sensory and motor branches of the lumbar plexus outside the psoas muscle related to the lateral retroperitoneal transpsoas approach. J Neurosurg Spine. 2011; 14: 290–5. doi: 10.3171/2010.10. SPINE10395.
16. Kepler CK, Bogner EA, Herzog RJ, Huang RC. Anatomy of the psoas muscle and lumbar plexus with respect to the surgical approach for lateral transpsoas interbody fusion. Eur Spine J. 2011; 20: 550–6. doi: 10.1007/s00586-010-1593-5.
17. Ahmadian A, Deukmedjian AR, Abel N, et al. Analysis of lumbar plexopathies and nerve injury after lateral retroperitoneal transpsoas approach: diagnostic standardization. J Neurosurg Spine. 2013; 18: 289–97. doi: 10.3171/2012.11.SPINE12755.
18. Uribe JSJ, Vale FLF, Dakwar E. Electromyographic monitoring and its anatomical implications in minimally invasive spine surgery. Spine (Phila Pa 1976). 2010; 35: 368–74.

（陈 锴/译 魏显招 李小龙/校）